A. M. Meyer, M. C. Polidori

Ratgeber Altern

Anna Maria Meyer, M. Cristina Polidori

Ratgeber Altern

Ein Leitfaden zu Gesundheit und Wohlbefinden
im Alter

1. Auflage

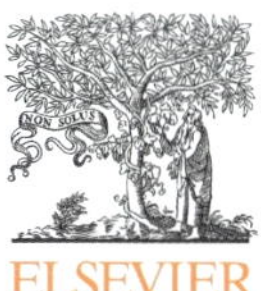

Elsevier GmbH, Bernhard-Wicki-Str. 5, 80636 München, Deutschland
Wir freuen uns über Ihr Feedback und Ihre Anregungen an kundendienst@elsevier.com

ISBN 978-3-437-21862-0
eISBN 978-3-437-06359-6

1. Auflage 2022

Wichtiger Hinweis für den Benutzer
Die Erkenntnisse in der Pflege und Medizin unterliegen laufendem Wandel durch Forschung und klinische Erfahrungen. Beim Verfassen dieses Werkes wurde große Sorgfalt darauf verwendet, dass die in diesem Werk gemachten therapeutischen Angaben (insbesondere hinsichtlich Indikation, Dosierung und unerwünschter Wirkungen) dem derzeitigen Wissensstand entsprechen. Das entbindet den Nutzer dieses Werkes aber nicht von der Verpflichtung, anhand weiterer schriftlicher Informationsquellen zu überprüfen, ob die dort gemachten Angaben von denen in diesem Werk abweichen und seine Verordnung in eigener Verantwortung zu treffen.

Für die Vollständigkeit und Auswahl der aufgeführten Medikamente übernimmt der Verlag keine Gewähr.
Geschützte Warennamen (Warenzeichen) werden in der Regel besonders kenntlich gemacht (®). Aus dem Fehlen eines solchen Hinweises kann jedoch nicht automatisch geschlossen werden, dass es sich um einen freien Warennamen handelt.

Bibliografische Information der Deutschen Nationalbibliothek
Die Deutsche Nationalbibliothek verzeichnet diese Publikation in der Deutschen Nationalbibliografie; detaillierte bibliografische Daten sind im Internet über https://www.dnb.de abrufbar.

22 23 24 25 26 5 4 3 2 1

In ihren Veröffentlichungen verfolgt die Elsevier GmbH das Ziel, genderneutrale Formulierungen für Personengruppen zu verwenden. Um jedoch den Textfluss nicht zu stören sowie die gestalterische Freiheit nicht einzuschränken, wurden bisweilen Kompromisse eingegangen. Selbstverständlich sind **immer alle Geschlechter** gemeint.

Planung: Ursula Jahn, München
Projektmanagement: Sabine Hennhöfer, München
Redaktion: Birgit Prosinger, München
Herstellung: Dietmar Radünz, Leipzig
Zeichnungen: Lisa Weidinger, Köln, Stefan Dangl, München
Fotos: Werner Meyer, Husum, Anna Maria Meyer, Köln
Satz: Thomson Digital, Noida/Indien
Druck und Bindung: Drukarnia Dimograf Sp. z o. o., Bielsko-Biała/Polen
Umschlaggestaltung: SpieszDesign, Neu-Ulm
Titelfotografien: Frau © Monkey Business – stock.adobe.com/Kind © blantiag – stock.adobe.com

Aktuelle Informationen finden Sie im Internet unter **www.elsevier.de.**

Geleitwort

Was als Gesundheit erlebt und was als Wohlbefinden gewertet wird und was überhaupt „das Alter“ ist, das berührt viele subjektive Komponenten. Das führt hier zu weit, also generell:

Die Politik ist gefordert, die Gesellschaft in ihrer Vielfalt und das Individuum selbst. Und damit auch die vielfältig hochleistungsfähige Medizin einschließlich Gesundheitswesen. Das alles beeinflusst die natürliche ballistische Kurve des Lebens und steigert die individuelle Lebenserwartung. Rund 22 Prozent der Bevölkerung sind über 65 Jahre. Die Zahl steigt Richtung 28 Prozent.

Von Geburt an haben wir altersspezifische Fähigkeiten, mit denen wir leben können, wenn wir und die anderen den normalen Lebensweg nicht (nur) als Schwäche oder Krankheit markieren. Menschen sterben nicht nur an Krankheiten, sondern auch an schwindender Lebenskraft.

Das Wohlbefinden kommt hier ins Spiel. Ich weiß, nicht alle mögen das, aber ich finde die „Liebe zum Leben“ die wichtigste Bedingung dafür, dass man sich im Alter wohl befinden kann. Dabei ist das Helfen und Sich-helfen-Lassen auf Gegenseitigkeit wichtig.

Mir scheint so alles angedeutet, was da im Einzelnen garantiert sein muss: Zeit haben füreinander, medizinische Kunst, sachkundige Pflege, palliative und hospizliche Begleitung. Natürlich: Frieden, soziale Sicherheit, Solidarität.

Und – das kann in der Pandemie nicht ungesagt bleiben – direkte Kontakte zu Menschen, die einem besonders wichtig sind. Natürlich auch im Sterben.

Danke allen, die sich um Gesundheit und Wohlbefinden (auch) der Älteren und Alten kümmern!

Ich halte es mit Snoopy: Eines Tages werden wir alle sterben. Das stimmt. Aber an allen anderen Tagen nicht.

Franz Müntefering
Vorsitzender der BAGSO e. V.

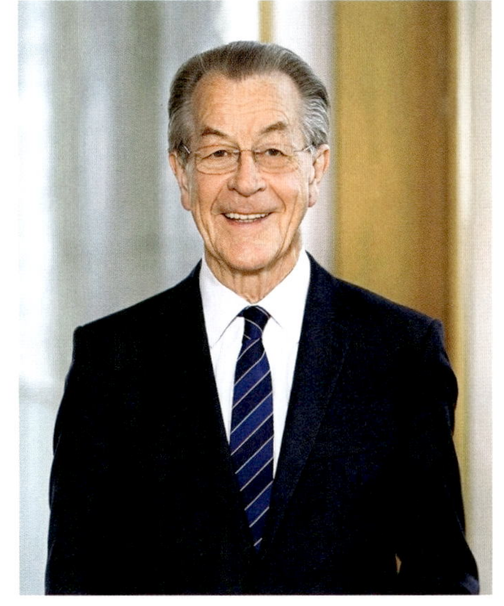

©BAGSO/Sachs

Anstatt eines Vorwortes: Die intrinsischen Potentiale des Alterns

„Non quia difficilia sunt non audemus, sed quia non audemus difficilia sunt."
– „Nicht weil es schwer ist, wagen wir's nicht, sondern weil wir's nicht wagen, ist es schwer."

– Lucius Annaeus Seneca (1–65 n. Chr.), römischer Philosoph, Dramatiker, Naturforscher, Politiker und als Stoiker einer der meistgelesenen Schriftsteller seiner Zeit

Liebe Leserin, lieber Leser,

Altern hat viele Gesichter. Es begleitet uns ein Leben lang, und lange Jahre finden wir es sogar schön. Viele Kinder wollen gerne so alt wie der ältere Bruder oder die ältere Schwester sein und in die Schule gehen. Welcher Jugendliche will nicht endlich 18 sein? Viele Arbeitnehmer sehnen in den letzten Jahren ihre Rente herbei. Altern ist also etwas Natürliches, manchmal sogar Erstrebenswertes.

Doch seit jeher haben viele Menschen ein Problem damit, alt zu sein. In einem Vasengemälde aus dem 5. Jahrhundert vor Christus wird Geras (*Übersetzung: das Alter*) als eine sehr kleine, zerbrechliche alte Person dargestellt, die von Herkules, einer der stärksten mythologischen Figuren der Antike, bekämpft wird.

Älter werden ist in der Tat etwas, das wir nicht vermeiden können, eine Herausforderung – eine der Definitionen des Alterns ist „unvermeidlich". Es gibt eine Menge Forschung über Möglichkeiten zur Bekämpfung des Alterns und zur Machbarkeit von Unsterblichkeit. Und dennoch: Der Prozess des Alterns an sich ist nach heutigem Kenntnisstand unumkehrbar. Wir altern also unaufhaltsam, aber wie lange das dauert und wie wir uns dabei fühlen, das lässt sich durchaus gestalten. Während zur Zeit Bismarcks im auslaufenden 19. Jahrhundert ein Rentner seine Rente im Durchschnitt gerade mal ein halbes Jahr bezog und viele Menschen das Rentenalter gar nicht erlebten, beträgt die heutige durchschnittliche Rentenbezugsdauer 20 Jahre – „eine Errungenschaft der Menschheit", wie die Vereinten Nationen das menschliche Altern in der heutigen Zeit beschreiben. Seit 1850 hat sich die Lebenserwartung bei Geburt in Deutschland mehr als verdoppelt. Eine große Herausforderung dabei sind aber auch die deutlichen Unterschiede in der Lebenserwartung zwischen Ländern und zwischen Stadtteilen.

Das menschliche Altern ist komplex, variiert, beginnt nicht mit dem Rentenalter, sondern mit der Konzeption, ist beeinflusst nicht nur von biologischen Prozessen, sondern auch vom Lebensverlauf. Mittlerweile wissen wir, dass Altern durch miteinander verbundene biologische Faktoren, die sogenannten Markenzeichen oder Säulen der Alterungsprozesse, sowie von umwelt- und aktivitätsbestimmten Einflussgrößen angetrieben ist.

Einen Großteil der Zeit im Rentenalter fühlen wir uns wohl dabei – und das ist der Schlüssel. Es geht nicht darum, unsterblich zu sein oder nicht zu altern. Sondern darum, die Lebenszeit zu erleben.

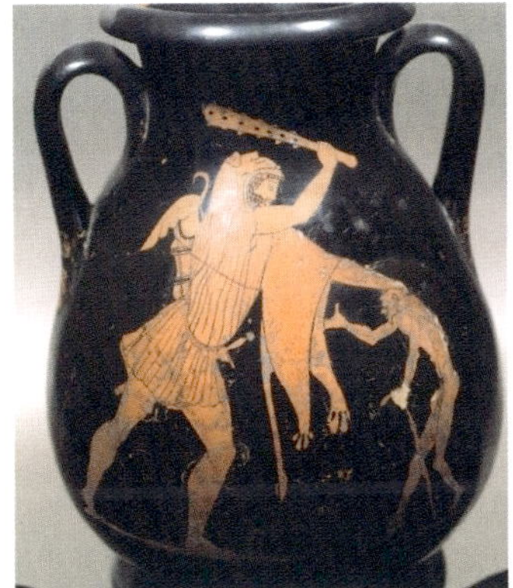

Herkules und Geras

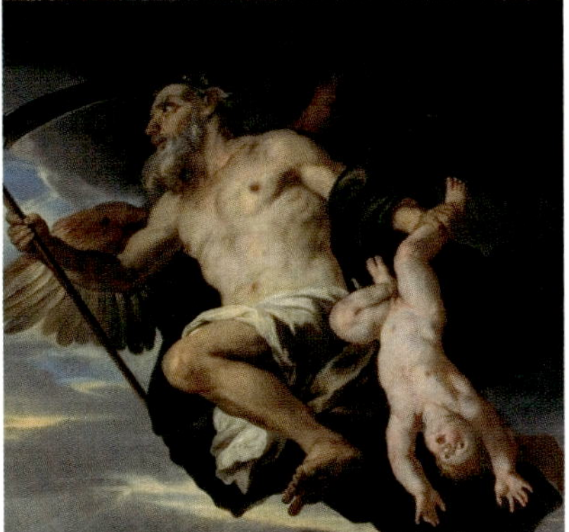

Chronos

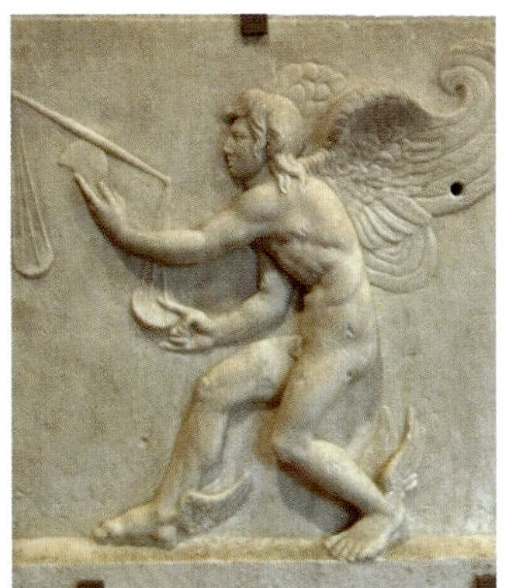

Kairos

Die alten Griechen hatten auch zu diesem Konzept – Quantität und Qualität der Zeit – eine Vision. Es gab mehrere Bezeichnungen für die Zeit, unter anderen Chronos und Kairos. Der griechische Gott Chronos, Vater des Zeus, stand für die fallenden Körner der Sanduhr, das kalendarische Alter, und auch von ihm rührt das Wort „chronisch" her. Wie alle griechischen Götter war auch Chronos personifiziert, sah grausam aus, und er verschlang seine Kinder – die Zukunft.

Chronos war quantitatives Zeitempfinden. Kairos hingegen, der jüngste Sohn des Zeus, war gut aussehend, repräsentierte die günstige Gelegenheit und war damit qualitative Zeit.

Genau darum geht es in diesem Leitfaden.

Wir wollen Ihnen Tipps, Ideen, geben, wie Sie Ihr Leben besser und gesünder gestalten können. Das ist der Kern der Altersmedizin, auch Geriatrie genannt. So entstanden die ersten Ideen auch nicht an Universitäten oder Kliniken, sondern in Pflegeheimen. Erst Ende des 19./Anfang des 20. Jahrhunderts wurde die Geriatrie wissenschaftlich und schließlich zu einer eigenständigen medizinischen Fachrichtung aufgebaut, mit dem Ziel, nicht nur die Krankheiten der älteren Menschen, sondern vor allem die Person selbst mit ihren Funktionen, Emotionen, geistigen und sozialen Ressourcen und Einschränkungen zu behandeln.

Um eine bestmögliche Lebensqualität für unsere Patientinnen und Patienten zu erreichen, untersuchen wir Altersmediziner sie am liebsten schon dann, wenn sie noch gar keine sichtbaren Einschränkungen haben. Denn dann haben wir die größtmögliche Chance, noch unsichtbare, schleichende Veränderungen zu erkennen, drohende Einschränkungen und auch mögliche ungünstige Verläufe zu vermeiden. Wir wünschen uns, dass die Selbstständigkeit der einzelnen Person möglichst lange erhalten bleiben kann. Wir sind überzeugt, dass alt sein kein schlechtes Leben bedeuten muss, sondern dass Lebensqualität auch im Alter erworben und erhalten werden kann.

Deshalb wagen wir es hier, mit unserem Leitfaden, Ihnen unser Wissen darüber anzubieten, wie Sie mit zunehmendem Alter aktiv und gesund bleiben können. Mit anderen Worten: wie man biologisch jung bleibt, obwohl man altert. Denn das biologische Alter ist ein Maß dafür, wie intakt Ihr Körper und Ihre Seele im Verhältnis zu Ihrem tatsächlichen Kalenderalter sind. Ob Sie, als 65-jähriger Mensch, biologisch 65 Jahre alt sind oder aufgrund eines gesunden und aktiven Lebensstils eher einem 55-jährigen Menschen gleichen, bestimmen zu einem großen Teil Sie selbst.

Wenn Sie im Internet nach dem Thema „Altern" suchen, finden Sie Millionen von Informationen. Dies liegt zum einen daran, dass die Weltbevölkerung in den letzten Jahrzehnten beeindruckend älter geworden ist, zum anderen, dass wir alle ein langes, gesundes und erfolgreiches Leben führen wollen – und dabei auch gut aussehen wollen. Es ist jedoch nicht leicht, bei der Fülle an Veröffentlichungen zu unterscheiden, was gut und was nicht gut ist – und was vor allem auch einen wissenschaftlichen Hintergrund hat. Der Mangel an wissenschaftlichen Beweisen für gesundes Altern ist teilweise unvermeidlich, da die Weltbevölkerung so schnell altert, dass wir nicht viel Zeit hatten, ältere Menschen vollständig zu erforschen.

In unserem Leitfaden wollen wir Ihnen, liebe Leserinnen und Leser, einige Instrumente zur Selbstwirksamkeit, Selbstkompetenz und Selbstverwaltung an die Hand geben, um es Ihnen leichter zu ermöglichen, ein gesundes und aktives Leben zu führen, Gebrechlichkeit zu verzögern und auch mit vielleicht schon vorhandenen Einschränkungen trotzdem gut zu leben.

Die Idee hierzu entstand, als wir uns fragten, was wir für unsere älteren Patientinnen und Patienten tun könnten, die aus unserer Klinik der Altersmedizin in Köln nach Hause entlassen wurden. Wir wollten es ihnen ermöglichen, auch nach dem dreiwöchigen Krankenhausaufenthalt mit zahlreichen gymnastischen Übungen, Ernährungsberatung, ärztlicher und pflegerischer Betreuung zu Hause so lange wie möglich mit guter Lebensqualität zu leben und nicht wieder (schnell) erneut ins Krankenhaus eingeliefert zu werden. Aber dies funktioniert nur, wenn man ihnen selbst die Möglichkeit gibt, aktiv das Leben mitzugestalten. Im Rahmen einer Studie entstand unser erster Leitfaden. Wir nannten ihn „*Vun nix kütt nix*". Denn nur gemeinsam kann man so etwas schaffen – ÄrztInnen und PatientInnen zusammen.

Dieses Projekt wurde 2019 von der *Wilhelm Woort-Stiftung für Alternsforschung im Stifterverband* finanziell gefördert und während der Corona-Pandemie größtenteils mit nur geringer Verzögerung durchgeführt. Wir sind der Stiftung sehr dankbar, dass wir diese großartige Unterstützung erhalten haben. Auch sind wir Herrn Professor Thomas Benzing, Direktor der Klinik II für Innere Medizin an der Uniklinik Köln, und seinem Team sehr dankbar, die uns immer bei der Umsetzung neuer Ideen unterstützt haben. Nur gemeinsam sind wir stark, und so sind wir allen weltweit führenden Altersmedizinern zutiefst dankbar, die im Laufe der Jahre ihr Fachwissen und Knowhow mit uns geteilt haben. Wir bedanken uns auch bei den vielen Doktorandinnen und Doktoranden, die ihr Interesse und ihre Begeisterung für die Zusammenarbeit mit uns gezeigt haben, sowie bei den Ärzten, Krankenpflegern, Apothekern, Physiotherapeuten, Ergotherapeuten und Logopäden, Neuropsychologen, Ernährungswissenschaftlern, Sozialarbeitern, Case-Managern und vielen anderen, die ein wirklich fantastisches Management ermöglichen, um unseren Patientinnen und Patienten die bestmögliche Versorgung zu bieten. Vor allem aber sind wir unseren mehreren Tausend Patientinnen und Patienten und ihren Familien und Betreuern sehr dankbar. Denn sie haben nicht nur mit so viel Vertrauen und gutem Willen an unseren Studien teilgenommen, sondern waren auch eine fortwährende Quelle der Weisheit für ein besseres Verständnis des wahren Gesichtes der Altersmedizin – nämlich den Zugriff auf vorhandene Ressourcen zu stärken.

So soll es auch Ihnen ermöglicht werden, Gesundheit und Aktivität erhalten zu können. Ihr eigener Einfluss ist dabei größer, als Sie denken, und er umfasst ganz unterschiedliche Bereiche Ihres Lebens: Bewegung, Denken, Hobbys, Ernährung und Vorsorgeuntersuchungen, um nur einige zu nennen. Wir möchten Ihnen mit diesem Buch Hilfestellung mit ärztlicher Expertise anbieten, und zwar nicht nur als Ratgeber über das, was Sie in Ihrer Lebensführung verändern können, sondern auch als Lotse durch den medizinischen Dschungel und ein bisschen auch durchs Leben.

Es ist nie zu spät, etwas für die eigene Gesundheit zu tun. Nehmen Sie diesen Leitfaden als Hilfestellung, um gemeinsam mit Ihren behandelnden Ärzten Ihre Gesundheit selbst in die Hand zu nehmen – ganz egal wie alt Sie sind.

Ihre

Dr. Anna Maria Meyer und Prof. M. Cristina Polidori

Bildquellen

Herkules und Geras: New Picture Library
Chronos: Heritage Images
Kairos: Heritage Images

Danksagung

Dankbarkeit erzeugt Sinn in der Vergangenheit, bringt Frieden für heute und erschafft Vision für die Zukunft.

– Melody Beattie

Ein Buch entsteht nicht durch ein oder zwei Autorinnen allein. Es bedarf einer Menge anderer Menschen, um so ein Werk überhaupt möglich zu machen. Unser Glück besteht deshalb schon darin, dass wir so vielen Menschen „Danke“ sagen können!

Zunächst möchten wir allen älteren Menschen danken, die uns begegnet sind: Urgroßeltern, Großeltern, Eltern, ältere Freunde und Bekannte, Mentoren, überraschende Bekanntschaften im Urlaub und vor allem unseren älteren Patienten und Patientinnen. Danke, dass wir durch Sie und Euch im Laufe der Zeit neue Perspektiven auf das Leben und auf Herausforderungen im Alter kennenlernen durften – was uns letztendlich zu diesem Ratgeber inspiriert hat. In diesem Zuge möchten wir unsere tiefe Dankbarkeit gegenüber den vielen weltweiten Expert*innen und hochgeschätzten Kolleginnen und Kollegen ausdrücken, die für unsere berufliche und akademische Laufbahn inspirierend, ermutigend und unterstützend waren und sind. Wir möchten auch der Wilhelm Woort-Stiftung für Alternsforschung herzlich danken, die uns im Rahmen des Förderpreises unterstützt und weitere Forschung über gesundes Altern so überhaupt möglich gemacht hat.

Wir möchten uns auch sehr herzlich bei unseren Kollegen, Herrn Univ.-Prof. Thomas Benzing und Herrn Prof. Volker Burst, bedanken, die stets für altersmedizinische Ideen offen sind und diese mit ihrer Expertise unterstützen – was an einer Universitätsklinik nicht immer so leicht ist.

Für die Unterstützung zu der Recherche für dieses Buch möchten wir Luisa Mück und Anne Ferring für ihre Mithilfe danken, genauso wie Nicolas Noetzel für seine zahnmedizinische Unterstützung. Genauso dankbar sind wir für die professionelle Unterstützung durch das Wissen zahlreicher Kollegen wie Dr. Andrea Friese und Manfred Nöger vom Bundesverband Gedächtnistraining e. V., Dr. Olaf Krause von der Medizinischen Hochschule Hannover, Tim Stuckenschneider und Prof. Stefan Schneider von der Sporthochschule Köln, unseren Kollegen und Kolleginnen Susanne Ratte-Henn, Alexander Frosch und Dr. Rebekka Lenssen von der Uniklinik Köln.

Ein Dank gilt auch Alissa Klein für die Unterstützung zur Erstellung der Yoga-Übungen. An dieser Stelle auch vielen Dank an die Darsteller für unsere Thera-Band-Übungen Helga Herzog und Stefan Nelles, die ihre ersten Model-Erfahrungen gesammelt und ihre Sache ganz fantastisch gemacht haben. Auch Werner Meyer und Petra Münchrath sei an dieser Stelle bei der fotografischen und grafischen Unterstützung herzlich gedankt. Ein großer Dank gilt auch Lisa Weidinger, die mit ihren wunderschönen Zeichnungen diesem Buch Leben eingehaucht hat.

Herrn Dr. Franz Müntefering möchten wir herzlich für das Geleitwort und die Unterstützung dieses Buches danken.

Wir bedanken uns besonders bei Herrn Prof. Gereon Nelles und Herrn Dr. Patrick Affeldt für die persönliche und fachliche Unterstützung für dieses Buch.

Danke auch an den Verlag. Dass überhaupt jemand bereit war, unser Buch zu veröffentlichen, ist für uns immer noch ein kleines Wunder und erfüllt uns mit großer Dankbarkeit. Für die Ermutigung, die Führung durch den Dschungel einer Buchveröffentlichung, die vielen Tipps und Hilfestellungen, die kritische Revision und Beratung möchten wir uns insbesondere bei Ursula Jahn und Sabine Hennhöfer herzlich bedanken. Durch Sie haben wir eine Menge über das Bücherschreiben gelernt – und die Motivation gefunden, mindestens noch zwei weitere Bücher zu schreiben.

Ebenso gebührt Dank Birgit Prosinger für ihre redaktionelle Arbeit und die sprachlichen Verbesserungen. Im gleichen Zuge möchten wir daher auch unseren Probelesern Heike und Elisabeth Affeldt, Gerd Bösel, Clovis Alessandri, Helga und Helmut Herzog, Jürgen und Franca Metka, Rainald, Anita und Lisa Meyer, Antje Müller, Luciana Stortoni, Bärbel Sura und Dr. Golo Tessmann danken, die sich Zeit genommen haben, einzelne Kapitel zu lesen, und geholfen haben, dieses Buch zu verbessern. Danke für Eure Mühe und Geduld.

Wir danken herzlich allen Menschen – auch den ungenannten –, die uns ganz besonders zur Seite stehen, vor allem auch Familie und Freunden, die im Hintergrund immer Zeit und unterstützende Worte fanden. Vielen Dank an alle, wir wissen das sehr zu schätzen!

Ein großer Dank gilt aber natürlich Ihnen, liebe Leserinnen und Leser, dass Sie uns das Vertrauen entgegenbringen, Sie zu beraten, und dass Sie sich dafür interessieren, gesund zu altern. Dabei wünschen wir Ihnen von Herzen viel Freude, Erfolg und vor allem Gesundheit.

Köln, August 2021

Dr. Anna Maria Meyer und Prof. M. Cristina Polidori

Die Autorinnen

Prof. Dr. Dr. M. Cristina Polidori FRCP

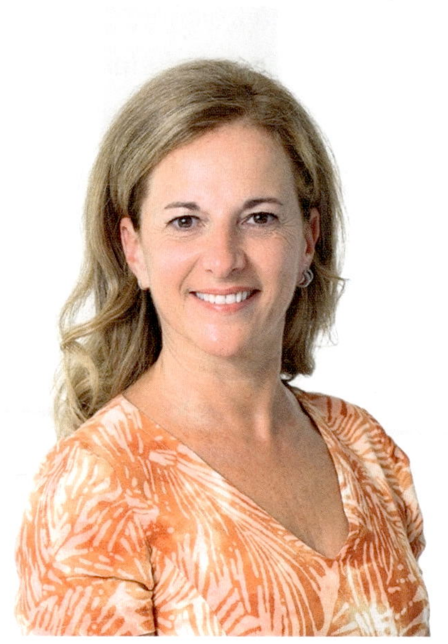

Prof. Dr. Dr. M. Cristina Polidori ist Fachärztin für Innere Medizin und Geriatrie und leitet den Schwerpunkt Klinische Altersforschung an der Klinik II für Innere Medizin des Universitätsklinikums Köln. Sie ist Oberärztin und gehört zum Leitungsteam der neu gegründeten Abteilung für Altersmedizin (Universitäre Altersmedizin) der Klinik II für Innere Medizin des Universitätsklinikum Köln. Frau Polidori ist Professorin für Geriatrie, Professorin für Physiologische Chemie, hat einen Master in Philosophie und ist an der Medizinischen Fakultät der Universität zu Köln für die Lehrveranstaltungen *Medizin des Alterns und des alten Menschen* verantwortlich. Prof. Polidori ist ehemalige Fellow der Harvard University, des EU Marie-Curie Programmes zu Lebensqualität und -ressourcen, der Robert-Bosch-Stiftung und Ehrenmitglied des Royal College of Physicians of London für ihre Studien zu gesunden Hundertjährigen. Sie wurde mit mehreren nationalen und internationalen Preisen ausgezeichnet und ist Herausgeberin und Autorin von über 140 der wichtigsten Bücher und Publikationen auf dem Gebiet der Medizin des Alterns.

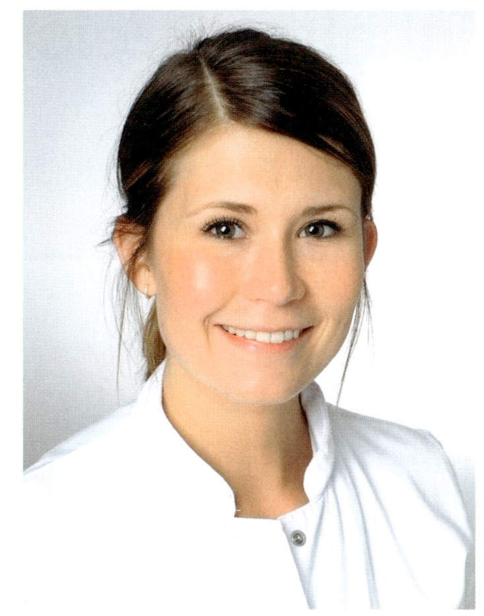

Dr. med. Anna Maria Meyer

Dr. med. Anna Maria Meyer studierte Humanmedizin an der Universität zu Köln und promovierte im Fach Geriatrie über die Verbesserung der Versorgung von älteren Patientinnen und Patienten am Übergang des Krankenhausaufenthaltes zur häuslichen Versorgung. Bereits während des Studiums arbeitete sie an mehreren Studien zur Prognose älterer Patientinnen und Patienten im Krankenhaus und in der Praxis und erhielt den Preis zur Förderung der interdisziplinären Altersforschung 2017 der Deutschen Gesellschaft für Geriatrie (DGG) sowie 2019 den Förderpreis der Wilhelm Woort-Stiftung. Bereits 2019 erlangte sie das Kammerzertifikat Ernährungsmedizin BFD e. V. und implementiert seitdem auch ernährungsmedizinische Aspekte in ihre Forschungstätigkeit. Seit Mitte 2019 arbeitet sie als Ärztin und wissenschaftliche Mitarbeiterin in der Klinik II für Innere Medizin der Uniklinik Köln unter Prof. Thomas Benzing vornehmlich in den Bereichen Innere Medizin, Nephrologie und Altersmedizin. Gleichzeitig ist Frau Dr. Meyer wissenschaftliche Koordinatorin des Schwerpunktes Klinische Altersforschung. Sie hat bereits zahlreiche Publikationen in qualifizierten Fachzeitschriften und Herausgeberbänden veröffentlicht.

Fehler gefunden?

An unsere Inhalte haben wir sehr hohe Ansprüche. Trotz aller Sorgfalt kann es jedoch passieren, dass sich ein Fehler einschleicht oder fachlich-inhaltliche Aktualisierungen notwendig geworden sind.
Sobald ein relevanter Fehler entdeckt wird, stellen wir eine Korrektur zur Verfügung. Mit diesem QR-Code gelingt der schnelle Zugriff.

https://else4.de/978-3-437-21862-0

Wir sind dankbar für jeden Hinweis, der uns hilft, dieses Werk zu verbessern. Bitte richten Sie Ihre Anregungen, Lob und Kritik an folgende E-Mail-Adresse: kundendienst@elsevier.com

Inhaltsverzeichnis

EINLEITUNG

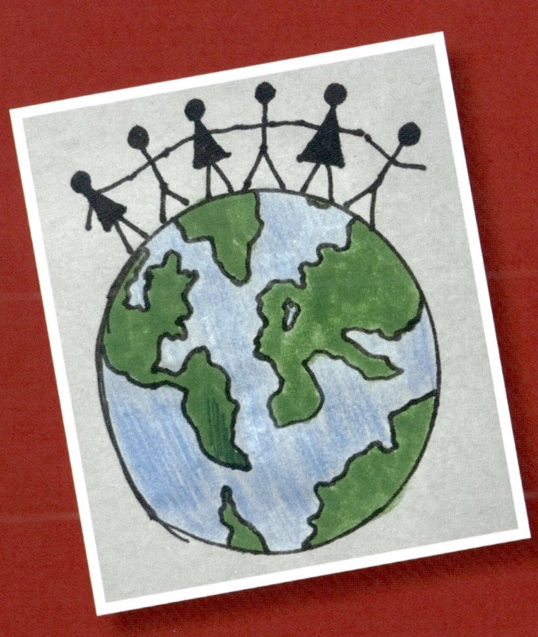

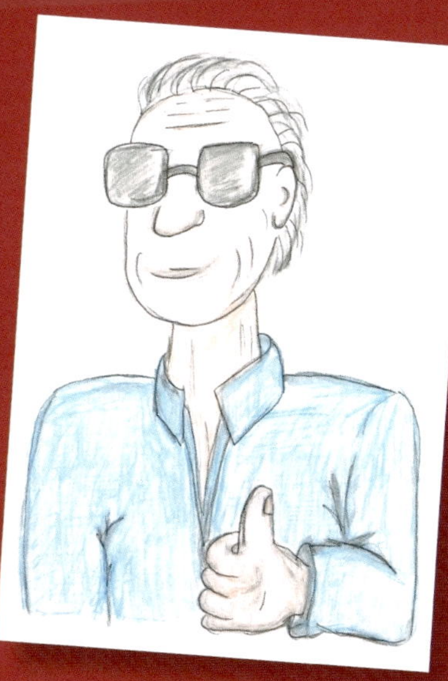

1 Was bedeutet altern für die Gesellschaft?

„Eine Gesellschaft, die das Alter nicht erträgt, wird an ihrem Egoismus zugrunde gehen."
– *Willy Brandt (1913–1992), vierter Bundeskanzler der Bundesrepublik Deutschland*

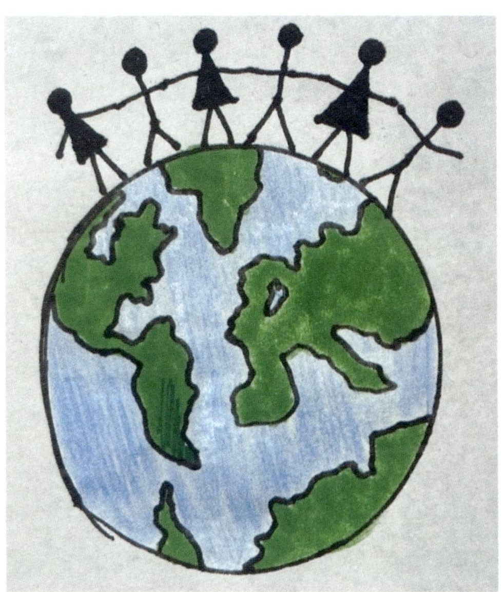

Was Sie in diesem Kapitel lernen:

- Die Weltbevölkerung wird immer älter.
- In den kommenden Jahrzehnten wird es weltweit mehr Ältere als Kinder geben.
- Auch wenn die Lebenserwartung steigt, sind die Lebenserwartung und die Lebensqualität nicht parallel gewachsen.
- Die Mehrheit aller Erkrankungen ist durch unseren Lebensstil mit verursacht.
- Der Versuch jedes Einzelnen, achtsam mit sich umzugehen, wird Auswirkungen auf das große Ganze haben.

Die Welt, in der wir leben, obliegt einer stetigen Veränderung.

Seit dem 14. Jahrhundert ist die Weltbevölkerung um das 14-Fache gewachsen – wir sind jetzt acht Milliarden Menschen auf der Erde. Die hohe Anzahl von Menschen und der Wohlstand in vielen Ländern führen zu einer gesteigerten Produktion von Gütern und damit einhergehend auch einem höheren Energieverbrauch. Die soziale

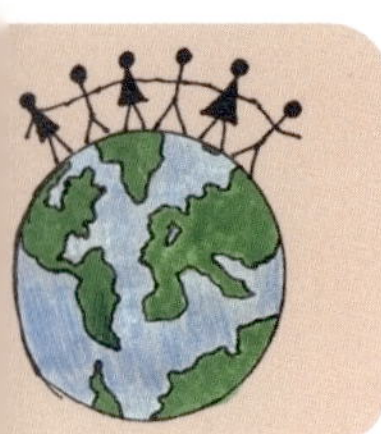

Ungleichheit bleibt zwischen alledem bestehen, und Bildung wird immer wichtiger. Aber trotz längerer und besserer Ausbildung als früher können sich viele Menschen sprachlich nicht mehr so gut ausdrücken. Der Klimawandel und die CO_2-Emissionen werden ein immer offensichtlicheres Problem. Zunehmende Antibiotikaresistenzen machen der Medizin zu schaffen. Pandemien wie auch aktuell COVID-19 (*Corona Virus Disease 2019*) stellen die Gesellschaft und jeden Einzelnen von uns vor ganz neue Herausforderungen. Hinzu kommt: Die Menschen werden in den Industrienationen wie den USA oder Europa immer älter, aber auch immer übergewichtiger.

Der Versuch jedes Einzelnen, achtsam mit sich umzugehen, wird Auswirkungen auf das große Ganze haben.

In den vergangenen 40 Jahren hat sich die Zahl der krankhaft übergewichtigen Erwachsenen in den Industrienationen mehr als versechsfacht. Gerade bei Männern und jungen Erwachsenen ist dies ein zunehmendes Problem. Seit 2016 ist die Zahl der Übergewichtigen höher als die der Untergewichtigen weltweit, obwohl immer noch über 820 Millionen Menschen weltweit Hunger leiden. Die Folgen von Übergewicht und ungesunder Ernährung verursachen sehr hohe Kosten in Deutschland. Denn falsche Ernährung, Rauchen, Bewegungsmangel und übermäßiger Genuss von Alkohol begünstigen die Entstehung von Erkrankungen. Die Wissenschaft geht davon aus, dass die Mehrheit aller Erkrankungen durch unseren Lebensstil mit verursacht wird.

Das zeigt sich auch am Gesundheitssystem: In den 50er-Jahren benötigte noch ein Großteil der Erkrankungen lediglich eine akute Behandlung, nur ein kleiner Anteil waren chronische Krankheiten. Heute hat sich das Verhältnis umgekehrt.

Zusätzlich gehen die Vereinten Nationen davon aus, dass die Bevölkerung bis zum Jahre 2050 auf knapp zehn Milliarden anwachsen wird. Dies liegt unter anderem daran, dass sich nach Berechnungen der Anteil der über 60-Jährigen auf über 21 Prozent erhöhen wird. Zum Vergleich: 1950, nach dem 2. Weltkrieg, lag der Anteil der über 60-Jährigen noch bei 8 Prozent. Im Jahr 2050 wird es dann vermutlich mehr Ältere als Kinder geben, mit einem Höhepunkt in Europa und Nordamerika. Eine noch rasantere Entwicklung des Anteils an Älteren an der Gesellschaft werden aber Lateinamerika, die Karibik und Asien verzeichnen.

Während die Lebenserwartung in den deutschen Nachkriegsjahren 1955–1960 noch zwischen 64,6–72,4 Jahren lag, liegt sie aktuell für Neugeborene bei 78,6 Jahren bei Männern und 83,4 Jahren bei Frauen. Vermutlich wird sie bis zum Jahr 2050 noch weiter steigen, ungefähr um zusätzliche 5 Jahre bei Männern (auf 83,2 Jahre) und um zusätzliche 4 Jahre bei Frauen (auf 87 Jahre). Die genetisch vorgegebene maximale Lebenszeit (Lebensspanne) eines Menschen liegt nach heutigem Kenntnisstand bei etwa 120 Jahren.

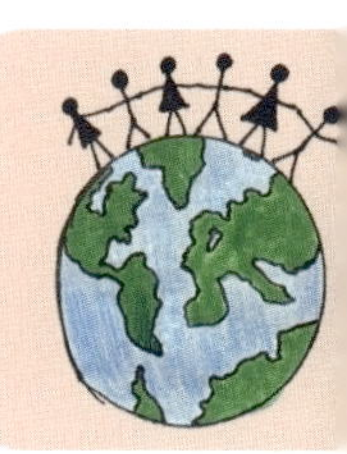

Die Lebenserwartung ist dabei zu einem großen Teil von Lebensstil und Umwelt bestimmt.

Auch wenn die Lebenserwartung steigt, sind die behinderungsfreie Lebenserwartung und die Lebensqualität nicht parallel gewachsen. Wenn auch durch die Weiterentwicklung der Medizin viel erreicht wurde, können wir selbst einiges dazu beitragen, glücklich, zufrieden und gesund zu altern.

Da ist die Initiative von jedem selbst gefragt – von nichts kommt nichts.

Eins ist klar: Keiner ist so alt, dass er nicht noch älter werden kann, und je gesünder jemand ist, desto älter kann er werden. Dann macht Altwerden auch Spaß.

Also: Wenn nicht jetzt gesund bleiben, wann dann?

Uns als Ärzten ist bewusst, dass das Thema „Gesundheit im Alter" viele Facetten hat und eine körperliche Gesundheit von vielen Faktoren abhängig ist.

Aber auch im Alter ist es möglich, auf den vorhandenen Grundsteinen ein neues Haus zu errichten. Dafür ist es nie zu spät, ganz egal, wie alt man ist.

Gerade als Altersmediziner haben wir schon immer einen umfassenden und ganzheitlichen Ansatz gegenüber Menschen vertreten. Daher sehen wir die Folgen eines ungesunden Lebensstils und vieles, was vermieden werden könnte – wenn man denn richtig informiert ist.

Wir haben dafür vielleicht noch keine „*Anti-Aging*"-Pille entwickelt, aber wir wissen durch umfassende Forschung bereits viel darüber, wie man das Risiko, krank zu werden, reduzieren kann. Es ist nicht möglich, sein kalendarisches Alter zu verändern, aber man kann viel dazu beitragen, sich jünger und fitter zu fühlen. Letzteres ist, was Alternsforscher als biologisches Alter bezeichnen.

Es gibt in der Alternsforschung eine Reihe von Begriffen, deren Verständnis auch für Laien wichtig ist, um entscheiden zu können, was man beeinflussen kann.

Wichtige Begriffe

- **Geriatrie** befasst sich mit physischen, psychischen, funktionellen und sozialen Aspekten bei der medizinischen Betreuung älterer Menschen.
- **Gerontologie** beschäftigt sich mit der Beschreibung, Erklärung und Modifikation von körperlichen, psychischen, sozialen, historischen und kulturellen Aspekten des Alterns und Alters.
- **Biogerontologie** ist Teil der Entwicklungsbiologie und beschäftigt sich mit der Erforschung der Ursachen biologischen Alterns und deren Folgen, der Seneszenz von Einzelzellen und Organismen.
- **Seneszenz** bezeichnet das biologische Phänomen, dass die meisten Zellen von Wirbeltieren nach einer bestimmten Zahl von Zellteilungen ihr Wachstum einstellen. Seneszente Zellen sind noch lange lebensfähig, haben aber ihre Teilungsfähigkeit verloren.

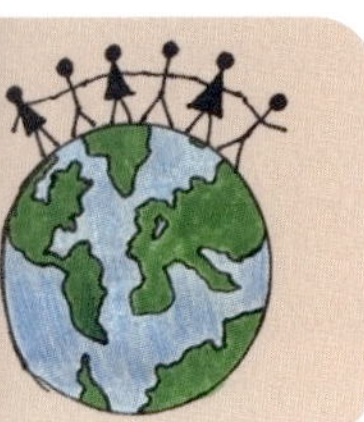

- **Lebenserwartung** bei der Geburt ist die im Durchschnitt zu erwartende Zeitspanne, die einem Lebewesen ab der Geburt bis zu seinem Tod verbleibt.
- **Lebensspanne** ist die maximale Zeit, die die Lebewesen einer Spezies leben können.

Der demografische Wandel erfordert eine gesellschaftliche Antwort und appelliert an das Verantwortungsbewusstsein des Einzelnen zu einem gesundheitsbewussten Lebensstil.

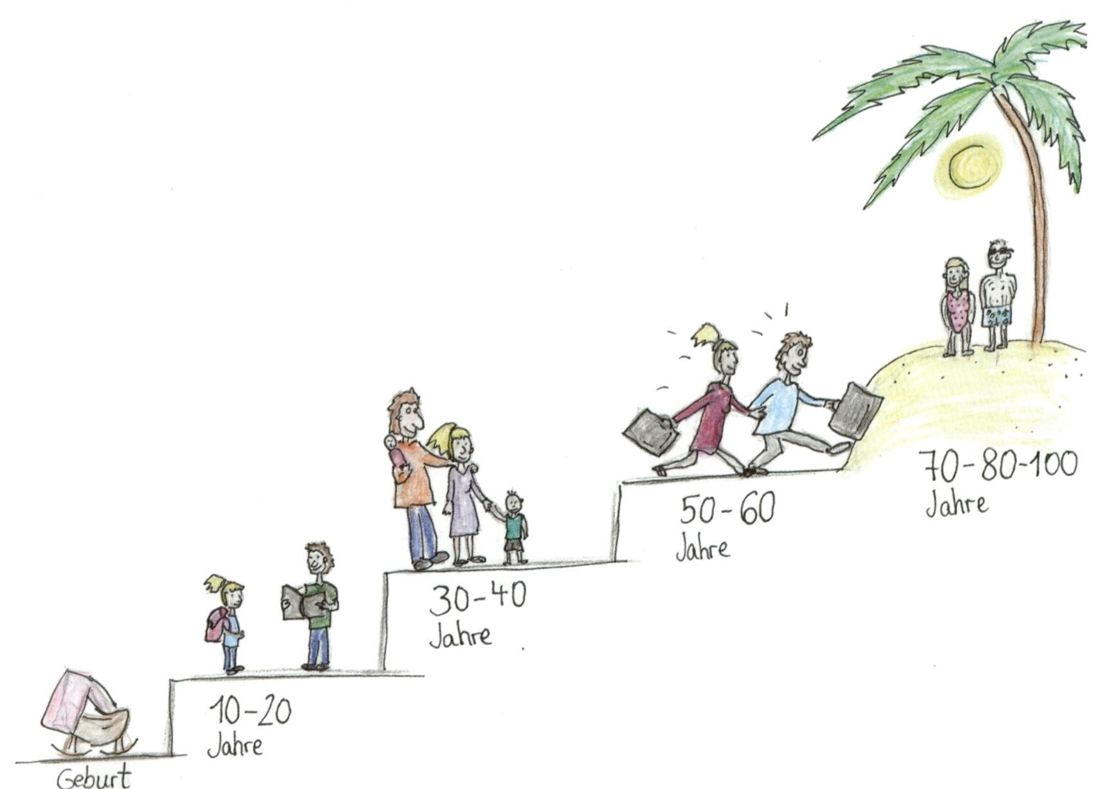

(nach Professor Laura Fratiglioni, Karolinska Institutet Stockholm, Schweden)

2 Was bedeutet altern für mich?

„Altern ist ein außergewöhnlicher Prozess, bei dem Sie zu der Person werden, die Sie immer hätten sein sollen."

– David Bowie (1947–2016), britischer Musiker, Sänger, Produzent und Schauspieler

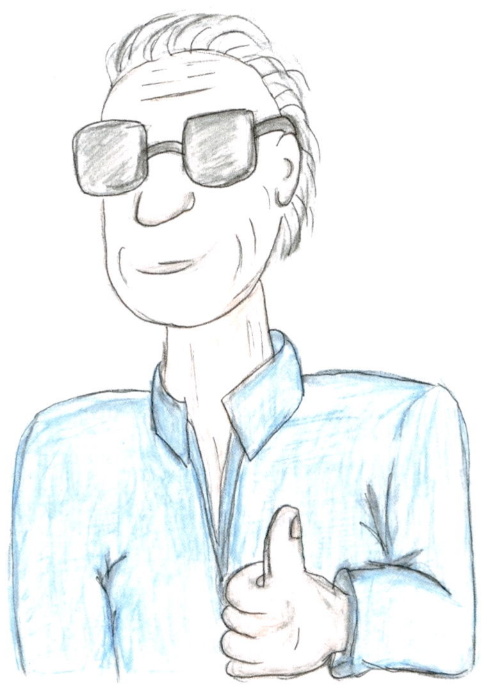

Was Sie in diesem Kapitel lernen:

- Es gibt mehr als 300 Theorien, warum wir altern. Keine kann bisher alle Aspekte des Alterns erklären.
- Insgesamt nehmen die Regenerationsfähigkeit der Organe sowie Reparaturvorgänge an Körperzellen ab, wodurch das Risiko für verschiedene Erkrankungen steigt.
- Jedes Organ altert unterschiedlich und verändert sich im Laufe des Lebens.
- Regelmäßige Beanspruchung der Muskeln und gezieltes Training können die Leistungsfähigkeit der Muskulatur bis ins hohe Alter gut erhalten.
- Regelmäßige Beanspruchung des Gehirns kann die kognitive Leistungsfähigkeit ebenfalls bis ins hohe Alter gut erhalten.
- Gesundes Altern ist in gewissem Maße durch verschiedene Strategien positiv beeinflussbar.

Warum wir altern, ist noch nicht abschließend geklärt. Was wir wissen, ist, dass der Alterungsprozess mit der Geburt beginnt und erst mit dem Tod endet.

Es gibt zur Alterungsursache mehr als 300 Theorien, aber keine kann bisher alle Aspekte des Alterns erklären. Eine, die man hervorheben kann, ist die *Theorie der freien Radikale.* Sie besagt etwas vereinfacht, dass sehr reaktive Stoffwechselteilchen (freie Radikale) die Funktion von Körperzellen im Laufe des Lebens zunehmend schädigen und dadurch den Alterungsprozess begünstigen (➤ Kap. 3). Forscher gehen davon aus, dass das „Altern" auf der Ebene der kleinsten Teilchen unserer Körperzellen beginnt. Dies kann die Organe schädigen und somit zu Krankheiten führen.

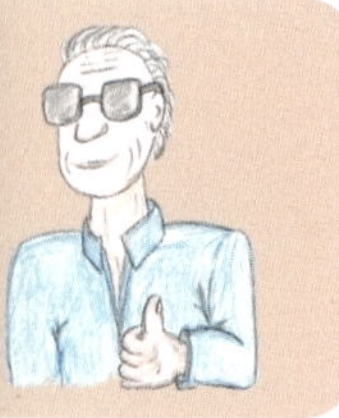

Eine weitere Alterungstheorie geht davon aus, dass es durch sehr häufig benutzte Körperfunktionen irgendwann zu einem Verschleiß und damit zu einer verringerten Leistungsfähigkeit der Organe kommt: die sogenannte *Wear-and-tear*-Theorie.

Beispielsweise schlucken wir ungefähr 50 Millionen Mal in unserem Leben, unsere Herzen schlagen circa 3 Milliarden Mal, und unsere Beine laufen circa 120.000 Kilometer (das ist etwa dreimal rund um die Erde).

Unabhängig von der Ursache, betrifft dieser Alterungsprozess unseren gesamten Körper. Dabei bleibt in der Regel dennoch die Grundfunktion der Organe erhalten, die maximale Leistungsfähigkeit wird allerdings geringer. Die sogenannte Reserve der Organe nimmt deutlich ab und damit auch ihre Fähigkeit, sich an wechselnde Bedingungen anzupassen. So kann der gleiche Stressfaktor oder auch die gleiche Erkältung, die Sie mit Anfang 30 noch einfach so weggesteckt haben, mit Anfang 70 zum Problem werden. Auch die Reparaturvorgänge an einzelnen Körperzellen nehmen ab. So wird man generell anfälliger für Umgebungsfaktoren und auch für verschiedene Erkrankungen.

Wichtig ist auch, altersphysiologische Veränderungen von Krankheit zu trennen. Denn während Falten ganz normal und unausweichlich sind, lässt sich das Risiko eines Herzinfarktes häufig durch einen gesunden Lebensstil vermeiden. Altern bedeutet nämlich nicht zwangsweise, krank zu werden, allerdings erhöht sich die Wahrscheinlichkeit dafür.

Jeder Mensch altert individuell. Das Erbgut hat einen Einfluss, das Geschlecht, aber auch äußere Faktoren wie die Lebensführung. „Gesundes Altern" ist also in gewissem Maße beeinflussbar, und zwar durch verschiedene Strategien, die Sie im Laufe dieses Buches erlernen werden.

Merke:

Gesundes Altern ist in gewissem Maße durch verschiedene Strategien positiv beeinflussbar.

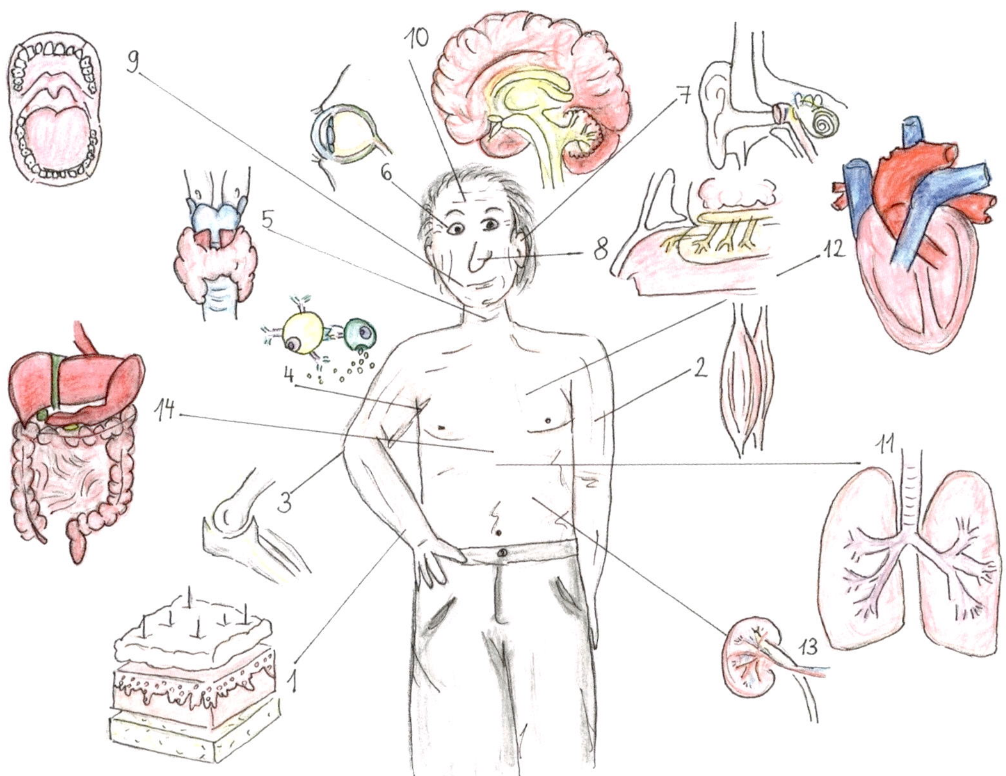

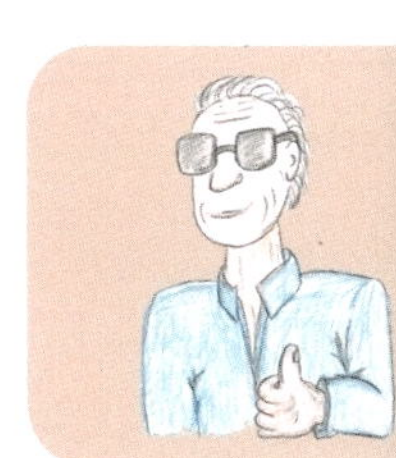

1 Die Haut

Die Haut ist unser größtes Organ. Ungefähr ab dem 30. Lebensjahr verliert sie allmählich an Elastizität und Festigkeit, was daran liegt, dass die Zellen sich langsamer erneuern. Im Alter wird die Haut faltenreicher, trockener und dünner und reißt dadurch leichter ein. Körperpflege wird daher immer wichtiger (➤ Kap. 11). Sogenannte Altersflecken können entstehen. Weiterhin nimmt die Fettschicht unter der Haut ab, sodass sie ihr Polster verliert und schlechter isoliert ist. Da auch die Anzahl der kleinen Nerven in der Haut abnimmt, wird die Haut weniger empfindlich. Das führt dazu, dass Verletzungen oft erst später bemerkt werden. Auch der Blutfluss in der Haut und die Schweißproduktion werden weniger. Der Körper kann seine Temperatur damit nicht mehr so gut regulieren wie früher, wird für Temperaturschwankungen empfindlicher und das Risiko zu unterkühlen oder auch für einen Hitzschlag im Sommer steigt.

Da es mit zunehmendem Alter auch weniger Pigment produzierende Zellen in der Haut gibt, ist die Haut nicht mehr so gut vor Sonnenlicht geschützt, und man bekommt schneller einen Sonnenbrand. Ebenfalls nimmt die Fähigkeit der Haut, durch die Sonne Vitamin D zu produzieren, ab; das Risiko einer Mangelversorgung steigt.

Sie können in gewissem Maße Einfluss auf diese Alterungsprozesse der Haut nehmen, denn die Haut altert weniger rasch, wenn Sie sie vor den UV-Strahlen der Sonne oder von Solarien schützen und auf das Rauchen verzichten.

2 Muskulatur

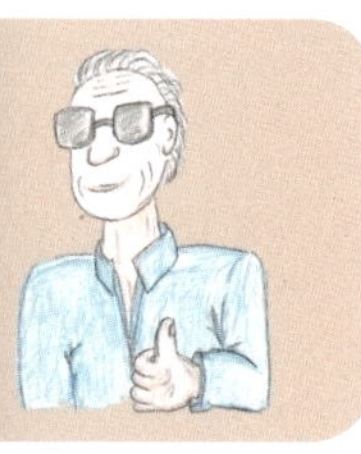

Die Muskelkraft ist mit 30 Jahren am größten. Anschließend nimmt sie jedes Jahr ungefähr um etwa 1 Prozent ab – wenn der Mensch nicht mit Training entgegenwirkt. Tut er nichts, hat er so im Alter von 65 Jahren bereits 35 % seiner Muskelmasse verloren. Das kommt u. a. daher, dass die Anzahl der Muskelfasern abnimmt und mehr Binde- und Fettgewebe in die Muskeln eingelagert wird. Außerdem werden schnell reaktive Typ-I-Muskelfasern in langsamere Typ-II-Muskelfasern umgewandelt. Daher wird der Energiestoffwechsel der Muskeln weniger effektiv und die Muskelkraft ab nimmt ab. Regelmäßige Beanspruchung der Muskeln und gezieltes Training können die Leistungsfähigkeit der Muskulatur jedoch bis ins hohe Alter gut erhalten, sodass nur etwa 15 % der Muskelmasse verloren gehen.

Durch Erkrankungen oder ausgeprägte Inaktivität kommt es zu schwerwiegendem Muskelschwund (sogenannte Sarkopenie). Wenn ältere Menschen inaktiv sind, beispielsweise bei andauernder Bettruhe während einer Erkrankung, müssen sie anschließend sehr lange trainieren, um dies auszugleichen. Deshalb ist Sport im Alter umso wichtiger. Der Erfolg auch älterer Athleten bei den Olympischen Sommerspielen 2016 hat gezeigt, dass hohe körperliche Fitness weitaus länger erhalten werden kann, als man früher dachte. Vermutlich, so die Theorie, gibt es eine Art „Muskel-Gedächtnis“: Der Körper erinnert sich an frühere körperliche Aktivitäten und kann schneller Muskelmasse aufbauen und die Muskelkraft steigern.

3 Gelenke und Knochen

Die Knochendichte nimmt mit zunehmendem Alter ab. Die Knochen werden spröder, brüchiger und weniger belastbar. Unter anderem liegt das daran, dass weniger Kalzium aus der Nahrung aufgenommen wird. Vor allem die Knochen der Oberschenkel, der Wirbelsäule und der Arme sind betroffen. Die Bandscheiben verlieren an Flüssigkeit und werden dünner, sodass die Wirbelsäule kürzer wird. Dadurch werden Menschen im Alter kleiner.

Gleichzeitig verschleißt auch der Knorpel zunehmend, der schützend die Gelenke umgibt. Die Gelenkflächen gleiten nicht mehr so gut übereinander, es kann schneller zu Schmerzen oder zu Entzündungen kommen, und das Gelenk wird anfälliger für Verletzungen. Verkalkungen und Verknöcherungen oder andere Gelenksveränderungen entstehen. Auch die Sehnen und Bänder verlieren an Elastizität – besonders, wenn sie nicht regelmäßig beansprucht und gedehnt werden. Die Beweglichkeit nimmt ab, wir fühlen uns steif, sind verspannt.

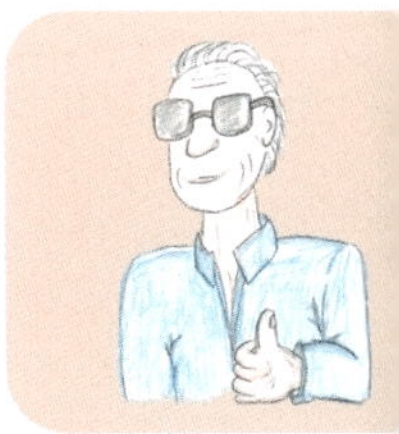

4 Immunsystem

Die Balance der verschiedenen Immunzellen im Körper verändert sich mit dem Alter. Zellen des adaptiven Immunsystems, das die Abwehr für spezifische Erreger bildet, arbeiten mit zunehmendem Alter langsamer. Die Wundheilung verzögert sich, auch kann es leichter zu Infektionen kommen. Manche Infekte kommen im Alter häufiger vor oder verlaufen auch schwerwiegender, wie beispielsweise eine Lungenentzündung. Das macht Impfungen im Alter immer wichtiger. Warum das genau so ist, wird immer noch erforscht. Einen Vorteil bietet das nachlassende Immunsystem bei Allergikern, denn häufig nimmt die Schwere von Allergiesymptomen im Alter ab. Die Alterung des Immunsystems wird auch „Immunseneszenz" genannt.

Dagegen nimmt die unspezifische, angeborene Immunabwehr in der Regel im Alter zu, sodass bestimmte entzündungsfördernde Botenstoffe vermehrt gebildet werden. Daraus kann im Alter ein entzündlicher Dauerzustand entstehen, im Englischen auch als „*Inflammaging*" (Deutsch in etwa „Entzündungsaltern") bezeichnet. Dadurch können vermehrt freie Radikale entstehen, die Alterungsprozesse beschleunigen können.

5 Hormone und Stoffwechsel

Hormone sind in unserem Körper wie Boten, die verschiedene Stoffwechselprozesse steuern. Dabei kommunizieren Körperzellen jeweils mittels bestimmter Hormone miteinander. Auch der Hormonhaushalt verändert sich im Alter. Viele Stoffwechselvorgänge laufen langsamer ab, und die Produktion und Aktivität vieler Hormone sinken. Das hat auch Einfluss auf die Funktion von Organen und kann die Leistungsfähigkeit beeinflussen.

Auch wenn die meisten Menschen davon nicht viel merken, kommt es im Körper zu größeren Veränderungen. Gesunde Ernährung und Sport sind daher umso wichtiger.

Bei einigen Menschen erhöht sich das Risiko, an Stoffwechselstörungen zu erkranken. Beispielsweise wird im Alter weniger Insulin produziert, wodurch das Risiko steigt, einen Diabetes mellitus Typ 2 (umgangssprachlich „Alterszucker") zu entwickeln.

Auch Schilddrüsenhormone werden im Alter häufiger in zu geringem Maße produziert – bei bis zu 20 Prozent der Frauen und bis zu 8 Prozent der Männer. Eine mögliche Folge: vermehrte Müdigkeit. Zudem kommt es bei älteren Menschen häufiger zu einer Mangel- oder Unterernährung, die sich auch auf den Stoffwechsel auswirkt.

Bei Frauen werden zudem deutlich weniger weibliche Geschlechtshormone (Östrogene, Progesteron) produziert. Die nachlassende Produktion der Geschlechtshormone ist als Menopause bekannt. Schweißausbrüche, Stimmungsschwankungen und Gewichtsveränderungen begleiten die Wechseljahre, gleichzeitig werden die Knochen brüchiger.

Bei Männern nimmt ab dem 40. Lebensjahr die Produktion männlicher Hormone (Androgene, insbesondere Testosteron) ab. Das kann zur Abnahme der Libido (sexuelles Begehren), auch zu Schweißausbrüchen führen. Man spricht auch von einer sogenannten Andropause, welche vergleichbar mit der Menopause der Frau ist.

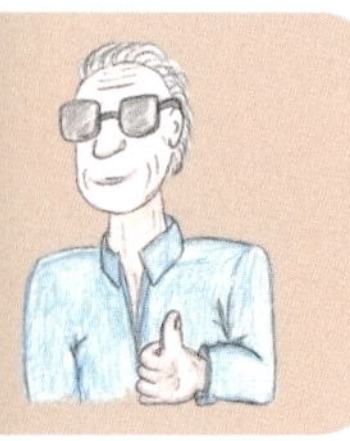

6 Augen

Das Auge ist komplex aufgebaut. Es besteht unter anderem aus der Augenlinse, die das durch die Pupille eintretende Licht bündelt und somit dafür sorgt, dass wir scharf sehen. In dieser ursprünglich elastischen Linse lagern sich im Laufe der Jahre Substanzen ab, sodass sie zunehmend steifer wird. So können wir vor allem im Alter in der Nähe nicht mehr so gut sehen, da die Linse sich hierfür verkleinern muss – wir brauchen also häufig eine Lesebrille (➢ Kap. 13). Die Versteifung der Linse beginnt meistens schon mit dem 40. Lebensjahr. Da sie auch insgesamt weniger Licht durchlässt, sehen wir zudem im Dunklen schlechter.

Die Zellen der Netzhaut, die hinten am Auge liegen und für das Sehen zuständig sind, verlieren gleichzeitig an Lichtempfindlichkeit. Der Ort im Auge, an dem das Licht einfällt, die Pupille, kann sich nur noch langsamer und weniger gut an die Lichtverhältnisse anpassen. Im Dunkeln wird sie nicht mehr so groß, sodass weniger Licht zum Sehen ankommt – das erschwert insbesondere das Fahren in der Dämmerung. Im Hellen wird sie dagegen nicht mehr so eng. Wird ein dunkler Raum betreten, dauert es länger, Umrisse zu erkennen, entgegenkommende Autos blenden stärker.

Gleichzeitig färben Ablagerungen die Linse gelblich, die Farbwahrnehmung verändert sich. Farben zu unterscheiden fällt dann auf einmal schwerer.

Da sich die Tränenproduktion des Auges verringert, kommt es oft zu trockenen Augen. Eine Schwäche der Augenmuskeln, wodurch das untere Augenlid oft herunterhängt (Ektropium), begünstigt das Problem zusätzlich.

7 Ohren

Auch die Ohren altern mit. Lärm schädigt die kleinen Hörzellen und sorgt somit im Laufe des Lebens oft für eine Schwerhörigkeit. Gerade in Menschengruppen oder bei lauten Geräuschkulissen im Hintergrund fällt das Hören schwerer, besonders hohe Töne. Dies hat auch Auswirkungen auf das Hören von Wörtern. Gerade die Aussprache von Konsonanten (k, t, s, p, ch usw.) erfolgt nämlich meist in höheren Tonlagen, sodass Wörter im Alter schlechter verstanden werden. Es liegt also nicht nur an der Aussprache. Eine laute und deutliche Aussprache gerade dieser Konsonanten ist daher in der Kommunikation mit älteren Menschen hilfreich. Auch ein Hörgerät kann möglicherweise sinnvoll sein (➢ Kap. 14).

Merke:

Wenn die Kommunikation zunehmend schwerer wird, bitten Sie doch Ihre Gesprächspartner, die Konsonanten (k, t, s, p, ch usw.) deutlicher auszusprechen. Das ist manchmal viel hilfreicher als lautes Sprechen.

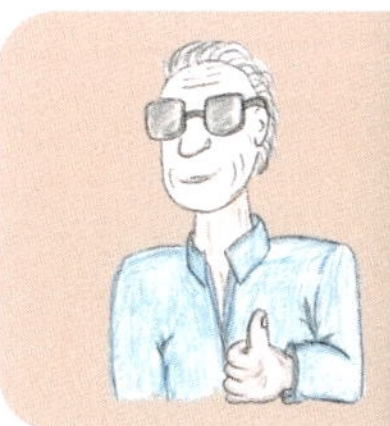

Auch Verletzungen des Trommelfells oder Erkrankungen wie etwa eine Mittelohrentzündung können Gehörschäden im Alter zur Folge haben.

Da die produzierenden Drüsen schrumpfen, ändert sich auch die Zusammensetzung des Ohrenschmalzes im Alter. Es wird trockener, und die Selbstreinigung des äußeren Gehörgangs funktioniert nicht mehr so gut wie in jüngeren Jahren. Auch dadurch kann das Hören beeinträchtigt werden.

In der Nähe des Ohres befindet sich auch das Gleichgewichtsorgan, das Vestibularsystem. Altersbedingte Veränderungen entstehen hier zum Beispiel durch kleinere Brüche im umgebenden Knochen, die oft kaum bemerkt werden. Zusätzlich kommt es häufiger zu kleinen Partikeln, die in der Flüssigkeit um dieses Organ schwimmen und es irritieren können – Gründe, warum es älteren Menschen ab etwa 60 Jahren öfter schwindlig ist als jüngeren.

8 Nase

Die Nasenschleimhaut wird im Alter dünner und trockener, und die Nerven, die für das Riechen zuständig sind, werden immer unempfindlicher.

Der schlechtere Geruchssinn wirkt sich auch auf den Geschmackssinn aus.

Wir schmecken im Alter vieles anders als in jüngeren Jahren. Die Veränderungen sind allerdings meist so gering ausgeprägt, dass sie nur wenig wahrgenommen werden. Aber nicht nur das Riechen und Schmecken verändert sich. Häufig verändert die Nase im Alter auch ihre Form: Sie wird länger und größer.

9 Mund, Zähne und Rachen

Etwa ab dem 50. Lebensjahr verlieren die Geschmacksknospen, die fürs Schmecken zuständig sind, an Empfindlichkeit – dies wirkt sich dann vor allem auf die Geschmacksqualität von süß und salzig aus. Außerdem wird im Mund weniger Speichel produziert. Da Speichel ein Geschmacksträger ist, führt auch das zu einer Veränderung des Geschmacksempfindens.

Auch das Zahnfleisch geht im Alter etwas zurück, die Zahnhälse liegen freier, was zu schmerzempfindlichen Zähnen und Entzündungen führen kann. Zudem werden die Zähne anfälliger für Karies. So kommt es im Alter häufiger zu Zahnausfall, und Zahnersatz wird ein wichtiges Thema (➤ Kap. 11).

Die Halswirbelsäule verändert sich ebenfalls und damit einhergehend auch die Kehlkopfstellung. Die Schluckmuskulatur wird schwächer, und die Organe im Hals sinken etwas ab. Das alles kann dazu führen, dass man sich im Alter häufiger verschluckt.

10 Nervenzellen und Gehirn

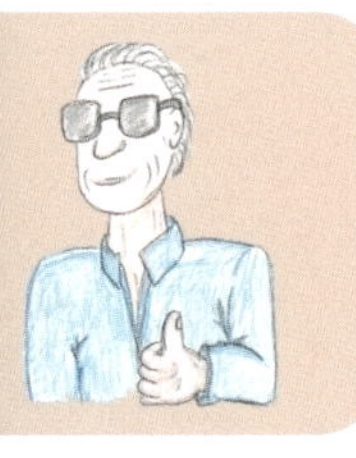

Zu den normalen Alterungsprozessen zählen Veränderungen im Gehirn und an den Nervenzellen. Die Gehirnmasse verringert sich leicht, die Durchblutung des Gehirns nimmt ab. Die Verringerung der Gehirnmasse beruht im Wesentlichen darauf, dass sich die Synapsen-Dichte vermindert. Synapsen sind Kontaktpunkte von Nervenzelle zu Nervenzelle. Auch die Menge der Nervenfasern verringert sich erheblich. In gewissem Maße kann dieser Prozess kompensiert werden, denn es werden neue Synapsen zwischen den verbleibenden Nervenzellen geknüpft. Auch können sich noch neue Nervenzellen im Alter bilden.

Diese Veränderungen führen dazu, dass die Leistung des Arbeitsgedächtnisses abnimmt, der Teil, der es uns ermöglicht, Informationen vorübergehend zu speichern und den Inhalt von Sätzen zu verstehen. Dadurch geht die Geschwindigkeit der Informationsverarbeitung zurück, Aufmerksamkeit und Konzentrationsfähigkeit sinken. So ist es im Alter schwerer, sich gerade an kurzfristig Gelerntes zu erinnern.

Dennoch ist es bis ins hohe Alter möglich, Neues zu lernen. Gesunde Ernährung und Sport haben einen besonders positiven Einfluss auf die Funktionsfähigkeit des Gehirns (➤ Kap. 18).

Doch nicht nur die „kleinen grauen Zellen“, alle Nervenzellen im Körper nehmen mit dem Alter ab. Dadurch werden Empfindungen geringer, auch die Beweglichkeit nimmt ab.

11 Lunge und Atemwege

Die Lunge und die sie umschließende Brustwand verlieren mit zunehmendem Alter an Elastizität. Dadurch nimmt die für das Atmen notwendige Beweglichkeit ab. In den Bronchien verkleinert sich die Fläche der Verzweigungen, über die der Gasaustausch erfolgt, und auch die Anzahl der kleinsten Blutgefäße der Lunge sinkt, sodass über die Atmung nicht mehr so viel Sauerstoff aufgenommen werden kann. Gleichzeitig bleibt mehr Luft in der Lunge zurück, die nicht am Gasaustausch teilnimmt, es kommt zu einer gewissen Lungenüberblähung. Dies ist bei Rauchern oder bei Menschen mit Erkrankungen der Lunge in deutlich größerem Ausmaß der Fall. Bei Gesunden wird es oft kaum bemerkt.

Die Belastungsmöglichkeit der Lunge nimmt somit im Laufe der Jahre ab. Körperliches Training kann dem entgegenwirken und verringert sogar zu einem gewissen Teil bestehende Einschränkungen.

Wie alle Muskeln wird auch die Atemhilfsmuskulatur schwächer, sodass die Kraft zum Atmen etwas abnimmt. Gleichzeitig treten häufiger Atemstörungen im Schlaf auf (➤ Kap. 9). Um Schleim, Staub, Bakterien oder andere Fremdkörper aus den Atemwegen zu transportieren, bedient sich der Körper des Hustens und der sich in den Atemwegen befindlichen Flimmerzellen. Da aber sowohl die Funktion des Hustens als auch die Anzahl der Flimmerzellen im Alter abnimmt, ist der Körper anfälliger für Infekte der Atemwege und der Lunge.

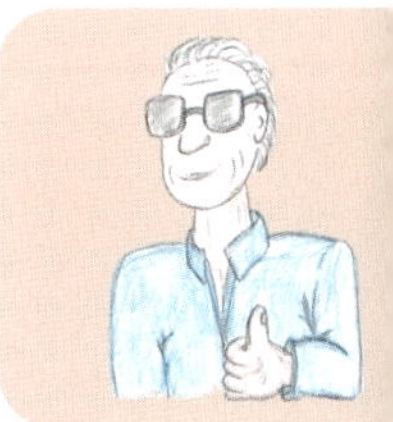

12 Herz, Kreislauf und Blut

Im Herzmuskel wird mit höherem Alter zunehmend Fett- und Bindegewebe eingelagert. Obwohl das Herz zwar insgesamt an Gewicht zunimmt, nimmt die Muskelmasse ab. Dadurch wird die Leistungsfähigkeit des Herzens geringer, denn das Herz kann sich weniger effektiv mit Blut füllen. Dennoch entwickeln nur wenige Menschen eine krankhafte Herzschwäche, da das Herz über gute Kompensationsmechanismen verfügt. Allerdings kommt es durch den veränderten Herzmuskel häufiger zu Herzrhythmusstörungen (beispielsweise Vorhofflimmern).

Zudem werden die Blutgefäße durch den Verlust an elastischen Fasern steifer. Auch chronische Entzündungen der Blutgefäße, beispielsweise durch Cholesterinablagerung, können eine Atherosklerose (umgangssprachlich „Arterienverkalkung") der Gefäße begünstigen. Dadurch kommt es zu Veränderungen des Blutflusses, was wiederum zu vermehrten Ablagerungen in den Blutgefäßen führen kann. Je nach Ernährung, Rauchen, Genetik und Erkrankungen ist das bei manchen Menschen mehr als bei anderen der Fall.

Die Blutgefäße können sich nicht mehr so stark weiten wie früher. Das ist einer der Gründe für Bluthochdruck, der im Alter häufiger ist. Trotz dieser Veränderungen funktioniert auch ein „altes" Herz gut. Bei Mehrarbeit des Herzens, also zum Beispiel beim Sport, werden diese Einschränkungen eventuell durch frühere Erschöpfung bemerkt.

Eine weitere Veränderung betrifft die Blutproduktion im Knochenmark. Das produzierende Knochenmark nimmt im Alter ab. Normalerweise bleibt noch genügend Knochenmark übrig, um Blutzellen zu produzieren. Bei einem Nährstoffmangel oder wenn Blutungen auftreten, kann das allerdings zu einem Problem werden. In diesem Fall ist das Knochenmark nicht mehr in der Lage, die Menge zu produzieren, die notwendig ist, um den Mangel auszugleichen. Eine Blutarmut (Anämie) kann entstehen.

13 Nieren, Wasserhaushalt und Harnwege

Im Alter werden die Nieren oft kleiner, was an einer Abnahme der Zellen liegt. Ihr Gewicht kann so von durchschnittlich 250 Gramm auf 180 Gramm reduziert werden. Außerdem fließt weniger Blut durch die Nieren, sodass sie das Blut nicht so effektiv von Abfallstoffen reinigen können. Bis zum 80. Lebensjahr halbiert sich der Blutfluss durch die Nieren. Auch die Regulation des Wasserhaushalts ist im Alter

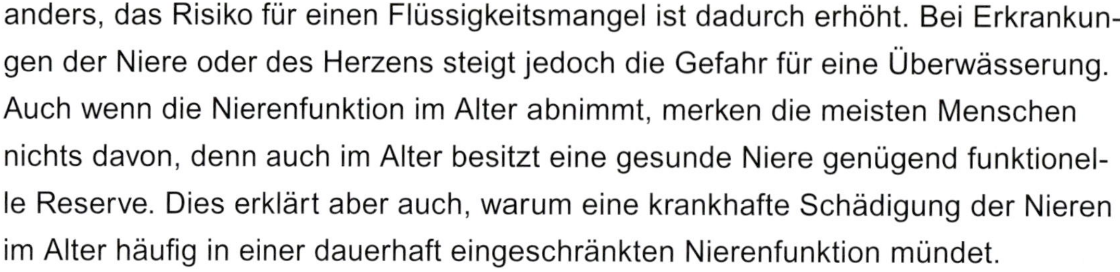

anders, das Risiko für einen Flüssigkeitsmangel ist dadurch erhöht. Bei Erkrankungen der Niere oder des Herzens steigt jedoch die Gefahr für eine Überwässerung. Auch wenn die Nierenfunktion im Alter abnimmt, merken die meisten Menschen nichts davon, denn auch im Alter besitzt eine gesunde Niere genügend funktionelle Reserve. Dies erklärt aber auch, warum eine krankhafte Schädigung der Nieren im Alter häufig in einer dauerhaft eingeschränkten Nierenfunktion mündet.

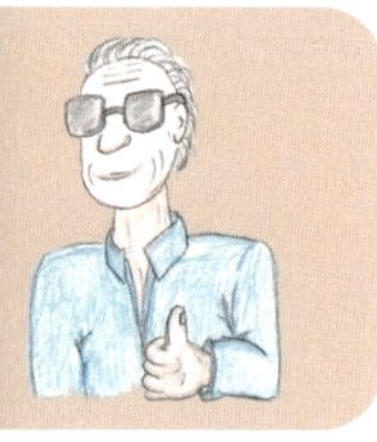

Die Harnblase verändert sich ebenfalls. Ihre Kapazität nimmt ab, und die Blasenmuskulatur wird schwächer. Oft gelingt es der Blase auch nicht mehr, sich vollständig zu entleeren. Deswegen können Menschen im Alter den Urin weniger lange halten und müssen häufiger zur Toilette. Auch zu Inkontinenz, das heißt dem unwillkürlichen Verlust von Urin, kommt es öfter. Gleichzeitig ist das Risiko für Harnwegsinfekte erhöht.

Beim Mann kann außerdem eine vergrößerte Prostata den Harnabfluss behindern und so zu einer mangelnden Entleerung der Blase führen.

14 Magen-Darm-Trakt und Leber

Insgesamt verändern sich die Magen-Darm-Funktion und die Funktion der Leber im Laufe des Lebens nur wenig im Vergleich zu den anderen Organen. Da auch die Organe des Magen-Darm-Traktes zum Teil aus Muskulatur bestehen, sind diese meist genauso wie alle anderen Muskeln von einem gewissen Abbau betroffen. Gleichzeitig nehmen die für die Bewegung notwendigen Nervenzellen im Magen-Darm-Trakt im Laufe des Lebens um ungefähr die Hälfte ab. Deshalb ist insbesondere die Bewegung der Verdauungsorgane vom Altern betroffen: Die Speiseröhre bewegt sich weniger stark, der Magen entleert sich etwas langsamer. Dadurch kann er nicht mehr so viel Nahrung wie früher aufnehmen, der ältere Mensch ist in der Regel früher satt. Die langsamere Darmbewegung kann Verstopfungen begünstigen.

Die Aktivität bestimmter Verdauungsenzyme, die gebraucht werden, um Nahrung weiterzuverarbeiten, nimmt ab. Besonders davon betroffen ist das Enzym Laktase, das zur Verarbeitung von Milch und Milchprodukten benötigt wird. Seine Aktivität nimmt je nach Genetik mehr oder weniger schnell ab. Milch wird daher im Alter oft weniger gut vertragen, es entsteht eine Laktoseintoleranz mit Blähungen, Durchfall und Bauchschmerzen.

Die Leber als „Entgiftungsorgan" wird im Laufe der Jahre ebenfalls etwas kleiner, etwa 20 % ihrer Masse gehen normalerweise verloren. Im Alter fließt weniger Blut durch die Leber, ihre Entgiftungsfunktion nimmt ab. Alkohol und Medikamente können deswegen weniger schnell abgebaut werden, und es kann schneller zu Vergiftungen kommen. Auch das Risiko für Nebenwirkungen von Medikamenten steigt.

Teil I
Gesund und aktiv bleiben

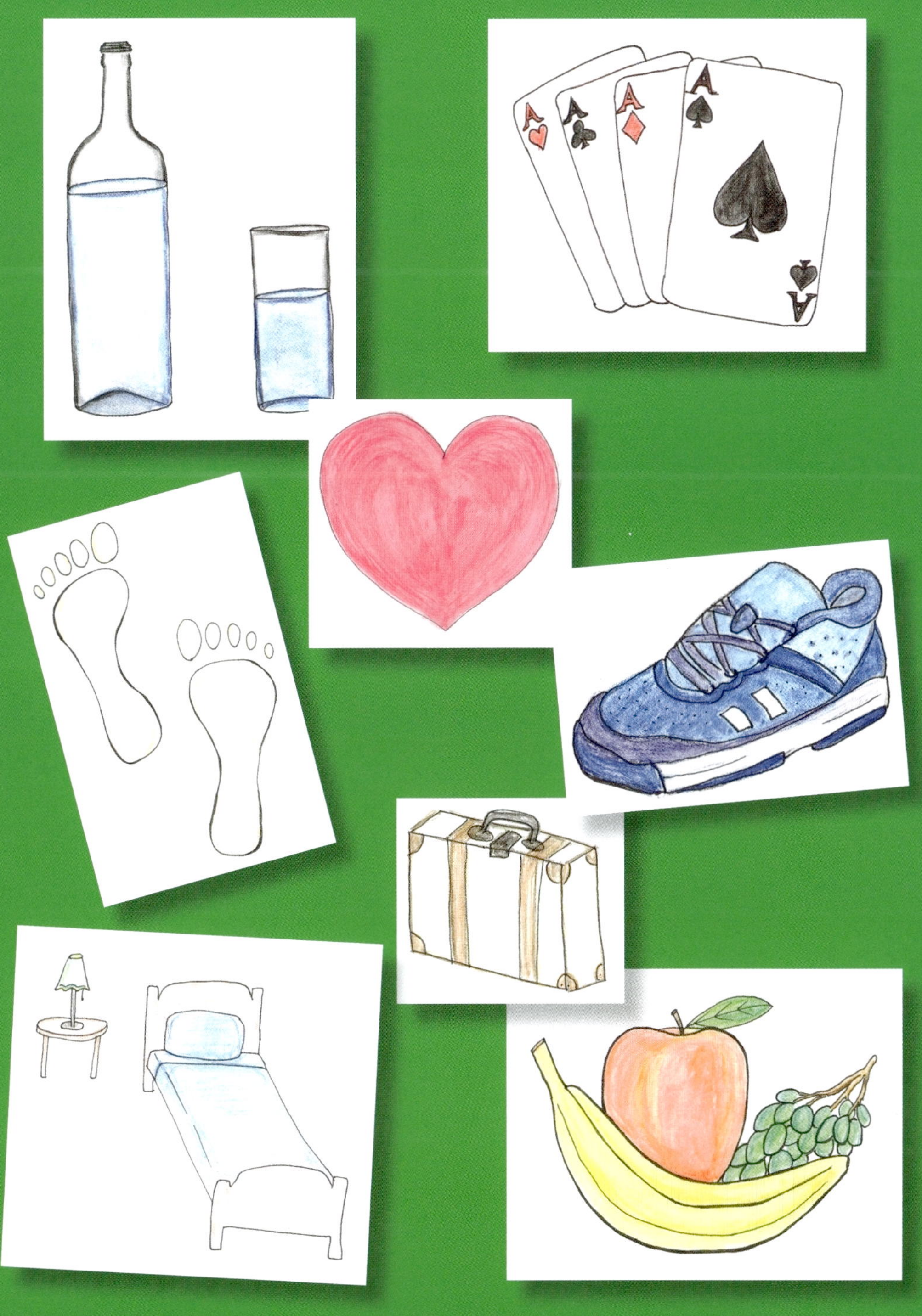

3 Gesunde Ernährung

„Eure Nahrungsmittel sollen eure Heilmittel sein und eure Heilmittel sollen eure Nahrungsmittel sein."

– Hippokrates (460–370 v. Chr.), bedeutender griechischer Arzt der Antike

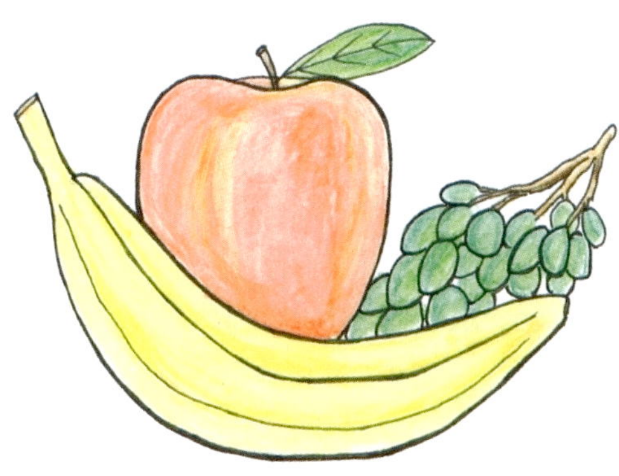

Was Sie in diesem Kapitel lernen:

- Die benötigte Menge an Energie nimmt im Alter ab, die benötigte Nährstoffmenge bleibt aber gleich oder wird sogar höher.
- Mangelernährung entsteht bei älteren Menschen deutlich schneller und lässt sich auch schwerer beheben als bei jüngeren Menschen – Diäten sollten daher nur in ärztlicher Begleitung erfolgen.
- Bevorzugt ballaststoffreiche Kohlenhydrate sollten ungefähr die Hälfte der Nahrung ausmachen, Fette, bevorzugt pflanzlich, ungefähr 30 %.
- Verteilt über den Tag sollte mindestens 1 Gramm Eiweiß pro Kilogramm Körpergewicht pro Tag gegessen werden.
- Essen Sie viel Obst und Gemüse (Faustregel: 5 Hand voll pro Tag).
- Im Alter besteht häufig ein Vitamin-D-, Folsäure- und Jod-Mangel, auch Medikamente können die Aufnahme von Vitaminen und Mineralstoffen verringern.
- Nahrungsergänzungsmittel sollten nicht ohne ärztliche Rücksprache eingenommen werden.
- Gesunde Ernährung ist auch möglich, wenn man selbst nicht einkaufen oder kochen kann.

Ernährung ist ein Thema von ökonomischer und politischer Wichtigkeit und dadurch gleichzeitig auch von vielen falsche Mythen geprägt. Egal, wo wir hinschauen, es gibt zahlreiche Veröffentlichungen über Lebensmittel, die jung halten, über Antioxidanzien, sogenannte *slow foods* oder auch *Superfoods,* die Gesundheit versprechen. Viele dieser Veröffentlichungen lassen sich aber nicht durch wissenschaftliche Studien bestätigen und machen nur eins: unter Druck setzen und in die Irre führen.

Im Alter ändern sich die Ernährungsgewohnheiten. Grund sind biologische Veränderungen: Hunger wird weniger wahrgenommen, das Sättigungsgefühl kommt früher, und der Wasserhaushalt verringert sich. Zudem können zahlreiche Erkrankungen auch Einfluss auf die Ernährungsgewohnheiten haben. Wer Probleme mit den Zähnen, dem Schlucken, dem Magen-Darm-Trakt oder beim Stuhlgang hat, sollte daher einen Arzt aufsuchen und dies abklären lassen.

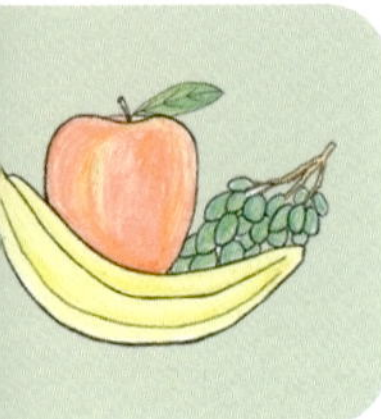

Gleichzeitig ist Ernährung individuell. Einen maßgeschneiderten Ernährungsplan gibt es daher nur von einem speziell ausgebildeten Ernährungstherapeuten.

Regelmäßige Mahlzeiten sind vor allem im Alter sehr wichtig. Sie müssen daher darauf achten, keine Mahlzeit auszulassen. Das Essen soll abwechslungsreich sein, und die Mahlzeiten sollten möglichst mit frischen Lebensmitteln zubereitet werden.

Für die Ernährung spielt auch Ihre Genetik eine Rolle.

Studien konnten herausfinden, dass die oft zitierte „mediterrane Ernährung" einen positiven Einfluss auf zahlreiche Erkrankungen hat, aber die geografische Komponente auch eine große Rolle spielt. Was heißt das? Unser Körper ist durch die Gene darauf eingestellt, regionale Lebensmittel besonders gut zu verwerten, exotischere Lebensmittel dafür weniger gut. Die Nährstoffe, die uns regionale Produkte liefern, können wir besser aufnehmen. Menschen aus Mitteleuropa können beispielsweise die Nährstoffe von Kohl besonders gut verwerten, die einer Ananas eher schlechter. Es gibt auch andere Ernährungsarten, die in den Studien einen positiven Effekt auf die Gesundheit zeigen konnten, die mediterrane Ernährung ist insgesamt aber wohl am besten untersucht.

Merke:

Das gesunde Altern spiegelt sich in der **Darmmikrobiota** wider. Damit ist die Gemeinschaft der Bakterien im Darm gemeint. Veränderungen ihrer Zusammensetzung könnten Entzündungen und in der Folge altersassoziierte Erkrankungen fördern – vermuten Forscher.

Es zeigt sich in Studien bereits ein deutlicher Zusammenhang zwischen Ernährung, der Darmmikrobiota und dem Gesundheitsstatus. Dabei ist vor allem auch eine ausreichende Protein- und Ballaststoffversorgung wichtig. In einer Studie an dem sogenannten Killifisch als Modellorgansimus konnte man sogar zeigen, dass eine Transplantation von Darmmikroben aus jungen Fischen auf die alten Artgenossen den allgemeinen Gesundheitszustand positiv beeinflussen und sogar die Lebenserwartung verlängern konnte.

Auch Diäten sollten im Alter, vor allem ohne ärztliche Absprache, möglichst nicht gemacht werden, da dadurch die Muskulatur noch mehr abgebaut werden kann und die Nährstoffversorgung unter Umständen nicht mehr gewährleistet sein könnte. Da dies zu einer Mangelernährung und Gangunsicherheit führen kann, sollten ein Abnehm-Wunsch und eine darauffolgende Diät in jedem einzelnen Fall überprüft und medizinisch betreut werden. Ernährung sollte Wohlbefinden auslösen und Spaß machen.

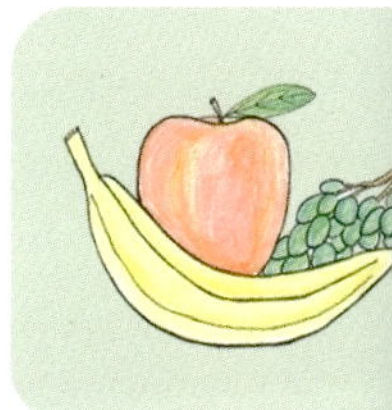

Insgesamt sollte ein normales Körpergewicht angestrebt werden, denn dieses kann den Stoffwechsel entlasten, die Beweglichkeit erhalten und die Gelenke schonen. Stoffwechsel-bedingte Erkrankungen wie Diabetes mellitus Typ 2 können davon auch profitieren. Studien zeigen, dass es im Alter gesünder ist, ein paar Kilo zu viel als ein paar Kilo zu wenig zu haben.

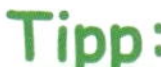

Der Body-Mass-Index (BMI) ist ein Richtwert zur Einschätzung des Gewichts. Dazu wird in einer Formel das Körpergewicht mit der Körpergröße ins Verhältnis gesetzt.

BMI = Körpergewicht (in Kilogramm) : (Körpergröße [in Meter] x Körpergröße [in Meter])

Beispiel bei einer 80-jährigen Frau, die 165 cm groß und 75 kg schwer ist:

BMI = 75 kg : (1,65 m × 1,65 m) = 27,55 kg/m² $BMI = 75\ kg : (1{,}65\ m \times 1{,}65\ m) = 27{,}55\ kg/m^2$

Ab 65 Jahren liegt der optimale BMI für Frauen und Männer zwischen 24–29 kg/m^2.

Wie viel Nahrung man zu sich nehmen sollte, wird durch den sogenannten Energiebedarf bestimmt. Er gibt an, wie viel Energie der Körper für die Aufrechterhaltung seiner Funktionen benötigt.

Die Menge an Energie, die ein Mensch benötigt, der Energiebedarf also, ist individuell verschieden, nimmt aber generell im Alter ab. Der Energiebedarf setzt sich aus dem Grundumsatz und dem Leistungsumsatz zusammen. Als Grundumsatz wird die Menge an Energie bezeichnet, die der Körper in Ruhe unter normalen Temperaturen für lebensnotwendige Prozesse (z. B. Atmen, Herzschlag) verbraucht. Dies ist auch abhängig von der Masse an Muskulatur. Ältere Menschen haben oft durch Umbauprozesse weniger Muskelmasse (➤ Kap. 2).

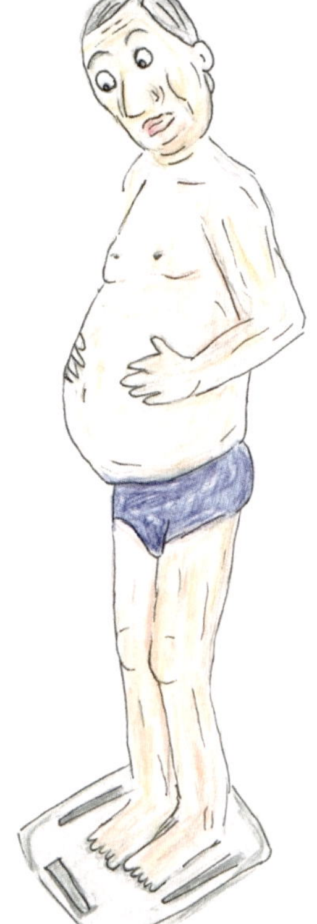

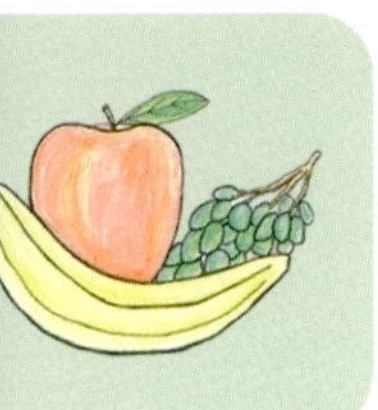

Zudem laufen lebensnotwendige Stoffwechselprozesse oft langsamer ab. So kann der Energiebedarf älterer Menschen im Vergleich zu jüngeren um bis zu 20 % sinken. Sie müssen also weniger Kalorien zu sich nehmen, um ihren Bedarf an Energie zu decken. Zusätzlich zum Grundumsatz kommt noch der Leistungsumsatz dazu. Darunter versteht man die Energie, die man dazu benötigt, um alle anderen Aktivitäten zu verrichten, die über den Grundumsatz, also den Ruhezustand, hinausgehen. Dieser Teil des Energiebedarfs ist sehr individuell.

Der zusätzliche Energiebedarf hängt von körperlicher Aktivität, von Verdauungsarbeit, Arbeit für Temperaturregulation und Krankheit ab.

Je aktiver ein Mensch ist, desto höher ist sein Leistungsumsatz und desto mehr Energie, sprich: Nahrung benötigt dieser Mensch. Wenn Sie zum Beispiel die ganze Hausarbeit machen, in den Keller laufen, um Wäsche aufzuhängen, und dann noch die Terrasse fegen, benötigen Sie mehr Energie als Ihr Partner, der vielleicht dabei im Sessel sitzt und Ihnen bei der Arbeit zuschaut.

Es gibt mehrere Formeln zur Berechnung der Energie, also der Kalorienanzahl, die man als älterer Mensch mit der Nahrung zuführen sollte. Da diese Berechnung sehr kompliziert und zudem jeden Tag anders ist, kann man sich mit Schätzwerten behelfen. So lässt sich zumindest annäherungsweise berechnen, wie viel Energie aus der Nahrung benötigt wird.

Tipp:

Schätzung des Energiebedarfs (in Kilokalorien, kcal), **der mit der Nahrung im Alter aufgenommen werden sollte,** pro Kilogramm Körpergewicht und Tag (nach Biesalski, Pirlich, Bischoff, & Weimann, 2017)

- Gesunde >65-Jährige: 24–36 kcal
- Kranke >65-Jährige: 27–30 kcal
- Untergewichtige (BMI <21 kg/m2) >65-Jährige: 32–38 kcal
- Hyperaktivität bei Demenz: bis zu 40 kcal

Auch wenn man im Alter weniger Kalorien durch Nahrung zu sich nehmen muss als in früheren Zeiten: Der Körper braucht weiterhin noch genauso viele oder sogar mehr Nährstoffe als vorher! Da aber oft auch der Appetit nachlässt, ist es schwieriger, den Bedarf zu decken.

Deshalb sollten ältere Menschen vermehrt Lebensmittel, die einen hohen Gehalt an Vitaminen und Mineralien haben, zu sich nehmen: frisches Obst und Gemüse, Getreide- und Milchprodukte, mageres Fleisch, Fisch und Eier. Aber gerade im Alter gilt: Viel wichtiger, als Kalorien zu zählen, ist es, mit Genuss und Freude zu essen.

Merke:

Ältere Menschen benötigen weniger Energie aus der Nahrung, aber genauso viele oder sogar mehr Nährstoffe!

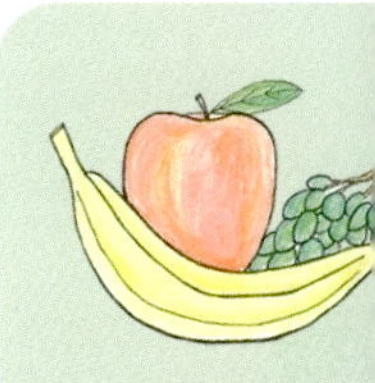

3.1 Kohlenhydrate

Für die Deckung des Energiebedarfs spielen Kohlenhydrate und Fette die wichtigste Rolle. Deshalb ist es wichtig, nicht zu viel davon zu sich zu nehmen. Kohlenhydrate bestehen aus Zuckermolekülen. Es gilt die Faustregel, dass nicht mehr als 50 % der Energie aus Kohlenhydraten bestehen sollten.

Aktuelle Studien konnten zeigen, dass ein sehr geringer (<40 %) ebenso wie ein hoher Anteil an Kohlenhydraten (>70 %) bei der Ernährung mit einer erhöhten Sterblichkeit verknüpft ist. Ausgewogenheit ist also auch hier wichtig, einseitige Ernährung über Jahre hinweg wirkt sich gesundheitlich nachteilig aus. Ballaststoffreiche Kohlenhydrate aus Vollkorn, Hülsenfrüchten, Obst und Gemüse sollten reichlich verzehrt werden, einfache Kohlenhydrate wie zugesetzter Zucker nur in geringen Mengen. Hier ist auch der glykämische Index (GI) entscheidend. Er gibt Auskunft darüber, wie stark ein Lebensmittel den Blutzuckerspiegel beeinflusst. Ein hoher glykämischer Index erhöht vermutlich das Risiko von Diabetes mellitus Typ 2, Herzerkrankungen, und Darmkrebs im gleichen Maße wie eine Stoffwechselstörung. Insbesondere abends sollte eine moderate Menge an Kohlenhydraten gegessen werden – mit einem möglichst niedrigen glykämischen Index –, um das Risiko für stoffwechselbedingte Erkrankungen zu reduzieren. Lebensmittel wie etwa Weißbrot, Kartoffelpüree, Pommes frites oder weißer Reis sollten daher nur selten auf dem Speiseplan stehen, Vollkornbrot, Salzkartoffeln oder Spaghetti abends dagegen öfter, da ihr glykämischer Index niedrig ist.

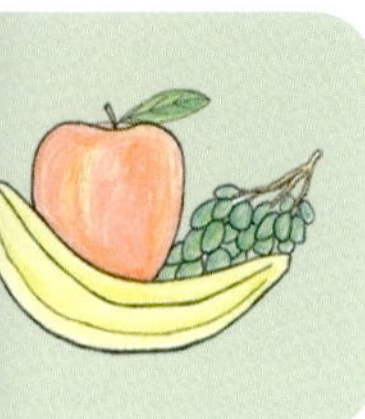

Merke:

Der **glykämische Index (GI)** sagt aus, dass sich Kohlenhydrate, also zuckerhaltige Lebensmittel, in ihrer Wirkung auf den Blutzuckerspiegel stark unterscheiden. Er ist ein Maß dafür, wie stark der Blutzuckerspiegel nach Zufuhr von 50 g von verwertbaren Kohlenhydraten ansteigt. Pro zugeführtem Gramm Kohlenhydrate führen also Lebensmittel mit einem hohen GI zu einem rascheren Anstieg des Blutzuckers und meist auch zu einem rascheren Abfall. Produkte mit einem niedrigen GI führen zu einem langsameren Anstieg, halten in der Regel den Blutzuckerspiegel aber auch länger konstant.

Hoher GI: Instant-Kartoffelbrei (GI 85), Weißbrot (GI 73), Cornflakes (GI 81), weißer Reis (GI 87)

Niedriger GI: Salzkartoffeln (GI 50), Spaghetti al dente (GI 38), Vollkornbrot (GI 52), Möhren (GI 47), Linsen (GI 30)

3.2 Fette

Fette sind eine weitere Energiequelle, auch hier sollte eine mäßige Zufuhr erfolgen. Neben der Menge ist vor allem die Qualität der Fette wichtig. Man unterscheidet zwischen gesättigten, ungesättigten und mehrfach ungesättigten Fettsäuren. Gerade mehrfach ungesättigte Fettsäuren sind lebenswichtig und sollten bevorzugt werden, denn der Körper kann sie meist im Gegensatz zu gesättigten Fettsäuren nicht selbst herstellen. Außerdem senken sie wahrscheinlich das Risiko für Herz-Kreislauf-Erkrankungen. Öle, die eine günstige Zusammensetzung haben und reich an mehrfach ungesättigten Fettsäuren sind, sind Rapsöl, Walnussöl, Leinöl, Sojaöl und Olivenöl. Zudem hat Margarine oft im Vergleich zur Butter eine bessere Fettzusammensetzung. Insgesamt sollten pflanzliche Öle und Fette bevorzugt werden. Es wird empfohlen, nicht mehr als 30 % seiner Energie in Form von Fetten aufzunehmen. Doch was bedeutet das konkret? Die Verbraucherzentrale empfiehlt etwa 2 Teelöffel Streichfett (bevorzugt Margarine) und etwa 2 bis 3 Esslöffel Öle

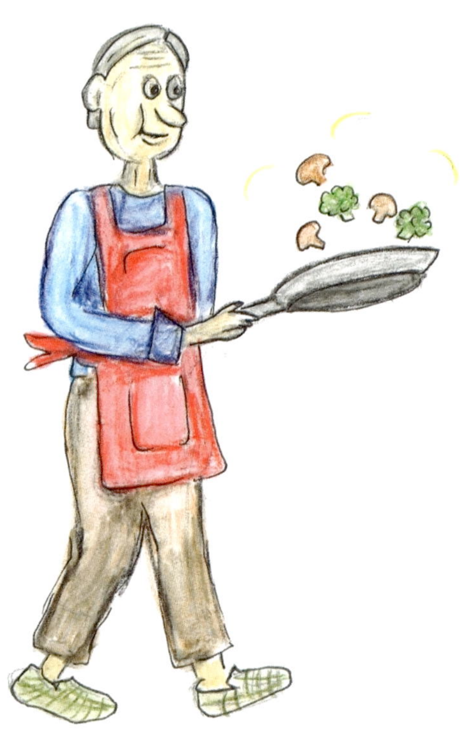

(am besten pflanzliche Öle) pro Tag. Um ein Gefühl für die Menge zu bekommen, sollte man daher Fette und Öle möglichst mit dem Löffel abmessen.

Pflanzliche Öle sollten zudem immer dunkel und kühl gelagert werden, manche (Rapsöl, Kürbiskernöl, Walnussöl, Leinöl) sogar am besten im Kühlschrank, damit sie ihre gute Zusammensetzung bewahren. Für Olivenöl und Sonnenblumenöl eignen sich Temperaturen um die 20 °C.

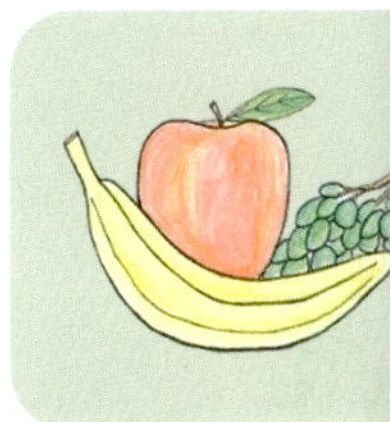

Tipp:

Achten Sie darauf, **Fette und Öle** mit einer guten Qualität und Zusammensetzung zu kaufen. Insbesondere auf die Zufuhr von mehrfach ungesättigten Fettsäuren sollte geachtet werden, hier sind besonders die sogenannten Omega-6- und Omega-3-Fettsäuren wichtig. Zwei deren wichtigster Vertreter sind die essenzielle Omega-6-Fettsäure Linolsäure und die essenzielle Omega-3-Fettsäure Alpha-Linolensäure (ALA). Diese kann der Körper nicht selbst herstellen, sie müssen mit der Nahrung aufgenommen werden. Achtung: Öle, die reich an mehrfach ungesättigte Fettsäuren sind, vertragen oft keine Hitze.

Geeignete Öle zum Braten und Frittieren: raffiniertes Olivenöl (hier fehlt der Zusatz „nativ" oder „nativ extra" auf dem Etikett), Rapsöl

Geeignete Öle zum Backen: Sonnenblumenöl, Rapsöl

Geeignete Öle für kalte Speisen (z. B. Salat): Walnussöl, natives Olivenöl, Rapsöl

3.3 Eiweiße

Zum Muskelerhalt und -aufbau ist es zudem essenziell, viel Eiweiß von guter Qualität zu sich zu nehmen. Muskeln werden im Alter schneller abgebaut. Besonders wichtig ist dies vor allem bei längerer Inaktivität oder Bettlägerigkeit.

Merke:

Mangelernährung entsteht bei älteren Menschen deutlich schneller und lässt sich auch schwerer beheben als bei jüngeren Menschen. So können bereits wenige Tage ausreichen, um zu bleibenden Schäden zu führen. Es ist daher enorm wichtig, Ernährungsprobleme früh zu erkennen und auch schnell mit den richtigen Maßnahmen zu beheben. Im Zweifel sollte ein Arzt hinzugezogen werden.

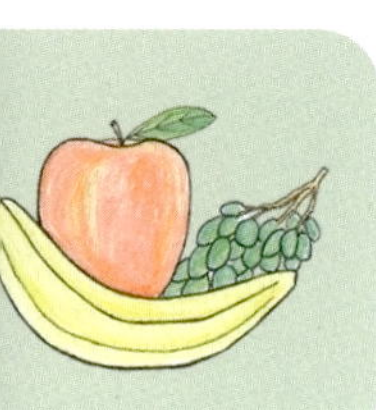

Tipp:

Sie sollten mindestens 1 g Eiweiß pro Kilogramm Körpergewicht pro Tag zu sich nehmen! Eiweiß sollte zur optimalen Nutzung zudem regelmäßig über den Tag verteilt aufgenommen werden, das heißt am besten zu jeder Hauptmahlzeit.

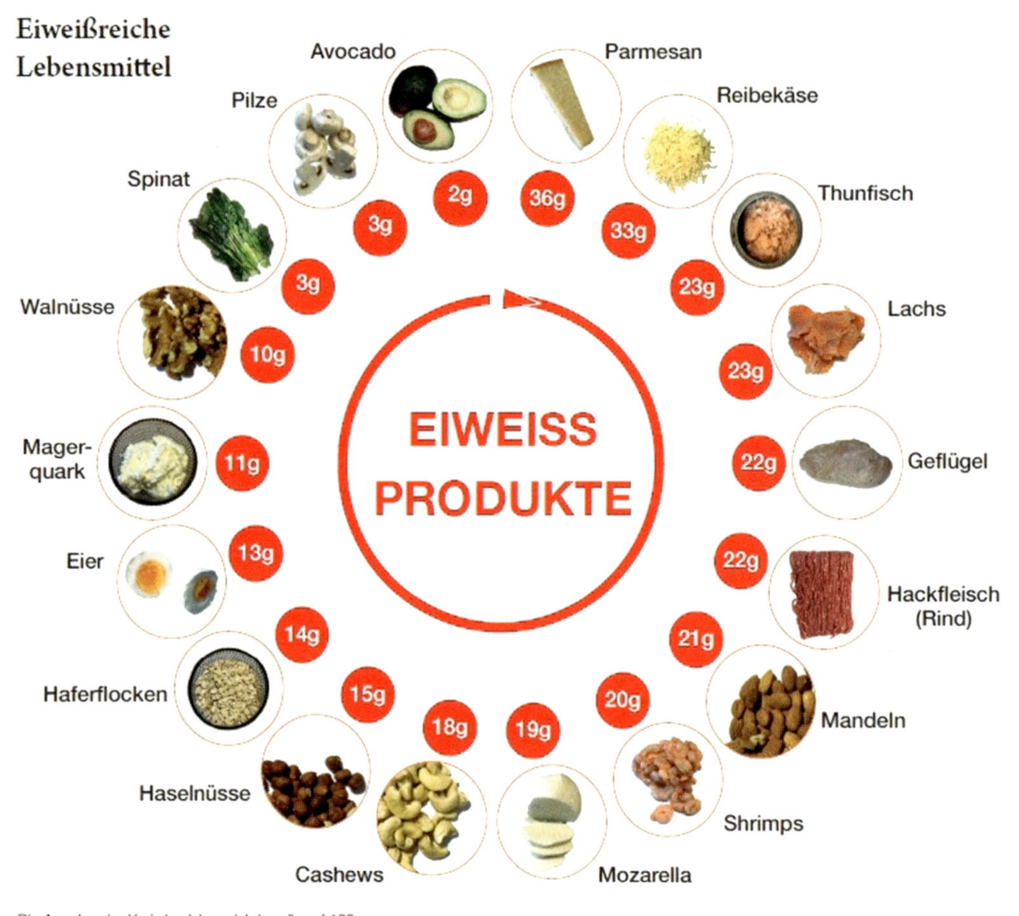

Die Angaben im Kreis beziehen sich auf jeweils 100 g von dem abgebildeten Produkt (ungefähre Angaben zur Orientierung).
Beispiel: Eine Frau, die 75 kg schwer ist, sollte 75 g Eiweiß pro Tag zu sich nehmen. Der Tagesbedarf würde beispielsweise mit jeweils 100 g Haferflocken und Magerquark (11 g + 14 g Eiweiß) zum Frühstück, 100 g Shrimps und 200 g Spinat zum Mittagessen (20 g + 6 g Eiweiß), 100 g Walnüssen als Zwischenmahlzeit (10 g Eiweiß) und 100 g Eiern und 100 g Avocado (13 g + 2 g Eiweiß) zum Abendessen gedeckt (insgesamt 76 g Eiweiß). Wie Sie sehen, ist das gar nicht so einfach.

3.4 Ballaststoffe

Als Nächstes muss auf eine ausreichende Menge an Ballaststoffen geachtet werden, um die Verdauung in Schwung zu bringen. Eine große Studie im Auftrag des Bundesministeriums für Ernährung hat vor einigen Jahren gezeigt, dass mehr als zwei Drittel aller Deutschen zu wenig Ballaststoffe zu sich nehmen. Als Ballaststoffe bezeichnet man unverdauliche Nahrungsbestandteile, meist Kohlenhydrate, die vor allem in pflanzlichen Lebensmitteln zu finden sind. Beispiele sind: Getreide, Gemüse, Hülsenfrüchte und Obst. In Verbindung mit Flüssigkeit quellen Ballaststoffe im Magen-Darm-Trakt auf. Da sie fast nicht verdaulich sind und daher den ganzen Verdauungsprozess über im Darm bleiben, regen sie die Darmtätigkeit an. So wird der Darminhalt schneller weitertransportiert. Das kann auch bei Verstopfungen helfen, und zudem bleibt man länger satt.

Merke:

Ballaststoffe sind sehr gesund. Verschiedene Studien zeigten einen guten Effekt auf zahlreiche Erkrankungen wie Divertikulitis (Darmentzündung), Diabetes mellitus Typ 2, Bluthochdruck, Herz- und Kreislauf-Erkrankungen. Zudem können sie die Zähne schützen, für einen gesunden Darm sorgen und das Darmkrebs-Risiko senken. Die Deutsche Gesellschaft für Ernährung empfiehlt eine Zufuhr von 30 g Ballaststoffen pro Tag. Ballaststoffreiche Lebensmittel sind Obst (v. a. Äpfel, Birnen, Bananen), Gemüse (v. a. Möhren, dunkles Blattgemüse, Kartoffeln), Vollkornprodukte und Hülsenfrüchte (v. a. Linsen, Erbsen, Bohnen). Für eine gute Wirkung ist eine ausreichende Flüssigkeitsaufnahme von mindestens 1,5 Litern täglich notwendig.

Was Obst und Gemüse angeht, wird ohnehin empfohlen „Fünf am Tag" zu essen – drei Portionen Gemüse und zwei Portionen Obst. Eine Portion ist dabei ungefähr eine Handvoll. Auch Säfte (100 % Obst- oder Gemüseanteil, ohne Zucker), Smoothies, Trockenfrüchte und Nüsse (ungesalzen und ungeröstet) fallen darunter. Mindestens eine Portion pro Tag sollte roh sein. Obst und Gemüse liefern wertvolle Vitamine und Mineralien. Gerade Gemüse ist besonders nährstoffreich, ohne viele Kalorien zu haben. Gemüse und Obst senken das Risiko für Herz-Kreislauf- und andere Erkrankungen. Mehrere Studien konnten einen Zusammenhang zwischen in Obst und Gemüse vorkommenden sekundären Pflanzenstoffen und einem geringeren Auftreten von Krebserkrankungen zeigen. Auch Kräuter liefern viele wertvolle Vitamine und Nährstoffe, gerade wenn sie frisch oder tiefgekühlt sind.

Tipp:

Auch wenn Sie wenig Geld übrig haben, müssen Sie auf frische Lebensmittel nicht verzichten. Für Bedürftige gibt es in jeder großen Stadt und häufig auch mittlerweile in ländlichen Gebieten eine Tafel, wo Lebensmittelspenden an Bedürftige verteilt werden, u. a. auch Obst und Gemüse.

Tafel Deutschland e. V.

Telefon: (030) 200 59 76–0

Merke:

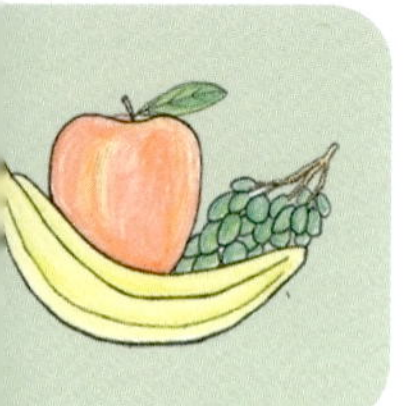

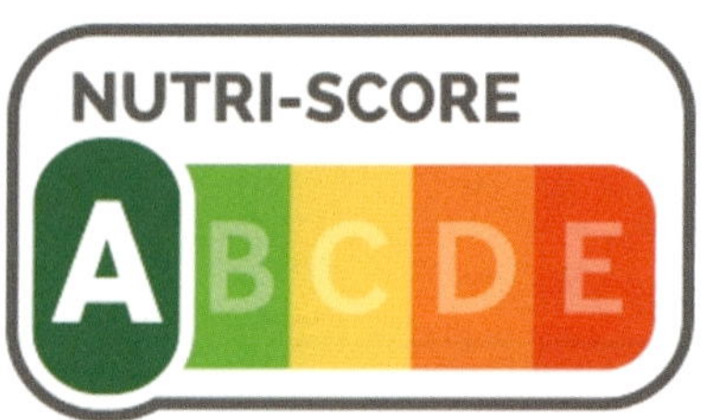

Der **Nutri-Score** wurde seit Ende 2020 in Deutschland auf freiwilliger Basis eingeführt. Bestimmt haben Sie ihn schon einmal auf dem ein oder anderen Produkt entdeckt. Er ermittelt auf Basis der 100-g-Angaben eines Produktes seine Nährwertqualität. Dabei verrechnet er eher ungünstige Nährstoffe (Energiegehalt, Zucker, gesättigte Fettsäuren, Natriumchlorid [Salz]) mit eher günstigen Nährstoffen (Proteine, Ballaststoffe, Obst und Gemüse) miteinander. Der Nährstoffgehalt wird dabei in 5 Stufen aufgeteilt, die farblich von grün (A) bis rot (E) gekennzeichnet sind. Dabei steht grün für eine gute und rot für eine schlechtere Nährwertzusammensetzung. Der Nutri-Score ist auf fast alle verarbeiteten Lebensmittel anwendbar, allerdings gibt er nicht an, ob ein Produkt biologisch oder regional angebaut ist. Auch Zusatzstoffe wie Süßungsmittel oder Konservierungsstoffe haben auf den Score keinen Einfluss. So beantwortet er zwar nicht alle Ernährungsfragen, bietet aber einen guten ersten Überblick.

3.5 Vitamine und Mineralstoffe

Vitamine und Mineralstoffe (zum Beispiel Kalzium, Kalium, Natrium, Phosphor, Eisen, Jod, Fluor und Zink) sind lebenswichtige Stoffe, die der Körper in der Regel nicht selbst herstellen kann. Daher muss man sie mit der Nahrung oder mit Getränken aufnehmen.

Viele Menschen greifen schnell zu Nahrungsergänzungsmitteln, statt zuerst auf eine gesunde Ernährung zu achten. Doch wenn man sich das Verzehrverhalten von älteren Deutschen anschaut, wie beispielsweise in der Nationalen Verzehrsstudie, fällt auf, dass der tägliche Bedarf an Vitaminen grundsätzlich gut durch eine gesunde und vollwertige Ernährung gedeckt wird.

Drei Vitamine und Mineralstoffe fallen hier allerdings aus der Reihe und werden oft viel zu wenig mit der Nahrung aufgenommen: Vitamin D, Folsäure und Jod. Weitere kritische Nährstoffe sind Vitamin B_6 und B_{12}, was auch an der geringeren Resorption, also der Aufnahme, im Alter liegt. Im Folgenden möchten wir Ihnen daher eine kurze tabellarische Übersicht über wichtige Vitamine und Mineralien geben, damit Sie abschätzen können, ob diese in Ihrer täglichen Ernährung mit abgedeckt werden. Die Angaben der Menge, die Sie zu sich nehmen müssten, um den jeweiligen Tagesbedarf zu decken, sind nur geschätzt und beziehen sich auf ein Produkt.

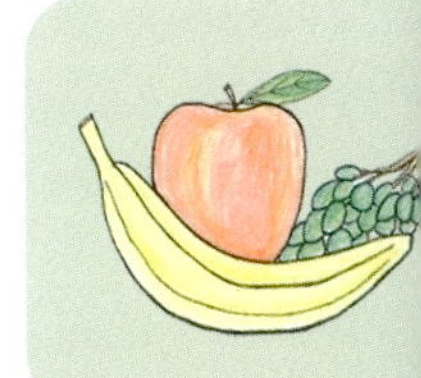

Tipp:

Sie können sich vorstellen, dass 1 Milligramm (mg) ungefähr so schwer ist wie ein Sandkorn.

Tipp:

Die **fettlöslichen Vitamine A, D, E und K** können erst mithilfe von Fetten richtig vom Körper aufgenommen werden. Ein Tropfen Öl oder ein wenig Butter reichen da schon aus.

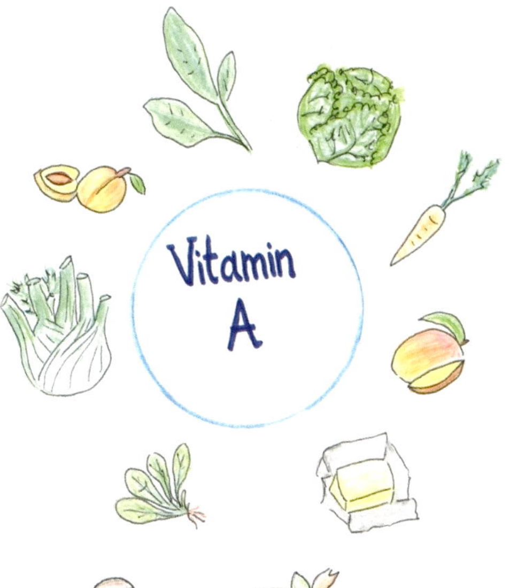

GUT FÜR **Augen (Sehen), Zellwachstum, Hormonproduktion (Testosteron), Immunsystem**

TAGESBEDARF 0,7–0,8 mg

Was müsste ich von einem Produkt essen, um den Tagesbedarf zu decken?

½ Möhre, 115 g Butter,115 g Feldsalat, ½ Fenchel, 125 g Grünkohl, 150 g Spinat, ½ Mango, 5 Aprikosen

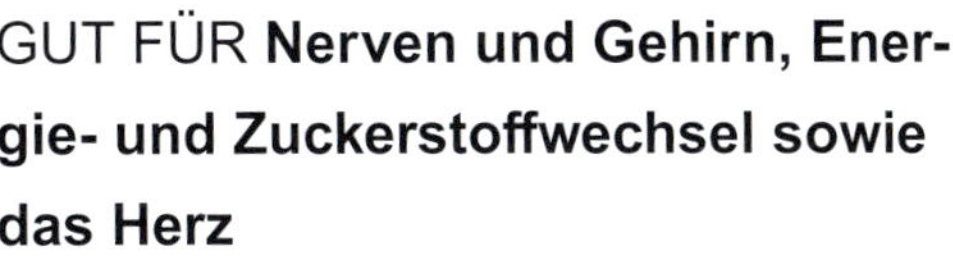

GUT FÜR **Nerven und Gehirn, Energie- und Zuckerstoffwechsel sowie das Herz**

TAGESBEDARF 1–1,1 mg

Was müsste ich von einem Produkt essen, um den Tagesbedarf zu decken?

115 g Schweinefleisch, 165 g Haferflocken, 330 g grüne Erbsen, 160 g Pistazien, 250 g Haselnüsse, Vollkornprodukte, Milchprodukte

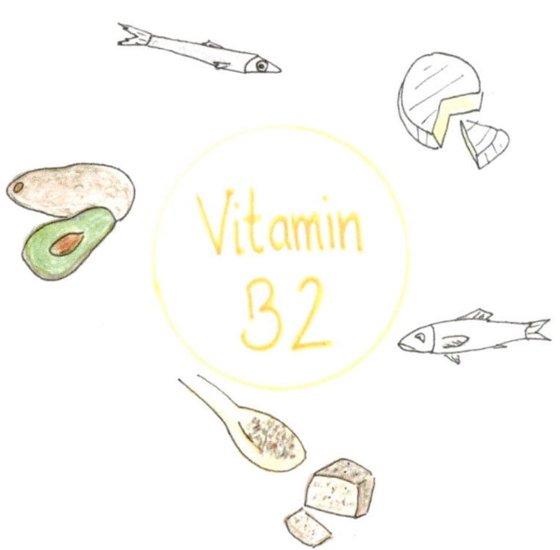

GUT FÜR **Energiestoffwechsel, Zellschutz**
TAGESBEDARF 1,0–1,3 mg
Was müsste ich von einem Produkt essen, um den Tagesbedarf zu decken?
1 kleiner Camembert, 5 Sardinen, 1 ⅓ Makrele, 3 Avocados, Vollkornprodukte

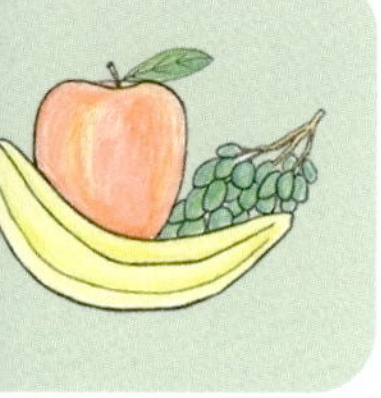

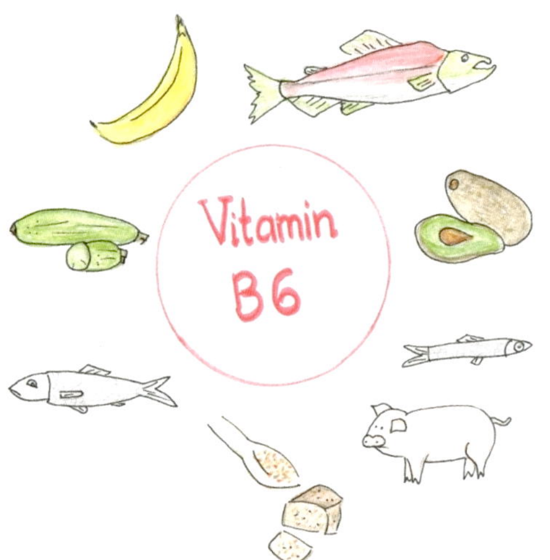

GUT FÜR **Stoffwechsel, Nervensystem, Immunabwehr**
TAGESBEDARF 1,4–1,6 mg
Was müsste ich von einem Produkt essen, um den Tagesbedarf zu decken?
140 g Lachs, 2 Sardinen, 1 Makrele, 280 g Schweinefleisch, 2 Zucchini, 1 ⅔ Avocado, 3 Bananen, Vollkornprodukte

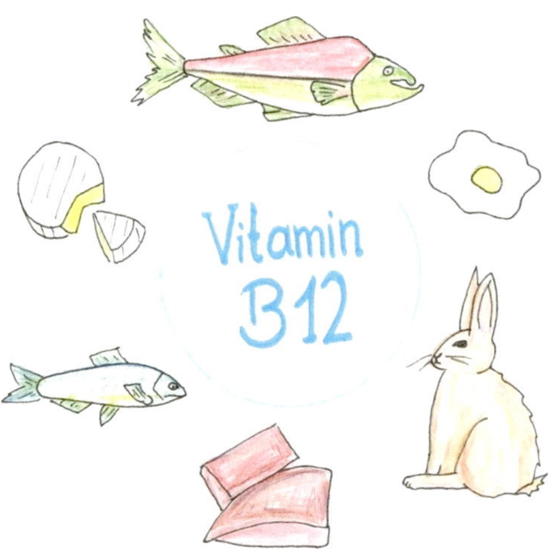

GUT FÜR **Fett- und Zuckerstoffwechsel, Cholesterinherstellung, Schutz vor Atherosklerose, Blutbildung, Leistungsfähigkeit**
TAGESBEDARF 0,004 mg
Was müsste ich von einem Produkt essen, um den Tagesbedarf zu decken?
10 g Leber, 60 g Kaninchenfleisch, 40 g Hering, 100 g Lachs, 6 Eier (Größe M), 100 g Camembert

Tipp:

Gerade ältere Menschen haben oft einen **erhöhten Vitamin-B_{12}-Bedarf.** Manche Formen der Magenschleimhautentzündung (Gastritis) können auch einen Mangel verursachen. Laut aktueller Forschung ist eine sicher bedarfsdeckende Vitamin-B_{12}-Zufuhr ausschließlich mit pflanzlichen Lebensmitteln nicht möglich.

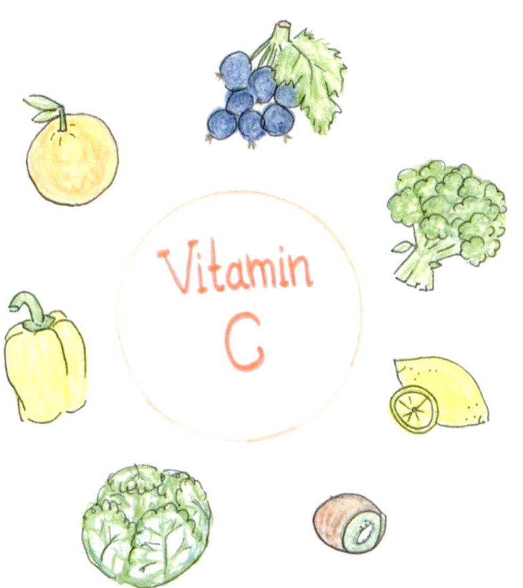

GUT FÜR **Radikalfänger, Erhöhung der Eisenaufnahme, Immunsystem**
TAGESBEDARF 95–110 mg
Was müsste ich von einem Produkt essen, um den Tagesbedarf zu decken?
⅓ gelbe Paprika, 55 g schwarze Johannisbeeren, 1 ½ Kiwis, 2 Zitronen, 1 Orange, 100 g Brokkoli, 80 g Grünkohl

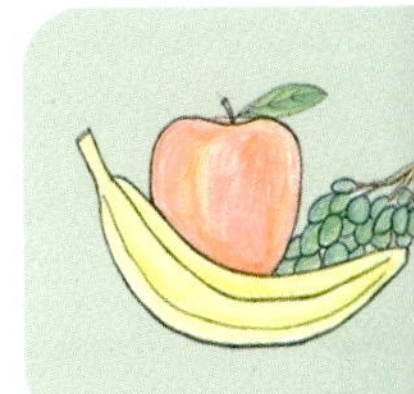

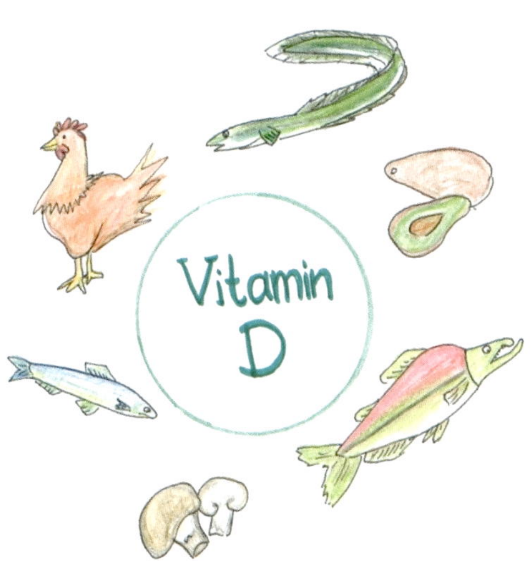

GUT FÜR **Knochen, Muskeln, den Kalziumhaushalt, das Immunsystem**
TAGESBEDARF 0,02 mg
Was müsste ich von einem Produkt essen, um den Tagesbedarf zu decken?
80 g Hering, 155 g Lachs, 100 g Aal, 1 ½ Avocados, 1 kg Champignons, 1,3 kg Hühnerfleisch

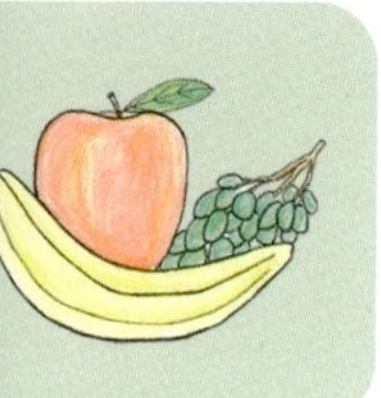

Tipp

Die Vitamin-D-Versorgung wird aber durch die Ernährung allein nicht erreicht. Eine zusätzliche körpereigene Herstellung durch Sonneneinstrahlung ist notwendig. Im Alter verringert sich aber die Vitamin-D-Syntheseleistung der Haut. Wenn Sie also nur wenig nach draußen ans Tageslicht kommen, empfiehlt sich vor allem in den Wintermonaten (Oktober bis März) eine zusätzliche Einnahme eines **Vitamin-D-Präparates** (z. B. 1000 IE Vitamin D pro Tag). Lassen Sie sich vor der Einnahme von Ihrem Arzt oder Ihrer Ärztin beraten.

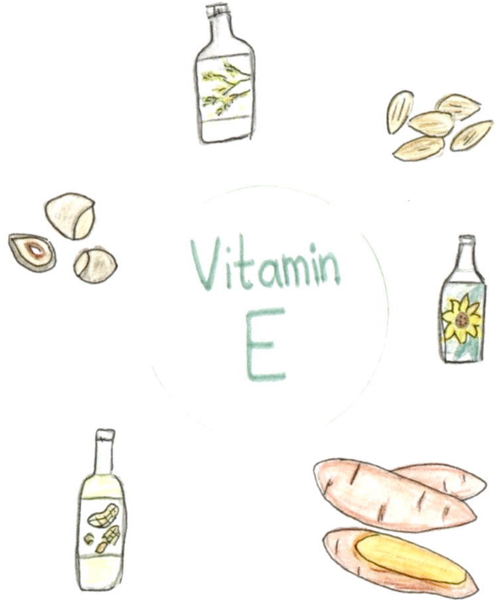

GUT FÜR **Immunsystem, entzündungshemmend, schützt vor freien Radikalen und Arterienverkalkung**
TAGESBEDARF 11–12 mg
Was müsste ich von einem Produkt essen, um den Tagesbedarf zu decken?
8 g Weizenkeimöl, 19 g Sonnenblumenöl, 50 g Mandeln, 55 g Haselnüsse, 50 g Erdnussöl, 300 g Süßkartoffeln

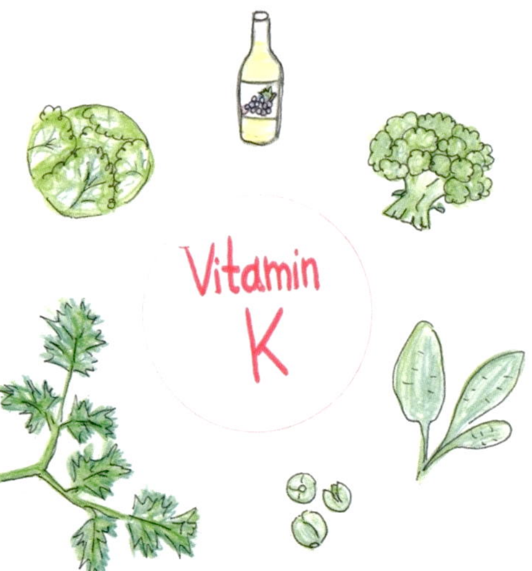

GUT FÜR **Regulierung der Blutgerinnung, Knochenstoffwechsel**
TAGESBEDARF 0,065–0,08 mg
Was müsste ich von einem Produkt essen, um den Tagesbedarf zu decken?
10 g Grünkohl, 15 g Petersilie, 25 g Spinat, 28 g Traubenkernöl, 30 g Rosenkohl, 30 g Brokkoli

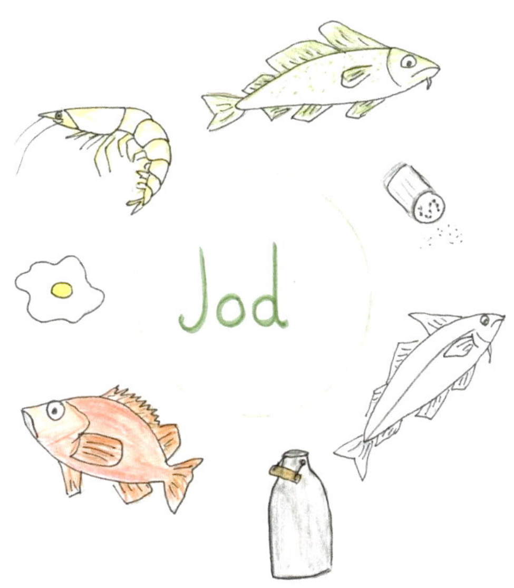

GUT FÜR **Nerven- und Gehirnentwicklung, die Schilddrüse und damit auch zur Regulation des Herz- und Kreislauf-Systems**
TAGESBEDARF 0,18 mg
Was müsste ich von einem Produkt essen, um den Tagesbedarf zu decken?
9 g jodiertes Speisesalz, 75 g Schellfisch, 100 g Kabeljau, 135 g Garnelen, 170 g Rotbarsch, 18 Eier, 3 Liter Milch, zudem in vielen verarbeiteten Lebensmitteln (Brot)

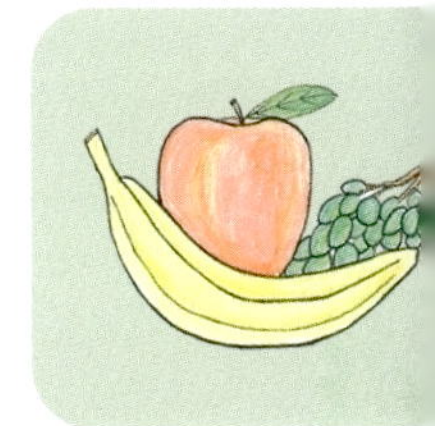

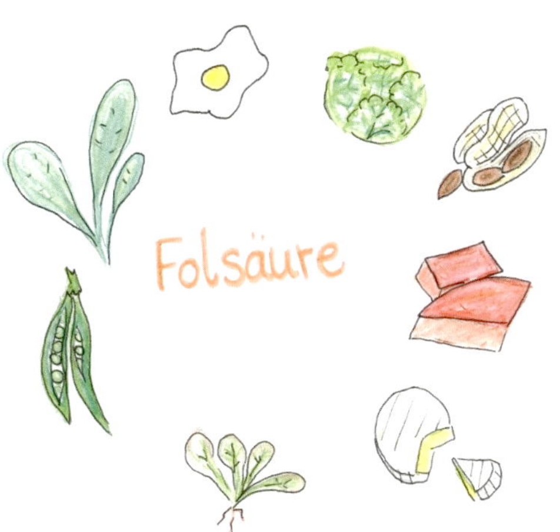

GUT FÜR **Wachstum aller Körperzellen, Blutbildung**
TAGESBEDARF 0,3 mg
Was müsste ich von einem Produkt essen, um den Tagesbedarf zu decken?
155 g Grünkohl, 175 g Linsen, 185 g Erbsen, 200 g Feldsalat, 200 g Spinat, 230 g Erdnüsse, 375 g Weichkäse, 9 Hühnereier

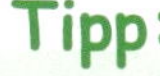

Wagen Sie das Wok-Experiment. Ein Wok (30–40 € im Kaufhaus) ist eine hohe Pfanne, die vor allem in Asien verwendet wird und sich sehr gut für die Zubereitung von Gemüse eignet. Sie können einfach von jedem beliebigen Gemüse etwas hineinschneiden, das Ganze nach Belieben mit Kräutern würzen und je nach Wunsch Eier, Fisch, Fleisch oder Quark dazu essen. Damit sind Sie rundum gut versorgt.

Es gibt auch noch einige weitere Vitamine, die aber nicht in dieser Liste aufgeführt sind, wie Vitamin B_3, B_5 und B_7, bei denen es jedoch seltener zu einem Mangel kommt.

Merke:

Manche **Medikamente können die Aufnahme von Vitaminen und Mineralstoffen verringern.** Beispielsweise gibt es Studien, dass das Arzneimittel Metformin, das oft bei Diabetes mellitus gegeben wird, den Vitamin-B_{12}-Spiegel senken kann. Hier empfehlen sich unter Umständen Kontrollen der Werte. Auch gibt es Zusammenhänge zwischen Pantoprazol (Magensäure-Blocker) und einem verringerten Vitamin-B_{12}-, Magnesium- und Kalziumspiegel.

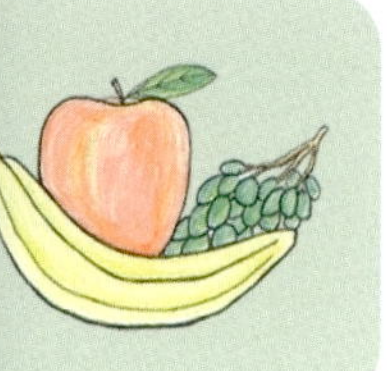

Im Alter kann es häufig zu einem Kalzium-Mangel kommen. Empfohlen wird eine Menge von 1.000 mg pro Tag. Das würde zum Beispiel durch 500 ml Milch oder 2 Scheiben Käse erreicht werden, insgesamt findet sich viel Kalzium in Milchprodukten. Eine gute Kalziumquelle stellt auch kalziumreiches Mineralwasser dar.

Tipp:

Für **Menschen mit Laktoseintoleranz oder Veganer, die ihren Kalziumbedarf decken möchten,** gibt es auch pflanzliche Alternativen. Vor allem Brokkoli, Grünkohl, sämtliche Kohlkopfarten, Chinakohl und Pak Choi haben eine hohe Kalzium-Bioverfügbarkeit. **Generell ist die Kalzium-Resorption höher, wenn man mehrere kleine Portionen zu sich nimmt und nicht den ganzen Bedarf auf einmal. Das gilt für alle Mineralstoffe!**

Genau umgekehrt verhält es sich mit **Natriumchlorid, also Kochsalz.** Kochsalz ist für die Körperfunktion wichtig, zum Beispiel für den Flüssigkeitshaushalt der Zellen und die Regulation des Blutdrucks. In der Regel wird in Deutschland häufig eher zu viel Natriumchlorid konsumiert als die von der Weltgesundheitsorganisation (WHO) maximal empfohlenen 5 g (etwa 1 Teelöffel) pro Tag. Doch damit steigt das Risiko für Bluthochdruck. Da das Geschmacksempfinden im Alter abnimmt, ist die Versuchung groß nachzusalzen. Hier empfiehlt es sich, mit Kräutern das Essen aufzupeppen.

Eisen ist ebenfalls ein wichtiger Mineralstoff, besonders für die Blutbildung. Eisenmangel gibt es auch im Alter, obwohl ältere Menschen keine klassische Risikogruppe darstellen. Bei Menschen mit chronischen Erkrankungen tritt ein Eisenmangel dagegen häufiger auf. Die Empfehlung lautet, 15 mg Eisen am Tag aufzunehmen. Dabei wird zweiwertiges Eisen, das häufig in Fleisch steckt, gut resorbiert, dreiwertiges Eisen („pflanzliches Eisen") eher schlechter. Vitamin-C-reiche Getränke wie Orangensaft verbessern die Aufnahme von pflanzlichem Eisen, das zum Beispiel in Hafer, Hirse oder Hülsenfrüchten steckt. Es gibt auch Lebensmittel, die die Eisenresorption behindern können. Dazu gehören Kaffee, schwarzer Tee und Milch.

Merke:

Was sind Radikalfänger (Antioxidanzien)?

Freie Radikale sind kleine Teilchen, die Körperzellen und auch das Erbgut schädigen können. Ihre Funktion ist immer noch nicht vollständig verstanden. Wenn ein Ungleichgewicht entsteht, können freie Radikale Krankheiten verursachen und den Alterungsprozess vorantreiben. Freie Radikale entstehen im Körper durch Stoffwechselprozesse, aber auch durch äußere Umwelteinflüsse, durch Rauchen, UV-Strahlung, manche Medikamente und Nahrungsbestandteile. Auch wenn der menschliche Körper einige Möglichkeiten hat, sich davor zu schützen, ist dies allein jedoch oft nicht ausreichend. Dann entsteht sogenannter oxidativer Stress. Gegen ihn kann der Körper sich durch sogenannte Antioxidanzien (Radikalfänger) wehren. Diese werden zum einen vom Körper selbst hergestellt, aber vor allem durch die Nahrung aufgenommen. Weil sie nur in kleinen Mengen im Organismus vorkommen, werden sie auch als Mikronährstoffe bezeichnet. Diese Antioxidanzien können entzündlichen Prozessen entgegenwirken und möglicherweise auch Krebserkrankungen vorbeugen – die Studienlage ist noch nicht ganz klar. Fest steht, dass Antioxidanzien eine schützende Wirkung auf den Körper haben können, wenn sie mit einer obst- und gemüsereichen Ernährung aufgenommen werden. **Die wichtigsten Antioxidanzien sind Vitamin A, Vitamin C, Vitamin E, Beta-Karotin, Selen und Zink.** Ähnlich wirken auch die sogenannten **sekundären Pflanzenstoffe,** die Bestandteil von Gemüse, Obst, Hülsenfrüchten, Nüssen und Vollkornprodukten sind und Pflanzen ihre Farbe geben. **Viele dieser Stoffe befinden sich in oder direkt unter der Schale – daher, wenn möglich, die Schale mitessen.** Aber Achtung: Es ist nicht bewiesen, dass Antioxidanzien in Nahrungsergänzungsmitteln vor Krankheiten schützen! Möglicherweise haben sie in zu hoher Dosierung sogar schädigende Effekte auf den Körper, zum Beispiel im Rahmen der Krebsentstehung. Durch eine obst- und gemüsereiche Ernährung ist das allerdings kaum möglich.

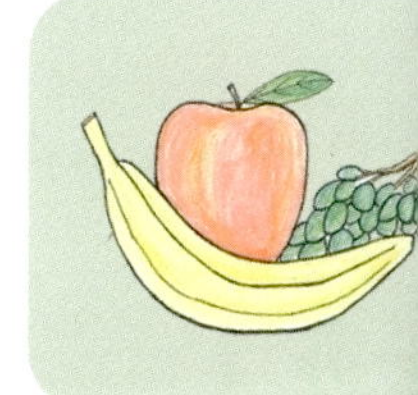

Viele wichtige Vitamine und Mineralien sind in Seefisch erhalten. Dieser wird in Deutschland jedoch oft zu wenig verzehrt. Mindestens einmal, besser zweimal in der Woche empfiehlt es sich also, Fisch zu essen, am besten sogar fettreichen Fisch, da dieser viele wertvolle Omega-3-Fettsäuren enthält.

Nahrungsergänzungsmittel

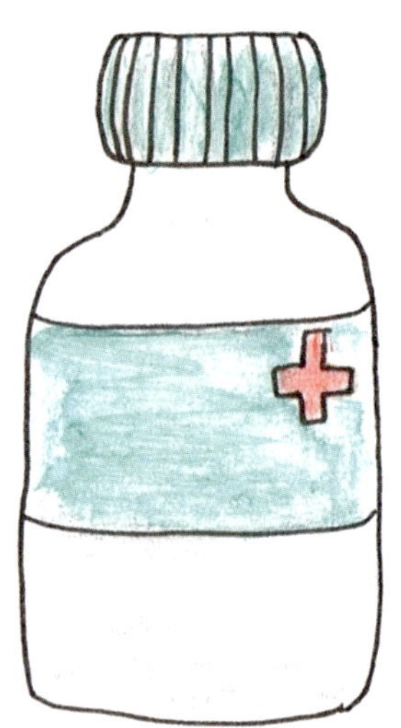

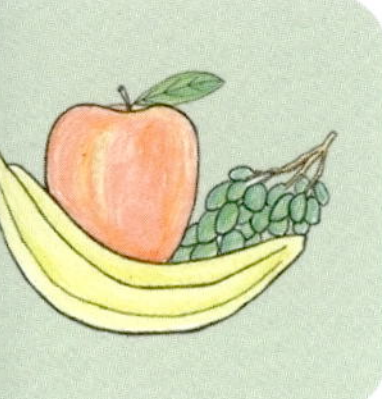

Nahrungsergänzungsmittel sind bei einer vollwertigen Ernährung meist nicht notwendig. Eine Ausnahme mag hier vor allem Vitamin D im Winter bilden. In der Regel kann es im Alter auch zu einem Defizit aus Mikronährstoffen, Spurenelementen und Vitaminen kommen. Dann wird eine zusätzliche Einnahme notwendig, die allerdings nie ohne ärztliche Beratung erfolgen sollte. Wer meint, er würde durch Nahrungsergänzungsmittel grundsätzlich seine Gesundheit fördern, liegt falsch. Wenn Sie das Gefühl haben, dass bei Ihnen ein Mangel vorliegt, sollten Sie mit Ihrem Arzt sprechen. Er kann Ihnen am besten sagen, ob und welches Präparat notwendig ist.

Gerade bei älteren Menschen können diese Präparate oft anders wirken als bei jüngeren. Auch kann es sein, dass sie sich nicht mit anderen Medikamenten vertragen.

Merke:

Nahrungsergänzungsmittel sollten nicht ohne ärztliche Rücksprache eingenommen werden!

Fazit

Als einfachen Kompass für eine vollwertige Ernährung hat die Deutsche Gesellschaft für Ernährung e. V. (DGE) den Ernährungskreis entwickelt. Er teilt das reichhaltige Lebensmittelangebot in sieben Gruppen ein und erleichtert so die tägliche Lebensmittelauswahl. Je größer ein Segment des Kreises ist, desto größer sollte der tägliche Anteil aus Lebensmitteln dieser Gruppe sein. Da die Ernährung aber auch vielfältig und ausgewogen sein sollte, sollten aus jeder Gruppe Lebensmittel dabei sein.

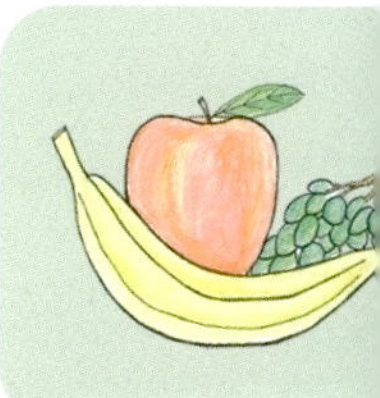

Tipp:

Der Ernährungskreis der Deutschen Gesellschaft für Ernährung e. V. (DGE) ist ein Beispiel für eine vollwertige Ernährung. Er teilt das reichhaltige Lebensmittelangebot in sieben Gruppen ein und erleichtert so die tägliche Lebensmittelauswahl.

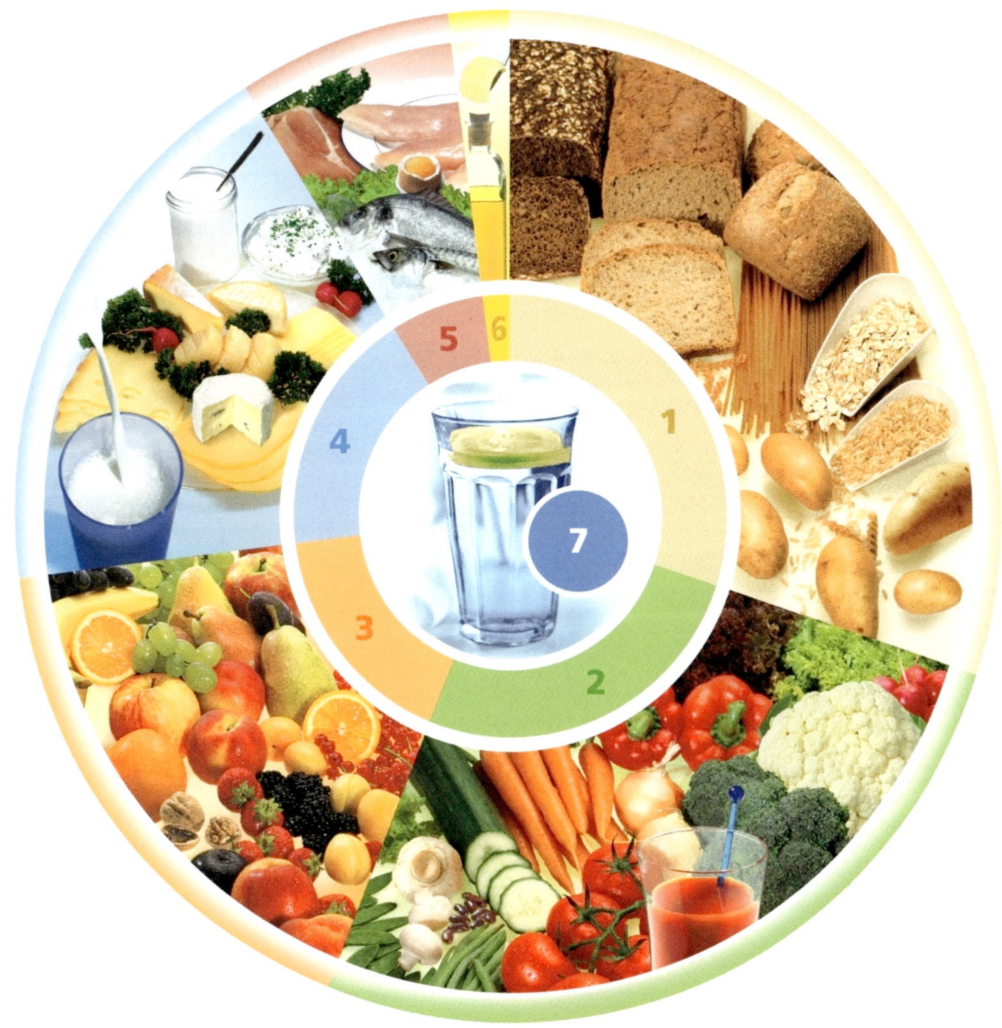

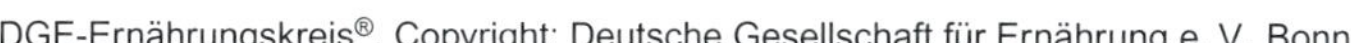

Die Größe der Kreissegmente verdeutlicht das Mengenverhältnis der einzelnen Lebensmittelgruppen zueinander: Je größer ein Segment des Kreises ist, desto größere Mengen sollten aus der Gruppe verzehrt werden. Lebensmittel aus kleinen Segmenten sollten dagegen sparsam verwendet werden.

Für eine gesundheitsfördernde, vollwertige Ernährung wird empfohlen, Lebensmittel aus allen sieben Gruppen zu verzehren, das dargestellte Mengenverhältnis zu berücksichtigen und innerhalb der Gruppen zwischen den Lebensmitteln abzuwechseln. Auf die Wochenbilanz kommt es an. Ist die Zusammenstellung an einem Tag nicht ausgewogen, kann dies an den folgenden Tagen mit einer bewussten vollwertigen Auswahl ausgeglichen werden.
Getränke bilden mit einer täglichen Trinkmenge von 1,5 Litern mengenmäßig die größte Lebensmittelgruppe. Danach folgen die pflanzlichen Lebensmittel Gemüse, Obst sowie Getreideprodukte und Kartoffeln. Sie stellen die Basis einer vollwertigen Ernährung dar und liefern Kohlenhydrate, reichlich Vitamine, Mineralstoffe, Ballaststoffe und sekundäre Pflanzenstoffe. Tierische Lebensmittel ergänzen in kleineren Portionen den täglichen Speiseplan. Sie versorgen den Körper mit hochwertigem Protein, Vitaminen und Mineralstoffen. Bei Ölen und Fetten ist vor allem die Qualität entscheidend. Pflanzliche Öle liefern wertvolle ungesättigte Fettsäuren und Vitamin E.
Deutsche Gesellschaft für Ernährung e.V. (Hrsg.). Begleittext zur Abbildung DGE-Ernährungskreis. Bonn (2018)

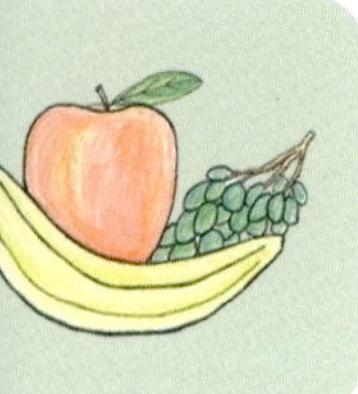

Vernünftige Ernährung allein ist für die Gesundheit nicht ausreichend. Genauso wichtig ist ein gesunder Lebensstil. Das betrifft auch den Schlaf (➤ Kap. 9), regelmäßige Bewegung und Sport (➤ Kap. 5 und 6). Das ganze Konzept muss also stimmen.

Damit Sie rasch informiert sind, worauf Sie bei einer vollwertigen Ernährung achten müssen, haben wir Ihnen die 10 Regeln für vollwertiges Essen und Trinken der Deutschen Gesellschaft für Ernährung in einer Kurzübersicht zur Verfügung gestellt:

Tipp:

10 Regeln für vollwertiges Essen und Trinken von der DGE

1. Lebensmittelvielfalt genießen
Nutzen Sie die Lebensmittelvielfalt und essen Sie abwechslungsreich. Wählen Sie überwiegend pflanzliche Lebensmittel. Kein Lebensmittel allein enthält alle Nährstoffe. Je abwechslungsreicher Sie essen, desto geringer ist das Risiko einer einseitigen Ernährung.
2. Gemüse und Obst
Essen Sie **mindestens** 3 Portionen Gemüse und 2 Portionen Obst am Tag. Zur bunten Auswahl gehören auch Hülsenfrüchte wie Linsen, Kichererbsen und Bohnen sowie (ungesalzene) Nüsse. Gemüse und Obst versorgen Sie reichlich

mit Nährstoffen, Ballaststoffen sowie sekundären Pflanzenstoffen und tragen zur Sättigung bei. Gemüse und Obst zu essen, senkt das Risiko für Herz-Kreislauf- und andere Erkrankungen.

3. Vollkorn wählen

Bei Getreideprodukten wie Brot, Nudeln, Reis und Mehl ist die Vollkornvariante die beste Wahl für Ihre Gesundheit. Lebensmittel aus Vollkorn sättigen länger und enthalten mehr Nährstoffe als Weißmehlprodukte. Ballaststoffe aus Vollkorn senken das Risiko für Diabetes mellitus Typ 2, Fettstoffwechselstörungen, Dickdarmkrebs und Herz-Kreislauf-Erkrankungen.

4. Mit tierischen Lebensmitteln die Auswahl ergänzen

Essen Sie Milch und Milchprodukte wie Joghurt und Käse täglich, Fisch ein- bis zweimal pro Woche. Wenn Sie Fleisch essen, dann nicht mehr als 300 bis 600 g pro Woche. Milch und Milchprodukte liefern gut verfügbares Protein, Vitamin B_2 und Kalzium. Seefisch versorgt Sie mit Jod und fetter Fisch mit wichtigen Omega-3-Fettsäuren. Fleisch enthält gut verfügbares Eisen sowie Selen und Zink. Fleisch und insbesondere Wurst enthalten aber auch ungünstige Inhaltsstoffe.

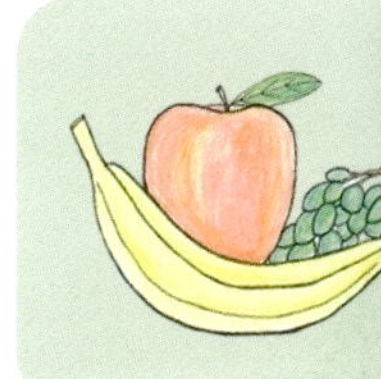

5. Gesundheitsfördernde Fette nutzen

Bevorzugen Sie pflanzliche Öle wie Rapsöl und daraus hergestellte Streichfette. Vermeiden Sie versteckte Fette. Fett steckt oft „unsichtbar" in verarbeiteten Lebensmitteln wie Wurst, Gebäck, Süßwaren, Fast Food und Fertigprodukten. Pflanzliche Öle liefern, wie alle Fette, viele Kalorien, aber auch lebensnotwendige Fettsäuren und Vitamin E.

6. Zucker und Salz einsparen

Mit Zucker gesüßte Lebensmittel und Getränke sind nicht empfehlenswert. Vermeiden Sie diese möglichst und setzen Sie Zucker sparsam ein. Sparen Sie Salz und reduzieren Sie den Anteil salzreicher Lebensmittel. Würzen Sie kreativ mit Kräutern und Gewürzen. Zuckerhaltige Lebensmittel und Getränke sind meist nährstoffarm und enthalten unnötige Kalorien. Zudem erhöht Zucker das Kariesrisiko. Zu viel Salz im Essen kann den Blutdruck erhöhen. Mehr als 5 g am Tag sollten es nicht sein. Wenn Sie Salz verwenden, dann angereichert mit Jod und Fluorid.

7. Am besten Wasser trinken

Trinken Sie rund 1,5 Liter jeden Tag, am besten Wasser oder andere kalorienfreie Getränke wie ungesüßten Tee. Mit Zucker gesüßte und alkoholische Getränke sind nicht empfehlenswert.

Ihr Körper braucht Flüssigkeit in Form von Wasser. Zuckerhaltige Getränke liefern unnötige Kalorien und kaum wichtige Nährstoffe und können die Entstehung von

Übergewicht und Diabetes mellitus Typ 2 fördern. Alkoholische Getränke sind ebenfalls kalorienreich. Außerdem fördert Alkohol die Entstehung von Krebs und ist mit weiteren gesundheitlichen Risiken verbunden.

8. Schonend zubereiten

Garen Sie Lebensmittel so lange wie nötig und so kurz wie möglich, mit wenig Wasser und wenig Fett. Vermeiden Sie beim Braten, Grillen, Backen und Frittieren das Verbrennen von Lebensmitteln. Eine schonende Zubereitung erhält den natürlichen Geschmack und schont die Nährstoffe. Verbrannte Stellen enthalten schädliche Stoffe.

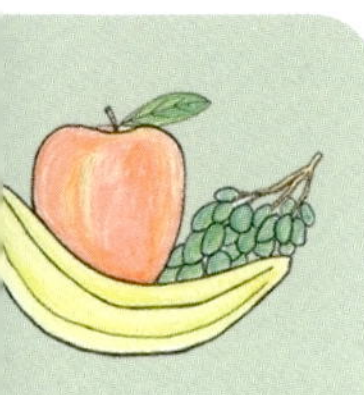

9. Achtsam essen und genießen

Gönnen Sie sich eine Pause für Ihre Mahlzeiten und lassen Sie sich Zeit beim Essen. Langsames, bewusstes Essen fördert den Genuss und das Sättigungsempfinden.

10. Auf das Gewicht achten und in Bewegung bleiben

Vollwertige Ernährung und körperliche Aktivität gehören zusammen. Dabei ist nicht nur regelmäßiger Sport gut, sondern auch ein aktiver Alltag, in dem Sie z. B. öfter zu Fuß gehen oder Fahrrad fahren. Pro Tag 30 bis 60 Minuten moderate körperliche Aktivität fördern Ihre Gesundheit und helfen Ihnen dabei, Ihr Gewicht zu regulieren.

Als kleine Gedächtnisstütze haben wir für Sie eine Erinnerungshilfe für die Kühlschranktür zusammengestellt:

Tipp:

Erinnerungsstütze für die Kühlschranktür

Gemüse	mindestens 3 Hände voll pro Tag
Obst	2 Hände voll pro Tag
Nüsse	1 Handvoll pro Tag
Eiweiß	zu jeder Mahlzeit
Milchprodukte	mehrmals am Tag
Vollkornprodukte	mehrmals am Tag
Pflanzliche Fette	täglich
Getränke (in Absprache mit dem Arzt)	1,3–1,5 Liter pro Tag
Fleisch	2–3 × pro Woche
Fisch	1–2 × pro Woche

Was können Sie machen, wenn Sie sich Ihr Essen nicht mehr selbst einkaufen oder zubereiten können?

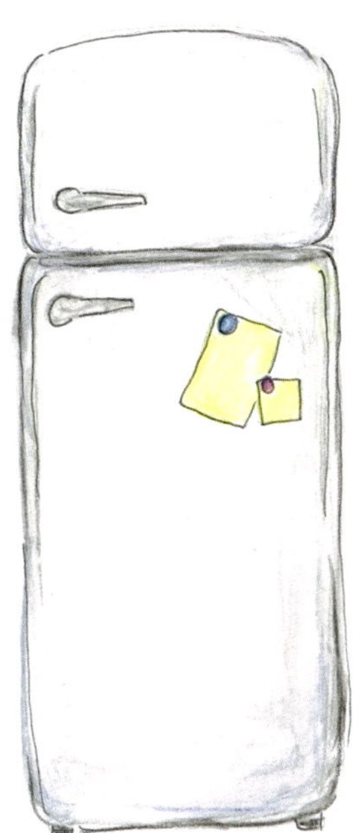

Wenn Ihnen nur das Einkaufen schwerfällt, gibt es vielleicht die Möglichkeit, einen „Einkaufshelfer" anzustellen. Gibt es niemanden im Freundes- oder Verwandtenkreis dafür, fragen Sie mal in Ihrem lokalen Supermarkt oder bei der Seniorenbetreuung nach. Bei gewerblichen Anbietern beginnen die Kosten pro Lieferung bei ungefähr 5 €. Mittlerweile gibt es zudem viele große Supermärkte, die Lieferdienste anbieten – die Kosten variieren je nach Anbieter. Das ist insbesondere für Getränkekisten sehr praktisch.

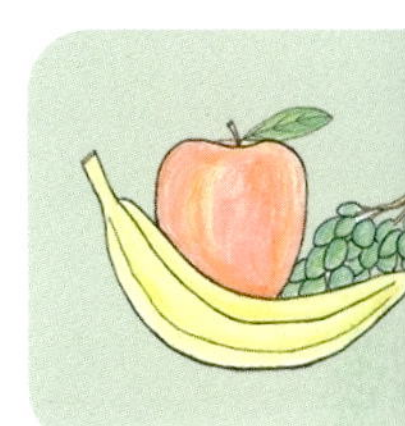

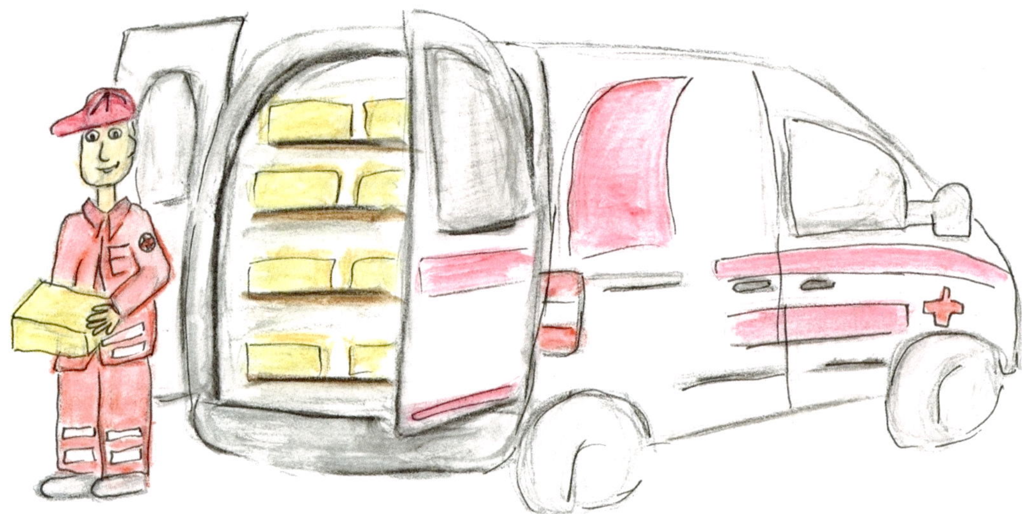

Tipp:

Wenn Sie einen Pflegegrad haben, können Sie die **Kosten für eine Einkaufshilfe** meist auch über die Pflegeversicherung abdecken im Rahmen der „stundenweisen Betreuung". Fragen Sie am besten bei Ihrer Pflegeversicherung nach, welche Voraussetzungen erfüllt sein müssen.

Wenn Sie nicht selbst kochen können, gibt es auch die Möglichkeit, sich Tiefkühlgerichte ins Haus liefern zu lassen (je nach Größe Ihres Tiefkühlfachs wöchentlich oder monatlich), sodass Sie diese nur aufwärmen müssen. Achten Sie dabei auf eine gute Nährstoffzusammensetzung, einen ausgewogenen Fett- und einen nicht zu hohen Salzgehalt. So können Tiefkühlgerichte gesund sein. In puncto Vitamingehalt liegt Tiefkühl-Gemüse sogar oft vorne, denn wenn das Gemüse direkt nach der Ernte gefroren wird, bleiben mehr Vitamine erhalten. Häufig sind diese Gerichte auch günstiger als ein Lieferservice.

Merke:

Tiefkühlgemüse hat häufig mehr Vitamine als frische Produkte!

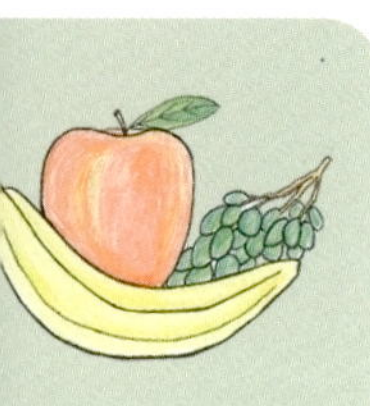

Ansonsten bietet sich das sogenannte **Essen auf Rädern** an, ein Service, bei dem Ihnen das Essen fertig zubereitet nach Hause geliefert wird.

Dieser Service wird kostenpflichtig von mehreren Hundert Anbietern angeboten und beinhaltet Belieferung von fertig zubereiteten Mahlzeiten bis an die Wohnungstür. Sie können wählen, ob Sie den Dienst täglich in Anspruch nehmen möchten oder nur an bestimmten Tagen, und Sie können aus einer Vielzahl an leckeren Gerichten wählen, die täglich frisch zubereitet werden. Die Preise für das Essen liegen meist zwischen 5 € und 9 € pro Mahlzeit, je nachdem bei welchem Anbieter Sie bestellen und ob Sie sich für eine tiefkühlfrische Mahlzeit, ein heißes Essen oder bestimmte diätetische Speisen entscheiden. Da Qualität und Preise je nach Anbieter deutlich variieren, sollten Sie sich vorher ausführlich informieren und vielleicht auch Probe essen. Die Deutsche Gesellschaft für Ernährung e. V. hat hierfür ein besonderes Qualifizierungsprogramm, das Verpflegungsangebote auszeichnet. Hier können Sie auch nach weiteren Informationen zu verschiedenen Anbietern fragen.

Auch eine Möglichkeit: Nur zu besonderen Gelegenheiten Essen bestellen, beispielsweise einen Festtagsbraten zu Weihnachten.

Tipp:

Weitere Informationen zu Anbietern von „Essen auf Rädern" gibt es bei der Deutschen Gesellschaft für Ernährung e. V.

postalisch: Godesberger Allee 18, 53175 Bonn

telefonisch: Telefonnummer 0228 3776–600

4 Trinken – die Menge macht's?

„Dieses Glas dem guten Geist."

– Friedrich von Schiller (1759–1805), deutscher Arzt, Dichter, Philosoph und Historiker

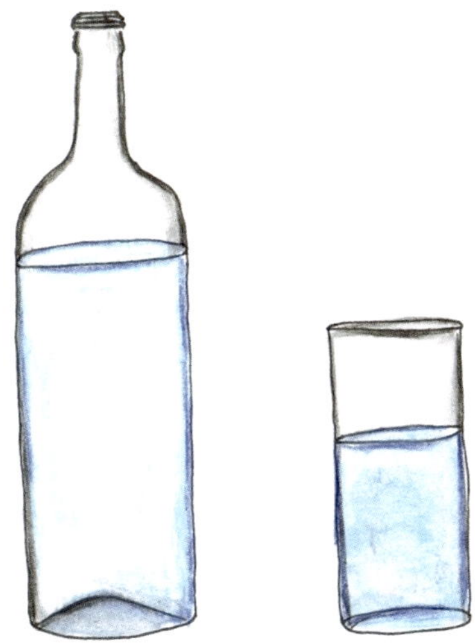

Was Sie in diesem Kapitel lernen:

- Ältere Menschen reagieren sensibler auf Schwankungen des Flüssigkeitshaushalts, da sie weniger Körperwasser haben als junge Menschen.
- Das Durstempfinden nimmt im Alter ab, was es vielen älteren Menschen schwer macht, ausreichend zu trinken.
- Die allgemein empfohlene Trinkmenge liegt für gesunde Menschen bei 1,3 bis 1,5 Litern pro Tag. Diese Mengenangabe ist aber individuell unterschiedlich und gilt zum Beispiel nicht für Menschen mit Herz- oder Nierenerkrankungen.
- Ein Flüssigkeitsmangel kann sich durch starkes Durstgefühl, Schwindel beim Aufstehen, trockene Achselhöhlen und Zunge, Verwirrtheit, Müdigkeit, Konzentrationsschwäche, Kopfschmerzen, Verstopfung oder konzentrierten Urin bemerkbar machen.
- Flüssigkeitseinlagerungen (Ödeme) können auf Nieren- oder Herzerkrankungen hinweisen.

Der Körper älterer Menschen besteht ungefähr zur Hälfte aus Wasser. Der Erhalt des Körperwassers ist wichtig für das Überleben des ganzen Organismus. Dafür spielen auch die im Blut und in den Zellen vorhandenen Salze (Elektrolyte) eine wichtige Rolle. In einem gesunden Körper besteht ein Gleichgewicht. Verschiedene Regulationssysteme im Körper halten trotz unterschiedlicher Zufuhr von Flüssigkeiten und Salzen mit der Nahrung und dem Trinken den Flüssigkeitshaushalt in der Regel konstant. Eine Störung dieses Gleichgewichts kann nicht nur zu Erkrankungen, sondern auch zu lebensbedrohlichen Notfällen führen. Umso wichtiger ist es, im Alter auf eine konstante und individuell richtige Trinkmenge zu achten. Insbesondere Wasser, Tees oder Saftschorlen tragen zu Wohlbefinden und Gesundheit bei.

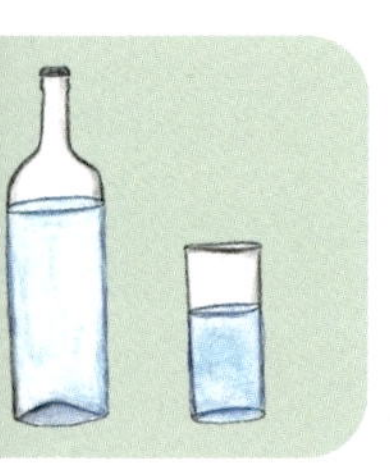

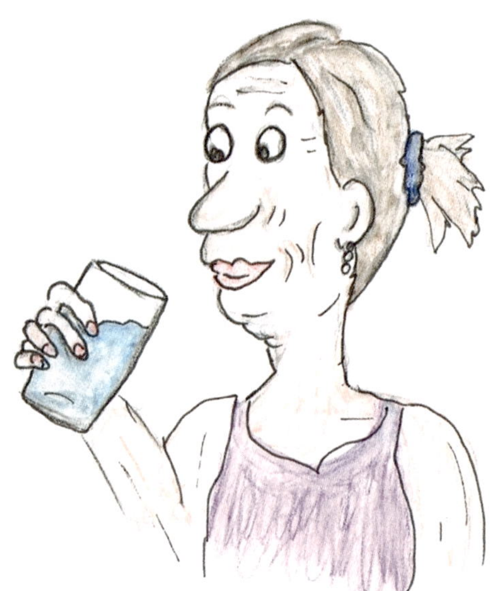

Das klingt einfach, ist es aber nicht unbedingt, denn das Durstempfinden nimmt im Alter ab, und die Nieren arbeiten weniger effizient. Dadurch ist das Austrocknungsrisiko älterer Menschen erhöht. Sie reagieren zudem sensibler auf Schwankungen im Flüssigkeitshaushalt, da sie weniger Körperwasser haben als junge Menschen. Zudem gibt es verschiedene Erkrankungen, wie z. B. Herz- oder Nierenprobleme, wo man nicht viel trinken darf. Andere Krankheiten, die mit Fieber, Durchfall oder Erbrechen einhergehen, sowie die Einnahme bestimmter Medikamente können den Bedarf an Flüssigkeit wiederum erhöhen.

Ein weiteres Problem im Alter ist die sogenannte Inkontinenz, also das unabsichtliche Verlieren kleiner oder größerer Mengen an Urin, etwa beim Husten, Lachen oder Treppensteigen, manchmal sogar im Liegen.

Merke

Inkontinenz sollte kein Tabuthema sein und in jedem Fall mit Ihrer Ärztin besprochen werden!

Nächtliche Toilettengänge werden häufiger und als lästig empfunden. Das führt dazu, dass manche Menschen weniger trinken, um nicht auf die Toilette zu müssen. Doch das birgt eine große Gefahr. Neben langfristigen Schäden kann fehlende Flüssigkeit auch zu akuten Problemen wie Verwirrung oder häufig auch zu Schwindel und Stürzen führen.

Deshalb ist es im Alter sehr wichtig – und gar nicht so einfach –, die richtige Trinkmenge herauszufinden. Besprechen Sie das am besten mit Ihrem Hausarzt. Die allgemein empfohlene Trinkmenge liegt bei 1,3 bis 1,5 Litern pro Tag – wenn Sie gesund sind.

Diese Mengenangabe ist allerdings nicht starr, sondern kann individuell variieren. Bei schweren Herz- oder Nierenerkrankungen wird beispielsweise neben einer Reduktion der Salzaufnahme auch eine Begrenzung der Trinkmenge empfohlen.

Zusammenfassend lässt sich sagen: In der Regel ist es sinnvoll, ausreichend zu trinken. In keinem Fall sollte aber deutlich über diese tägliche Menge hinaus getrunken werden. Das kann dann wiederum Krankheiten hervorrufen.

Wenn Sie nicht wissen, ob Sie ausreichend trinken, können Sie die Getränkemengen auch abmessen.

Allerdings gibt auch das körperliche Wohlbefinden Hinweise darauf, ob man zu wenig trinkt. Mögliche Beschwerden bei Flüssigkeitsmangel sind: starkes Durstgefühl (obwohl das aufgrund von altersbedingten Veränderungen auch fehlen kann), Schwindel beim Aufstehen, trockene Achselhöhlen, trockene, gefurchte Zunge, die am Gaumen klebt, Verwirrtheit, Müdigkeit, Konzentrationsschwäche, Kopfschmerzen (vor allem in der Stirn), Verstopfung oder konzentrierter Urin.

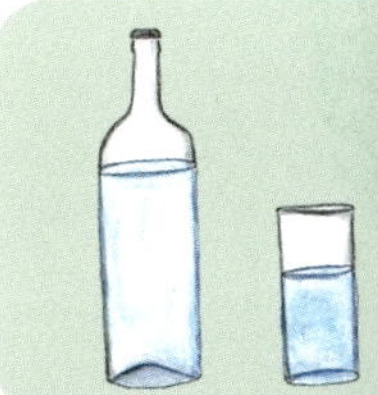

Merke:

Die Urinfarbskala ist eine grobe Orientierungshilfe für den Flüssigkeitsstatus. Generell gilt: Je dunkler der Urin ist, desto weniger mit Wasser verdünnt ist er. Da der Urin normalerweise zu rund 95 % aus Wasser besteht, kann eine dunkle Färbung auf eine zu geringe Trinkmenge hindeuten. Wenn sich die Urinfarbe verändert, muss das nicht unbedingt ein Grund zur Sorge sein. Manche Lebensmittel (zum Beispiel Rote Bete) und auch Medikamente können den Urin kurzfristig verfärben. Allerdings verändern auch bestimmte Erkrankungen, beispielsweise Leber-, Gallen- oder Harnwegserkrankungen, die Urinfarbe. Sollte die Farbe Ihres Urins Ihnen komisch vorkommen, sollten Sie daher auf jeden Fall einen Arzt oder eine Ärztin aufsuchen – insbesondere bei rot gefärbtem Urin.

getrunken

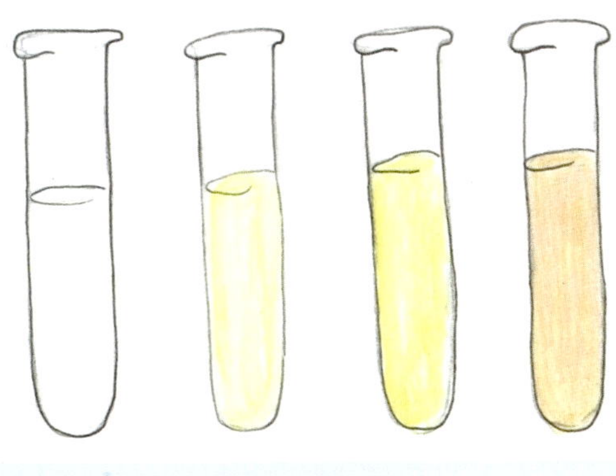

← gut zu wenig →

Da sehr häufig eher das „zu wenig Trinken" ein Problem darstellt, haben wir im Folgenden einige Tipps für besseres und häufigeres Trinken zusammengestellt.

Tipp:

Hilfestellung für ausreichendes Trinken

1. **Erinnern lassen!** Stellen Sie sich einen Wecker oder bitten Sie Angehörige darum, Sie regelmäßig ans Trinken zu erinnern.
2. **Ritualisieren!** Versuchen Sie, Trinken als Gewohnheit in den Alltag zu integrieren. Schauen Sie, welche Getränke am besten in Ihren Tagesablauf passen. Morgens ein Glas Wasser (mit Zitrone) direkt nach dem Aufstehen? Eine Buttermilch als Zwischenmahlzeit um 10 Uhr? Oder ganz nach britischer Tradition zum Nachmittag einen schwarzen Tee?
3. **Trinken bereitstellen!** Stellen Sie doch gleich morgens Ihre gesamte Tagesration an Getränken bereit. Praktisch ist dafür auch eine Glaskaraffe. So wissen Sie genau, wie viel Sie schon getrunken haben und wie viel Sie noch trinken sollten. Es empfiehlt sich, sie an einem Ort zu platzieren, wo Sie sich häufig aufhalten.

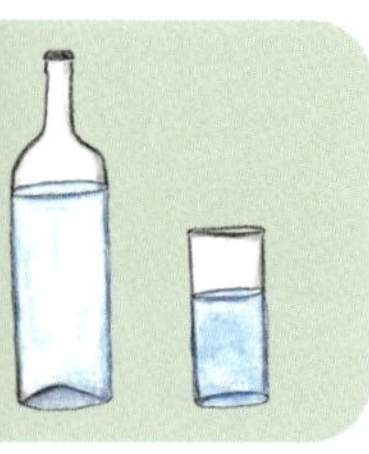

4. **Getränke variieren!** Wem es schwerfällt, immer nur Wasser zu trinken, der kann mit einigen Tricks das Wasser kalorienfrei aufpeppen. Möglichkeiten hierfür sind zum Beispiel Zitronensaft, Orangenschale, Minze oder Beeren.
5. **Zum Essen trinken!** Sorgen Sie dafür, dass zu jeder Mahlzeit grundsätzlich auch ein Getränk bereitsteht.
6. **Trinkmenge gleichmäßig auf den Tag verteilen!** Sie haben Sorge, zu oft nachts raus auf die Toilette zu müssen? Trinken Sie um 18 Uhr die letzte Ration, so bleibt noch genug Zeit bis zum Zubettgehen, und so manches nächtliche Aufstehen bleibt Ihnen erspart.
7. **Immer wieder auffüllen!** Sobald das Glas leer ist, füllen Sie es sofort wieder auf. Bei gefülltem Glas trinken Sie automatisch mehr.
8. **Flüssigkeitsreiche Nahrungsmittel.** Gerade im Sommer sind Gurken, Trauben oder auch Wassermelone gut geeignet, denn sie haben einen hohen Wasseranteil. Im Winter kann man auf Suppen umsteigen, auch diese enthalten viel Flüssigkeit.

Gerade bei chronischer Erkrankung des Herzens oder der Nieren kann es nicht gut sein, zu viel zu trinken. Eine „Überwässerung" macht sich zum Beispiel durch Wassereinlagerungen an den Beinen (Ödeme) bemerkbar. Ob man Ödeme hat, kann man mit folgendem Test leicht herausfinden: Wenn Sie 30 Sekunden mit dem Daumen auf Ihr Schienbein drücken, bleibt eine deutliche Delle zurück. Bei bettlägerigen Menschen finden sich solche Flüssigkeitsansammlungen eher am Rücken. Wenn Sie solche Anzeichen bemerken, sollten Sie zum Arzt gehen. Er wird die Ursachen für die Ödeme herausfinden und mit Ihnen besprechen, wie viel Sie trinken dürfen und sollten.

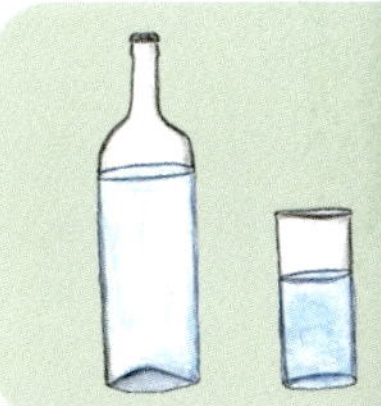

5 Mehr und richtige Bewegung

„Es ist nicht von Bedeutung, wie langsam du gehst, solange du nicht stehen bleibst."

– Konfuzius (551 v. Chr. bis 479 v. Chr.), chinesischer Philosoph zur Zeit der Östlichen Zhou-Dynastie

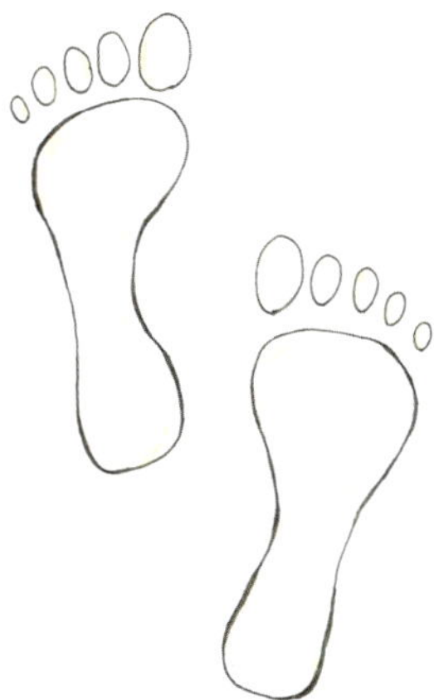

Was Sie in diesem Kapitel lernen:

- Ausreichende Bewegung stärkt den Bewegungsapparat, das Herz-Kreislauf-System und kann Stürzen entgegenwirken.
- Regelmäßige Bewegung ist für die kognitive Leistungsfähigkeit wichtig.
- Eine Verhaltensänderung ist zu jedem Zeitpunkt möglich und benötigt im Durchschnitt 66 Tage.
- Bereits ab 4.400 Schritten täglich kann die Sterblichkeitsrate deutlich sinken, die größte Verringerung der Sterblichkeitsrate gelingt wohl ab 7.500 Schritten täglich.
- Bei Unsicherheiten beim Gehen sollte man sich untersuchen lassen und Hilfsmittel benutzen.
- Gehstöcke und Rollatoren sollten richtig eingestellt und winterfest gemacht werden – lassen Sie sich beraten!

Dass Bewegung wichtig ist, lernt man schon als kleines Kind.

Durch ausreichende Bewegung können Sie Ihren Körper stärken und Erkrankungen des Bewegungsapparates und des Herz-Kreislauf-Systems entgegenwirken.

Die richtige Art und Menge der Bewegung sind hierbei entscheidend. Ein erster Schritt ist, mehr Bewegung und Aktivität in den Alltag einzubauen, denn bereits kleinere Bewegungseinheiten können das Wohlbefinden deutlich steigern und Krankheiten verbessern oder ihnen gar vorbeugen. Ein positiver Nebeneffekt ist, dass der Alltag damit spannender und abwechslungsreicher wird und Sie bereits nach kurzer Zeit eine verbesserte Beweglichkeit spüren. Außerdem arbeiten Herz und Lunge bei körperlicher Bewegung mehr, da sich der Sauerstoffbedarf erhöht. Das kann Ihnen helfen, besser atmen zu können und sich vitaler zu fühlen. Die Muskeln werden gestärkt, der Kreislauf in Schwung gebracht, und der Körper wird besser durchblutet.

Merke:

Unser Gehirn lernt durch Wiederholungen. Das bedeutet, dass eine Verhaltensänderung, wie etwa immer die Treppe zu nehmen oder jeden Tag 10 Minuten lang Übungen zu machen, erst nach einer gewissen Zeit zur Gewohnheit wird. Wie lange das dauert, ist individuell sehr unterschiedlich. Studien zeigten, dass eine Verhaltensänderung im Durchschnitt 66 Tage braucht, bis sie verinnerlicht ist. Eine Hilfe dabei können äußere Reize sein, die man sich selbst setzt, um sich zu erinnern, beispielsweise bereits die Sportschuhe neben das Bett zu stellen – eine wunderbare Gedächtnisstütze, sportlich aktiv zu werden. Was man am Anfang noch ganz bewusst tun muss, wird im Lauf der Zeit zu einem Automatismus. Und wie wäre es mit einer Belohnung, wenn das Ziel – zum Beispiel 10 Minuten am Tag Übungen zu machen – erreicht ist, wie etwa ein schönes Frühstück?

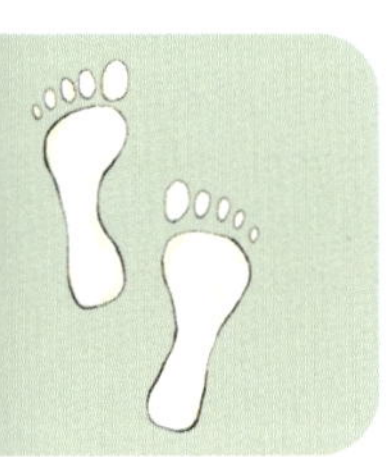

Bewegung in den Alltag zu integrieren ist gar nicht so schwer. Mit ein paar Tipps gelingt Ihnen das auch ganz leicht.

Tipp:

Mehr Bewegung im Alltag

1. **Armtraining:** Gehen Sie mehrmals am Tag in die Küche, um ein Glas Wasser zu trinken oder einen Kaffee oder Tee zu holen. Um das Ganze noch zu intensivieren, können Sie versuchen, die Flasche oder Teekanne mit ausgestrecktem Arm vor sich zu halten, bis Sie merken, dass der Arm schwer wird. Achten Sie dabei darauf, dass Sie dies sowohl mit Ihrem starken als auch mit Ihrem schwächeren Arm machen.

2. **Zu Fuß zum Einkaufen:** Wann immer es möglich ist, erledigen Sie kleine Einkäufe zu Fuß (aber nur so, dass Sie das Eingekaufte auch noch tragen können). Sie können auch gerne Ihren Rollator mitnehmen oder einen Gehstock, Hauptsache, Sie sind sicher unterwegs.
3. **Weiter weg parken:** Wenn Sie mit dem Auto unterwegs sind, parken Sie etwas weiter weg von Ihrem Ziel, damit Sie eine kleine Strecke gehen müssen.
4. **Eine Haltestelle früher aussteigen:** Haben Sie die Straßenbahn oder den Bus genommen, steigen Sie eine Haltestelle früher aus und bewältigen den Rest des Weges zu Fuß.
5. **Treppe nehmen:** Nehmen Sie die Treppen statt des Aufzugs, wann immer es möglich ist.
6. **Gemeinsamer Spaziergang:** Wenn Sie sich mit Freunden oder Familienangehörigen verabreden, machen Sie doch einen gemeinsamen Spaziergang.
7. **Telefon-Wandern:** Falls Sie ein schnurloses Telefon oder ein Mobiltelefon besitzen, gehen Sie während des Telefonierens auf und ab.
8. **Sitzen unterbrechen:** Wenn Sie über längere Zeit sitzen, stehen Sie dazwischen einige Male auf und gehen ein paar Schritte. Dies kann auch Verspannungen vorbeugen und ist förderlich für den venösen Blutrückstrom aus den Beinen.
9. **Beingymnastik:** Ziehen Sie beim Sitzen Ihre Fußspitzen hoch und senken Sie sie dann wieder ab oder lassen Sie Ihre Füße kreiseln. Wenn Sie lesen oder einen Film schauen, können Sie ein Tuch vor sich auf den Boden legen und versuchen, dieses mit den Zehen zu greifen und aufzuheben. Sie werden merken, dass diese Übung zu Beginn gar nicht so einfach ist, aber mit der Zeit eine deutliche Verbesserung bemerken.
10. **Schrittzähler:** Benutzen Sie doch einen Schrittzähler, um zu schauen, wie viele Schritte Sie jeden Tag schaffen. Schaffen Sie nächste Woche mehr?

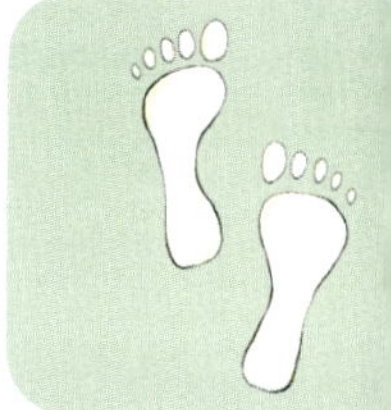

Tipp:

Ein **Schrittzähler** ist ein kleines Gerät, das elektronisch oder mechanisch die Schritte eines Menschen zählen und sein tägliches Bewegungsverhalten darstellen kann. Studien zeigten, dass pro zusätzlichen 2.000 Schritten täglich das Risiko für Herz-Kreislauf-Erkrankungen um bis zu 8 Prozent gesenkt werden kann. Einen Schrittzähler gibt es als Uhr (sogenannte Fitness-Uhr), als Gürtelclip oder auch integriert in Smartphones. Man kann sie bei fast jedem Elektronik-Händler und im Sanitätshaus kaufen, preislich beginnen Schrittzähler bei ungefähr 15 €.

Jede Bewegung zählt, und jeder noch so kurze Weg ist wichtig! Forscher konnten zeigen, dass bereits ab 4.400 Schritten täglich die Sterblichkeitsrate deutlich sinken kann. Die größte Verringerung der Sterblichkeitsrate gelingt wohl ab 7.500 Schritten täglich. Doch auch bei Menschen, die sich nur wenig bewegen, sind bereits 2.000 Schritte täglich mehr lebensverlängernd.

Auch wenn viel Bewegung wichtig ist: Hören Sie auf Ihren Körper! Sie sollten sich auf keinen Fall überanstrengen und sich bei Erschöpfung auch Pausen erlauben. Ihre Sicherheit und Ihr Wohlbefinden sind entscheidend.

Aus diesem Grund ist es auch wichtig, dass Sie bei Erkrankungen, die Sie eventuell in Ihrer Bewegungsfähigkeit einschränken, jemanden um Hilfe bitten oder ein Hilfsmittel (zum Beispiel Rollator) benutzen. Ansonsten führen Hüftprobleme, chronische Schmerzen, Schwindel oder andere Bewegungseinschränkungen oft zu einer Abnahme der Bewegungsaktivität. Aber das Motto sollte heißen: Immer in Bewegung bleiben. Denn das hält die Gelenke in der Regel geschmeidig und vermindert Schmerzen auf lange Sicht.

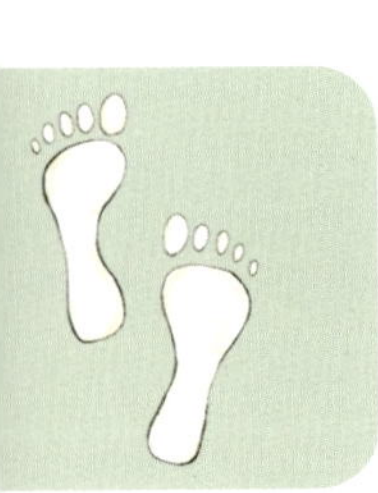

Es ist wichtig, dass Sie darauf achten, sich beim Gehen richtig zu bewegen. Damit ist insbesondere die Körperhaltung gemeint, denn eine falsche Körperhaltung kann zu Muskelverspannungen und Schmerzen führen. Doch was ist eine richtige Körperhaltung? Das bedeutet zum einen, aufrecht, mit gerader Halswirbelsäule und gestrecktem Nacken, zu gehen, das Kinn parallel zum Boden. Zum anderen sollten Sie versuchen, einen Rundrücken zu vermeiden und den Kopf hoch zu halten. Gerade deshalb ist es auch so wichtig, dass Sie Sturzquellen auf dem Boden in der Wohnung minimieren (siehe ➤ Kap. 9). Bauch und Gesäßmuskeln sollten etwas angespannt werden, um ein Hohlkreuz zu vermeiden.

Tipp:

Die Körpermitte zu stärken ist wichtig, insbesondere die tiefen Muskeln. Dazu zählen sowohl die gerade, schräg und quer verlaufenden Bauchmuskeln als auch die tieferen Muskeln um die Wirbelsäule und die Beckenbodenmuskulatur. Sie können Ihre Mitte bei fast jeder Alltagsaktivität stärken, egal ob im Liegen, Sitzen, Gehen oder Stehen. Sie aktivieren Ihre Körpermitte, indem Sie langsam einatmen und dann beim Ausatmen den Bauchnabel langsam in Richtung Wirbelsäule ziehen. So spannen Sie die Bauchmuskeln an. Gleichzeitig sollten Sie Ihren Beckenboden aktivieren. Stellen Sie sich einfach vor, Sie würden versuchen, den Urin zu halten – genau in diesem Moment ist Ihr Beckenboden aktiv.

Wenn Sie einen Schritt machen, sollte die Ferse den Boden immer zuerst berühren, erst dann folgt über eine Abrollbewegung der Rest des Fußes. Versuchen Sie, große Schritte zu machen und die Arme bei jedem Gang mitzubewegen. Die Ellenbogen sollten leicht angewinkelt sein und die Daumen nach vorne zeigen – wichtig für das Gleichgewicht. Während das Bein, auf dem man steht, durchgestreckt sein sollte, sollte das nach hinten schwingende Bein gebeugt sein. Es kann sein, dass sich richtiges Gehen für Sie zunächst komisch anfühlt, aber mit etwas Übung werden Sie merken, dass Ihre Bewegungen dynamischer werden und sich eventuelle Verspannungen lockern.

Häufige Probleme beim Bewegen im Alter

Schwindel oder Gleichgewichtsstörungen:
Fast 30 % aller über 75-Jährigen leiden laut Umfragen unter Schwindel. Meist ist er harmlos. Aber er erschwert die räumliche Orientierung, trägt zur Unsicherheit beim Gehen bei und erhöht die Sturzgefahr. Es gibt viele verschiedene Ursachen für Schwindel: Kreislaufprobleme, Probleme mit den Ohren oder Augen, Ursachen im Gehirn, Herzerkrankungen und vieles mehr. In jedem Fall sollte man Schwindel im Alter nicht als „normal" hinnehmen, sondern dies durch einen Arzt oder eine Ärztin abklären lassen. Manchmal müssen viele Tests gemacht werden, um eine Ursache zu finden, manchmal findet man auch trotz gründlicher Suche nichts. Wenn Schwindel ärztlich abgeklärt wurde und trotz Behandlung bestehen bleibt, empfiehlt sich der Gang zum Krankengymnasten. Dieser kann durch ein spezielles Training das Sturzrisiko verringern. Sie können Ihren Hausarzt bitten, hierfür ein Rezept auszustellen. Weiterhin sollten Sie darauf achten, eine geeignete Brille und, falls notwendig, ein Hörgerät zu tragen, um sich zumindest die räumliche Orientierung zu erleichtern (➤ Kap. 14). Auch ausreichend zu trinken ist wichtig (➤ Kap. 4).

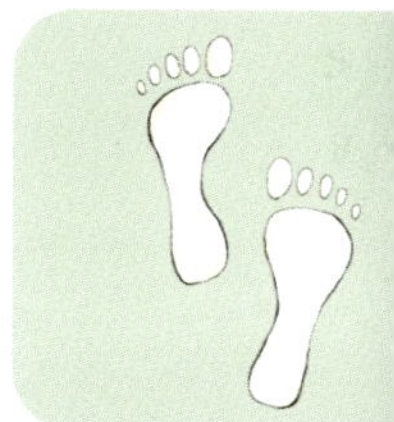

Kurz „schwarz werden" vor den Augen/„Sternchensehen":
Das Telefon klingelt, man möchte sich beeilen und steht schnell auf, und schon ist es geschehen: Es wird einem schwarz vor den Augen, oder man sieht Sternchen. Das passiert vielen Menschen und wird leider auch mit dem Alter häufiger. Diese Symptome sind typisch für einen plötzlichen Blutdruckabfall durch ein zu schnelles Wechseln der Körperlage. Das betrifft vor allem Menschen, die einen niedrigen Blutdruck haben ober bei denen sich der Blutdruck wegen Krankheit, Medikamenten oder einem Flüssigkeitsmangel nicht so gut anpassen kann. Man sollte dieses Problem bei seinem Arzt ansprechen, damit dieser verschiedene Tests zur Abklärung machen kann. Wenn das Problem dennoch bestehen bleibt, sollte man versuchen, die Körperposition, beispielsweise aus dem Liegen ins Sitzen, nur sehr langsam zu wechseln. Das gilt auch für das morgendliche Aufstehen. Wichtig ist auch, genug zu trinken und, wenn möglich, Gymnastik zu machen. Da das Blut in der Regel beim Schwarzsehen in die Beine sackt, können auch Kompressionstrümpfe helfen, die in

der Apotheke oder im Sanitätshaus käuflich oder mit ärztlichem Rezept erworben werden können.

Tipp:

Im Notfall bei Schwindel oder Sternchensehen unbedingt irgendwo festhalten, sich wieder hinsetzen oder am besten hinlegen, um Stürze zu vermeiden! Im Liegen zusätzlich die Beine anheben, damit das Blut sich wieder besser in den Kopf- und Halsbereich verteilen kann.

Gelenkschmerzen:

Jeder dritte über 65-Jährige ist Studien zufolge von Gelenkschmerzen, vor allem im Bereich der Hüfte, Knie und Hände, betroffen. Die Ursachen: Verschleiß, Entzündungen oder auch eine rheumatische Erkrankung. Wichtig ist es, mit der Ärztin darüber zu sprechen, denn manche Beschwerden benötigen eine ärztliche Behandlung. Dennoch können Sie bei Gelenkschmerzen oft auch zusätzlich selbst etwas dagegen tun.

Der Gelenkknorpel besitzt keine Blutgefäße, die ihn mit Nährstoffen versorgen. Dies geschieht durch die Gelenkflüssigkeit. Deswegen ist es wichtig, dass das Gelenk viel bewegt wird. Nur so kann die nährstoffreiche Flüssigkeit den Knorpel ausreichend umspülen und versorgen. Regelmäßige Bewegung stärkt außerdem die umgebende Muskulatur, die die Gelenke zusätzlich stützt. Auch für den Knochen ist Bewegung wichtig, denn nur durch regelmäßige Belastung wird er gut durchblutet und kann aufgebaut werden. Wer sich viel bewegt, hat meist auch ein geringeres Frakturrisiko. Sehr starkes Übergewicht kann Gelenkschmerzen begünstigen, da die Belastung dann zu hoch ist. In diesem Fall sollten Sie mit Ihrem Arzt besprechen, wie Sie einige Kilogramm abnehmen können.

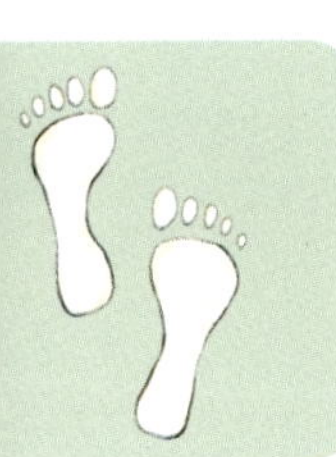

Tipp:

Gelenkschonende Sportarten für Menschen mit höherem Gewicht sind unter anderem: Schwimmen, Aqua-Gymnastik, Tanzen, Nordic Walking, Yoga oder auch Fahrrad fahren.

Gerade wenn Sie Gelenkschmerzen in dem Fuß, dem Knie, der Hüfte oder der Wirbelsäule haben, können Ihnen Pufferabsätze helfen, die ein orthopädisches Schuhhaus für Sie herstellen kann. Sie dämpfen den Auftritt und sollten immer in beiden Schuhen getragen werden.

Auch Bandagen, Gehstöcke oder Rollatoren können Ihnen helfen, die Gelenke zu entlasten und somit die Schmerzen zu lindern. Auch Wärme kann guttun. Lassen Sie sich hier am besten individuell ärztlich beraten.

Fußheberschwäche:
Bei einer Fußheberschwäche bleiben die Nervenimpulse, die das Anheben der Fußspitze steuern, aus. Der Fuß kommt dann beim Auftreten nicht mit der Ferse zuerst auf, sondern mit dem Vorderfuß oder sogar der ganzen Fußsohle. Oft ist dies bei Erkrankungen des Nervensystems oder nach einem Schlaganfall der Fall, weswegen es wichtig ist, sich von einem Arzt untersuchen zu lassen.

Ein natürliches Abrollen und Vorschwingen des Fußes ist somit nicht mehr möglich. Dies erhöht das Sturzrisiko deutlich, da die Fußspitze beim Gehen nach unten hängt. Die einzige Möglichkeit, nicht zu stolpern, ist, das Bein zur Seite zu schwingen, was zu einem unnatürlichen Gangbild führt, das dann wiederum Schmerzen verursachen kann. Eine Besserung der Fußheberschwäche kann durch Krankengymnastik erreicht werden. Außerdem verkaufen Sanitätshäuser sogenannte Fußheber-Orthesen, die die Fußhebung unterstützen und um den Fuß getragen werden. Sie können vom Arzt verschrieben werden, dann wird lediglich eine Zuzahlung von 10 € fällig.

Tipp:

Orthopädische Schuheinlagen werden auf Basis einer ärztlichen Diagnose angefertigt. Unter Einlagen für die Schuhe versteht man eine individuelle Fußbettung für den Schutz der Füße, die aber gleichzeitig auch stützt und polstert. Einlagen sollten von einem orthopädischen Schuhhersteller gut angepasst werden. Dort wird mithilfe moderner Technik der Fuß genau vermessen, sodass sich feststellen lässt, wo genau der Fuß Unterstützung braucht. Gute Einlagen können positiv auf die Funktion der Muskulatur, den Gang und die Körperhaltung einwirken und Schmerzen verringern. Wenn Sie gesetzlich versichert sind und ein ärztliches Rezept haben, bezahlt die Krankenkasse in der Regel Ihre Einlagen, sodass nur eine Zuzahlung in Höhe von maximal 10 € fällig wird. Meist gibt es auch bei Einlagen Sondermodelle, die dann etwas teurer sind.

Woran merken Sie nun, ob Sie eine Schuheinlage brauchen? Sicherlich kann Sie Ihre behandelnde Ärztin am besten darüber beraten. Hinweise darauf sind Schmerzen in den Füßen beim oder nach dem Gehen, Knie-, Rücken-, Schienbein- oder Hüftschmerzen oder häufiges Umknicken. Und: Schauen Sie sich einmal die Schuhsohle oder auch die Absätze von Schuhen an, die Sie bereits seit einiger Zeit tragen. Sollten diese einseitig abgelaufen sein, kann das ein Hinweis auf eine Fehlbelastung des Fußes sein. Hier sind meist Einlagen notwendig. Wichtig ist, die Einlagen dann auch täglich zu tragen. Das kann erst mal eine Umstellung sein, aber nur so können die Beschwerden wirklich dauerhaft gelindert werden.

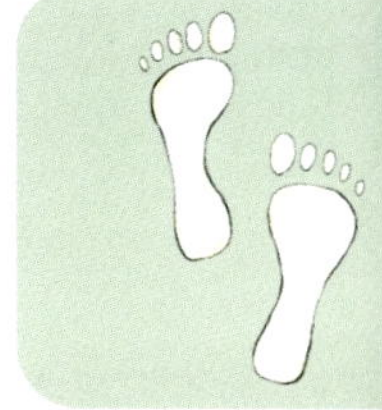

Früher oder später kommen vermutlich auf jeden von uns Einschränkungen beim Gehen zu. Am Anfang merken Sie vielleicht nur, dass Sie langsamer werden. Später kommen dann oft Schwindel oder Stolperer dazu. Gerade wenn Stürze drohen, sollten Sie sich bezüglich Hilfsmittel vom Arzt, Therapeuten und Sanitätshaus beraten lassen. Denn nur so haben Sie die Möglichkeit, trotz Einschränkungen möglichst lange mobil zu sein. Auch wenn die Einschränkungen, beispielsweise durch Schwindel oder Schmerzen, nur einige Tage im Monat betreffen, lohnt es sich schon, ein Hilfsmittel parat zu haben. Sollten Sie also merken, dass Sie sich zunehmend unsicher fühlen, sprechen Sie Ihren Hausarzt oder Ihre Hausärztin darauf an, damit schnellstmöglich ein für Sie passendes Hilfsmittel gefunden werden kann.

Welche Hilfsmittel gibt es, wenn ich Probleme beim Gehen habe?

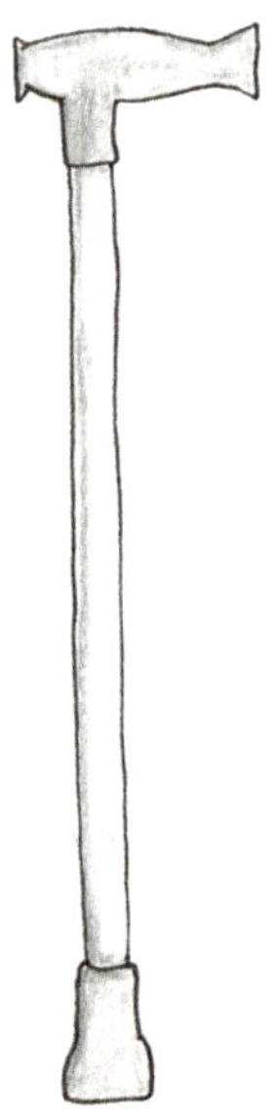

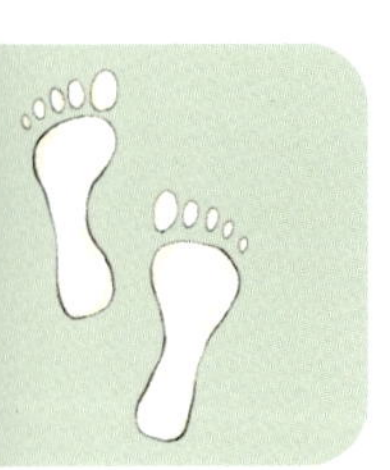

Gehstock:

Bei einem Gehstock handelt es sich um einen Stab, auf den man sich beim Gehen stützen kann. Er sorgt für Gleichgewicht und Stabilität, gibt Sicherheit und Halt und nimmt Druck von einem schmerzhaften Bein und entlastet es somit. In vielen Fällen kann so die gewohnte Bewegungsfreiheit wiederhergestellt werden.

Anhand unterschiedlicher Kriterien wie Griff-Art, Höhe, maximale Tragfähigkeit, Faltbarkeit oder Gewicht können Sie ein für Sie passendes Modell aussuchen. Entscheidend ist vor allem die richtige Höhe des Gehstocks. Am einfachsten ist es daher, ein höhenverstellbares Modell zu wählen, das leicht auf die entsprechende Körpergröße eingestellt werden kann.

Merke:

Der **Gehstock hat die richtige Länge,** wenn man in aufrechter Haltung mit dem Stock gehen kann und der Ellenbogen dabei leicht angewinkelt ist. Meist ist das der Fall, wenn der Gehstock ungefähr halb so lang ist wie die Körpergröße des Benutzers. Der Stock sollte vom Handgelenk bis zum Boden reichen (in Straßenschuhen und Handgriff mitgemessen). Ist er zu hoch, kann das zu Nacken- und Schulterschmerzen und Verspannungen führen.

Die Gummikappe am unteren Ende des Stocks muss regelmäßig gewechselt werden, damit er weiterhin rutschfest bleibt. Für den Winter gibt es eine Metallkappe. Wer oft Schmerzen am Handgelenk hat, wenn er den Stock benutzt, sollte sich nach einem anatomischen Handgriff umschauen, der das Gewicht besser auf die Hand verteilt.

Eine weitere Besonderheit vor allem für gangunsichere Menschen ist die **Vierfuß-Gehhilfe,** Hier besteht der Stock nicht aus einem, sondern aus vier Füßen – damit rutscht er nicht so schnell weg. Am besten lassen Sie sich in einem Sanitätshaus individuell beraten.

Der Gehstock zählt als medizinisches Hilfsmittel. Damit werden die Kosten von der Kranken- oder Pflegekasse bezahlt, wenn eine medizinische Notwendigkeit besteht. Hierfür muss Ihnen Ihr behandelnder Arzt (zum Beispiel Hausarzt) ein entsprechendes Rezept ausstellen. Das Standardmodell wird in der Regel komplett von der Krankenkasse bezahlt, es muss nur ein geringer Eigenanteil von maximal 10 € selbst geleistet werden. Legen Sie Wert auf besondere Zusatzfunktionen oder Qualitätsmerkmale, müssen Sie die entstehenden Zusatzkosten selbst übernehmen.

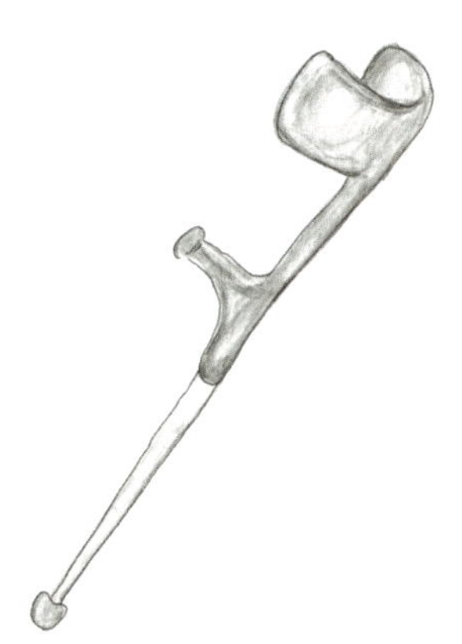

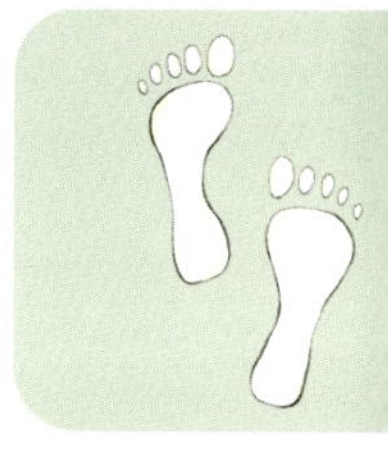

Unterarmgehstütze/„Krücken"

Unterarmgehstützen, auch als Krücken bezeichnet, sind einseitige oder beidseitige Gehhilfen, die es einem im Unterschied zu einem Gehstock auch ermöglichen, Treppen zu steigen. Sie werden vor allem nach einem Sturz oder Unfall für einen kürzeren Zeitraum verwendet, können aber auch bei bestimmten Erkrankungen dauerhaft angewendet werden. Krücken minimieren die Belastung eines Beins, indem das Gewicht hauptsächlich auf die Arme verteilt wird. Auch bei Krücken ist die optimale Größe wichtig. Sind sie zu hoch, kann man möglicherweise das Gleichgewicht nicht halten, sind sie zu niedrig, kippt man nach vorne – beides erhöht die Sturzgefahr. Bei Krücken gilt das Gleiche wie bei Gehstöcken: Der Griff sollte sich bei optimaler Höhe auf Höhe des Handgelenks (mit Schuhen) befinden, die Armmanschette für eine gute Stabilität und Seitenführung ungefähr 2–4 Fingerbreit oberhalb des Ellenbogens. Für die Armmanschette gibt es für mehr Tragekomfort auch Polster. Das Gehen mit Unterarmgehstützen ist gerade für ältere Menschen oft sehr anstrengend, da es die Oberkörpermuskulatur stark fordert. Damit sind Unterarmgehstützen auf längere Sicht eher ungeeignet.

Bei medizinischer Notwendigkeit kann Ihnen Ihr behandelnder Arzt ein Rezept ausstellen. Die Krankenkasse übernimmt in der Regel, bis auf einen Eigenanteil von maximal 10 €, die Kosten.

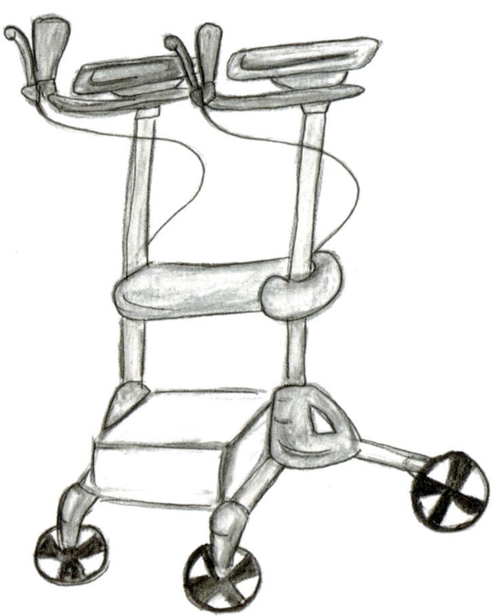

Rollator:
Ein Rollator ist eine Gehhilfe auf vier Rädern, die man mit beiden Händen festhält und vor sich herschieben kann. Er hilft dabei, die Balance zu halten, und gibt vor allem sturzgefährdeten Personen Sicherheit. Häufig verfügt er über einen eingebauten Korb, in dem Einkäufe verstaut werden können, und eine integrierte Sitzbank für kleine Pausen zwischendurch. Durch die robusten Räder und Bremsen ist der Rollator sehr sicher zu bedienen. Die meisten Rollatoren sind zusammenfaltbar, sodass sie einfach im Auto transportiert werden können. Für sehr leichte und kleine Personen sind extra Leichtgewicht-Rollatoren im Handel. Es gibt mittlerweile jede Menge Zubehör für Rollatoren: Trinkbecherhalter, Klingeln, Beleuchtung, Stockhalter, Einkaufskorb, Handwärmer, Kipphilfen, sogar eine Alarmanlage ist möglich – meist ist all dies auch mit mehr Kosten verbunden. Ähnlich wie beim Autokauf gibt es zahlreiche verschiedene Modelle und Farben, auch eine Sportausstattung kann gewählt werden.

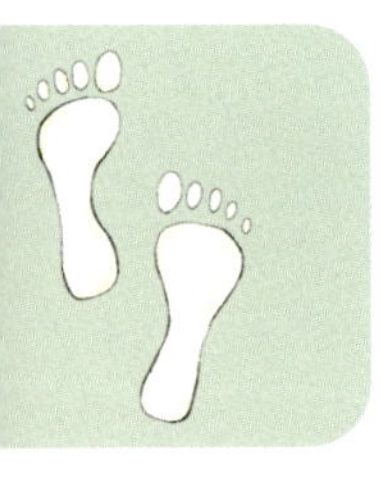

Rollatoren können sich auch in ihren Reifenprofilen unterscheiden, je nachdem, ob sie drinnen oder draußen eingesetzt werden. Möglicherweise ist es sinnvoll, zwei verschiedene Modelle je nach Anwendungsbereich zu haben: 4-rädrige für draußen und 3-rädrige fürs Haus.

Auch beim Rollator gilt es, auf die richtige Höhen- und Breiteneinstellung zu achten, um eine gesunde Körperhaltung zu fördern und Schmerzen und Stürze zu vermeiden. Zu hohe Griffe erschweren das Aufstützen, zu niedrige machen einen krummen Rücken und Schmerzen.

Tipp:

Den Rollator richtig einstellen geht ganz leicht. Stellen Sie sich aufrecht vor den Rollator und lassen Sie die Hände fallen. Die Griffe des Rollators sollten, wie auch beim Gehstock, auf Höhe Ihrer Handgelenksknochen sein. Wichtig: Tragen Sie zum Abmessen Ihre Alltagsschuhe. Sie sollten die Arme beim Gehen in einem leichten Winkel halten und sich so sicher auf dem Rollator abstützen können.

Gut zu wissen: Wer häufig Schmerzen in den Handgelenken hat oder an Arthrose leidet, für den kann eine Sonderform des Rollators richtig sein: der **Arthritis-Rolla-**

tor. Er verfügt über spezielle Unterarmauflagen, die auch dann das Gehen am Rollator ermöglichen, wenn die Handfunktion dafür aufgrund von Schmerzen eigentlich nicht ausreicht. Das kann vom Arzt extra verschrieben werden.

Für Patientinnen und Patienten mit Morbus Parkinson gibt es besondere Rollatoren mit speziell entwickelten Bremssystemen, die vor allem bei Gangblockaden vor einem Sturz schützen können.

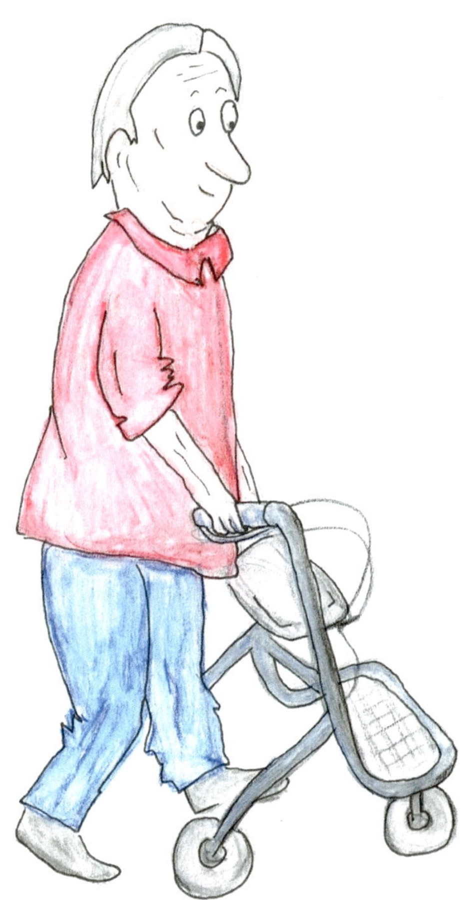

Ein Rollator zählt als medizinisches Hilfsmittel und kann Ihnen vom behandelnden Arzt auf Rezept verschrieben werden, wenn es medizinisch notwendig ist. Dies ist insbesondere dann auch der Fall, wenn Sie häufig stürzen. In der Regel bezahlt dann die Krankenkasse den Standard-Rollator, Sie selbst nur einen Eigenanteil von maximal 10 €. Zunächst empfiehlt es sich jedoch, mit der Krankenkasse abzuklären, was bei der Auswahl des Rollators zu beachten ist. Manche Krankenkassen bezahlen nur bestimmte Modelle, andere bieten Rollatoren zum Ausleihen an. Häufig verbleibt der Rollator auf Rezept auch im Eigentum der gesetzlichen Krankenkasse und steht der Patientin/dem Patienten lediglich für einen gewissen Zeitraum – drei bis fünf Jahre – als Leihgabe zur Verfügung. Wird er länger benötigt, braucht es erneut eine ärztliche Verschreibung. Normalerweise wird die Krankenkasse nur ein Standardmodell bezahlen, individuelle Anpassungen und Zubehör meist nicht. Manchmal lohnt sich aber ein Einspruch bei der Krankenkasse.

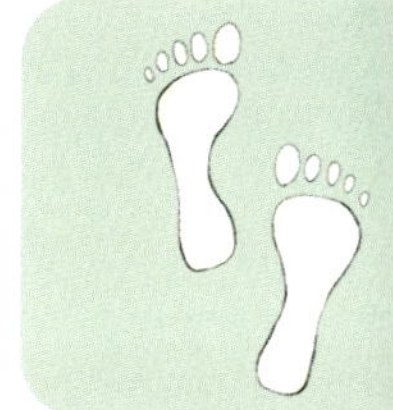

Merke:

Wichtig: Lassen Sie Ihren Rollator regelmäßig – mindestens einmal pro Jahr, je nach Fachhändler – warten, ganz besonders Verschleißteile wie Bremsen oder Räder.

Und: An einem Rollator zu gehen will geübt sein. Hier bieten Sanitätshäuser und Krankengymnastik-Praxen oft gegen eine Gebühr ein Rollatoren-Training an. Das kann absolut sinnvoll sein, um ein sicheres Gehverhalten und auch das Überwinden von Hindernissen zu üben.

Tipp:

Rollatoren und andere Gehhilfen sollten winterfest gemacht werden.

Aufgrund der schlechteren Sichtverhältnisse passieren im Winter häufiger Unfälle. Sie können an Ihrem Rollator, Gehstock oder Rollstuhl Reflektoren und Lichter anbringen, damit Sie bereits aus der Ferne gut sichtbar sind und Unfälle möglichst vermieden werden. Solche Lichter und Reflektoren können Sie im Sanitätshaus oder auch in einigen Apotheken kaufen. Oder Sie fragen dort nach, wo Sie Ihre Gehhilfe gekauft haben. Kosten für die Lichter und Reflektoren: 10–30 €.

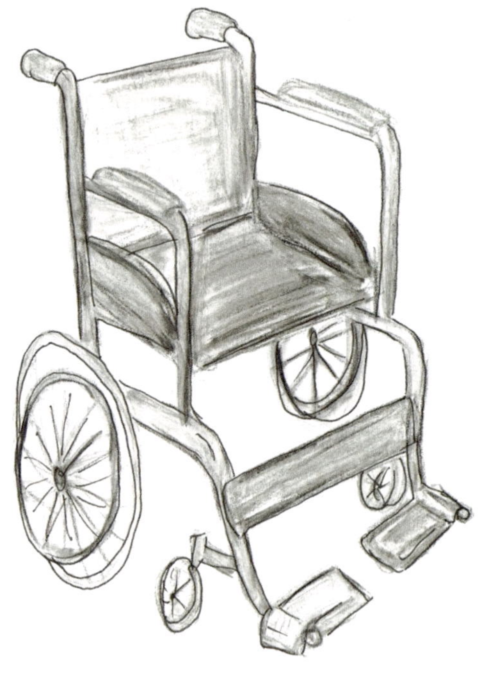

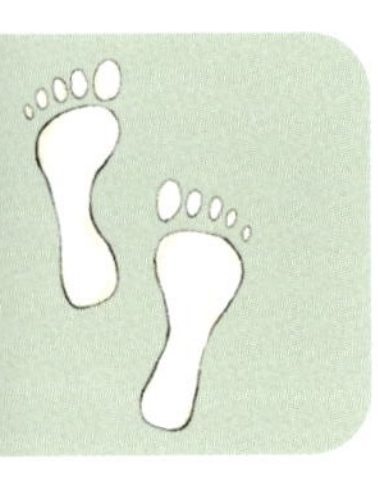

Rollstuhl:

Ein Rollstuhl ist ein fahrbarer Untersatz, der für Personen geeignet ist, die entweder für eine absehbare kurze Zeit, zum Beispiel wegen einer Operation, oder auch durch Erkrankungen die meiste Zeit des Tages nicht mehr laufen können.

Mit einem Rollstuhl haben Sie die Möglichkeit, trotz körperlicher Einschränkungen mobil und weitgehend selbstständig zu bleiben. Es gibt verschiedene Modelle, die entweder per Hand angetrieben, durch eine zweite Person geschoben oder sogar elektrisch bedient werden können.

Wichtig bei der Auswahl ist es, auf einfache Handhabung, stabile Reifen, bequeme Sitzfläche und Stabilität zu achten. Auch ein Rollstuhl muss in der Sitzhöhe richtig eingestellt sein. Sie stimmt dann, wenn die Oberschenkel entspannt auf der Sitzfläche aufliegen und die Füße auf den Fußrasten stehen. Manchmal können auch die Armlehnen verstellt werden. Ein Sitzkissen kann Druckgeschwüren vorbeugen – achten Sie unbedingt nach längerem Sitzen im Rollstuhl immer anschließend auf Druckstellen.

Genauso wie beim Rollator gibt es auch für den Rollstuhl Kurse, meist von Sanitätshäusern oder Krankengymnastik-Praxen angeboten, um eine sichere Fahrweise, eine optimale Steuerung und das Überwinden von Hindernissen zu lernen.

Der Rollstuhl zählt ebenfalls zu den medizinischen Hilfsmitteln und wird, wenn benötigt, von Ihrer Ärztin auf Rezept verschrieben. Damit können Sie sich an ein Sanitätshaus oder auch direkt an einen Hersteller wenden. Die Kranken- und Pflegekassen übernehmen in der Regel den Preis für den Rollstuhl in Standardausführung, bis auf einen Eigenanteil von maximal 10 €. Oft werden auch sinnvolle und notwendige Zusatzausstattungen übernommen, wenn diese in Ihrem ärztlichen Rezept dokumentiert sind. Fragen Sie einfach vor der Anschaffung eines Rollstuhles bei Ihrer Krankenkasse nach, damit Sie das für Sie optimale Modell finden können.

Nehmen Sie sich dafür ruhig Zeit. Machen Sie einige Testfahrten, um sich mit den verschiedenen Bedienungsarten vertraut zu machen und herauszufinden, mit welchem Modell Sie am besten zurechtkommen. Bei starken Einschränkungen kann ein Pflegerollstuhl sinnvoll sein, bei starkem Übergewicht ein elektrisches Modell. Sprechen Sie vorab mit dem Arzt oder Hilfsmittelexperten. Ist der richtige Rollstuhl gefunden, schickt das Sanitätshaus einen Kostenvoranschlag an die Krankenkasse. Sobald dieser genehmigt ist, wird der Rollstuhl ausgeliefert – meist innerhalb weniger Tage. Rollstühle sind genauso wie Rollatoren meist Leihgaben der Krankenkassen. Sollten Sie den Rollstuhl nur vorübergehend zur Unterstützung benötigen, gibt es auch die Möglichkeit, ein Modell im Sanitätshaus zu mieten und es später wieder zurückzugeben.

Auch für Rollstühle gibt es Zubehör: Handschuhe, Taschen, Getränkehalter, Reflektoren, Sicherheitsgurte, Heizkissen und vieles mehr.

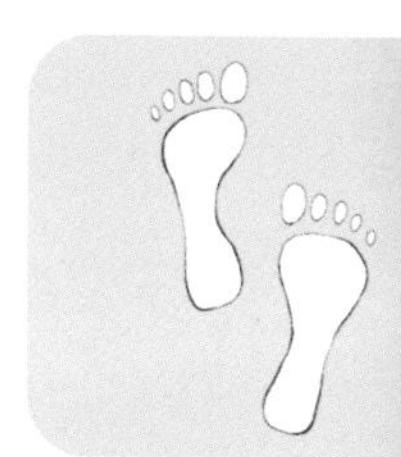

6 Sport im Alltag

„Keine Stunde im Leben, die man im Sport verbringt, ist verloren."

– Winston Churchill (1874–1965 in London), bedeutender britischer Staatsmann des 20. Jahrhunderts

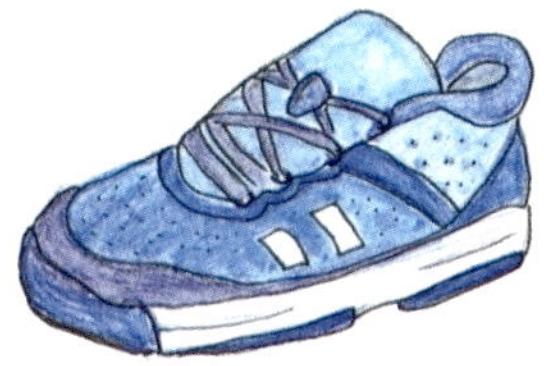

Was Sie in diesem Kapitel lernen:

- Sport beugt Problemen der Mobilität vor und verbessert sie – sogar dann, wenn man mit dem Sport erst beginnt, wenn man schon in der Mobilität eingeschränkt ist!
- Die ärztliche Sportuntersuchung wird insbesondere dann empfohlen, wenn mehr als ein Jahr Pause vom Sport gemacht wurde – sie ist in der Regel eine Kassenleistung.
- Ihr Sportprogramm sollte vier wichtige Pfeiler enthalten: Ausdauer, Kraft, Beweglichkeit und Koordination.
- Reha-Sport kann leicht bei der Krankenkasse beantragt werden und ist ein guter Einstieg in den Sport.
- In jedem Alter ist es möglich, das Deutsche Sportabzeichen (DSA) abzulegen.
- Übungen mit einem elastischen Band zu Hause sind eine gute Möglichkeit, Sport zu machen, und fast für jeden möglich.

Sport zu treiben ist sehr wichtig. Sport kann Herz-Kreislauf-Erkrankungen vorbeugen und damit auch die Sterblichkeit deutlich reduzieren, die Muskulatur kräftigen, er kann helfen, Stürzen vorzubeugen, Schmerzen zu verringern und die Beweglichkeit zu fördern. Es lohnt sich also, sportlich aktiv zu sein. Auch wenn **man mit dem Sport erst beginnt, wenn die Mobilität schon eingeschränkt ist!** Außerdem hilft Sport, die Herzgesundheit zu bewahren, ganz nach dem Motto: „Wer rastet, der rostet!"

Ein angenehmer Nebeneffekt ist die soziale Komponente: Die meisten Sportarten werden in unterschiedlich großen Gruppen durchgeführt. Hier kann man neue Kontakte knüpfen und Freunde und Bekannte treffen – denn so macht es gleich viel mehr Spaß. Der gemeinsame Austausch wird Ihre Motivation sicherlich noch steigern und dafür sorgen, dass Sie gemeinsam „am Ball" bleiben.

Wenn Sie vielleicht in jungen Jahren sportlich sehr aktiv waren, sollten Sie versuchen, im Rahmen Ihrer Fitness weiter Ihren Sport auszuüben, sei es Tennis, Golf, Segeln oder Surfen. Da sich Funktionseinschränkungen möglicherweise auf Ihr Sportverhalten auswirken, sollten Sie sich von einem Sporttrainer dieser Disziplin beraten lassen und eventuell auch ärztlichen Rat einholen. Es gibt mittlerweile ein enormes Angebot an verschiedenen Sportarten, sodass für jeden etwas Passendes zu finden ist – und das Beste: Mit Sport kann man in jedem Alter beginnen – und sogar, wenn man krank ist. Gerade dann ist es sogar besonders wichtig, denn körperlich aktiv zu sein macht einen sicherlich gesünder, als nichts zu tun.

Um die passende Sportart, die optimale Trainingsintensität und -häufigkeit zu finden, sollten Sie, gerade nach einer längeren Sportpause, vorher vom Arzt Ihren allgemeinen Gesundheitszustand im Rahmen einer Sportuntersuchung prüfen zu lassen. Anschließend können Sie gemeinsam mit ihm über eine für Sie angemessene und passende Sportart für den Einstieg sprechen.

Merke:

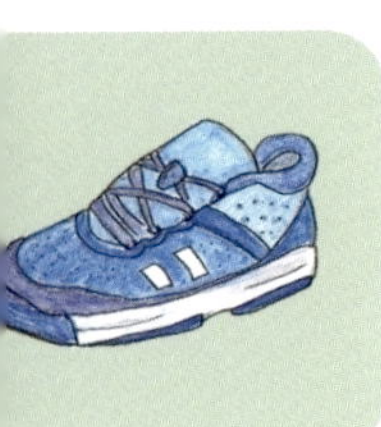

Die ärztliche Sportuntersuchung stellt fest, ob Sie fit genug sind, um Sport zu machen. Sie wird insbesondere dann empfohlen, wenn Sie mehr als ein Jahr Pause gemacht haben. Dadurch können gesundheitliche Risiken, die durch den Sport auftreten, reduziert werden. Diese Untersuchung wird in der Regel alle 2 Jahre von der Krankenkasse übernommen. Sie beinhaltet neben einem Arztgespräch, einer körperlichen Untersuchung und Blutdruckmessung ein Ruhe- und ein Belastungs-EKG (Messung der Herztätigkeit beim Fahrradfahren). Sprechen Sie einfach Ihren Hausarzt an! Da nicht jede Krankenkasse und jeder Arzt dies anbietet, sollten Sie vor der Untersuchung über die entstehenden Kosten sprechen.

Dann heißt es, sich langsam an das geeignete Trainingspensum heranzutasten. So können Sie sich an die regelmäßigen Sporteinheiten gewöhnen und verlieren nicht so schnell durch Überforderung die Motivation. Gleichzeitig ist es wichtig, das Herz und auch die Gelenke und Muskeln nicht überzustrapazieren.

Tipp:

Kaufen Sie sich doch eine **Pulsuhr** (ab ungefähr 15 € im Sportfachgeschäft oder Elektro-Fachhandel)! Sie wird wie eine Armbanduhr getragen und misst Ihre Herzfrequenz. Je nach Ausstattung sind zudem ein Schrittzähler oder auch andere Fitness-Hilfen integriert. So können Sie gerade als Sport-Neueinsteiger Ihre Herzfrequenz im Blick haben und sehen, wann Sie Ihre Belastungsgrenze erreicht haben. Die Herzfrequenz (Schläge des Herzens pro Minute) steigt während der Belastung bis zur maximalen Herzfrequenz an. Sie hängt von Alter, Geschlecht, Fitness-Zustand, Medikamenten (z. B. Betablocker) und Vorerkrankungen ab. Für Sport-Einsteiger gilt als Faustregel zur Herzfrequenz als Ausbelastungsgrenze: **180 minus Lebensalter.** So sollte zum Beispiel eine untrainierte 80-jährige Person zunächst schauen, dass bei sportlicher Tätigkeit der Puls nicht auf mehr als 100 Schläge pro Minute ansteigt. Damit soll Überanstrengung vorgebeugt werden, denn es ist wichtig, dass Sie sich nicht beim Training überfordern. Da dieser Wert von vielen Faktoren abhängig und daher sehr variabel ist, lassen Sie sich am besten von Ihrem Arzt oder Ihrer Ärztin bei der Sportuntersuchung beraten. Gerade wenn Sie wieder mit Sport beginnen, empfiehlt es sich eher, länger mit einem moderaten Anstieg der Herzfrequenz zu trainieren als kurz mit einem hohen Anstieg.

Ihr Sportprogramm sollte vier wichtige Pfeiler enthalten: Ausdauer, Kraft, Beweglichkeit und Koordination. Auch vorsichtiges Stretching und Dehnen gehören dazu.

Beim **Ausdauertraining** wird der ganze Körper eingesetzt, Puls und Atemfrequenz steigen. Hierbei trainiert man also Herz und Lunge und verbessert seine Kondition. In der Regel sind relativ rasch Erfolge sichtbar.

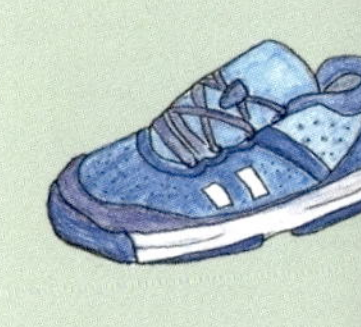

Beim **Krafttraining** lernen die Muskeln, gegen einen Widerstand zu trainieren. Das können Gewichte sein, Thera-Bänder oder auch das eigene Körpergewicht. Gerade diese Übungen sind es, die die Muskelkraft erhalten und Muskelschwund (Sarkopenie) vorbeugen.

Die **Beweglichkeit** zu trainieren ist für den Alltag besonders wichtig, denn dadurch erhält man seine Funktionen im Alltag. Die Muskeln zu dehnen oder bestimmte Bewegungen durchzuführen kann Verspannungen lösen und den Bewegungsumfang erhöhen.

Koordinationsübungen senken das Sturzrisiko, indem sie das Gleichgewicht trainieren und die Stabilität im Rumpf und in der Körpermitte verbessern.

Im Idealfall treiben Sie Sport, der all diese vier Komponenten beinhaltet. Wie viel Sport jemand machen soll, lässt sich nicht so einfach sagen, da dies individuell sehr unterschiedlich ist. Wichtig ist vor allem die Regelmäßigkeit. Das können jeden Tag einige Minuten sein oder 2–3-mal in der Woche etwas länger. Machen Sie es so, dass es sich für Sie angenehm anfühlt.

Welcher Sport ist der richtige für mich?

Ausdauer & Kraft: Diese Sportarten helfen Ihnen, nicht so schnell aus der Puste zu kommen, und kräftigen zeitgleich die Muskeln

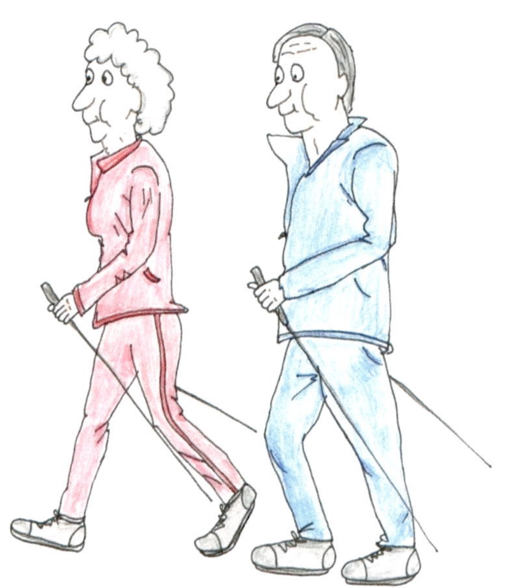

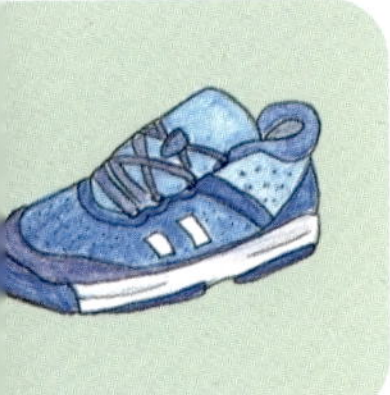

1. Joggen/Walken/Wandern:
Diese Ausdauersportarten sind in der Regel für jede Altersgruppe geeignet. Als Faustregel gilt: Man sollte ins Schwitzen kommen, sich aber noch unterhalten können. Während Joggen die Gelenke durch die Erschütterung etwas mehr belastet, ist Walken (schnelles Laufen mit Stöcken) die gelenkschonende Variante, da der Körper (und insbesondere die Gelenke) nicht den ständigen Erschütterungen ausgesetzt ist. Walken eignet sich also auch für Personen mit Gelenkbeschwerden, stärkt – genauso wie Joggen oder Wandern – die Atemmuskulatur und fördert die Ausdauerfähigkeit. Gerade Wandern hat laut Studien einen positiven Effekt auf den Blutdruck und die Herzfrequenz. Falls Sie Probleme mit den Händen, zum Beispiel durch Arthrose, haben, kann es sein, dass Sie die Stöcke fürs Walken nicht richtig halten können oder sich die Schmerzen verstärken. Lassen Sie sich hier von Ihrem Arzt und im Fachhandel beraten.

Wichtig sind bei diesen Sportarten die richtige Technik, angemessene Kleidung und das passende Schuhwerk. Achtung: Beim Walken mit Stöcken auf die richtige Stocklänge achten! Lassen Sie sich hierzu gegebenenfalls beraten.

→ Joggen, Walken und Wandern ist etwas für Sie, wenn Sie gerne draußen in der Natur sind und etwas von Ihrer Umwelt sehen möchten.

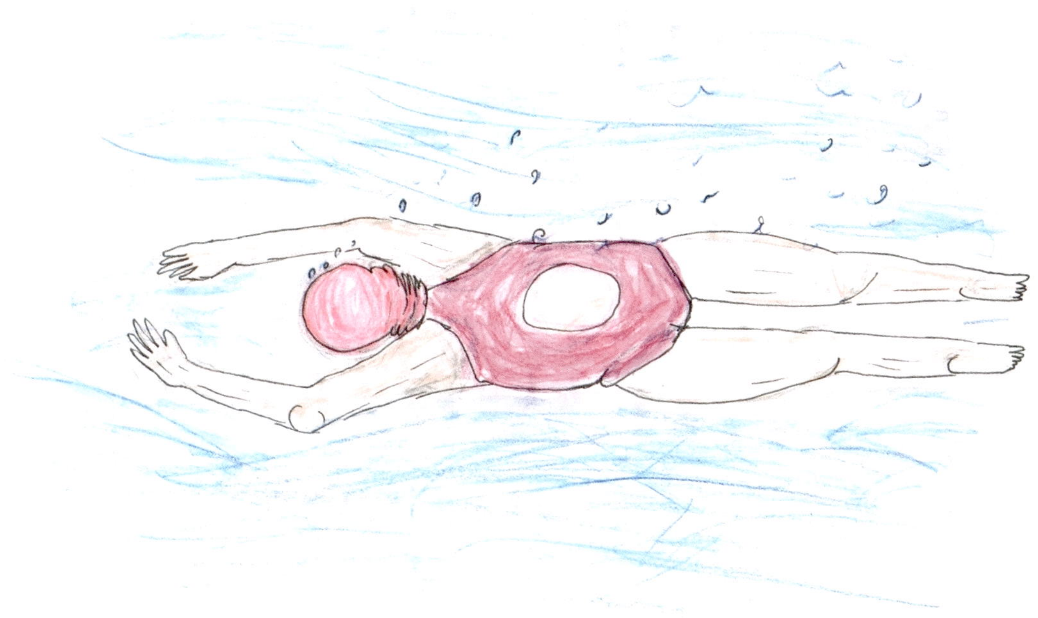

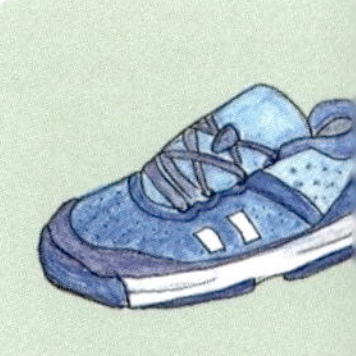

2. Schwimmen/Wassersportarten:

Diese Sportarten helfen Ihnen dabei, Ihre Beweglichkeit auch bei Einschränkungen oder Übergewicht zu erhalten, da das Wasser durch seine physikalischen Eigenschaften entlastend wirkt. Durch den Auftrieb muss der menschliche Körper im Wasser nur ungefähr 10 Prozent seines normalen Körpergewichtes tragen. Das entlastet die Muskulatur, die Wirbelsäule, den Gelenkapparat sowie die Bandscheiben deutlich. Die Gelenke und Rückenmuskulatur werden jedoch nicht nur entlastet, sondern auch gekräftigt. Zudem fördert Wassergymnastik die Beweglichkeit und Koordination. Wer also Wasser mag, kann es mit Aqua-Jogging, Wassergymnastik, oder Schwimmen versuchen. Viele Schwimmbäder bieten passende Kurse speziell für ältere Menschen an. Bei Hauterkrankungen oder Wunden ist das Schwimmbad nicht der geeignete Ort, und Patientinnen und Patienten mit Herzerkrankungen sollten sich vorher ärztlich beraten lassen, denn das Wasser erhöht den Rückstrom zum Herzen und kann eine Herzschwäche verstärken.

→ Diese Sportart ist vor allem dann etwas für Sie, wenn Sie Gelenkprobleme, Rücken- oder Knieschmerzen haben, übergewichtig sind oder einfach Spaß und Freude am Wasser haben.

3. Hometrainer/Fahrradfahren:

Fahrradfahren ist ausdauerfördernd und dabei gelenkschonend. Ein verkehrssicheres Fahrrad ist Voraussetzung und schützt vor Stürzen, genauso das Tragen eines Helmes und Lichter am Fahrrad. Verkehrswachten und Seniorenvereine bieten häufig auch Fahrrad-Sicherheitskurse für ältere Menschen an. Wer gerne Fahrrad fährt, bei schlechtem Wetter jedoch lieber zu Hause bleibt, kann mit einem „Hometrainer" sein Herz stärken und gleichzeitig Musik hören oder fernsehen. Gerade auch für ängstliche Menschen oder Sportanfänger kann das eine gute Möglichkeit sein, denn so hat man bei körperlichen Beschwerden möglicherweise Hilfe oder zumindest das Telefon in der Nähe.

Merke:

Verkehrssicheres Fahrrad – das sollte dran sein:

- Bremsen (am besten unabhängig voneinander wirkende Handbremsen und Rücktritt)
- Beleuchtung (weißer Frontscheinwerfer, rotes Rücklicht)
- Speichenreflektoren
- Hell tönende Klingel
- Wichtig: Helm!

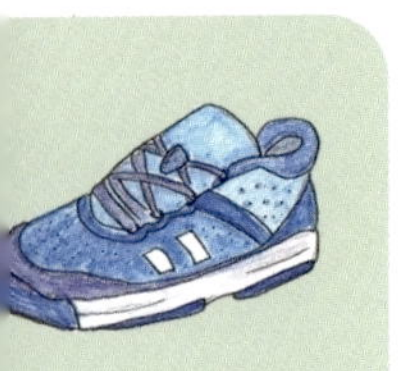

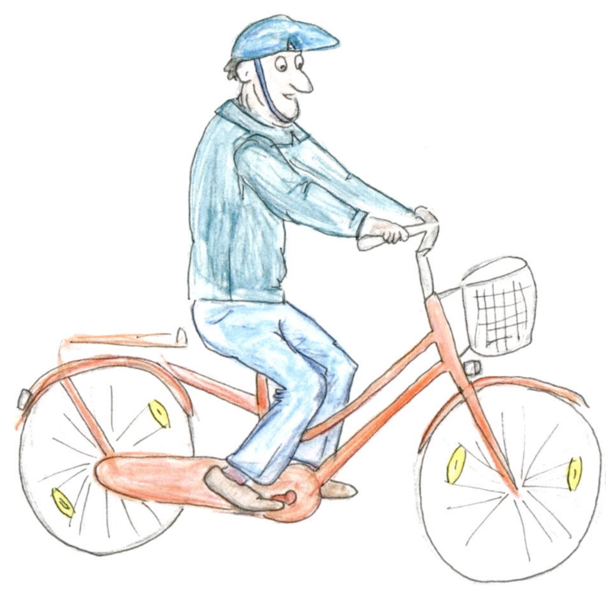

Ein Hometrainer ist ein Standfahrrad für zu Hause, was je nach Modell ab ungefähr 180 € in Elektronikfachmärkten oder im Sportfachgeschäft erworben werden kann. Es gibt auch Fahrräder mit extra tiefem Einstieg. Wenn Sie Gleichgewichtsprobleme haben, ist Fahrradfahren vielleicht eher nicht für Sie geeignet, da die Sturzgefahr, gerade im Straßenverkehr, zu hoch ist. Sprechen Sie dies vorher mit Ihrer Ärztin ab. Sie sollten außerdem darauf achten, dass Ihr Fahrrad richtig für Sie eingestellt ist, denn nur so können Sie Schmerzen vermeiden und sicher unterwegs sein. Der Körper sollte leicht nach vorne gebeugt sein, etwa 15–20°, der Rücken dabei gerade, die Schultern entspannt und die Arme leicht angewinkelt. Die Fußballen müssen komplett auf den Pedalen aufsetzen, damit Sie die Kraft gut verteilen und auch sicher absteigen können.

→ Diese Sportart ist etwas für Sie, wenn Sie lieber „nebenbei" Sport machen möchten, gerne an der frischen Luft sind und Wert auf gelenkschonende Alternativen legen.

Merke:

E-Bike oder Pedelec? Der Unterschied liegt im elektrischen Antrieb: Ein E-Bike fährt auf Knopfdruck ohne Pedalunterstützung, meist befindet sich der Knopf am Griff. Das kann bei älteren Menschen die Sturzgefahr erhöhen. Ein Pedelec dagegen bietet dann Motorunterstützung, wenn der Fahrer in die Pedale tritt, es fährt also nicht automatisch von selbst. In der Regel geht das bis 25 km/h. Die überwiegende Mehrheit aller Elektrofahrräder sind Pedelecs und keine E-Bikes. So kann man uneingeschränkt mobil sein, und es können auch noch größere Strecken bewältigt werden. Ein Nachteil bei beiden Modellen ist, dass sie meist schwerer sind als ein normales Fahrrad, man braucht daher einen guten Abstellplatz und am besten auch eine Steckdose in der Nähe zum Aufladen. Zudem muss man lernen, die Geschwindigkeit richtig einzuschätzen. Eine gute und ausführliche Beratung im Vorfeld inklusive Probefahrten ist wichtig. Es gibt zudem auch in vielen Städten Kurse, um das Fahren am Pedelec zu lernen. In der Regel kostet ein Pedelec ab 900 €.

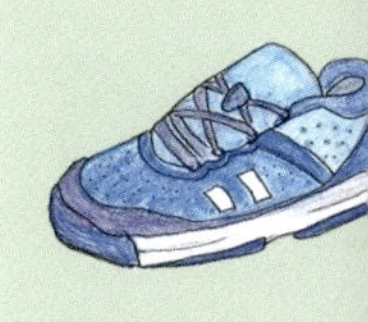

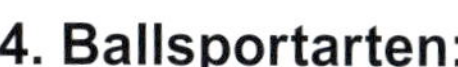

4. Ballsportarten:

Grundsätzlich gibt es auch bei Ballsportarten wenig Einschränkungen. Viele Sportvereine bieten inzwischen bereits „Seniorensportgruppen" an. Sollten Sie also Interesse an Fußball, Volleyball, Tennis, Badminton etc. haben, versuchen Sie es doch dort einmal. Die meisten Ballsportarten werden in unterschiedlich großen Gruppen durchgeführt, sodass Sie viele Mannschaftskollegen haben werden und von einem regen sozialen Austausch profitieren können. Beachten Sie aber, dass viele dieser Sportarten nicht sehr gelenkschonend sind und somit keine Vorschädigungen, wie

zum Beispiel dauerhafte Kniebeschwerden, bestehen sollten. Zudem müssen Sie aufpassen, sich im Spiel nicht zu übernehmen. Steigern Sie die Belastung langsam und stetig.
→ Diese Sportart ist etwas für Sie, wenn Sie gerne in der Gruppe spielerisch Sport machen möchten.

Tipp:

Egal welchen Sport Sie machen: Ziehen Sie bequeme Kleidung und festes Schuhwerk an. Zudem sollten Sie keine Schmerzen haben. Schmerzen sind immer ein Warnsignal und sollten ernst genommen und vom Arzt abgeklärt werden. Wärmen Sie sich vor dem Sport immer auf, um die Verletzungsgefahr möglichst klein zu halten.

Beweglichkeit & Kraft:
Diese Sportarten kräftigen die Muskulatur, stärken Koordination und Orientierung im Raum sowie die Beweglichkeit.

1. Yoga:
Wer bei Stress mit Nacken- oder Rückenschmerzen reagiert, ist mit Yoga gut beraten. Da Yoga zu den anstrengenden, aber körperschonenden Bewegungsformen gehört, sind die Übungen für Jung und Alt gleichermaßen empfehlenswert. Falls Sie an einer chronischen Erkrankung wie Gelenkbeschwerden oder Bluthochdruck leiden, sprechen Sie vorher mit Ihrem Arzt oder Ihrer Ärztin, welche Yogaübungen für Sie vielleicht nicht infrage kommen.

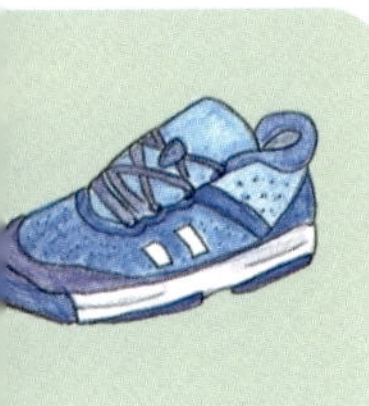

Wer artistische Verrenkungen befürchtet, sei beruhigt: Anfängerübungen eignen sich auch für weniger Bewegliche. Das Halten von Bewegungen beim Yoga stärkt auf sanfte Art die Muskeln und zudem die Körpermitte. Das kann Stürzen vorbeugen. Kombiniert wird das mit einfachen Atemübungen, die eine natürlich fließende Atmung fördern und Blockaden lösen. Kurse bieten spezielle Yoga-Schulen, mittlerweile aber auch Fitnessstudios oder Volkshochschulen an. Alternativ gibt es auch viele gute Yoga-Bücher oder -Videos für zu Hause, sodass Sie auch Yoga ganz allein für sich machen können (➤ Stuhlyoga-Übungen).
→ Diese Sportart ist etwas für Sie, wenn Sie häufig an Verspannungen vor allem im Nacken- und Rückenbereich leiden und auch beim Sport Ruhe und Besinnlichkeit fördern möchten.

2. Tanzen:
Tanzen kräftigt die Muskeln, stabilisiert das Gleichgewicht und kann damit die Sturzgefahr mindern. Es stärkt die Seele, schult das Körpergefühl, steigert das Selbstwertgefühl und wappnet gegen Stress. Da Tanzen höchste Konzentration erfordert

und eine gute Koordination, wirkt es sich auch auf die geistige Gesundheit aus. Es trainiert sowohl das Kurzzeitgedächtnis als auch das Reaktionstempo – und kann damit auch das Risiko für Demenz verringern. Es gibt dabei Tanzsportarten, die man allein machen kann, wie Ballett, aber auch Paartanz wie Walzer, Salsa oder Tango.

→ **Diese Sportart ist etwas für Sie, wenn Sie sich gerne zusammen mit anderen Menschen zur Musik bewegen und Spaß haben möchten. Tanzen eignet sich auch gut für übergewichtige Menschen.**

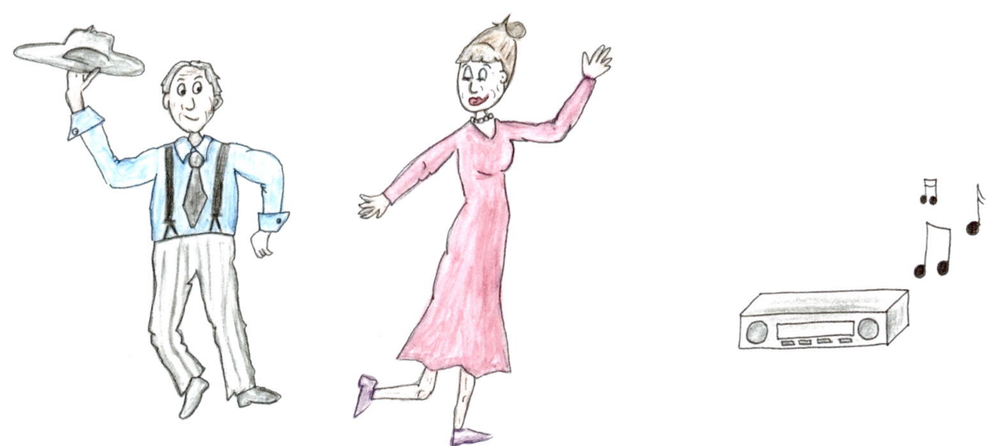

3. (Rücken-)Gymnastik

Durch einfache Gymnastikübungen können Sie sowohl Ihre Muskeln stärken als auch Ihre Beweglichkeit, Koordination, Kraft und Mobilität fördern. Vielleicht können Sie sich noch an einige Übungen aus Ihrer Vergangenheit erinnern und wollen sie wieder ausprobieren? Grundsätzlich gibt es auch bei gymnastischen Übungen kein absolutes „No-Go", aber Sie sollten dabei auf Ihren Körper achten und sich langsam an die Übungen gewöhnen. Wenn Sie sich unsicher ist, sprechen Sie mit einem Therapeuten oder Ihrem Hausarzt. Schauen Sie einmal bei dem Sportverein um die Ecke oder bei einem Seniorentreff vorbei – dort bekommen Sie sicherlich Informationen, welche Übungen für Sie passend sein können. Diese können Sie dann in Ihren Alltag einbauen, und zwar – ganz wichtig – regelmäßig. Dabei müssen keine stundenlangen Trainingseinheiten durchgestanden werden, etwa 15 Minuten reichen bereits. Vielleicht machen Sie Ihre Übungen morgens vor dem Frühstück oder während Sie die Nachrichten schauen. Sobald Sie sie in Ihren Alltag integriert haben, werden Sie merken, wie Ihre Motivation zunimmt und Sie sich einen Tag ohne Ihre kleine Sporteinheit kaum mehr vorstellen können. Auch Gymnastik mit dem elastischen Band kann ein guter Einstieg sein (➤ Theraband-Übungen).

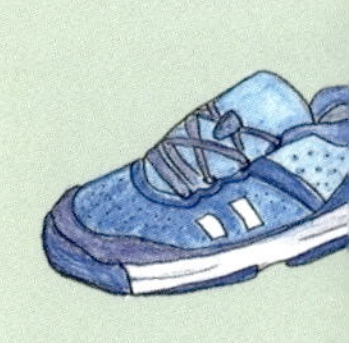

→ Diese Sportart ist etwas für Sie, wenn Sie einzelne Muskelgruppen gezielt fördern und Ihre Beweglichkeit erhöhen möchten. Sie können diesen Sport überall, zu jeder Zeit und auch allein durchführen.

Merke:

In jedem Alter ist es möglich, das Deutsche Sportabzeichen (DSA) abzulegen, und zwar jedes Jahr in verschiedenen Sportarten aus den Disziplinen Ausdauer, Kraft, Schnelligkeit und Koordination. Aus jeder Disziplin soll eine Übung ausgewählt werden, unter anderem aus Sportarten wie Leichtathletik, Schwimmen, Wandern, Walken, Tanzen und sogar Minigolf. Die Anforderungen sind auf das Alter und das Geschlecht abgestimmt und deswegen für die meisten gut erreichbar. Es gibt sogar eine Kategorie für über 90-Jährige. Man sollte ungefähr ein halbes Jahr für das Training einplanen und vorher einen Check-up beim Arzt machen. Man kann auch in einer Gruppe und unter fachlicher Anleitung trainieren – es gibt weit mehr als 3.000 Treffs dafür in Deutschland.

Weitere Informationen:

Deutscher Olympischer Sportbund (DOSB) e. V.
Postalisch: Otto-Fleck-Schneise 12,
60528 Frankfurt am Main
Telefonisch: +49 (0)69–67 00–0
https://www.dosb.de/sportentwicklung/sport-der-aelteren

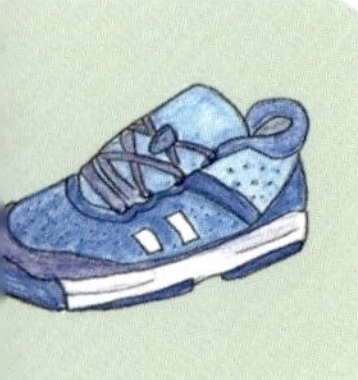

Tipp:

Beantragen Sie doch Reha-Sport. Unter Reha-Sport versteht man in der Regel eine Betätigung in einer Sportgruppe, um Ausdauer, Kraft und Koordination zu fördern. Die Sportgruppen, meist 5–15 Personen, werden von einer qualifizierten Person geleitet. Fragen Sie bei Ihren lokalen Sportanbietern nach, ob sie Reha-Sport anbieten, oder sprechen Sie mit Ihrem Hausarzt. Ziel ist es, durch den Sport motiviert zu werden, die erlernten Übungen in Eigenverantwortung durchzuführen, und so dauerhaft zu einer gesunden Lebensweise mit regelmäßiger sportlicher Betätigung angeleitet zu werden. Reha-Sport wird in der Regel vollständig von der Krankenkasse bezahlt, wenn Sie aufgrund von Beschwerden in ärztlicher Behandlung sind und Funktionseinschränkungen haben. Ihr Hausarzt kann Ihnen Reha-Sport auf einem Antrag verschreiben. Er muss darauf angeben, warum der Sport für Ihre Genesung wichtig ist. Dieser Antrag muss dann bei der Krankenkasse zur Genehmigung eingereicht werden. Anschließend kann man mit dem Reha-Sport beginnen. Die Verordnung gilt meist 1–2 Jahre und enthält 50–120 Übungseinheiten.

Übungen mit dem elastischen Band für jeden Tag:

Damit Sie Ihren Alltag leichter bewältigen und Ihr Sturzrisiko vermindern können, haben wir für Sie sechs Übungen mit dem Thera-Band (elastisches Band) zusammengestellt. Durch das Training wird der gesamte Körper gekräftigt, Sie können aber auch gezielt einzelne Partien wie Rücken, Schultern, Brust oder Bauchmuskeln stärken. Das Training ist einfach durchführbar und somit für Jung und Alt gleichermaßen geeignet. Führen Sie diese Übungen am besten täglich oder zumindest mehrmals wöchentlich nach Ihrem Rhythmus durch. Steigern Sie langsam die Zahl an Wiederholungen. Wenn Sie das regelmäßig machen, werden Sie schnell merken, dass Sie Ihr Tagespensum leichter bewältigen können.

Merke:

Das elastische Band (Thera-Band):
Die Farbe des Thera-Bandes gibt an, welche Stärke und welchen Widerstand das Band hat. Der Grundwiderstand bezieht sich auf den Widerstand, den das Band leistet, wenn es zu 100% gedehnt ist.

Widerstand gering: Geeignet für Neueinsteiger oder nach langer Trainingspause, ungefähr 1,4 kg Grundwiderstand

Widerstand mittel: Geeignet für Fortgeschrittene mit einem mittleren Trainingszustand, ungefähr 1,7 kg Grundwiderstand

Widerstand mittelstark: Geeignet für Fortgeschrittene mit einem höheren Trainingszustand, ungefähr 2,1 kg Grundwiderstand

Widerstand stark: Geeignet für sehr gut trainierte Menschen, ungefähr 2,6 kg Grundwiderstand

Ein solches Band kann man in der Apotheke oder im Sanitätshaus kaufen, es kostet ungefähr 10–15 €. Falls Sie nach einigen Monaten regelmäßigen Trainings merken, dass Ihnen die Übungen sehr leichtfallen und der Widerstand Ihres Thera-Bandes zu gering ist, kaufen Sie sich ein Band mit einem höheren Widerstand.
Grundsätzliche Tipps zur Nutzung des Thera-Bandes: Achten Sie darauf, dass das Band die gesamte Bewegung über unter Spannung steht. Zudem sollten Sie die Bewegungen unbedingt ohne Schwung und in einer kontrollierten Geschwindigkeit durchführen. Werden Sie in der Bewegung nicht schneller, auch wenn es in die Ausgangsposition geht – denn das bewusste Nachlassen (exzentrische Muskelarbeit) ist besonders wichtig, um den Muskel in seiner Gesamtheit zu trainieren. Zudem empfehlen wir (anders als auf manchen Bildern zu sehen), das Thera-Band nicht um die Hände zu wickeln, um dort den Blutfluss nicht zu unterbinden. Ansonsten gibt es praktisch keine Gegenanzeigen für die Verwendung von Thera-Bändern. Falls Sie eine Latexallergie haben, sollten Sie ein hypoallergenes Band ohne Latex auswählen.

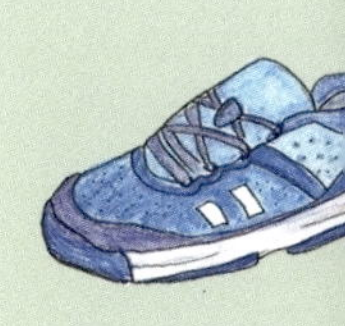

Wir geben Ihnen keine Anzahl an Übungen vor. **Hilfreich ist es, wenn Sie eine Übung so lange machen, bis sie Ihnen anstrengend wird, und dann noch 3-mal wiederholen. Die Muskeln werden in der Regel schon durch 10–15 Wiederholungen gekräftigt.** Sie werden sehen, dass Sie mit der Zeit eine immer größere Anzahl an Übungen schaffen.

Übung 1: Aufstehen-Setzen über Kreuz

Setzen Sie sich auf einen Stuhl auf die Mitte des Bandes. Dann wickeln Sie das Band einmal um Ihren Oberschenkel herum, bis Sie beide Bandenden wieder in der Hand haben. Kreuzen Sie die Enden vor dem Körper und greifen Sie das Band so, dass Ihre Hände auf Höhe der Mitte Ihrer Oberschenkel sind. Stehen Sie nun auf und strecken Sie dabei Ihre Arme rechts und links in die Höhe. Setzen Sie sich dann wieder hin und beginnen Sie die Übung erneut.

Muskelgruppen: Brust, Arme und Oberschenkel

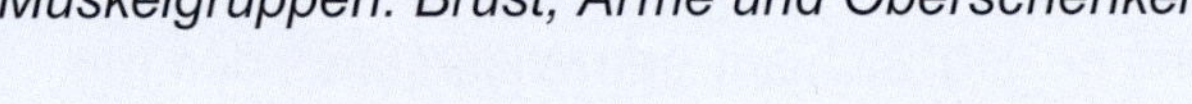

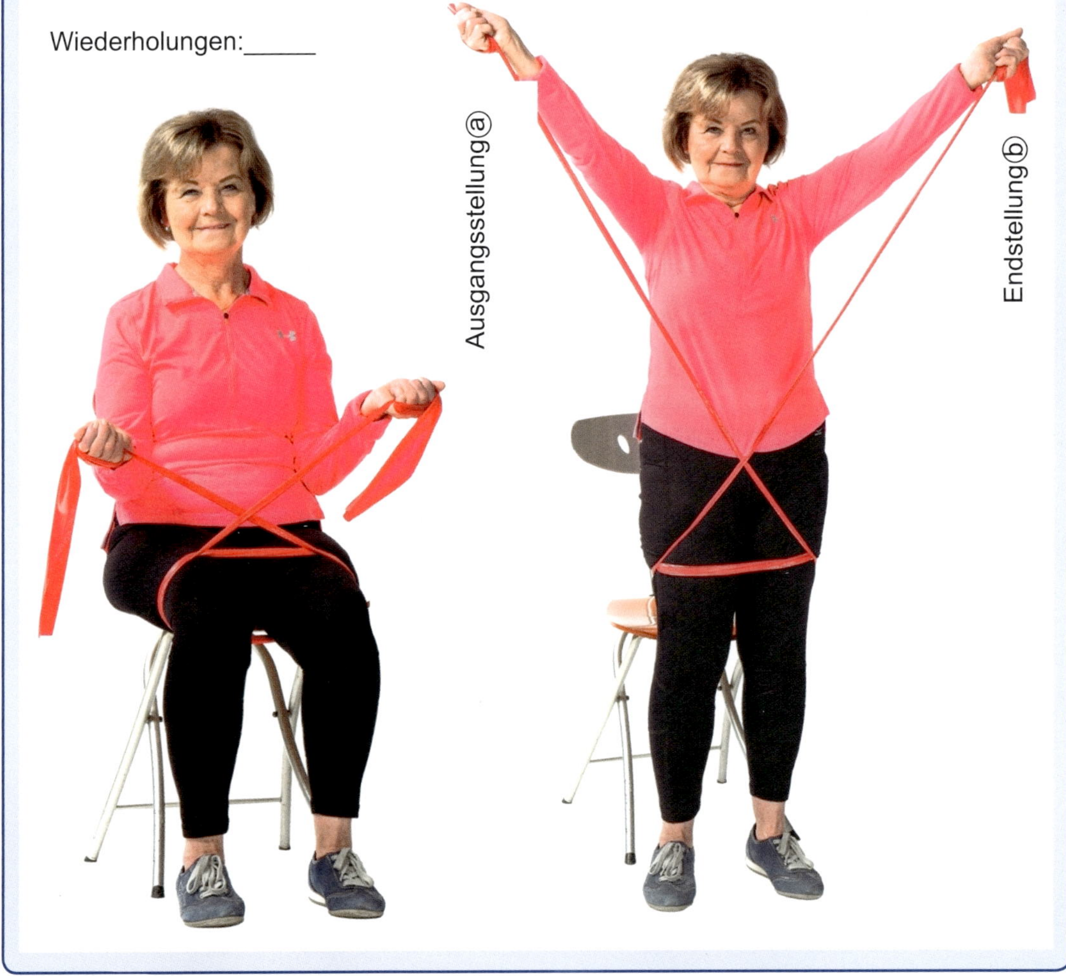

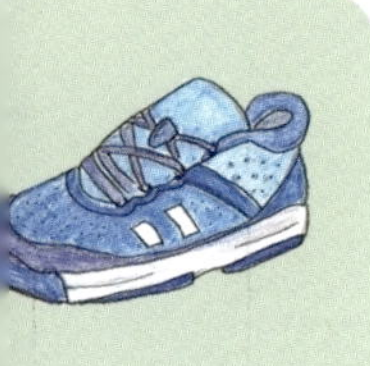

Übung 2: Krafttraining der Arme

Stellen Sie sich in Schrittstellung hin und setzen Sie den vorderen Fuß mittig auf das Band. Halten Sie das Band sicher in beiden Händen, die Handflächen sollten dabei nach oben zeigen.

Nun beugen Sie die Unterarme, indem Sie das Band langsam zu den Schultern hinziehen, und drehen sich dabei nach links. Dann strecken Sie die Unterarme wieder. Nun beugen Sie die Unterarme erneut, indem Sie das Band zu den Schultern hinziehen, und drehen sich dabei nach rechts. So können Sie einige Wiederholungen machen. Wechseln Sie danach das Bein und beginnen Sie erneut.

Muskelgruppen: Arme und Schultern, Bauch, Rücken

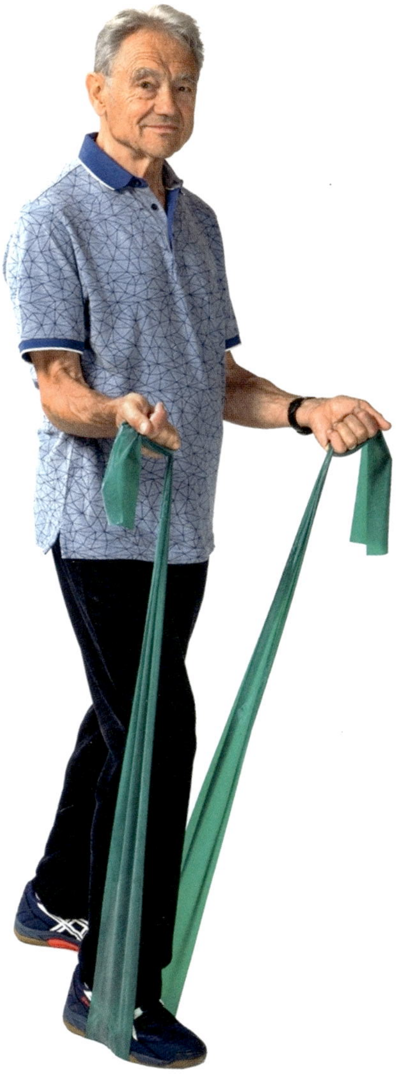

Ausgangsstellung (a)

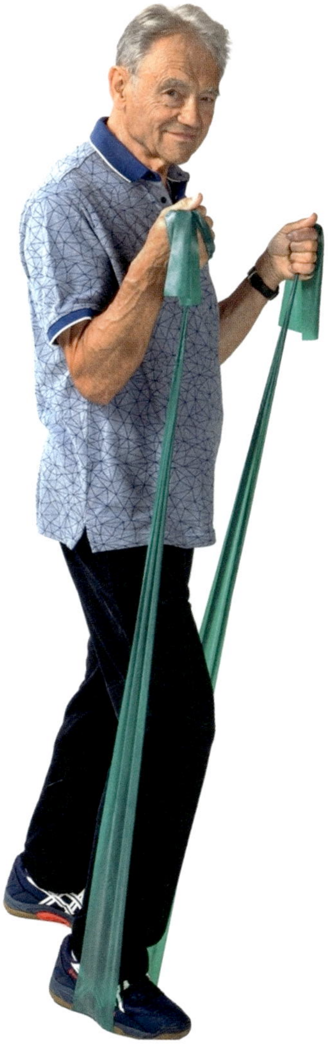

Endstellung (b)

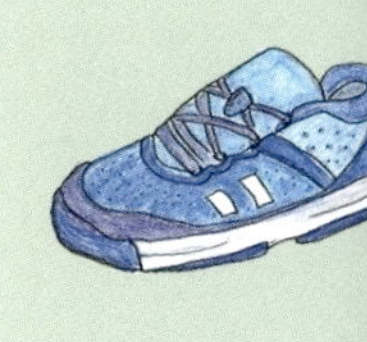

Übung 3: Trage-Übung

Stellen Sie sich mittig mit beiden Füßen auf das Band und halten Sie es auf Höhe der Oberschenkel in beiden Händen mit leicht angewinkelten Ellenbogen. Nun führen Sie eine leichte Kniebeuge durch. Beugen Sie dann Ihre Hüfte so lange, bis Ihr Oberkörper parallel zum Boden ist. Strecken Sie sich dann nach kurzem Halten der Position erneut gegen den Widerstand des Bandes in den Stand.

Muskelgruppen: Gesäß, Oberschenkel, Arme, Schultern

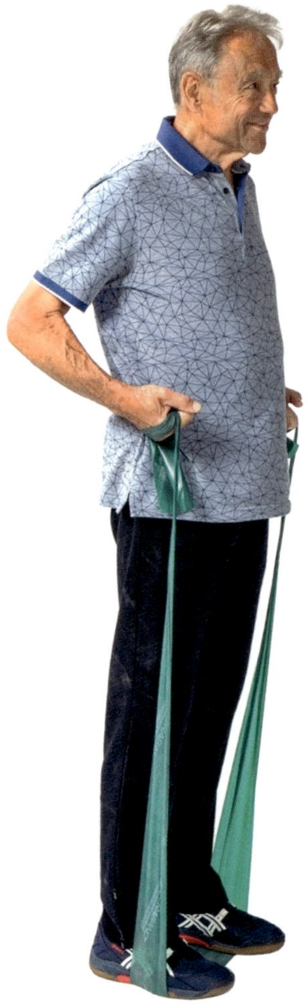

Ausgangsstellung ⓐ

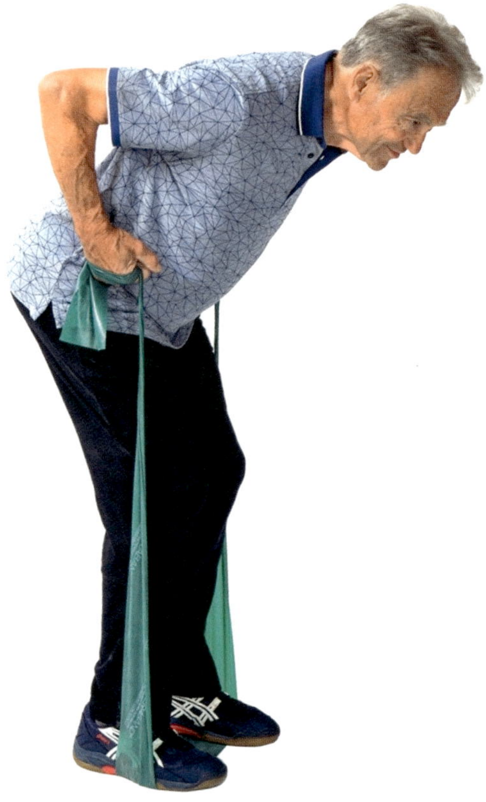

Endstellung ⓑ

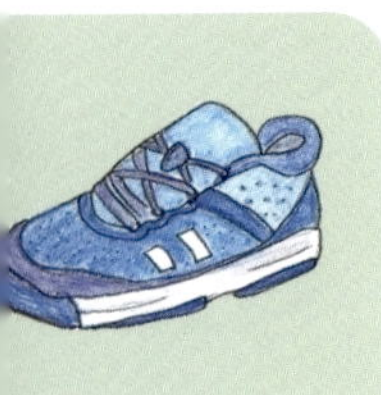

Übung 4: Trittübung

Legen Sie sich auf den Rücken, am besten auf eine gepolsterte Unterlage wie Yogamatte, Teppich oder eine Decke. Der Kopf sollte ganz entspannt auf der Matte liegen, sodass Sie zur Decke schauen.
Stellen Sie ein Bein im rechten Winkel auf den Boden, das andere Bein winkeln Sie in der Luft an und legen das Thera-Band um den Fuß, sodass der Fuß in der Mitte des Bandes ist. Das Band wird dann seitlich gegriffen und das Bein anschließend nach vorne in die Streckung gedrückt, bis es vollständig gestreckt ist. Anschließend wird das Bein langsam wieder zurückgezogen. Wechseln Sie anschließend nach einigen Wiederholungen das Bein.
Muskelgruppen: Oberschenkel- und Unterschenkelmuskulatur

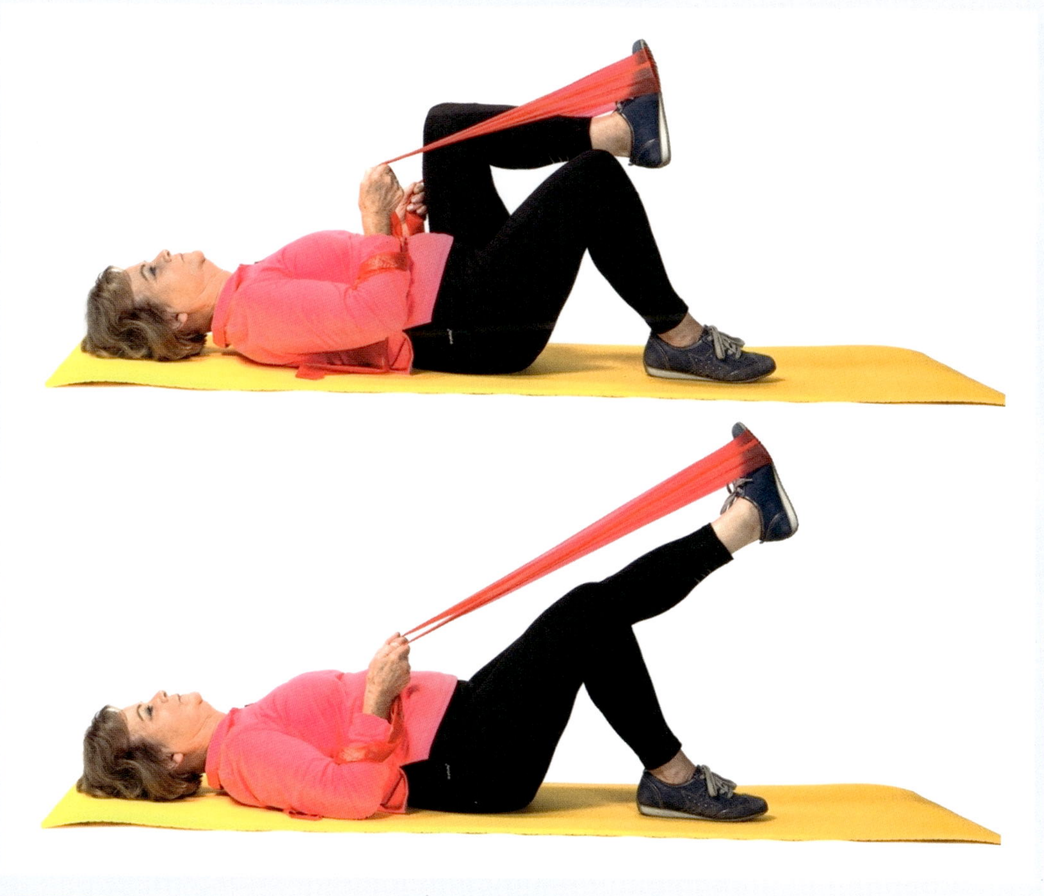

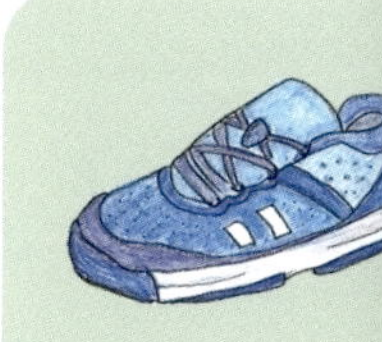

Übung 5: Beckenhebung

Legen Sie sich auf eine gepolsterte Unterlage auf den Boden. Die Beine stehen beide stabil und hüftbreit in rechtem Winkel auf dem Boden nebeneinander. Jetzt wird das Band mittig auf der Hüfte platziert, sodass beide Enden rechts und links mit den Händen gehalten werden können. Die Arme liegen dabei neben dem Körper. Der Kopf sollte entspannt und in Richtung Himmel schauen, das Kinn sollte nicht zur Brust gezogen werden.

Nun wird das Gesäß, so weit es geht, nach oben gegen den Widerstand des Bandes gedrückt und die Gesäßmuskulatur dabei so stark wie möglich angespannt. Die Schulterblätter bleiben während der gesamten Übung am Boden, und der Rücken ist stabil, er soll nicht durchhängen. Anschließend wird das Gesäß wieder abgesenkt, und die Übung beginnt erneut.

Muskelgruppen: Gesäß, Oberschenkel, Bauch

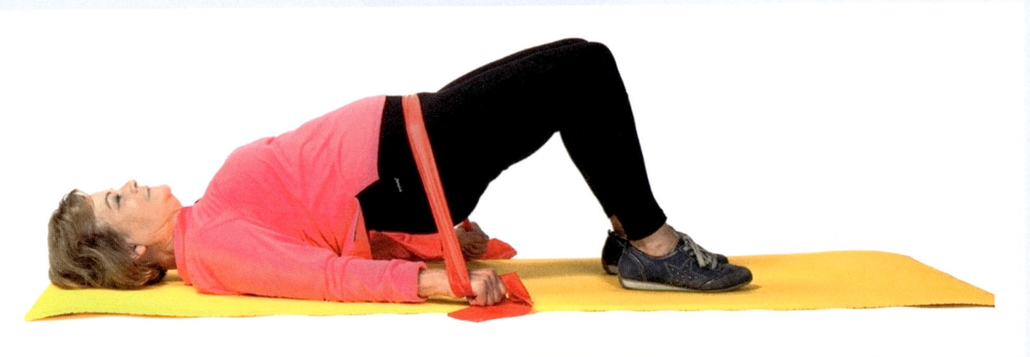

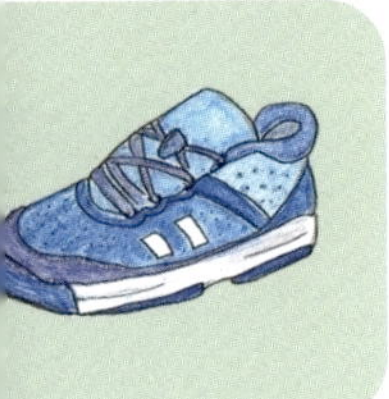

Übung 6: Hüftgelenks-Übung

Sie stehen mit beiden Füßen auf dem Thera-Band, die Füße etwa hüftbreit auseinander. Fassen Sie das Band so kurz, dass es gedehnt ist, wenn der Arm herunterhängt. Jetzt verlagern Sie das Gewicht auf Ihr linkes Bein und heben das rechte Bein seitlich an. Wichtig ist, dass Sie das Bein nur so weit hochheben, wie Sie noch einen sicheren Stand haben. Ansonsten besteht Sturzgefahr.

Gleichzeitig winkeln Sie den rechten Arm an und versuchen dadurch, das Gleichgewicht zu halten. Es ist wichtig, dass Sie Ihr Becken nicht verdrehen und die Knie während der gesamten Übung nach vorne zeigen. Nachdem Sie diese Position einige Sekunden gehalten haben, lassen Sie das Bein langsam wieder absinken. Einige Male wiederholen, dann Seite wechseln.

Muskelgruppen: Gesäß, Oberschenkel, Bauch, Arm

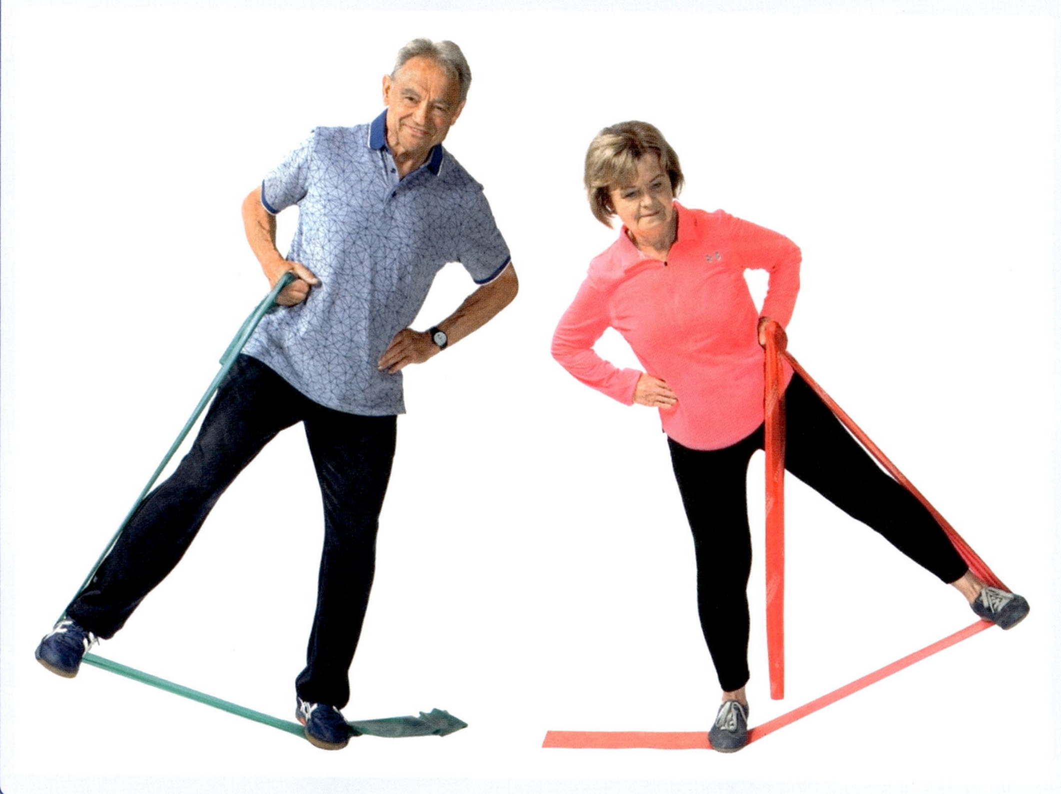

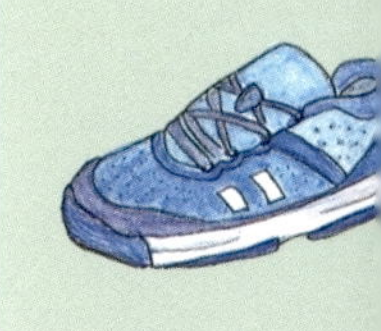

7 Gemeinschaft und Freizeit

„Es gibt nur eine Lösung, wenn das Alter nicht eine absurde Parodie unseres früheren Lebens sein soll, und die besteht darin, dass wir weiterhin Ziele verfolgen, die unserem Dasein einen Sinn geben – Hingabe an Personen, an Gruppen oder an Sachen, sozial, politisch, intellektuell, oder an kreative Arbeit."

– Simone de Beauvoir (1908–1986), französische Schriftstellerin, Philosophin und Feministin

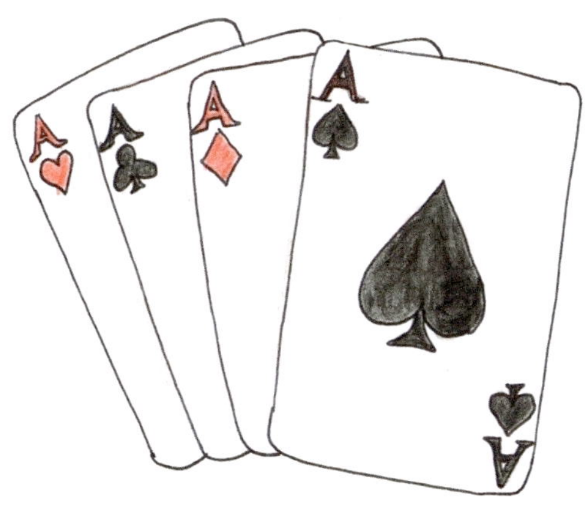

Was Sie in diesem Kapitel lernen:

- Die Forschung zeigt: Gemeinschaft und soziale Kontakte halten gesund.
- Nachbarschaftshilfe kann eine gute Möglichkeit sein, um Kontakte zu pflegen und gleichzeitig Hilfe im eigenen Wohnumfeld zu haben.
- Für ehrenamtliches Engagement gibt es keine Altersgrenze, Sie werden in unserer Gesellschaft gebraucht und können anderen Menschen helfen – und Sie können Ihren Alltag mit einem ganz neuen Sinn füllen.
- Im Leben kann man immer etwas Neues zu lernen, egal wie alt man ist: neue Technologien, Sprachen oder ein Seniorenstudium.
- In Ihrer Region gibt es viele Freizeitaktivitäten mit speziellen Rabatten für ältere Menschen.
- Haustiere haben einen positiven Effekt auf die Herzfrequenz, die körperliche Aktivität, Ängstlichkeit, das Stressempfinden und vor allem auch für die Lebensqualität. Gerade ein älteres Tier aus dem Tierheim kann eine gute Gesellschaft sein, wenn es gut geplant ist.

In diesem Kapitel möchten wir Ihnen einen Überblick über Dinge geben, mit denen Sie Ihre freie Zeit füllen können, und Ihnen somit einen Anreiz bieten, Ihr Leben aktiv zu gestalten. Manchen von Ihnen wird es da sicher nicht an Ideen mangeln, andere wünschen sich vielleicht doch etwas Inspiration für etwas Neues, und wieder andere möchten vielleicht eine Aufgabe erfüllen, gebraucht werden.

Gerade im hohen Alter spielen Sie in der Gesellschaft eine wichtige Rolle und werden definitiv gebraucht. Dabei ist es egal, ob Sie sich ehrenamtlich in Schulen, Kindergärten oder Theatern engagieren oder ob Sie Ihren eigenen Kindern, Enkelkindern oder Freunden hilfsbereit zur Seite stehen oder ein offenes Ohr für ihre Probleme haben. Aktiv am sozialen Leben teilzunehmen ist wichtig, um sich auch kognitiv fit zu halten. Studien zeigen, dass Personen mit einer längeren Teilhabe am Arbeits- und Sozialleben eine deutlich bessere Gedächtnisfunktion gegenüber Personen mit einem weniger sozialaktiven Lebensstil aufweisen. Hierbei könnten das gemeinschaftliche „Wir"-Gefühl und der soziale Rückhalt entscheidende Faktoren sein.

Eine wichtige Grundvoraussetzung für eine gesunde soziale Teilhabe ist dabei auch die eigene Hörfähigkeit (➤ Kap. 14). Personen ohne Hörbeeinträchtigung, die länger aktiv an Kommunikation teilnehmen können, zeigen länger gute kognitive Fähigkeiten.

Begegnungen mit Gleichaltrigen

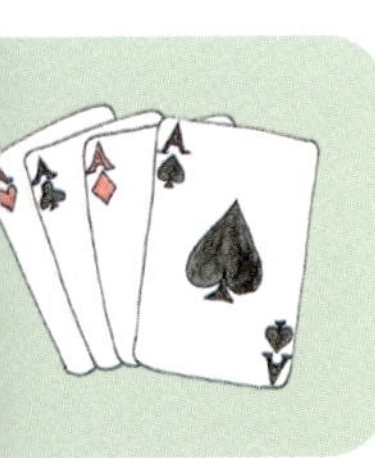

Um raus aus den eigenen vier Wänden und der damit oft verbundenen Einsamkeit zu kommen, gibt es zahlreiche Angebote. Ob Kegelclub, Skatrunde oder eine langjährige Freundschaft – es ist großartig, mit Gleichaltrigen ins Gespräch zu kommen. Dies sorgt auch für ein besseres mentales Wohlbefinden, was sich auch nachhaltig positiv auf die Gesundheit auswirkt. In vielen Städten und Gemeinden gibt es zahlreiche Treffpunkte für ältere Menschen, um neue Menschen kennenzulernen und miteinander in Kontakt zu treten. Der erste Schritt fällt Ihnen vielleicht schwer. Aber denken Sie daran, dass immer wieder neue Personen bei diesen Treffen hinzukommen, Sie sind da keine Seltenheit. Es wird Ihnen sicher Spaß machen, neue Menschen kennenzulernen und sich mit ihnen auszutauschen. Zu solchen Treffpunkten zählen beispielsweise sogenannte Senioren-Cafés oder organisierte Netzwerke für Senioren, die gemeinsame Aktivitäten von Straßenfesten bis hin zu Chören, Literaturkreisen oder Erzähl-Cafés organisieren. Vielleicht muss man verschiedene Gruppen ausprobieren, bis man eine Gruppe findet, die zu einem passt. Es gibt auch sogenannte Reparier-Cafés. Dort kann jeder defekte Gegenstände wie Haushaltsgeräte, Spielzeuge oder Textilien mitbringen und vor Ort gemeinsam reparieren. Gerade diese Cafés werden häufig von älteren Menschen, die früher einmal handwerklich beruflich tätig waren, betreut – also vielleicht Menschen wie Ihnen!

Auch wenn Sie nicht mehr aus dem Haus gehen können oder abgelegen wohnen, gibt es Begegnungsangebote und zahlreiche Nachbarschaftsprogramme. Denn gerade wenn Sie im Alter gerne weiterhin in ihrem bekannten Zuhause wohnen möchten, ist es nicht nur wichtig, dass es altersgerecht umgebaut ist (➤ Kap. 15), es ist auch wichtig, dass Sie Menschen in Ihrer Umgebung haben, auf die Sie zählen können. Diese sind oft nur durch einen Gartenzaun von Ihnen getrennt und helfen gerne, vielleicht auch, weil es ihnen genauso geht. Viele wichtige Dinge des täglichen Lebens wie Einkaufen, Fahrten zum Arzt oder ein gemeinsames Essen lassen sich mithilfe der Nachbarschaft bewerkstelligen. Das Gute an Nachbarschaftshilfe ist, dass man trotzdem unabhängig zu Hause bleibt und nicht jeder Nachbar auch gleich ein Freund werden muss.

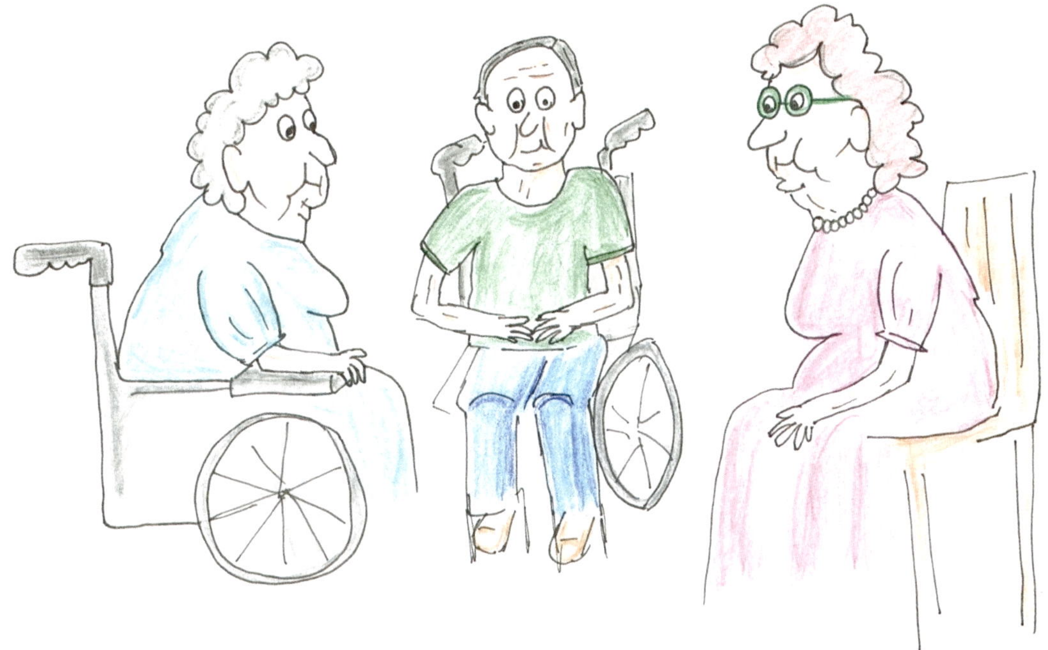

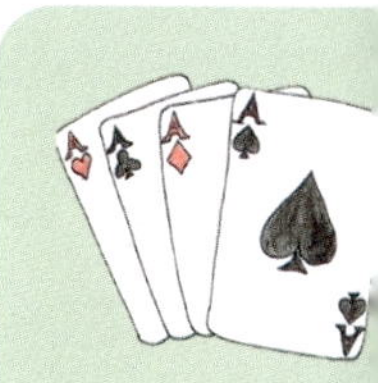

Tipp:

Ich würde mich ja gerne mit jemandem treffen, aber ich weiß nicht, was es gibt!

Das Bundesministerium für Familie, Senioren, Frauen und Jugend hat viel Informationsmaterial über Ideen zu Kontakten und Begegnungen und auch für Nachbarschaftsprogramme zusammengestellt.

Sie können sich an die Mitarbeiter wenden. Diese werden versuchen, Ihre Frage ausführlich beantworten, und – wenn erwünscht – Ihnen auch Informationsmaterial zusenden.
Schriftlicher oder telefonischer Kontakt ist möglich unter der Adresse:
Bundesministerium für Familie, Senioren, Frauen und Jugend
11018 Berlin
Servicetelefon: 030–20 17 91 30
https://www.serviceportal-zuhause-im-alter.de/
Ansonsten können Sie sich auch an Ihr örtliches Bürgerzentrum, Rathaus oder an die Kirche wenden, hier gibt es häufig Aushänge oder informative Broschüren.

Engagieren Sie sich ehrenamtlich

Für ehrenamtliches Engagement gibt es keine Altersgrenze. Bis zu 30 Millionen Menschen in Deutschland engagieren sich ehrenamtlich, viele unter ihnen sind Rentner. Gerade sie verfügen über viel Wissen und Fähigkeiten, die sie im Laufe ihres Lebens erworben haben und die sie im Ehrenamt einbringen können. Sie werden in unserer Gesellschaft gebraucht und können andere Menschen unterstützen. Vielleicht ist Ihnen das gar nicht bewusst. Und ganz nebenbei tun Sie so auch etwas für sich, denn Sie können Ihren Alltag mit einem ganz neuen Sinn füllen.

Es gibt viele Möglichkeiten, sich ehrenamtlich zu engagieren. Wenn Sie sich gerne generationenübergreifend engagieren wollen, können Sie das zum Beispiel als Vorleser im Kindergarten oder bei der Hausaufgabenbetreuung in der Schule tun. Viele Kinder hätten auch gerne eine Paten-Oma oder einen Paten-Opa, weil sie selbst keine Großeltern haben – auch das ist ein Ehrenamt. Oder Sie können sich in Senioreneinrichtungen für andere Senioren mit Demenz-Erkrankungen einbringen, mit ihnen Spiele spielen, reden, gemeinsam Musik hören oder Kaffee trinken. Auch Menschen mit Demenz sind oft sehr gute Gesprächs- oder Spielepartner.

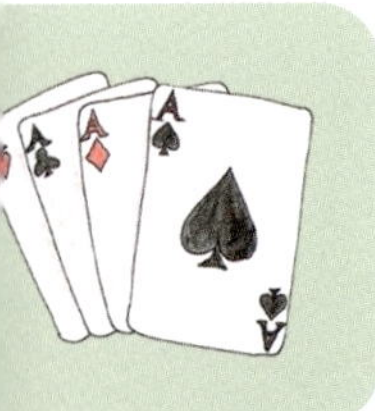

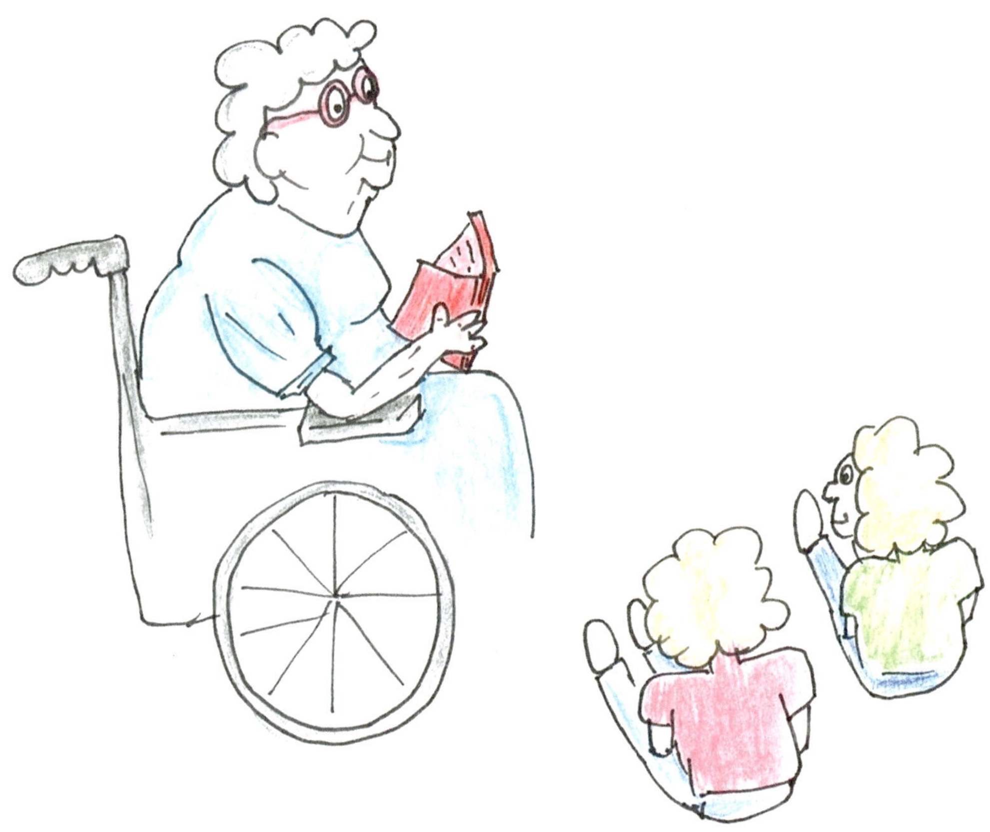

Und wenn Sie sich für Kultur interessieren: Manche Theater arbeiten mit Ehrenamtlern, die sich um die Einlasskontrolle kümmern, und auch Museen sind – genauso wie Städte und Gemeinden – immer wieder auf der Suche nach jemandem, der Führungen übernehmen kann.

Wenn Sie immer gerne Tiere gehabt haben, aber sich die Pflege allein nicht zutrauen, könnten Sie sich in der Nachbarschaft um Hunde oder Katzen kümmern oder eine Patenschaft im Tierheim übernehmen.

Doch es gibt noch viel mehr Möglichkeiten: Umweltinitiativen, Geflüchtetenhilfe, Sportvereine, Bibliotheken, Hospize, Archive und vieles mehr. Auch den zeitlichen Rahmen können Sie im Ehrenamt meist selbst bestimmen. Er reicht von einmaligen Einsätzen bis hin zu mehreren Stunden in der Woche. Viele Einsätze können Sie auch flexibel handhaben.

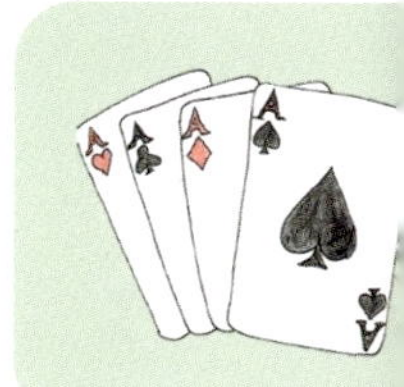

Um herauszufinden, welches Ehrenamt vielleicht etwas für Sie wäre, können Sie sich folgende Fragen stellen:

- Welche Tätigkeit macht mich glücklich?
- Gibt es bestimmte Gruppen von Personen, mit denen ich gerne Zeit verbringe oder für die ich mich einsetzen möchte?

- Möchte ich im Team arbeiten oder lieber allein?
- Möchte ich etwas ganz Neues lernen oder lieber meine beruflichen Erfahrungen oder bekannten Fähigkeiten einsetzen?
- Wie viel Zeit und wie lange möchte ich im Ehrenamt verbringen?

Um herauszufinden, welche Möglichkeiten es bei Ihnen in der Umgebung gibt, wenden Sie sich am besten an Ihr örtliches Rathaus. Dort gibt es meist Aushänge oder Infobroschüren. Oder Sie fragen einfach direkt im Kindergarten, in der Schule, beim Tierheim, im Krankenhaus oder beim Sportverein nach.

Das Ehrenamt ist grundsätzlich eine freiwillige Tätigkeit, für die man kein Geld bekommt. Sie sind aber trotzdem bei den meisten Organisationen gesetzlich unfallversichert. Am besten fragen Sie vorher nach. Manchmal bekommt man aber ein kleines Taschengeld oder eine Aufwandsentschädigung. Das ist auch als Rentner grundsätzlich erlaubt. Hier sollte man aufpassen, dass man die sogenannte Hinzuverdienstgrenze nicht überschreitet. Diese liegt aktuell (Stand 04/2021) bei regulär ungefähr 6.300 Euro brutto (also vor steuerlichen Abzügen) im Jahr, wenn Sie noch jünger als die Regelaltersgrenze sind (diese liegt ungefähr bei 65–67 Jahren). Danach können Sie unbegrenzt hinzuverdienen.

Tipp:

Weitere Informationen über Ehrenamt und über Ehrenamt-Stellen bundesweit:

Bundesarbeitsgemeinschaft der Freiwilligenagenturen e. V.
Postalisch: Potsdamer Str. 99,
10785 Berlin
Telefonisch: 030–20 45 33 66
https://bagfa.de/

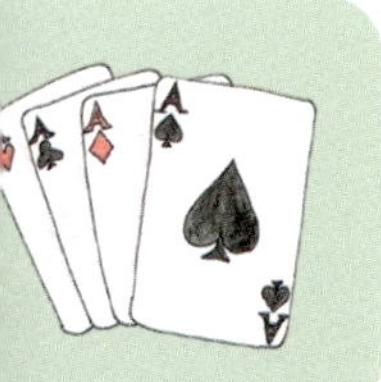

Damit Sie einen Überblick über einige Ehrenämter bekommen, stellen wir Ihnen im Folgenden exemplarisch einige Angebote vor.

Ehrenamt	Tätigkeit
Lese-Pate	Vorlesetätigkeiten für Kinder in Kindergärten, Grundschulen, Bibliotheken, Museen oder Flüchtlingswohnheimen
Besuchsdienst für Menschen mit Demenz	Besuchsdienst bei Menschen mit Demenz für gemeinsame Unterhaltungen, Spiele, Spaziergänge
Besuchsdienst im Pflegeheim	Backen mit Bewohnern, vorlesen, Spiele spielen oder gemeinsame Spaziergänge

Flüchtlingshilfe	Ehrenamtlich Tätige unterstützen Flüchtlingsfamilien, sich zu integrieren, die deutsche Sprache zu lernen, Formulare für Behörden auszufüllen, bei Einkäufen und Arztbesuchen oder unternehmen gemeinsame Ausflüge.
Wanderverein	Durchführen von Wegearbeit wie das Anbringen und Erneuern von Wegemarkierungen, Pflege von Wegesteinen und Freischneiden der Wegezeichen von Pflanzenwuchs
Tiernothelfer	Tierrettungsdienst, der bei Unfällen, Erkrankungen oder Tier-Taxifahrten hilft. Der Tiernothelfer fährt als zweiter Mann auf Einsätzen mit, der Tiernotfallsanitäter übernimmt eigenständig Aufträge.
Familienpaten, Ersatzgroßeltern	Übernahme einer Familienpatenschaft zur Unterstützung der Eltern bei der Betreuung der Kinder, für Behördengänge oder als Ratgeber oder einfach als Ersatzoma zum Spielen mit den Kindern oder zu Begleitung bei Ausflügen
Obdachlosenhilfe	Organisationen wie die Tafel, Suppenküche oder Obdachlosen-Schlafplätze leben durch die Hilfe zahlreicher ehrenamtlich tätiger Personen.
Antrags- und Formularhilfe	Begleitung von Geflüchteten in unterschiedlichen rechtlichen oder sozialen Lebenssituationen
Bibliotheksaufsicht	Aufsicht in der Bibliothek, wo kostenlos Bücher ausgeliehen werden können
Straffälligenhilfe	Beratung, Begleitung und Hilfestellung beim Haftalltag der Vollzugsanstalt wie gemeinsames Kochen, Nachhilfe, Kreativgruppen oder Gesprächsgruppen
Kirchliche Telefonseelsorge	Beratungsangebot der katholischen Kirche für Menschen in Not- oder Krisensituationen
Mitarbeit beim Naturschutz	Die Arbeitskreise setzen sich mit handfesten Maßnahmen für Umwelt- und Naturschutz ein. Sie betreuen im Sinne der Erhaltung der Artenvielfalt Wiesen, Heiden und Brachen. Auch Patenschaften im innerstädtischen Bereich gehören dazu.
Au-pair-Oma oder -Opa bei einer Gastfamilie	Leben in einer Gastfamilie als Teil der Familie im In- und Ausland. Verpflegung, Unterkunft und Taschengeld werden in der Regel gestellt. Man hilft wie ein Familienmitglied dort bei der Hausarbeit, betreut eventuell Kinder und Haustiere mit und nimmt am Familienleben teil.
Fahrdienst	Beispielsweise für das Einsammeln von Sach- oder Lebensmittelspenden, um Menschen zu Terminen zu fahren oder vor Ort bestimmte kleinere Tätigkeiten zu erledigen. Perfekt für denjenigen, der sowieso gern mit dem Auto unterwegs ist.

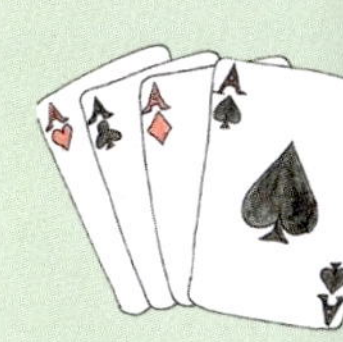

Bürotätigkeiten bei Vereinen	Auch Vereine und Organisationen fürs Ehrenamt müssen sich selbst organisieren, hier fallen immer wieder Bürotätigkeiten an. Gerade ältere Menschen, die auf diesem Gebiet Erfahrung haben, sind hier eine große Hilfe.
Kostümschneider	Für Aufführungen in Schulen oder kleineren Theatern werden immer wieder Menschen gebraucht, die gut schneidern und nähen können.
Senior Experten Service (SES)	Die führende deutsche Ehrenamts- und Entsendeorganisation für Fach- und Führungskräfte im Ruhestand oder in einer beruflichen Auszeit. Sie vermittelt pensionierte Fachkräfte in ehrenamtliche Einsätze in Industrie, Handel und Handwerk im In- und Ausland, um Menschen dort ihr Wissen weiterzugeben und Fachkräfte beispielsweise in Entwicklungsländern auszubilden. (Weitere Informationen: https://www.ses-bonn.de/ses-expertein-werden)
Besuchsdienst im Krankenhaus	Viele Krankenhäuser suchen ehrenamtliche Mitarbeiter, die sich mit den Patientinnen und Patienten unterhalten und ggf. kleinere Besorgungen erledigen möchten.

Neue Dinge lernen

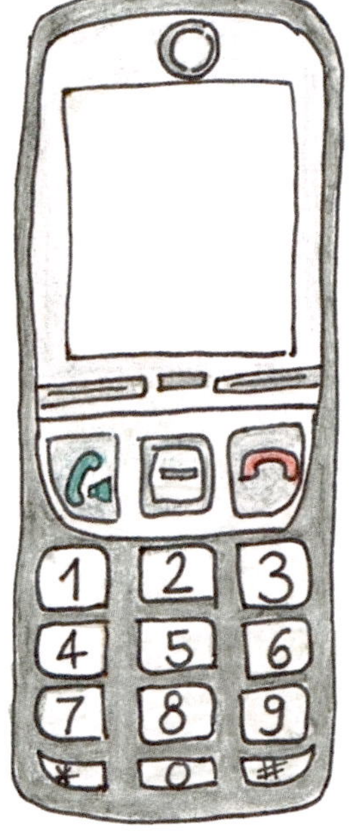

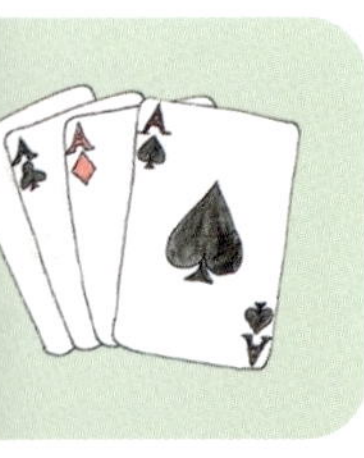

Im Leben immer etwas Neues zu lernen, egal wie alt man ist, hält jung. Schrecken Sie auch nicht vor neuen Technologien zurück. Computer, Handys oder Tablets bringen viele Vorteile mit sich. Durch Videoanrufe können Sie regelmäßig in Kontakt mit Familie und Freunden treten, die vielleicht in einer anderen Stadt oder einem anderen Land wohnen. Oder Ihr Alltag wird dadurch erleichtert, dass Sie im Internet Bestellungen wie Getränkeeinkäufe tätigen können, die dann zu Ihnen nach Hause geliefert werden. Nicht jeder hat Kinder oder Enkel, die geduldig genug sind, einem diese Dinge beizubringen. Dafür gibt es jedoch zahlreiche Angebote, die darauf spezialisiert sind, Senioren in kleinen Gruppen auf unterschiedlichen Niveaus Kenntnisse im Umgang mit verschiedenen Programmen zu vermitteln.

Tipp:

Computerkurse extra für Späteinsteiger und Senioren gibt es mittlerweile fast in jeder Stadt. Einige sind kostenlos, in der Regel muss jedoch mit 70–200 € für 7–10 Kursstunden gerechnet werden. Angebote finden Sie häufig beim Bürgeramt Ihrer Stadt, meist gibt es dort Aushänge, oder fragen Sie bei Ihrer Volkshochschule nach.

Insgesamt bieten die Volkshochschulen, die es in fast jeder größeren Stadt gibt, viele verschiedene Kurse an: Computer-, Sprach-, Kunst-, Sportkurse und vieles mehr. Lassen Sie sich doch unverbindlich beraten und sich einen Katalog zuschicken.

Deutscher Volkshochschul-Verband
Königswinter Straße 552 b,
53227 Bonn
Telefonnummer 0228 975690
https://www.volkshochschule.de/

Auch Sprachkurse sind eine gute Idee, um das Gedächtnis auf Trab zu halten und etwas Neues zu lernen. Vielleicht gibt es ein Urlaubsland, in das Sie immer wieder reisen. Jetzt im Alter haben Sie die Zeit, die Sprache zu lernen. Egal ob Sie Anfänger sind oder bereits einige Vorkenntnisse haben: Es gibt Kurse für jedes Niveau.

Wenn Sie sich intellektuell noch einmal richtig herausfordern wollen, wäre vielleicht ein Seniorenstudium das Richtige für Sie. Viele deutsche Hochschulen haben spezielle Bildungsangebote, die genau auf die ältere Generation zugeschnitten sind. Meist ist man hier Gasthörer, das heißt, dass man keine bestimmten Voraussetzungen benötigt (kein Abitur erforderlich), um an den Lehrveranstaltungen teilzunehmen. Meist besteht dann auch keine Möglichkeit, ein Studium abzuschließen, aber man erhält häufig Teilnahmebescheinigungen. Und viel wichtiger: Man kann etwas dazulernen bzw. studieren, was man schon immer wollte, zum Beispiel Kunstgeschichte, Medizin oder Jura. Viele Universitäten, darunter die in Köln, Bonn und Aachen, bieten dies an. Da kein Abschluss angestrebt wird, nehmen Sie auch jüngeren Studieninteressierten keine Plätze weg. Bei Interesse können Sie sich unverbindlich direkt bei den Universitäten beraten lassen, auch im Hinblick darauf, welcher Studiengang der richtige für Sie wäre. In der Regel ist dafür ein Gasthörerbeitrag notwendig, das sind je nach Universität ungefähr 100 € für ein halbes Jahr (Stand 04/2021).

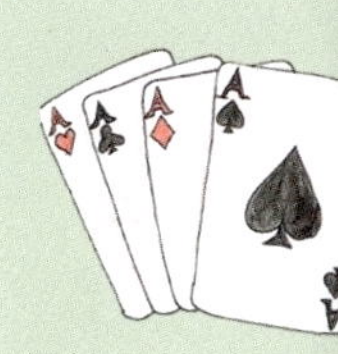

Freizeitaktivitäten in der Nähe nutzen

Je nachdem wie viel Rente Sie bekommen, bleibt für die Freizeitgestaltung oft nicht so viel Geld übrig. Wenn Sie trotzdem in Ihrer Freizeit gerne aktiv sein und kulturelle Angebote in Ihrer Stadt oder der Umgebung nutzen möchten, können Sie manchmal mit Ermäßigungen rechnen. Die Rabatte stammen noch aus einer Zeit, als Rentnern häufig nur eine sehr geringe Rente zur Verfügung stand, und sollten es ihnen ermöglichen, trotzdem an gesellschaftlichen Aktivitäten teilhaben zu können. Für die Anbieter ist es zudem eine gute Möglichkeit der Kundenbindung, denn da Senioren in der Regel mehr Zeit haben, nutzen sie die Angebote womöglich häufiger.

Üblich sind Alters- oder sogenannte Senioren-Rabatte in Theatern, bei der Bahn, in Museen, bei Städte-Touren oder auch bei Konzerten. Auch Sportvereine oder Schwimmbäder gewähren Senioren oft einen Rabatt – fragen Sie hier einfach bei sich in der Nähe nach. Möglicherweise gilt der Rabatt nur zu speziellen Zeiten, nämlich dann, wenn Berufstätige in der Regel arbeiten. Die Ermäßigungen beginnen manchmal schon bei 55 Jahren, in der Regel aber ab 65 Jahren. Das ist allerdings nur mit Personalausweis möglich, damit man Ihr Alter nachvollziehen kann. Stellen Sie deshalb sicher, dass Sie den Ausweis stets bei sich tragen. Häufig muss man extra nach den Rabatten fragen, da sie einem nicht unaufgefordert angeboten werden.

Hier gibt es normalerweise Senioren-Rabatte:

- **Museen, Galerien, Ausstellungen:** Fast alle Museen bieten Senioren-Rabatte an, die zum Teil bis zu 50 % betragen.
- **Kinos:** Gerade große Kinos bieten Senioren oft Rabatte an, meist im Bereich von 2–3 €. Wer zusammen mit der Familie oder seinen Enkeln ins Kino geht, profitiert oft zusätzlich vom Familientarif oder durch die Kinderermäßigung.
- **Konzerte, Opern, Musicals, Theater:** Besonders städtische Bühnen bieten Rentnern oft Rabatte an. In der Regel beträgt die Ersparnis bis zu 10 %.

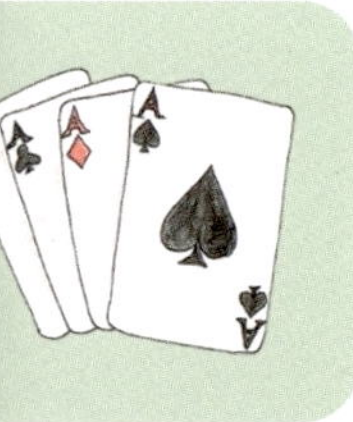

- **Schwimmbad, Wellness:** Fast jedes Schwimmbad, insbesondere städtische Bäder, bieten Rabatte für Ältere an. In der Regel handelt es sich um einige Euros, manchmal sind es bis zu 50 %. Oft sind die Rabatte nur zu bestimmten Zeiten gültig, meist vormittags. Auch bei Wellness-Oasen findet man häufig Alters-Rabatte.
- **Sportveranstaltungen:** Hier belaufen sich die Rabatte meist auf bis zu 10 %.
- **Zoos, Freizeitparks, Gärten, Zirkus:** Die Rabatte für Senioren betragen hier oft auch einige Euros, zusätzlich profitieren Sie, sollten Sie mit Ihren Enkeln unterwegs sein, von der Kinderermäßigung.

- **Restaurants, Lokale:** Auch hier sind Rabatte für Rentner durchaus an der Tagesordnung.
- **Sehenswürdigkeiten:** Die Rabatte – meist einige Euros – sind meist ausgezeichnet, wenn nicht, fragen Sie einfach nach.
- **Nahverkehr, Bahn:** Bahnen, Straßenbahnen oder Busse bieten für Senioren oft Ermäßigungen an. Manchmal sind auch diese Tickets an bestimmte Uhrzeiten gebunden, also nicht gerade in der Rushhour.
  Meist handelt es sich um einige Euros, bei teureren Tickets kann man aber auch schon mal bis zu 50 % sparen. So können Sie günstig durch ganz Deutschland fahren und Verwandte und Freunde besuchen. Hilfen bei Ein- und Aussteigen können gesondert angemeldet werden. Reisen Sie in Begleitung Ihrer Enkelkinder und sind diese unter 6 Jahre alt, benötigen sie keine extra Fahrkarte. Das muss aber beim Fahrkartenkauf angegeben und auf dem Ticket vermerkt werden.
- **Schiffstouren:** Bei den meisten großem Touren über deutsche Flüsse, aber auch an der Ost- oder Nordsee kann man als Rentner von einer Ermäßigung profitieren. Diese beträgt bis zu 50 %.
- **Bibliotheken:** Meist kann man hier gegen eine geringe Anmeldegebühr pro Jahr kostenlos Bücher leihen. Im Alter ist diese Gebühr oft reduziert oder fällt komplett weg.

Tipp:

Nachteilsausgleich bei Schwerbehinderung:

Wer einen Schwerbehindertenausweis hat, profitiert ebenfalls häufig von Ermäßigungen – abhängig vom Grad der Behinderung und den eingetragenen Merkzeichen im Schwerbehindertenausweis. Ist eine Begleitperson notwendig und dies auch im Ausweis eingetragen (Merkzeichen „B"), ist der Eintritt für diese Person in vielen Fällen frei.

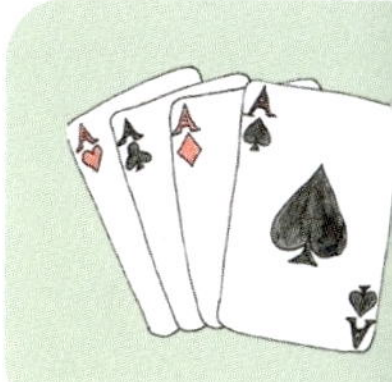

Tiere als treue Begleiter

Ob bunter Wellensittich, verschmuste Katze oder verspielter Hund – ein Haustier macht häufig glücklich. Doch nicht nur das: Haustiere haben einen positiven Effekt auf die Herzfrequenz, die körperliche Aktivität, Ängstlichkeit, das Stressempfinden und vor allem auch auf die Lebensqualität, sagen Studien. Außerdem macht es viele Menschen glücklich, sich um jemanden zu kümmern und gebraucht zu werden. Das ist auch im menschlichen Gehirn verankert. Tiere zu streicheln schüttet Oxytocin aus, und das macht glücklich und sorgt für Bindung. Auch sind Haustiere, gerade ein

Hund, gut für sozialen Kontaktaufbau, denn durch das Gassigehen lernt man unweigerlich viele Menschen mit anderen Hunden kennen.

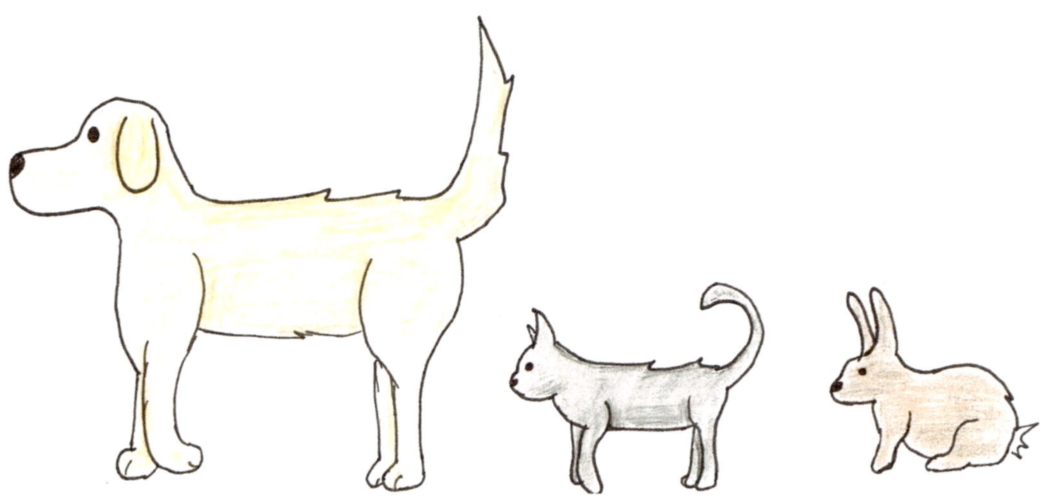

Vermutlich gibt es deshalb auch in Deutschland so viele Haustiere: Aktuell (Stand 04/2021) sind es 34 Millionen, wobei die Katze immer noch am beliebtesten ist. Schätzungsweise sind in jedem vierten Haushalt die Tierbesitzer älter als 60 Jahre.

Dennoch zögern viele ältere Menschen, sich ein Haustier zuzulegen, denn neben allem Positiven bedeutet das auch viel Verantwortung. Und was ist, wenn man selbst einmal krank sein sollte und sich nicht kümmern kann? Hier hilft es meist, wenn man Verwandte oder Freunde hat, die sich im Notfall um das Tier kümmern oder es sogar ganz übernehmen würden. Es gibt auch viele Ehrenamtler, die mit dem Tier spazieren gehen oder es versorgen, wenn man es selbst – zeitweise – nicht mehr kann. Achten Sie hier auf Aushänge oder machen Sie selbst einen Aushang. Auch viele Seniorenheime erlauben es, Haustiere mitzunehmen, wenn man dorthin umziehen sollte.

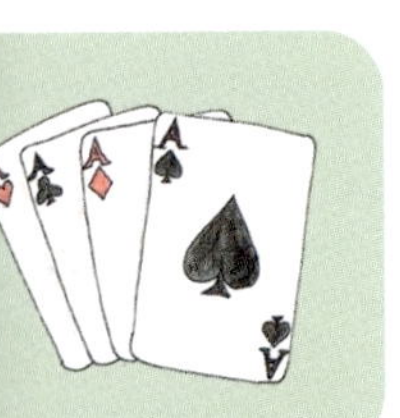

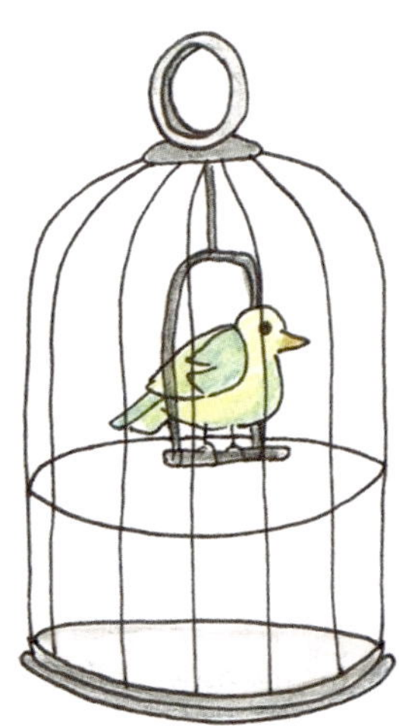

In der Regel muss die Anschaffung eines Tieres gut geplant und vorbereitet sein. Gerade wenn man gerne ein junges Tier kaufen möchte, sollte man die Lebenserwartung des Tieres bedenken. Hunde werden oft 15 Jahre alt. Es besteht aber sicherlich genauso die Möglichkeit, ein älteres Tier, beispielsweise aus dem Tierheim oder Tierschutz, bei sich aufzunehmen. In den Tierheimen warten viele ältere Tiere, die in der Regel ruhiger und gelassener sind, auf einen neuen Besitzer. Gerade sie suchen dringend ein liebevolles Zuhause. Ältere Tiere sind daher oft die perfekten

Partner. Bei Tieren aus dem Tierheim besteht oft die Möglichkeit, sie über einen längeren Zeitraum erst kennenzulernen, bevor man sich sicher dafür oder dagegen entscheidet. Es gilt auch zu überlegen, was mit dem Tier passiert, wenn man selbst vorher sterben sollte. Hier gibt es die Möglichkeit, den Verbleib des Tieres im Testament zu regeln und auch ein Budget für seine Versorgung zu vererben.

Auch wenn sich viele Senioren nicht mehr für ein eigenes Tier entscheiden wollen, gibt es trotzdem Möglichkeiten, Zeit mit Tieren zu verbringen, wie etwa das ehrenamtliche Spielen mit Katzen oder Gassigehen mit Hunden aus dem Tierheim. Meist gibt es vor Ort eine kurze Einführung oder Schulung, sodass auch Menschen ohne Vorerfahrung oder mit Handicap danach gut in der Lage sind, mit den Tieren umzugehen. Darüber hinaus bieten auch viele Tierheime Patenschaften an. Diese beinhalten nicht nur finanzielle Unterstützung, sondern auch regelmäßigen Kontakt zum Tier. Fragen Sie einfach in Ihrem örtlichen Tierheim oder beim Tierschutz nach. Auch Tiersitter werden häufig gesucht. Fragen Sie doch einfach mal Ihre Freunde, Nachbarn und Bekannten oder machen Sie einen Aushang. Viele Menschen sind froh, wenn sie jemanden haben, der sie in der Betreuung ihres Tieres unterstützt. Noch eine Möglichkeit: sich ein Haustier zu teilen. Dies erfordert zwar gute Absprachen, bedeutet aber auch, dass die Betreuung auch bei Krankheitszeiten in der Regel gesichert ist.

Tipp:

Das **Omihunde-Netzwerk** ist zum Beispiel ein großartiges Projekt, bei dem verwaiste Hundesenioren zu älteren Menschen in Dauerpflege gebracht werden. Das Gute daran ist, dass dieser Verein bei Fragen ansprechbar ist und auch für den Notfall zur Verfügung steht, sodass die Versorgung der Tiere gesichert ist.

Weitere Informationen:
Omihunde-Netzwerk e. V.
An der Chaussee 63b,
25348 Blomesche Wildnis
Tel.: 04821–7796383
https://www.omihunde-netzwerk.de

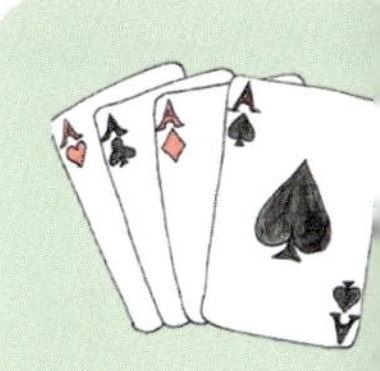

Eine weitere Möglichkeit besteht darin, verletzte Wildtiere, insbesondere Vögel und Igel, – vermittelt über den Tierschutz – zeitweise aufzunehmen. Gerade im Herbst gibt es leider immer wieder verletzte Tiere, die nach einer medizinischen Untersuchung oft noch einige Zeit gepäppelt oder mit Medizin versorgt werden müssen, bis sie wieder ausgewildert werden können. Es werden daher immer Menschen gesucht, die diese Tiere für eine gewisse Zeit bei sich in einem Gehege oder Käfig aufnehmen und versorgen können. Meist gibt es diese Projekte in Kooperation mit lokalen Tierheimen, fragen Sie dort einmal nach.

Merke:

Ein Assistenzhund ist ein Hund, der bei Menschen mit Handicap, Kranken, Unfallopfern oder Senioren im Einsatz ist. Es gibt beispielsweise Begleithunde für Blinde, Menschen mit Körperbehinderung (z. B. Rollstuhlfahrer und Rollatorennutzer), Hunde für Hörgeschädigte und taube Menschen sowie Anfallshunde für Diabetiker, Epileptiker, Menschen mit Herz-Kreislauf-Erkrankungen und Allergien. Der Hund begleitet den Menschen im Alltag und gibt ihm Sicherheit. Der Assistenzhund kann helfen, sich zu orientieren, damit man sein Zuhause wiederfindet, er kann kleine Einkäufe tragen, Gegenstände suchen, aufheben und bringen, Schwerhörige auf Geräusche wie die Klingel aufmerksam machen oder Blinde um Gegenstände herumführen. Er kann auch körperlich eingeschränkte Menschen beim Ins-Bett-Gehen unterstützen, sodass man unabhängig von einer Pflegekraft sein kann, und Diabetiker auf eine Unterzuckerung aufmerksam machen. Er ist 24 Stunden im Einsatz und gibt so ein bisschen mehr Freiheit zurück. Wenn man einen solchen Hund haben möchte, kann man entweder gleichzeitig mit dem jungen Hund ausgebildet werden, oder man bekommt einen fertig ausgebildeten Hund. Das Training dauert in der Regel ein Jahr, und die Anschaffungskosten für einen solchen speziell ausgebildeten Hund betragen 15.000–25.000 € (Stand 04/2021). Lassen Sie sich bei Ihrer Krankenkasse beraten, welche Kosten vielleicht übernommen werden können. Meist besteht nur bei Sehbehinderten-Führhunden eine Chance auf Krankenkassen-Erstattung, denn im Gegensatz zum Blindenhund ist ein Begleit- oder Assistenzhund kein Hilfsmittel der gesetzlichen Krankenkasse.

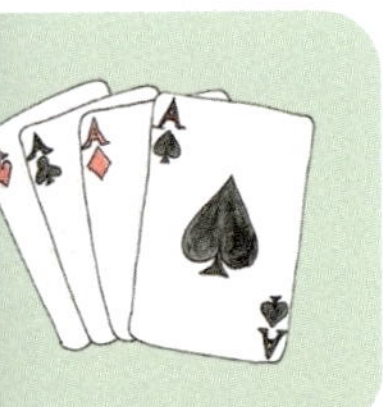

8 Altern als Paar – Sexualität

„Willst du wissen, wie alt du bist, so frage nicht die Jahre, die du gelebt hast, sondern den Augenblick, den du genießt."

– Arthur Schnitzler (1862–1931) in: Kriegspatenschaft-Kalender (Wien 1917), österreichischer Arzt, Erzähler und Dramatiker

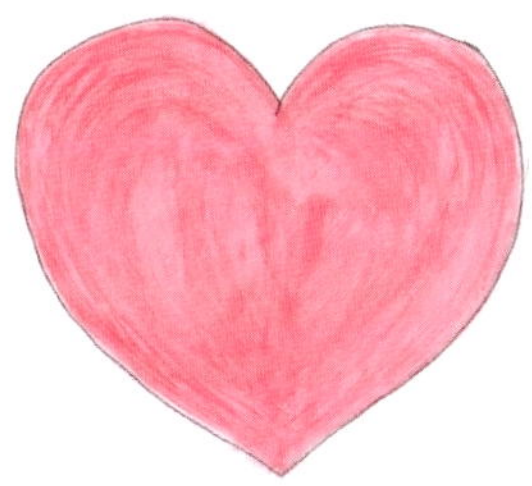

Was Sie in diesem Kapitel lernen:

- Studien zeigen: Ältere Menschen mit einem guten Sexualleben sind gesünder und gesunde Menschen eher sexuell aktiv.
- Mit zunehmendem Alter kommt es häufig zu körperlichen und hormonellen Veränderungen, die einem erfüllten Sexualleben im Wege stehen können.
- Symptome, die mit einem gestörten Sexualleben einhergehen, können auch Ausdruck einer Krankheit sein – sie sollten daher keineswegs aus Scham im Arztgespräch unerwähnt bleiben.
- Es ist normal, dass die sexuelle Erregbarkeit im Alter nachlässt. Lassen Sie sich ausreichend Zeit und setzen Sie sich und Ihre Partnerin bzw. Ihren Partner nicht zu sehr unter Druck und vor allem: Sprechen Sie gemeinsam darüber.

Auch im Alter spielt die Sexualität in der Partnerschaft eine wichtige Rolle. Und: Sex ist gesund. Studien konnten zeigen, dass Menschen, die nach einem Herzinfarkt sexuell aktiv waren, länger lebten. Für Frauen senkt eine höhere sexuelle Aktivität zusätzlich das Risiko für Bluthochdruck. Gerade in der heutigen Zeit spielt das Sexualleben auch für Ältere wieder eine größere Rolle als in den Generationen zuvor. Laut einer kürzlich durchgeführten Studie ist fast ein Drittel der 60- bis 80-Jährigen oft sogar sexuell aktiver und denkt mehr an Sex als die junge Vergleichsgruppe.

Mit zunehmendem Alter kommt es jedoch auch häufig zu körperlichen und hormonellen Veränderungen, die einem erfüllten Sexualleben im Wege stehen können.

Merke:

Ältere **Menschen, die gesund sind, sind eher und auch länger sexuell aktiv,** haben häufiger Sex und ein höheres sexuelles Verlangen. Aber das Gleiche gilt ebenso andersherum, denn Studien zeigen, dass **ältere Menschen mit einem guten Sexualleben und Interesse an Sex ebenfalls gesunder sind!** Wer im Alter sexuell aktiv ist, hat ein vermindertes Schmerzempfinden, lebt länger, hat weniger Depressionen, Atemwegs- und Herz-Kreislauf-Erkrankungen und insgesamt mehr Selbstwertgefühl, Lebensqualität und ist zufriedener in der Beziehung.

Grundsätzlich bleibt die sexuelle Erregbarkeit bei Frauen und Männern bis ins hohe Alter erhalten. Die Gewohnheiten und Vorlieben passen sich allerdings den körperlichen Veränderungen an. Wichtiger werden Zärtlichkeiten und erotische Berührungen sowie Intimität. Zu den altersbedingten Veränderungen gehört jedoch ein langsameres Einstellen der Erregung. Auch der Orgasmus wird weniger intensiv erlebt und die Erholungsphase danach verlängert sich. Über die Hälfte der sexuell aktiven Männer und Frauen berichten von sexuellen Problemen. Das sind bei Frauen vor allem Libidoverlust, Scheidentrockenheit, und Unfähigkeit, zum Höhepunkt zu kommen, bei Männern Erektionsprobleme. Doch nur etwa ein Drittel der Männer mit Erektionsproblemen nimmt eine medikamentöse Therapie in Anspruch.

Wenn es im Bett nicht mehr klappt, wird das vor allem dann zum Problem, wenn einer oder beide Partner unglücklich mit der Situation sind. Wichtig ist es, gemeinsam darüber zu sprechen. Oft handelt es sich um kleinere Probleme, die man bereits zu zweit lösen kann.

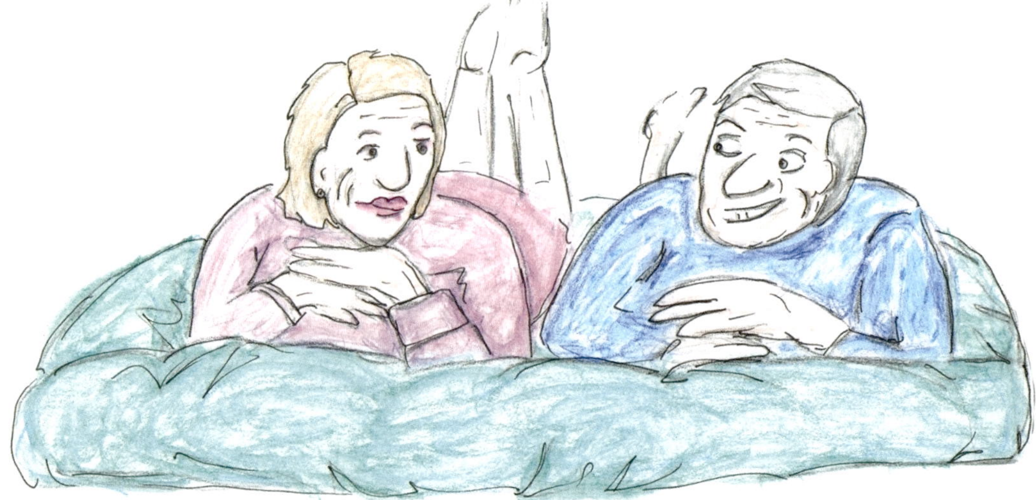

Bei größeren Problemen kann Ihnen Ihr behandelnder Arzt helfen, die Ursachen dafür zu finden, und mit Ihnen Lösungen erarbeiten. Das Besprechen solcher „sensiblen" Probleme sollte dabei keineswegs unangenehm für Sie sein. Für einen Arzt oder eine Ärztin sollte es zur Routine gehören, bei den Patientinnen und Patienten Informationen über sexuelle Probleme einzuholen.

Viele Symptome, die mit einem gestörten Sexualleben einhergehen, können auch Ausdruck einer organbezogenen Krankheit sein – sie sollten daher keineswegs aus Scham im Arztgespräch unerwähnt bleiben. Beispielsweise können Erektionsprobleme beim Mann auch mit einer Herzkrankheit und einem möglicherweise erhöhten Herzinfarktrisiko zusammenhängen, denn die Gefäße im Penis sind sehr viel feiner als am Herzen, sodass Ablagerungen sich oft hier zuerst bemerkbar machen. Daher sollten Erektionsprobleme und andere sexuelle Probleme auch aus gesundheitlichen Gründen nicht ignoriert werden. Der Hausarzt ist hier Ihr erster Ansprechpartner und kann Sie bei Bedarf an den Experten weitervermitteln. Für Frauen ist das in der Regel die Frauenärztin (Gynäkologin) und für Männer der Urologe.

Libidoverlust – mit steigendem Alter weniger sexuelles Verlangen?

Das allgemeine Bedürfnis nach sexueller Nähe wird auch Libido genannt.

Mit steigendem Alter bemerken zahlreiche Menschen einen Rückgang des sexuellen Lustempfindens. Das hat zwar nicht zwingend einen Krankheitswert, doch spätestens wenn die Partnerschaft oder der/die Einzelne darunter leidet, sollte dies Anlass für weiterführende Untersuchungen sein. Es gibt zahlreiche Einflussfaktoren, die das sexuelle Lustempfinden bestimmen. Im Folgenden haben wir Ihnen einige davon aufgelistet.

Belastet das verminderte sexuelle Verlangen die Partnerschaft und finden Sie keine gemeinsame zufriedenstellende Lösung, so kann auch eine Paartherapie sinnvoll sein, um mögliche Konflikte zu benennen und sie gemeinschaftlich zu lösen.

- **Medikamente, die mit einer Abnahme der Libido einhergehen können:** Zahlreiche Medikamente können mit einem verminderten Lustempfinden einhergehen. Antidepressiva (vor allem Serotonin-Wiederaufnahmehemmer, kurz SSRI), antihormonelle Medikamente bei Mann und Frau (werden beispielsweise oft nach Brustkrebs oder Prostatakrebs eingenommen), 5-alpha-Reduktase-Hemmer (werden zum Beispiel gegen Vergrößerung der Prostata eingenommen) oder bestimmte Gruppen von Schmerzmitteln (Opioide) können sich negativ auf das Bedürfnis nach sexueller Nähe auswirken. Sollten Sie eines der genannten Medikamente einnehmen, setzen Sie es unter keinen Umständen ohne Rücksprache mit Ihrem

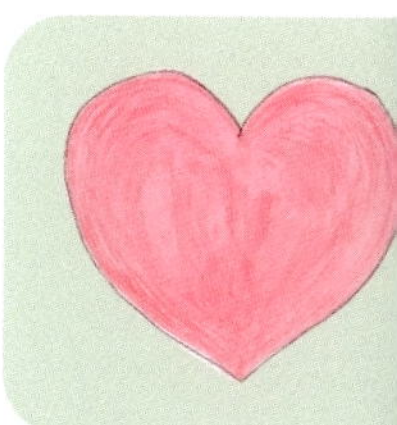

Arzt ab. Besprechen Sie mit ihm, ob es sinnvolle Alternativen zu dem verordneten Präparat gibt. Meist ist das der Fall.

- **Alkohol:**
  Auch ein erhöhter Alkoholkonsum kann mit einer Abnahme des Lustempfindens einhergehen. Durch Alkohol lassen die Sinne nach, man sieht, hört und spürt weniger und ist für Reize unempfänglicher. Diese Empfindungen sind beim Sex allerdings besonders wichtig. Außerdem macht Alkohol auch schneller müde, sodass man weniger Lust auf Sex hat.

- **Psychische Ursachen eines verminderten Lustempfindens:**
  Ein vermindertes Lustempfinden kann auch Ausdruck einer depressiven Stimmungslage oder einer Angst- und Stressreaktion sein (> Kap. 19).

  Durch gezielte Gesprächs-, Psycho- und gegebenenfalls eine medikamentöse Therapie lassen sich häufig die zugrunde liegende Ursachen verbessern, das Lustempfinden kehrt wieder zurück. Zudem können ein unerfülltes Sexleben oder Potenzprobleme eine Depression verschlimmern – ein Teufelskreis. An dieser Stelle kann oft nur noch eine ärztliche Unterstützung Hilfe bringen.

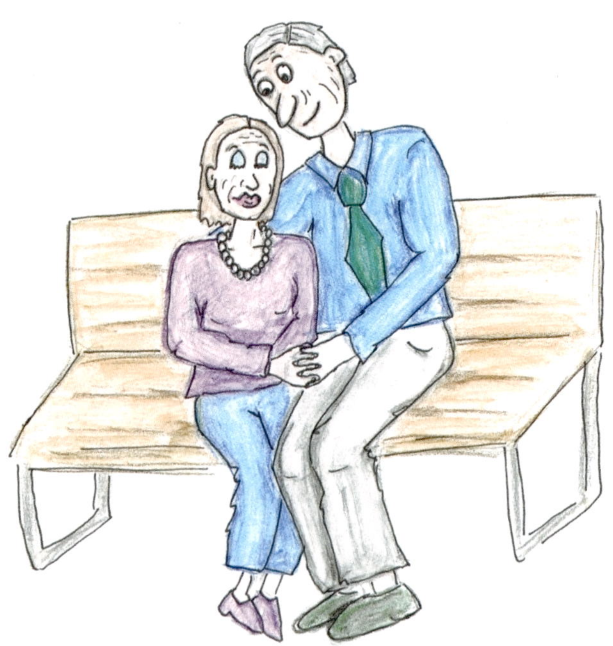

- **Hormonelle Ursachen:**

Mit zunehmenden Lebensalter kommt es zu einer Abnahme der Geschlechtshormone im Körper. Das macht aus evolutionsbiologischen Gründen Sinn, denn schließlich ist die Zeit zum Kinderkriegen irgendwann einmal vorbei, doch kann die Partnerschaft darunter leiden. Sollten Sie dauerhaft, trotz Beseitigung der schon erwähnten auslösenden Faktoren, unter einem verminderten Empfinden sexueller Lust leiden, kann eine Bestimmung der Sexual- und Schilddrüsenhormone sinnvoll sein. Besprechen Sie mit Ihrem Arzt oder Ihrer Ärztin, ob das in Ihrem Fall angebracht ist. Sollte im Rahmen dessen eine Störung dieser Hormone entdeckt werden, so kann Ihr Hausarzt Sie an einen Hormon-Spezialisten (Endokrinologe) überweisen. Dieser kann Ihnen dann medikamentöse Therapien erläutern.

Sexualität beim Mann

Erektile Dysfunktion – Wenn's nicht mehr klappt, wie es klappen soll
Häufig klagen Männer mit zunehmendem Alter über eine Abnahme der Erektionsfähigkeit des Glieds. Ein erfüllender Sexualkontakt ist dann oft nicht mehr möglich. Die Ursachen hierfür können sowohl körperlicher, medikamentöser, psychischer als auch hormoneller Natur sein. Bis zu 35 % der über 70-Jährigen berichten über Probleme, eine Erektion bekommen zu können. Sie sind also bei Weitem nicht allein mit diesem Problem. Besprechen Sie daher mit Ihrem Arzt, inwiefern die nun folgenden Ursachen als Grund für Ihre Erektionsprobleme oder die Ihres Partners infrage kommen.

- **Körperliche Ursachen:**
  Der männliche Penis besteht im Wesentlichen aus einem mit Blut gefüllten Körper (sogenannter Schwellkörper). Wie auch in anderen blutversorgenden Gefäßen kann es mit zunehmendem Alter zu einer übermäßigen „Verkalkung" (sogenannte Plaques) in den den Schwellkörper versorgenden Blutgefäßen kommen, hier sogar besonders schnell, da die Gefäße im Penis sehr fein sind. In der Folge kann nicht mehr ausreichend Blut in den Penis gepumpt werden, und das Glied bleibt schlaff. Übergewicht, Nierenfunktionsstörungen, Bluthochdruck, Diabetes mellitus, Rauchen oder eine Fettstoffwechselstörung können Risikofaktoren für diese übermäßige Verkalkung sein. Besprechen Sie daher mit Ihrem Hausarzt, was Sie in diesem Fall tun können.

- **Medikamentöse Ursachen:**
  Manche häufig verschriebenen Medikamente können eine erektile Dysfunktion begünstigen. Eine Auswahl dieser Medikamente finden Sie im Folgenden. Sollten Sie eines der folgenden Medikamente einnehmen, setzen Sie dies unter keinen

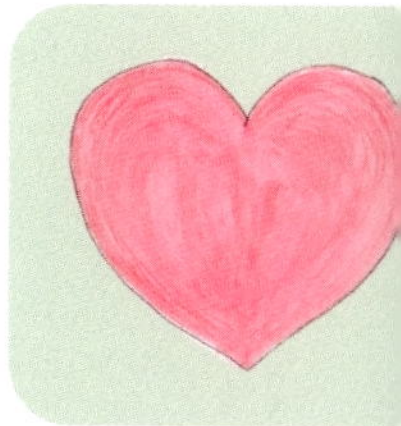

Umständen ohne Rücksprache mit Ihrem Arzt ab und besprechen Sie mit ihm, ob es sinnvolle Alternativen zu dem verordneten Präparat gibt.

- *Neuroleptika und Antidepressiva, vor allem Serotonin-Wiederaufnahme-Hemmer*
- *Spironolacton*
- *alpha-Blocker (Clonidin, Methyldopa)*
- *Thiazide (u. a. HCT, Xipamid usw.)*
- *Ketoconazol*
- *Cimetidin*

- **Psychische Ursachen:**
  Neben körperlichen Ursachen können auch einige psychische Probleme Auslöser von Erektionsproblemen sein, in erster Linie eine depressive Verstimmung, Stress und Angst oder demenzielle Veränderungen. Durch gezielte Psychotherapie und möglicherweise den unterstützenden Einsatz von Medikamenten lassen sich viele psychische Probleme verbessern. Meistens verschwinden dann auch die Erektionsprobleme.

- **Hormonelle Ursachen:**
  Sollte auch nach Behandlung der bereits zuvor erwähnten möglichen Ursachen einer Erektionsstörung keine Besserung erreicht werden, sollten auch hormonelle Störungen in Betracht gezogen werden. Ein Arzt wird dann eine Bestimmung der männlichen Geschlechtshormone (Androgene) durchführen.

  Falls ein Testosteronmangel vorliegt, sollte eine Überweisung zum Hormon-Spezialisten (Endokrinologen) erfolgen. Auch andere hormonelle Ursachen wie eine Schilddrüsenfunktionsstörung oder eine übermäßige Produktion von dem Hormon Prolaktin können Ursachen einer Erektionsstörung sein und sollten dementsprechend untersucht und anschließend behandelt werden.

Tipp:

Morgens ist der Testosteronspiegel beim Mann in der Regel am höchsten, auch wenn sich die Spiegel im Alter mehr und mehr angleichen. Deswegen ist der Morgen vielleicht eine der besten Tageszeiten für Sex, insbesondere auch, da man abends häufig vom Tag müde und erschöpft ist. Also gehen Sie doch vielleicht mal nach dem Frühstück direkt wieder zusammen ins Bett.

Therapie der Erektionsstörung:

Trotz bestmöglicher Einstellung der oben genannten körperlichen, medikamentösen, psychischen und hormonellen Aspekte kann es sein, dass trotzdem keine zum Geschlechtsverkehr ausreichende Erektion mehr erreicht werden kann. In diesem Fall können Sie mit Ihrem Arzt besprechen, ob eine medikamentöse Therapie für Sie infrage kommt.

In erster Linie kommen hier die sogenannten PDE-5-Hemmer (Phosphodiesterase-5-Inhibitoren) in Betracht. Durch ihre gefäßerweiternde Wirkung können sie dabei helfen, wieder ausreichend Blut in den Schwellkörper des Penis zu pumpen, um so eine Erektion zu ermöglichen.

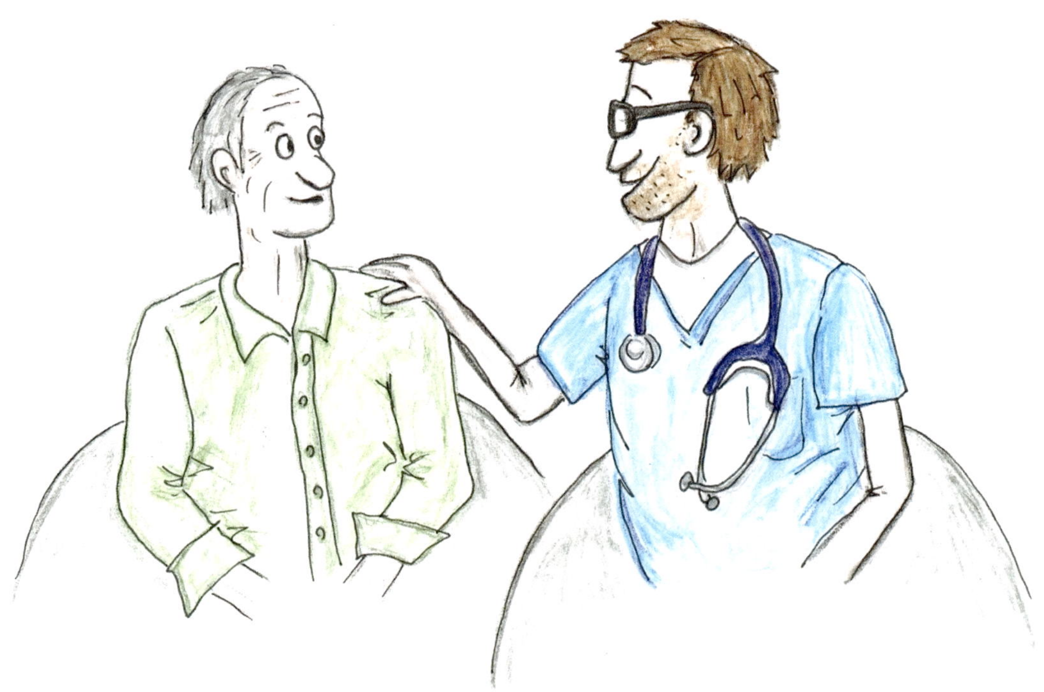

Als häufigste mögliche Nebenwirkungen treten vor allem Kopfschmerzen, Hautrötungen („Flush") und Veränderungen des Farbsehens auf. Da die gefäßerweiternde Wirkung nicht nur auf den Penis beschränkt ist, geht die Einnahme von PDE-5-Hemmern unter Umständen auch mit einer gesteigerten Belastung des Herz-Kreislauf-Systems einher. Auch die Einnahme von Medikamenten, die zur Therapie des Brustschmerzes (Angina Pectoris) eingesetzt werden (sogenannte Nitrate), sollte nicht gemeinsam mit PDE-5-Hemmern erfolgen.

Diese Therapie ist daher nicht für jeden Patienten geeignet – Ihr Arzt oder Apotheker berät Sie aber dazu gerne.

PDE-5-Hemmer werden nicht von der Krankenkasse übernommen und müssen daher selbst gezahlt werden. Die Kosten hierfür belaufen sich je nach Packungsgröße und Präparat auf circa 2–10 € pro Anwendung. Das Medikament muss nicht

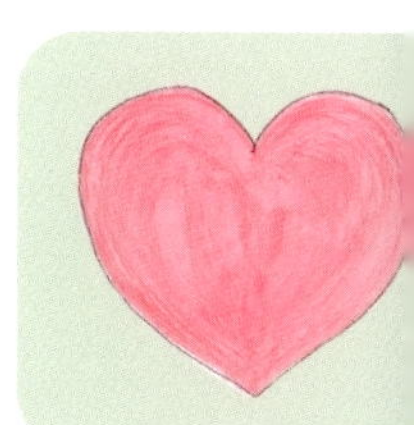

jeden Tag eingenommen werden, sondern nur dann, wenn Sie planen, Geschlechtsverkehr zu haben.

Merke:

Immer wieder stößt man im Internet auf dubiose Angebote für potenzfördernde Medikamente. Hier handelt es sich zumeist um Fälschungen, die mit teils gravierenden Nebenwirkungen einhergehen können. Nehmen Sie daher unbedingt nur Präparate ein, die Sie mit einem Rezept in der Apotheke erworben und die Sie vorher mit einem Arzt besprochen haben.

Sollten Sie nicht für eine Therapie mit PDE-5-Hemmern infrage kommen, so kann Ihr Hausarzt Sie an einen Urologen verweisen. Dieser kann dann mit Ihnen etwaige Therapiealternativen besprechen (z. B. Vakuumpumpen, Penispumpen etc.). Diese ärztlichen Beratungen sind in der Regel im Rahmen Ihrer Krankenversicherung abgedeckt.

Sexualität bei der Frau – Hormonachterbahn auch nach den Wechseljahren

Im Gegensatz zum Mann, wo die Bildung der Geschlechtshormone mit zunehmendem Alter zwar abnimmt, jedoch durchgehend vorhanden bleibt, kommt die Hormonproduktion bei Frauen nach den Wechseljahren beinahe vollständig zum Erliegen. Viele Störungen der weiblichen Sexualität nach den Wechseljahren sind daher zumindest teilweise auch Ursache dieser hormonellen Umstellung.

Fehlende sexuelle Erregbarkeit:
Die häufigste sexuelle Störung von Frauen nach den Wechseljahren ist eine fehlende sexuelle Erregbarkeit. Bis zu 50 % der Frauen nach den Wechseljahren berichten hierüber.

Neben dem Fehlen der Sexualhormone Testosteron und Östrogen sind häufig auch psychische Probleme Mitursache dieser Störung. So kann ein vermindertes Selbstwert- und Körpergefühl infolge der natürlichen körperlichen Veränderungen im Alter eine fehlende sexuelle Erregbarkeit begünstigen.

Wenn dies die Partnerschaft oder die/den Einzelne/n belastet, kann es daher hilfreich sein, eine psychologische Paar- oder Einzeltherapie in Anspruch zu nehmen. Auch zahlreiche Medikamentengruppen können die sexuelle Erregbarkeit beeinflussen.

Sollten Sie trotzdem weiterhin unter einer fehlenden oder eingeschränkten sexuellen Erregbarkeit leiden, so können Sie mit einem Spezialisten (Hormon-Spezialist

[Endokrinologe], Frauenarzt) über die Möglichkeit einer Hormonersatztherapie sprechen. Neben dem Auftragen von Östrogen-Präparaten auf die Haut und Schleimhaut kann unter Umständen zusätzlich auch eine Testosteron-Therapie in Tablettenform helfen. Diese Therapieformen können jedoch auch mit Nebenwirkungen verbunden sein und eignen sich daher nicht für jede Patientin. Ihr Hormon-Spezialist berät Sie gerne.

Harninkontinenz beim Geschlechtsverkehr:
Auch Harninkontinenz, also der unwillentliche Abgang von Urin, kann die sexuelle Aktivität im Alter einschränken. Wenn es während des Geschlechtsverkehrs zu Harnverlust kommt, wird das von sehr vielen Frauen als beschämend empfunden und führt häufig zu einem Vermeidungsverhalten. Dabei lässt sich Harninkontinenz meist gut therapieren. Sie sollten sich bei einem Gynäkologen oder Urologen vorstellen. Meist findet sich eine behandelbare Ursache – mit Medikamenten, einer Operation oder durch das Training der Beckenbodenmuskulatur.

Schmerzen beim Geschlechtsverkehr – vulvovaginale Atrophie:
Nach den Wechseljahren haben viele Frauen Schmerzen während oder nach dem Geschlechtsverkehr. Ursache ist oft eine verminderte Hormonproduktion, die dazu führt, dass die Schleimhaut der Vagina brüchiger und weniger elastisch ist (sogenannte vulvovaginale Atrophie). Auch Probleme mit der Beckenbodenmuskulatur können Schmerzen während und nach des Geschlechtsaktes hervorrufen. Wenn Sie solche Schmerzen das erste Mal haben, gehen Sie zu Ihrer Frauenärztin. Sie können auch Ausdruck einer Entzündung oder einer überschießenden Gewebeausbildung im Bereich der Vagina und/oder des Beckenbodens sein.

Stellt Ihre Frauenärztin nach dem Ausschluss anderer Ursachen die Diagnose einer vulvovaginalen Atrophie, so kommen eine Reihe von unterschiedlichen Behandlungsansätzen in Betracht. Zunächst sollte die mechanische Beanspruchung der Schleimhäute durch speziell für den Geschlechtsverkehr konzipierte Gleitgele vermindert werden. Diese kann man in fast jedem Drogerie- oder Supermarkt wie auch in der Apotheke kaufen (ab ungefähr 5 €).

Führt dies nicht zu einer ausreichenden Verbesserung der Symptomatik, so kann Ihre Frauenärztin Sie über die Vor- und Nachteile einer Östrogenersatztherapie beraten.

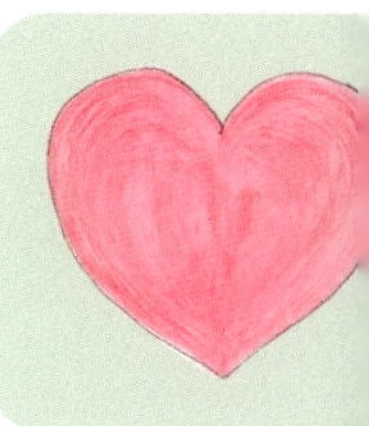

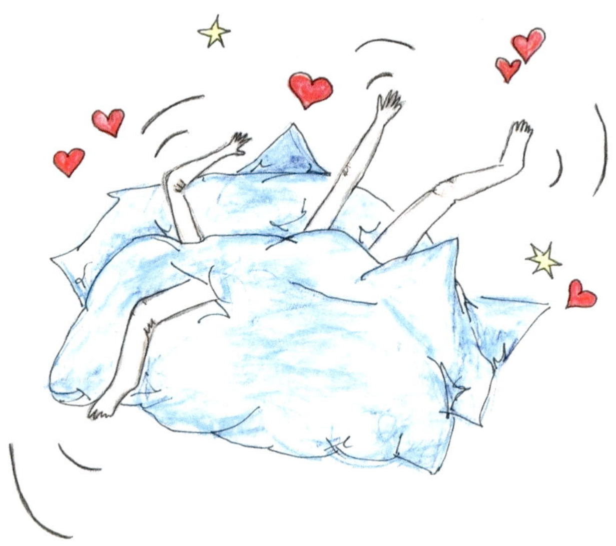

Tipp:

Hilfreich für ein erfülltes Sexualleben im Alter

- Wenn ein oder beide Sexualpartner unter chronischen Erkrankungen leidet/n, so sollte die **Sexualpraktik an die körperliche Verfassung angepasst** werden. Bedarfsmedikamente wie Schmerzmittel oder Atemwegs-Inhalatoren (z. B. bei COPD) sollten vor dem Geschlechtsverkehr eingenommen werden. Eine Heimsauerstofftherapie sollte auch während des Geschlechtsaktes angewendet werden.
- Sexstellungen, bei denen die **Geschlechtspartner nebeneinander oder einander gegenüber auf dem Bett liegen,** können die benötigte Muskelkraft reduzieren.
- **Gleitcremes oder mit Gleitcreme überzogene Präservative** können insbes. bei trockenen Schleimhäuten Schmerzen beim Geschlechtsverkehr vorbeugen.
- **Es muss nicht immer Sex sein.** Ein liebevoller Umgang miteinander, Zärtlichkeiten, Umarmungen, streicheln, all das gehört mit dazu.
- Es ist normal, dass die sexuelle Erregbarkeit im Alter nachlässt. Lassen Sie sich ausreichend Zeit und setzen Sie sich und Ihre Partnerin bzw. Ihren Partner nicht zu sehr unter Druck und vor allem: **Sprechen Sie gemeinsam darüber.**

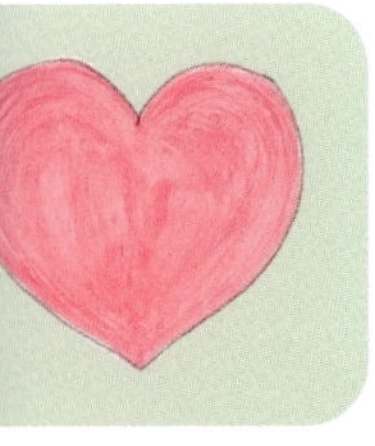

Merke:

Auch wenn der Sex sich im Alter verändert – geben Sie ihn nicht auf!
Auch wenn es am Anfang unangenehm ist: Klärende Gespräche zwischen Ihnen und Ihrem Partner sind auch nach langjährigem Zusammensein normalerweise immer hilfreich. Denn in der Regel wünschen sich beide Partner das Gleiche, nämlich zusammen glücklich zu sein.

9 Angenehmer Schlaf

„Der Schlaf sei das tägliche Brot deiner Seele."

– Carl Ludwig Schleich (1859–1922), deutscher Arzt, Erfinder einer Anästhesie-Methode und Schriftsteller

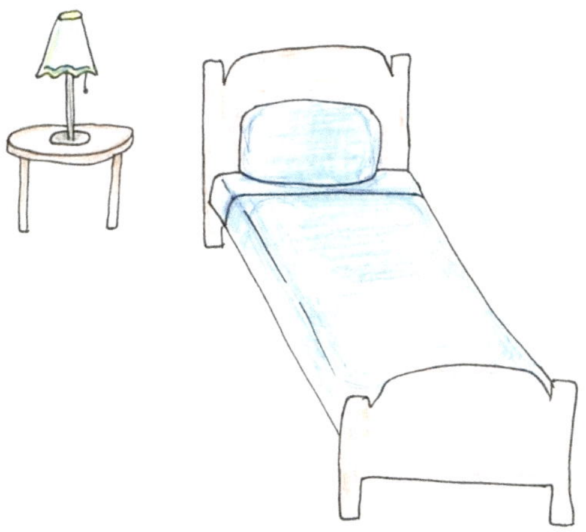

Was Sie in diesem Kapitel lernen:

- Weniger als sechs Stunden Schlaf auf Dauer steigern das Risiko für Herz-Kreislauf-Erkrankungen.
- Mit zunehmendem Alter braucht man meist weniger Schlaf. Auch ist der Schlaf weniger tief.
- Schlaf im Alter ist anfälliger für Störungen, weshalb der Geräuschpegel in der Nacht so niedrig wie möglich sein sollte.
- Bis zu 50 % der älteren Menschen berichten von Problemen mit dem Schlafen, die das normale Maß überschreiten.
- Man sollte bei Schlafstörungen möglichst früh zum Arzt gehen, denn es gibt gute Behandlungsmöglichkeiten.
- Die ärztliche Therapie von Schlafstörungen besteht v. a. aus nicht medikamentösen Maßnahmen, überwiegend einer Verhaltensänderung. Schlaffördernde Medikamente sollten nur ausnahmsweise und nur für einen kurzen Zeitraum (3–4 Wochen) verwendet werden.
- Pflanzliche Medikamente wie Baldrian und Hopfen können helfen, wenn sie bestimmte Vorgaben an Gehalt und Extraktionsmittel erfüllen und ausreichend lange eingenommen werden.

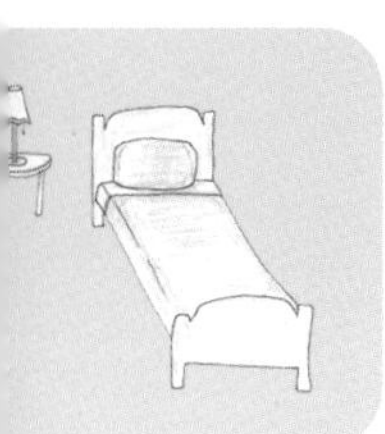

Ein Drittel unserer gesamten Lebenszeit verbringen wir mit Schlafen. Hierbei holt sich der Körper die notwendige Ruhe, das Herz-Kreislauf-System hat Zeit, sich zu regenerieren, und auch das Immunsystem hat während des Schlafs die Möglichkeit, seinen Aufgaben nachzukommen. Studien konnten zeigen, dass guter Schlaf im Alter einen positiven Einfluss auf die physische und psychische Gesundheit hat und zudem die Lebensqualität erhöht.

Durchschnittlich schlafen die meisten Erwachsenen 7–8 ½ Stunden. Die individuellen Schwankungen sind hierbei allerdings sehr groß, Langschläfer benötigen 9 oder mehr Stunden Schlaf, und Kurzschläfer kommen mit 4–5 Stunden aus. Bei weniger als sechs Stunden Schlaf auf Dauer kann allerdings das Risiko für Herz-Kreislauf-Erkrankungen steigen.

Mit zunehmendem Alter braucht man meist weniger Schlaf und schläft deshalb auch oft weniger. Zudem ist der Schlaf in der Regel weniger tief, wird leichter unterbrochen, und auch die Einschlafzeiten sind länger. Kein Wunder, dass man sich weniger ausgeruht fühlt und häufig einen kurzen Mittagsschlaf einlegt.

Das lässt sich auch auf physiologischer Ebene gut erklären. Veränderungen im Schlafmuster beginnen meist schon im vierten Lebensjahrzehnt. So nimmt die Schlafdauer vom 40. bis zum 70. Lebensjahr um ungefähr 10 Minuten pro Dekade ab, danach verändert sie sich kaum noch. Der Anteil an „Morgentypen" oder auch „Lerchen" steigt, viele Menschen beginnen 1–2 Stunden früher ins Bett zu gehen und auch 1–2 Stunden früher aufzustehen. Man spricht von einer Vorverlagerung der Schlafphase. Das wird hormonell gesteuert und hängt vermutlich mit einer veränderten Melatonin-Ausschüttung zusammen. Gleichzeitig nimmt die Amplitude des Schlaf-wach-Rhythmus ab, was bedeutet, dass beides weniger intensiv erlebt wird. Im Gehirn reduziert sich die Funktion eines speziellen Hirnnervenkerns (Nucleus suprachiasmaticus), sodass unsere innere Uhr nicht mehr so stabil und aktiv ist wie früher. Die Folge: Wachheit am Tage führt dennoch zu weniger Tiefschlaf in der Nacht, der „Schlafdruck" sinkt. Das kann auch zu längeren Wach-Phasen in der Nacht führen. Laut Studien ist es gar nicht so ungewöhnlich, eine Stunde pro Nacht wach zu sein. Gleichzeitig sinkt im Alter unsere Reaktion auf Licht – also wach zu sein und wach zu bleiben –, und wir können uns auf Veränderungen (wie die Uhr-Umstellung von Sommer- auf Winterzeit oder Zeitzonen-Wechsel im Urlaub) schlechter einstellen und an sie anpassen.

All diese Veränderungen treffen nicht auf jeden zu und sind sehr individuell. Sie sorgen aber dafür, dass unser Schlaf im Alter anfälliger für Störungen ist. Es ist auch wichtig, dass Sie sich dieser normalen Veränderungen in Ihrem Schlafverhalten bewusst werden, damit Sie Ihre Erwartungen anpassen können und lernen, dies zu akzeptieren. Solange man sich trotzdem am Tag grundsätzlich fit und ausgeruht fühlt, ist daran auch erst mal nichts Krankhaftes.

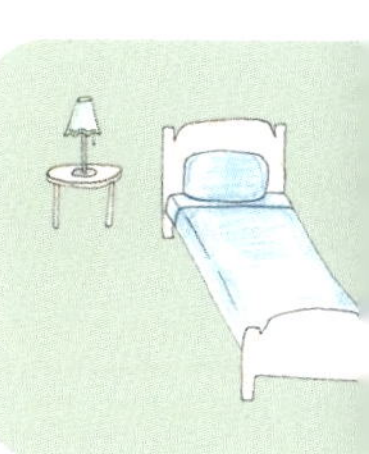

Merke:

Ältere Menschen sind im Schlaf leichter erweckbar. Deshalb sollten Sie darauf achten, den Geräuschpegel in der Nacht so niedrig wie möglich zu halten.

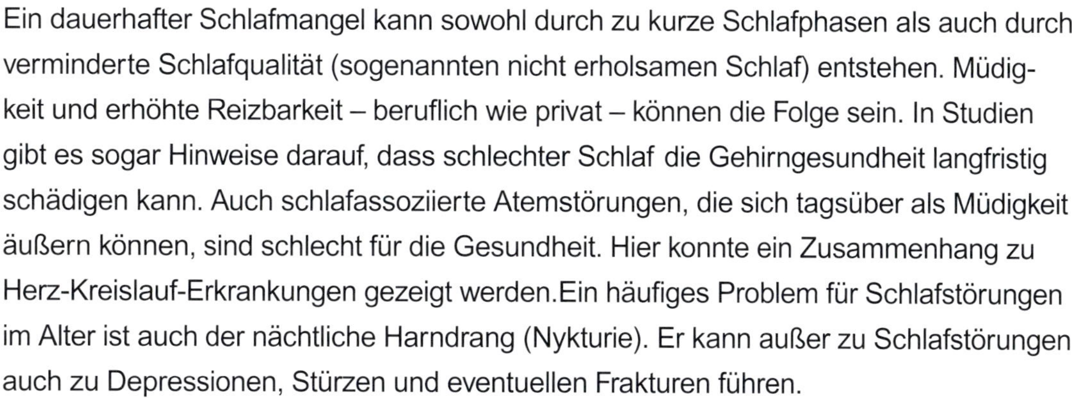

Ein dauerhafter Schlafmangel kann sowohl durch zu kurze Schlafphasen als auch durch verminderte Schlafqualität (sogenannten nicht erholsamen Schlaf) entstehen. Müdigkeit und erhöhte Reizbarkeit – beruflich wie privat – können die Folge sein. In Studien gibt es sogar Hinweise darauf, dass schlechter Schlaf die Gehirngesundheit langfristig schädigen kann. Auch schlafassoziierte Atemstörungen, die sich tagsüber als Müdigkeit äußern können, sind schlecht für die Gesundheit. Hier konnte ein Zusammenhang zu Herz-Kreislauf-Erkrankungen gezeigt werden.Ein häufiges Problem für Schlafstörungen im Alter ist auch der nächtliche Harndrang (Nykturie). Er kann außer zu Schlafstörungen auch zu Depressionen, Stürzen und eventuellen Frakturen führen.

Wichtig ist allerdings nicht die Schlafdauer, sondern wie Sie sich am Morgen fühlen: Sind Sie ausgeruht und fit? Oder fällt es Ihnen schwer, tagsüber wach zu bleiben? Fallen Ihnen beim Fernsehen oder Lesen oft die Augen zu? Leiden Sie unter Ein- oder Durchschlafstörungen, oder wachen Sie morgens früh auf und finden nicht mehr zurück in den Schlaf? Wir haben einige Tipps für einen besseren Schlaf gesammelt, die vielleicht Abhilfe schaffen können.

Tipps für besseres Schlafen

1. Schlafumgebung

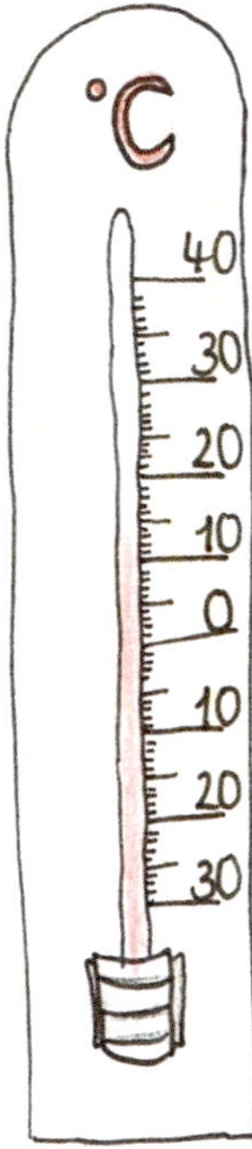

Neben einem bequemen Bett, einer guten Matratze, der passenden Bettdecke und Schlafbekleidung ist auch die Temperatur im Schlafzimmer wichtig. Es sollte eher kühl (15 bis 18 Grad) als warm sein, denn das spiegelt den natürlichen Abfall der Körpertemperatur während der Nacht wider. Kaufen Sie sich doch mal ein Thermometer, um das zu testen (ab ca. 5 € im Baumarkt oder Kaufhaus). Sie werden vielleicht überrascht sein, wie sich Ihre Raumtemperatur davon unterscheidet. Wichtig ist, dass Sie sich wohlfühlen und weder frieren noch schwitzen. Warme Hände und Füße verhelfen übrigens zu tieferem Schlaf, Bettsocken oder -schuhe oder auch ein warmes Körnerkissen (ab 10 € im Drogeriemarkt oder

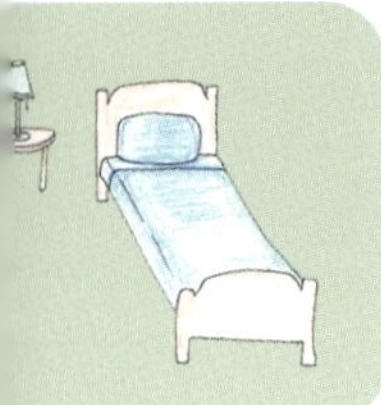

Kaufhaus) sind daher eine gute Möglichkeit, den Schlaf zu verbessern. Das Zimmer sollte mit ausreichend frischer Luft versorgt sein.

Tipp:

Gerade wenn man in der Stadt wohnt und nicht umziehen möchte, ist eine **ruhige Umgebung** nicht immer gegeben. Doch Sie können auch in Ihrer Wohnung den Geräuschpegel reduzieren. Wenn möglich, versuchen Sie als Schlafzimmer ein Zimmer zum Hof und weg von der Straße auszuwählen. Falls das nicht geht, stellen Sie das Bett zumindest an eine Innenwand. Auch spezielle Lärmschutzfenster helfen. Oder Sie versuchen es mit dicken, schweren Vorhängen, die den Geräuschpegel dämpfen. Außerdem können Ohrstöpsel oder Schlafbrillen (ab 1 € in der Apotheke oder im Drogeriemarkt) helfen. Wenn Sie unter Tinnitus leiden oder sich Geräusche nicht vermeiden lassen, können auch CDs mit Naturtönen einen gleichmäßigen, beruhigenden Geräuschpegel aufbauen.

Merke:

In der Regel sollte Ihr **Schlafplatz dunkel sein,** damit Sie gut schlafen können. Um aber nächtliche Stürze beim Toilettengang zu vermeiden, sollten Sie entweder **Nachtlichter** zur Toilette installieren (zum Beispiel Bewegungslichter) oder sich eine Taschenlampe neben das Bett legen. Auch wenn Sie glauben, den Weg zu kennen: Nächtliche Stürze auf dem Weg zur Toilette sind einer der Hauptgründe für Knochenbrüche im Alter.

2. Ins Bett nur zum Schlafen

Wenn Sie merken, dass Sie nach 15 Minuten nicht einschlafen können, stehen Sie wieder auf. Versuchen Sie, durch Handarbeiten, das Lösen eines Kreuzworträtsels oder Lesen müde zu werden. Es ist wichtig, dass Sie wirklich nur dann ins Bett gehen, wenn Sie auch müde sind. Das Bett sollten Sie nur zum Schlafen nutzen.

3. Feste Schlafenszeiten

Versuchen Sie, sich feste Zeiten für das Einschlafen und Aufwachen anzugewöhnen. Gerade wenn Sie nicht mehr arbeiten gehen, ist das oft schwierig. Aber nur so hat Ihr Körper die Chance, sich eine „innere Uhr" aufzubauen. In der Regel werden Sie nach einiger Zeit merken, dass Sie zu Ihrer festen Schlafenszeit dann auch wirklich müde sind.

4. Vermeiden Sie Nickerchen

Sie sollten bei Schlafstörungen versuchen, Nickerchen zu vermeiden, insbesondere am späten Nachmittag oder frühen Abend oder wenn sie länger als eine Stunde

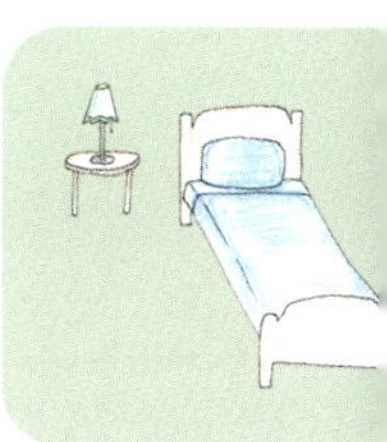

dauern. So kann der Schlafantrieb am Abend zur Schlafenszeit aufrechterhalten werden.

5. Spazieren gehen

Bewegung und Tageslicht fördern den Schlaf-wach-Rhythmus und somit einen besseren Schlaf. Wenn Sie tagsüber aktiv sind, fällt es Ihnen abends leichter zu schlafen. Meiden Sie jedoch Sport zwei Stunden vor Ihrer Schlafenszeit, das wirkt eher stimulierend, und versuchen Sie, sich stattdessen vermehrt tagsüber zu bewegen. Vier bis sechs Stunden vor dem Schlafengehen ist die optimale Zeit, um sich zu bewegen und später am Abend davon müde zu werden.

6. Entspannung

Versuchen Sie, sich vor dem Schlafengehen aktiv zu entspannen. Hören Sie ruhige und leise Musik (Naturgeräusche, Klassik). Auch spezielle Atemtechniken oder Muskelentspannungsübungen helfen Ihrem Körper, zur Ruhe zu kommen. Es gibt auch Kurse, Bücher oder CDs, mit denen Sie Entspannungstechniken lernen können, denn oft ist das allein gar nicht so einfach.

Tipp:

Probieren Sie es doch einmal mit einer der folgenden Atemtechniken:

1. Legen Sie Ihre Hände bequem auf Ihren Bauch und atmen Sie nun langsam gegen Ihre Hand in den Bauch ein und aus. Dabei spüren Sie, wie sich Ihr Bauch langsam weitet und wieder zusammenzieht. Wiederholen Sie dies zehnmal.
2. Zählen Sie Ihren Atem. Sagen Sie sich gedanklich beim Einatmen: „Ich atme ein. Eins.“ Und beim Ausatmen: „Ich atme aus. Zwei.”
3. Versuchen Sie einmal, bewusst länger auszuatmen. Dabei können Sie auch innerlich mitzählen. Sie können dabei drei Sekunden ein- und fünf Sekunden ausatmen und das Ganze auf vier bis sechs Sekunden erhöhen.

7. Positiv denken statt grübeln

Formulieren Sie vor dem Schlafengehen positive Gedanken. Dabei können Sie dankbar für Dinge sein, die Ihnen an diesem Tag widerfahren sind – ein Telefonat mit einem Bekannten, ein Treffen mit Familienangehörigen, ein schöner Film, den Sie geschaut haben.

8. Ruhebild finden

Denken Sie ganz fest an einen ruhigen Ort, an dem Sie sich wohlfühlen, etwa eine alte Eiche in einem Wald oder ein Strandabschnitt am Meer von Ihrer letzten Urlaubsreise. Versuchen Sie, diesen Ort mit all Ihren Sinnen wahrzunehmen:

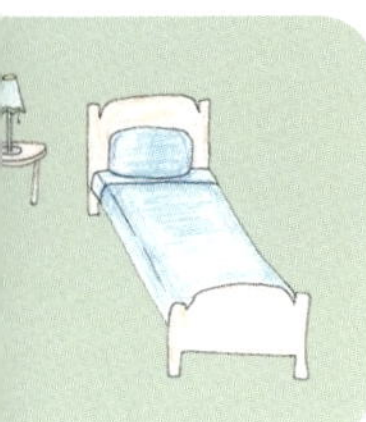

den Geruch in Ihrer Nase, die umgebenden Geräusche oder den Wind auf Ihrer Haut. Solche Fantasiereisen kann man auch geleitet durch Hörbücher durchführen.

9. Keine Uhr am Bett

Vermeiden Sie es, nachts auf die Armbanduhr, den Wecker oder aufs Telefon zu schauen, um zu gucken, wie spät es schon ist und wie lange Sie schon nicht einschlafen können. Dies erhöht die Erregung im Gehirn und verlängert die Phase des Wach-Seins.

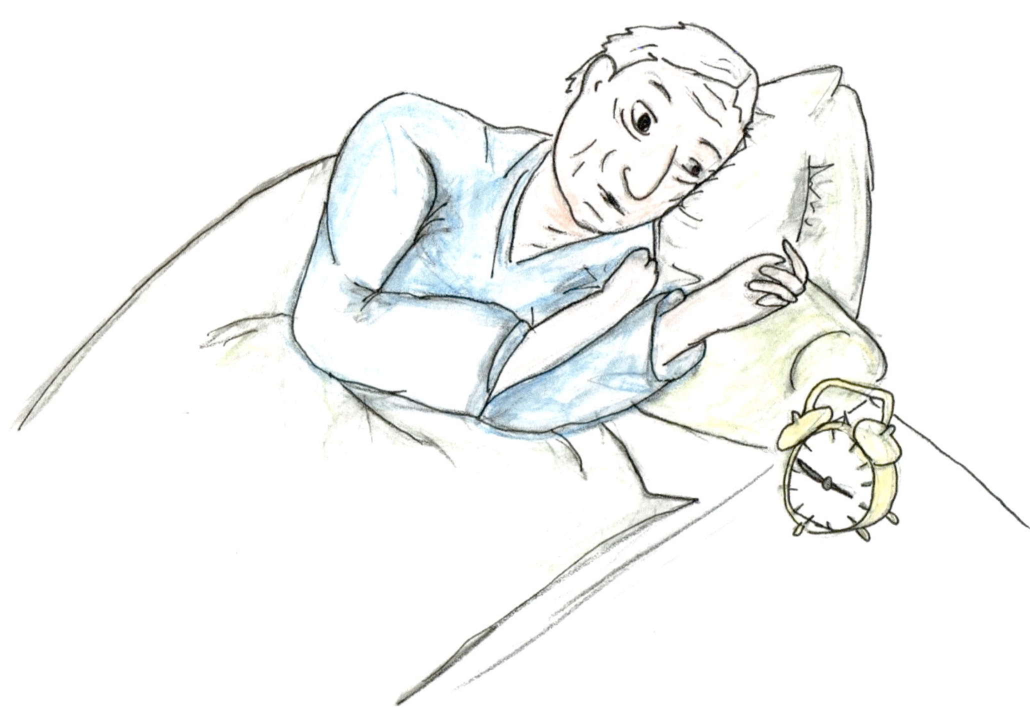

10. Alkohol, Nikotin und spätes Essen meiden

Alkohol oder koffeinhaltige Getränke könnten ein Grund für Schlafstörungen sein. Auch wenn Alkohol ein vermeintlich besseres Einschlafen begünstigt, kann er den Schlaf verstärkt unterbrechen oder dazu führen, dass Sie zu früh aufwachen. Versuchen Sie, drei Stunden vor dem Schlafengehen keinen Alkohol mehr zu trinken. Der letzte Kaffee sollte spätestens zum Mittagessen getrunken werden, sonst ist er unter Umständen bis zur Schlafenszeit noch nicht verstoffwechselt und wirkt weiter. Versuchen Sie ebenso, nicht kurz vor dem Schlafengehen zu rauchen. Außerdem sollten Sie vor dem Zubettgehen nicht mehr essen, das hilft auch gegen Sodbrennen in der Nacht. Versuchen Sie, drei Stunden vor dem Schlafengehen die letzte Mahlzeit einzunehmen.

11. Medikamente beachten

Bestimmte Medikamente können den Schlaf beeinträchtigen. Das sind unter anderem antriebssteigernde Antidepressiva, Statine gegen Fettstoffwechselstörungen, manche Medikamente gegen Bluthochdruck (Betablocker, Kalziumantagonisten), Kortison (auch als Inhalation), Bronchodilatatoren gegen Lungenerkrankungen, wassertreibende Medikamente (Diuretika), Parkinson-Medikamente und koffeinhaltige Schmerztabletten sowie Opioide. Setzen Sie diese jedoch auf keinen Fall selbstständig ab, sondern sprechen Sie mit Ihrem behandelnden Arzt über den möglichen Zusammenhang zwischen den Medikamenten und Ihren Schlafproblemen.

12. Schlafgewohnheiten notieren

Führen Sie bei Schlafproblemen ein Schlaftagebuch. Es ist ratsam, neben den Einschlaf- und Aufwachzeiten auch die Dauer der Wachphasen in der Nacht zu notieren. Die Einnahme von Schlafmitteln und Alkohol sollten Sie ebenfalls dokumentieren. So können Sie Zusammenhänge zwischen schlechtem Schlaf und Angewohnheiten besser erkennen und diese mit dem Hausarzt besprechen.

13. Machen Sie sich bettfertig, bevor Sie müde sind

Machen Sie sich abends, wenn alles erledigt ist und Sie sich auf das ruhige Abklingen des Tages freuen, schon früh bettfertig. Denn waschen, Zähne putzen, eincremen und umziehen – Dinge, die im Alter immer aufwendiger werden – dauern ihre Zeit. Wenn man sich erst bettfertig macht, wenn man schon müde ist, riskiert man, danach wieder putzmunter zu werden.

14. Abends helles Licht meiden

Helles Licht, insbesondere mit hohem Blauanteil, kurz vor dem Schlafengehen kann wieder wach machen. Blaues Licht, aber auch helles, weißes, kann uns wach halten, denn es hemmt die Bildung des schlaffördernden Hormons Melatonin. Melatonin sorgt dafür, dass wir uns müde fühlen. Blaues Licht wird auch oft für die Beleuchtung von Handys, Computern, Tablets oder E-Books genutzt. Häufig kann man hier spezielle Filter installieren, die den Blauanteil abends dimmen.

Wann also zum Arzt gehen bei Problemen mit dem Schlafen?

Versuchen Sie, durch ein Schlaftagebuch einen Überblick über Ihren Schlaf zu bekommen (➤ Tipp Nummer 12). Hier tragen Sie ein, was Sie an diesem Tag gemacht haben, wann Ihre Essenszeiten waren und wie Ihre Stimmung war. Gleichzeitig notieren Sie sich, wann Sie ins Bett gegangen, wann Sie eingeschlafen und wann Sie aufgewacht sind. Machen Sie sich auch eine kurze Notiz, ob Sie sich am nächsten

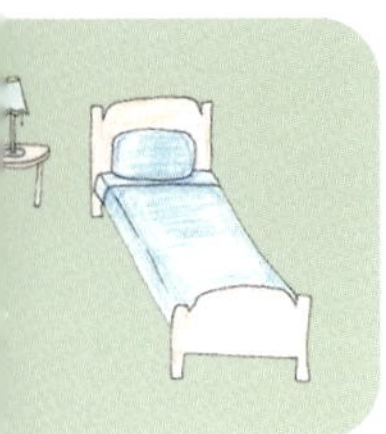

Morgen ausgeruht gefühlt haben oder nicht. Wenn Sie merken, dass Sie länger als vier Wochen schlecht schlafen, oder erhöhte Tagesmüdigkeit, Atemaussetzer während des Schlafs oder starkes Schnarchen bei sich bemerken, sollten Sie dies sicherheitshalber mit Ihrem Hausarzt besprechen. Er kann dann entscheiden, ob weitere Untersuchungen gemacht werden müssen.

Hinter dauerhafter Müdigkeit können auch Herz-Kreislauf-Erkrankungen, Stoffwechselstörungen, Blutarmut oder hormonelle Störungen stecken. Ein Besuch beim Arzt oder bei der Ärztin sollte also nicht zu lange hinausgezögert werden.

Merke:

Bis zu 50 % der älteren Menschen haben Probleme mit dem Schlafen, die das normale Maß überschreiten. Das ist dann der Fall, wenn Sie sich durch den schlechten Schlaf nicht mehr fit genug fühlen, um den Alltag zu bewältigen, oder sich in Ihrer psychischen Verfassung beeinträchtigt fühlen. Da es mittlerweile gute Behandlungsmöglichkeiten bei Schlaflosigkeit gibt, sollten Sie nicht zu lange zögern, Ihren Arzt zu konsultieren.

Arten der Schlafstörungen

Obwohl Schlaf eigentlich ein biologisch regulierter Antrieb ist, ist die Fähigkeit, zum gewünschten Zeitpunkt einzuschlafen und den Schlaf ohne übermäßiges Aufwachen aufrechtzuerhalten, nicht selbstverständlich und wird von mehreren Faktoren beeinflusst. Diese Faktoren zu erkennen und zu behandeln ist der wichtigste Punkt der Therapie der Schlafstörung. Schlafstörungen sind einer der häufigsten Gründe für einen Arztbesuch. Sie können in verschiedene Kategorien eingeteilt werden. Sowohl die Ursachen als auch die Behandlung dieser Schlafstörungen ist unterschiedlich, weshalb eine gute Einteilung wichtig ist.

- **Ein- und Durchschlafstörungen (Insomnie):**
  Bei dieser Form der Schlafstörung besteht insbesondere einen Mangel an Schlaf, da das Einschlafen gestört ist oder man nachts häufig aufwacht und länger nicht mehr einschlafen kann. Als Reaktion auf Stress oder Sorgen kann das schon mal zeitweise auftreten, sollte es anhalten oder den Alltag stark belasten, ist das ein Grund, den Arzt zu konsultieren. Manchmal sind auch andere Symptome für diese Art der Schlafstörung ursächlich, wie Luftnot, Herzrasen, häufige Toilettengänge oder Schmerzen. Dann gilt es, diese Symptome zu behandeln.

- **Schlaf mit Tagesmüdigkeit (Hypersomnie):**
  Bei Hypersomnie kommt es trotz normaler Schlafzeiten zu ausgeprägter Tagesmüdigkeit. Symptome sind morgendliche Kopfschmerzen, eine Neigung zu

plötzlichem Einschlafen am Tage bei eintönigen Tätigkeiten oder das Gefühl der Abgeschlagenheit. Aktuelle Forschung hat gezeigt, dass Tagesmüdigkeit mit einem schlechten Gesundheitsstatus und Komplikationen assoziiert ist – auch aus diesem Grund sollte eine ärztliche Abklärung unbedingt erfolgen.

- **Schlaf-wach-Rhythmusstörungen**
  Bei diesen Schlafstörungen ist der Rhythmus durcheinandergeraten, und der Körper weiß nicht mehr, wann es Nacht ist und damit Zeit zum Schlafen und wann es Tag ist und damit Zeit zum Wachsein. Vielleicht kennen Sie dieses Phänomen von einem Ihrer Urlaube, wenn Sie aus einem fernen Land mit einer anderen Zeitzone wieder zurück nach Hause gekommen sind. Häufig bestehen diese Schlafstörungen kurzzeitig. Sie sind typisch bei Krankenhauspatienten und -patientinnen, die im Krankenhaus auch oft nachts geweckt werden und am Tag nicht so viel Sonnenlicht abbekommen.

- **Schlafwandeln, Albträume (Parasomnien):**
  Als Parasomnien beschreibt man Auffälligkeiten im Verhalten während des Schlafens. Dazu können Albträume zählen, nächtliches Aufschrecken, Schlafwandeln, aber auch Muskelzuckungen beim Einschlafen, die bei sehr vielen Menschen vorkommen.
  Bei Schlafwandlern kann man einen Alarm installieren, der sie weckt, damit sie sich nicht verletzen.
  Als Angehöriger kann man den Schlafwandler auch sanft zurück ins Bett führen. Fenster sollten zudem immer zugesperrt und zerbrechliche Gegenstände entfernt werden, um die Verletzungsgefahr zu reduzieren.

Tipp:

Nykturie, der nächtliche Harndrang, ist ein häufiges Problem bei Männern und Frauen und einer der Hauptgründe, warum wir im Alter unseren Schlaf unterbrechen. Ursachen können Hormonstörungen oder eine zu große Prostata sein. Gerade bei Patientinnen und Patienten mit Wassereinlagerungen in den Beinen liegt es aber auch an einem vermehrten Flüssigkeitsrückstrom zum Herzen – das Wasser wird dann nachts endlich ausgeschwemmt. Flüssigkeitseinlagerungen lassen sich gut behandeln – sprechen Sie mit Ihrem Arzt darüber. Wenn Sie die geschwollenen Beine schon ab dem Nachmittag hochlegen, kommt der Harndrang früher am Abend. Trinken Sie außerdem abends weniger und dafür morgens mehr. Auf wassertreibende Getränke wie alkoholische Getränke, Tee und Kaffee sollten Sie abends verzichten. Und ganz wichtig: Nehmen Sie wassertreibende Medikamente (sogenannte Diuretika wie zum Beispiel Torasemid, Furosemid) nach ärztlicher Rücksprache am besten immer morgens ein!

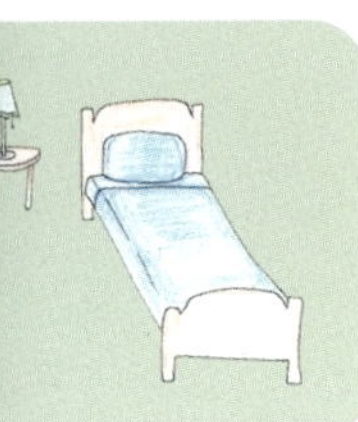

Andere Störungen während des Schlafens

- **Schnarchen:**
  Schnarchen ist gerade im fortgeschrittenen Lebensalter ein großes Problem und betrifft fast 40 % der älteren Menschen. Es ist nicht unbedingt gesundheitsgefährdend, belastet aber oft die Schlafqualität und meist auch den Partner oder die Partnerin. Manchmal sind Allergien, Erkältungen oder Alkoholgenuss der Grund, manchmal ist es auch ein dauerhaftes Phänomen. Ursache ist meistens eine generelle Entspannung der Muskeln im Schlaf, wozu auch eine Erschlaffung der Kehlkopfmuskeln gehört. Zunge und Zäpfchen bleiben aber angespannt, und auch die oberen Atemwege werden enger, sodass man tiefer einatmen muss, um genug Luft zu bekommen. Dadurch entstehen Vibrationen und schließlich ein Schnarchen, meist in der Tiefschlafphase, weil dann die Muskeln am schlaffsten sind. Übergewicht ist ein häufiger Risikofaktor fürs Schnarchen, aber es können auch anatomische Auffälligkeiten im Hals-Nasen-Ohren-Bereich (Nasenscheidewandverkrümmung, Polypen, große Mandeln) dafür verantwortlich sein. Zur Abklärung sollte man den Hausarzt daher ansprechen, dieser kann einen bei Bedarf zum Spezialisten schicken. Was ansonsten helfen kann:

  - Gewichtsreduktion
  - Abends keine schweren und zu späten Mahlzeiten (spätestens 3 Stunden vor dem Zubettgehen), das erhöht die Schlafqualität und senkt die Wahrscheinlichkeit zu schnarchen
  - Kein Alkohol, insbesondere kurz vor dem Schlafen, denn das entspannt die Kehlkopfmuskulatur noch zusätzlich
  - Verzicht aufs Rauchen, denn durch das Rauchen können die Schleimhäute anschwellen und das Schnarchen begünstigen
  - Nehmen Sie, wenn möglich, keine Schlafmittel, denn diese sorgen zusätzlich auch für eine Entspannung der Kehlkopfmuskeln
  - Seitliche Schlafposition statt Rückenlage. Ein Kissen hinter Ihrem Rücken kann helfen, dass Sie sich nicht wieder auf den Rücken drehen. Eine andere Möglickeit: Schlafen Sie mit erhöhtem Oberkörper.
  - Nasenspreizer, die es in der Apotheke ab circa 10 € zu kaufen gibt, erweitern die oberen Atemwege und können daher das Schnarchen reduzieren.

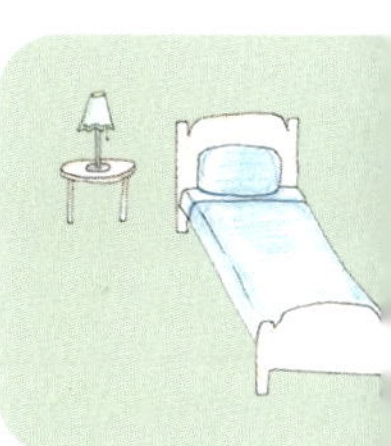

- **Schlafapnoe:**
  Ungefähr 15 % der Menschen mit Schlafstörungen leiden zusätzlich an einer Form der Schlafapnoe. Das betrifft besonders Männer, ältere oder übergewichtige Menschen, Schnarcher oder Menschen, die Alkohol trinken oder Schlafmittel nehmen. Unter einer Schlafapnoe versteht man Atemaussetzer im Schlaf. Sie liegt vor, wenn in einer Stunde mehr als fünf Atemaussetzer auftreten, die jeweils mindestens zehn Sekunden andauern. Meist bekommen betroffene Personen das gar nicht mit, sondern nur ihre Partner. Auch einige Fitness-Uhren können mehr oder weniger zuverlässig Atemaussetzer erkennen. Schlafapnoe kann sehr gefährlich sein, da sie das Risiko von Herz-Kreislauf-Erkrankungen deutlich erhöht, was unter anderem an einer Unterversorgung mit Sauerstoff liegt, und ebenso das Risiko für Bluthochdruck. Bei Schlafapnoe sollten Sie unbedingt zu Ihrem Hausarzt gehen. Dieser wird Sie wahrscheinlich an einen Lungenfacharzt oder Schlafmediziner weiterleiten, möglicherweise folgt eine Untersuchung im Schlaflabor. Mittlerweile gibt es auch Diagnose-Geräte, die Sie mit nach Hause nehmen können. Manchmal ist im Anschluss eine Atemmaske für die Nacht notwendig. Auch wenn das sicherlich eine Umstellung bedeutet, es lohnt sich: besserer Schlaf, weniger Tagesmüdigkeit und mehr Kraft für den Alltag. In leichten Fällen können aber schon Lebensstiländerungen helfen (siehe oben beim Thema Schnarchen).
- **Restless-Legs-Syndrom**
  Unter einem Restless-Legs-Syndrom versteht man einen unwiderstehlichen Bewegungsdrang der Beine, der durch Kribbeln, Jucken, Brennen oder Kitzeln in den Beinen ausgelöst ist. Meist wird das ausgerechnet im Bett im Liegen am schlimmsten. Krankheiten wie Diabetes, Vitaminmangel oder Morbus Parkinson können damit zusammenhängen, doch oft lässt sich auch keine Ursache finden – eine Abklärung sollte dennoch erfolgen. Die Behandlung richtet sich dann nach der Ursache und nach der Schwere der Symptome. Manchmal helfen bereits Bürstenmassagen, Magnesium oder regelmäßige Bewegung gut. Eingesetzte Medikamente sind insbesondere Alpha-2-Delta-Liganden (z. B. Gabapentin, Pregabalin), serotonerge Medikamente (z. B. Trazodon, Mirtazapin) können dagegen die Symptome verschlimmern und sollten vermieden werden.

Therapie der Schlafstörung

Der erste Schritt in der Behandlung der Schlafstörungen sollte es sein, das Schlafumfeld möglichst zu optimieren und störende Faktoren zu beseitigen (siehe Tipps für besseres Schlafen). Dann gilt es, den allgemeinen Gesundheitszustand zu verbessern und Krankheiten, die mit einem guten Schlaf interagieren, so gut es geht zu behandeln.

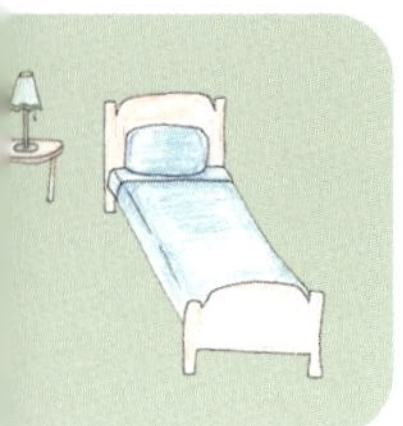

Wenn der Arzt eine Schlafstörung diagnostiziert hat, besteht die Therapie im Wesentlichen aus zwei Säulen: Verhaltenstherapie und schlaffördernde Medikamente. Eine Verhaltenstherapie befasst sich mit allgemeinen Gedanken und Verhaltensweisen, die den optimalen Schlaf beeinträchtigen. Sie wird normalerweise in Einzel- oder Gruppentherapien in vier bis acht Sitzungen angeboten.

Laut Studien ist eine Verhaltenstherapie allein genauso wirksam wie eine Kombination der Verhaltenstherapie mit Medikamenten. Auf jeden Fall ist eine Kombination von Medikamenten und Verhaltenstherapie deutlich wirksamer als Medikamente allein. In einer Verhaltenstherapie lassen sich schlaffördernde Methoden lernen, sie hat, im Gegensatz zu Medikamenten, keine unerwünschten Nebeneffekte. Bei einer Kombination von Verhaltenstherapie und Medikamenten sollte man nach einiger Zeit (in der Regel sechs Wochen) versuchen, die Medikamente zu reduzieren.

Das Ziel der medikamentösen Therapie ist es, den zusätzlichen psychischen und physischen Stress, den Schlaflosigkeit verursacht, zu minimieren und den Teufelskreis zu durchbrechen. Es gibt viele verschiedene schlaffördernde Medikamente, nicht alle sind für ältere Menschen geeignet.

Schlaftabletten scheinen zwar eine einfache und schnelle Lösung bei Schlafproblemen zu sein, doch sie können auch Nebenwirkungen haben. Die Anfälligkeit dafür nimmt mit dem Alter zu. So verschlimmern Medikamente gegen Schlaflosigkeit häufig bestehende altersbedingte Beeinträchtigungen wie Gang- oder Gedächtnisstörungen, Blasen-, Darmfunktions- und Herzrhythmusstörungen. Ältere haben möglicherweise einen langsameren Arzneimittelstoffwechsel, daher kann die Wirkung der Schlafmittel auch viel länger, bis in den Tag hinein, anhalten.

Führen Sie sich bitte vor Augen, dass auch nicht behandelte Schlafstörungen in ungefähr 75 % der Fälle innerhalb eines Jahres von allein aufhören. Über Jahre eingenommene Schlaftabletten scheinen allein schon deshalb nicht die richtige Therapie zu sein. Auch freiverkäufliche, pflanzliche Schlafmittel können Nebenwirkungen haben und sollten nicht ohne ärztliche Rücksprache eingenommen werden.

Tipp:

In der Apotheke oder im Drogeriemarkt kann man viele Schlafmittel ohne Rezept kaufen. Studien zeigen für ältere Menschen auch bei pflanzlichen Präparaten einen subjektiven Effekt, insbesondere bei Verwendung von Präparaten mit **Baldrian** und Hopfen, wenn sie bestimmte Vorgaben an Gehalt und Extraktionsmittel erfüllen. Objektiv im Vergleich zu einer Placebogabe lässt sich dieser Effekt nicht nachweisen. Wichtig zu wissen: Baldrian hat in der Regel einen verzögerten Wirkeintritt. Es braucht rund drei Wochen, bis eine Wirkung zu merken ist. Die meisten anderen freiverkäuflichen Präparate wie auch Tees haben in Studien eher schlecht abgeschnitten.

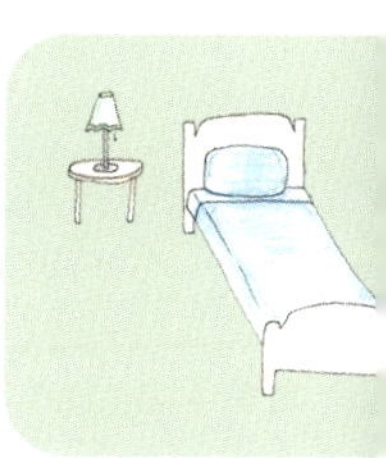

Nach einer strukturierten ärztlichen Abklärung Ihrer Schlafprobleme können Schlaftabletten trotzdem durchaus sinnvoll sein. Insgesamt sollte die schlaffördernde Medikamentengruppe der Benzodiazepine nicht zur Behandlung von Schlaflosigkeit bei älteren Menschen eingesetzt werden, weil sie gerade bei dieser Personengruppe starke Nebenwirkungen haben können. Ihr Arzt wird je nach Art Ihrer Schlafstörung und Ihren Vorerkrankungen ein schlafförderndes Medikament auswählen, wenn er es für angebracht hält. Dabei sollte stets die niedrigste wirksame Dosis verordnet und das Medikament nur gelegentlich (2–4 × pro Woche) angewendet werden, am besten auch nur für einen kurzen Zeitraum (3–4 Wochen). Anschließend sollte es ausgeschlichen und die Einnahme schließlich beendet werden.

10 Gesund und sicher reisen

„Eine kleine Reise ist genug, um uns und die Welt zu erneuern."

– Marcel Proust (1871–1922), französischer Schriftsteller und Sozialkritiker

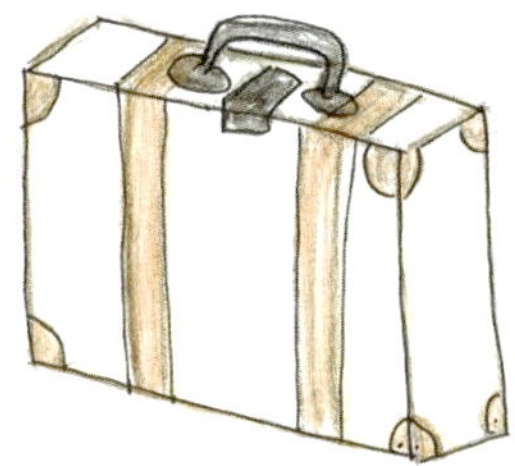

Was Sie in diesem Kapitel lernen:

- Selbst wenn Sie gesundheitlich eingeschränkt ist, ist es möglich, auf Reisen zu gehen.
- Betreute Reisen, Rundreisen mit ärztlicher Begleitung, Pflegehotels und Dialyse-Reisen machen es sogar für gesundheitlich stark eingeschränkte ältere Menschen möglich, gesundheitsbewusst und sicher zu reisen.
- Wichtig ist eine rechtzeitige Reise-Beratung beim Hausarzt. Ein Impfcheck, Besonderheiten bei Medikamenten, möglicherweise eine Thromboseprophylaxe und eine individuell zusammengestellte Reiseapotheke sollten bedacht werden.
- Auch für das Reisen mit Rollator oder Rollstuhl gibt es mittlerweile zahlreiche Serviceangebote – vom Betreten des Verkehrsmittels bis zur Gepäckausgabe am Urlaubsort.

Nur wenn Sie etwas älter und eventuell gesundheitlich eingeschränkt sind, bedeutet das nicht, dass Sie auf Reisen verzichten müssen. Sie müssen nur etwas sorgfältiger planen als früher. Gerade ältere Menschen verreisen laut der Reiseanalyse der Forschungsgemeinschaft Urlaub und Reisen sehr häufig, etwa 64 % der über 65-Jährigen mindestens einmal pro Jahr für mehr als fünf Tage (Zahlen von 2017). Und sogar rund ein Drittel aller Fernreisenden ist älter als 60 Jahre – Tendenz steigend.

Es gibt viele besondere Arten, Urlaub zu machen im Alter – neben Pauschalreisen, Reisen mit dem Wohnmobil oder Strandurlaub gibt es für Senioren spezielle Angebote.

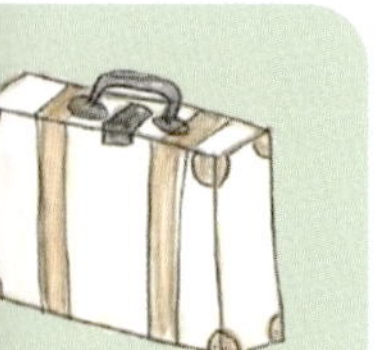

Betreute Reisen

Es gibt mehrere Anbieter von betreuten Reisen, bei denen Personal mitreist, das Ihnen bei Alltagsaufgaben und vor allem auch bei der Durchführung von Reiseaktivitäten behilflich sein kann. Dabei geht es nicht um ärztliche oder pflegerische Unterstützung, sondern etwa um das Tragen von Koffern, um Organisation, Führungen oder auch um kleine Alltagshilfen, zum Beispiel was zu tun ist, wenn man seine Brille vergessen hat. Bei Bedarf kann manchmal auch ein Pflegedienst in den Hotels organisiert werden. Auch Unterkunft und Verpflegung sind in der Regel schon organisiert. So können Sie unbeschwert eine Reise genießen, die Sie sich allein möglicherweise nicht mehr zutrauen. In der Regel handelt es sich dabei um Gruppenreisen. Die Preise variieren je nach Anbieter, Reiseregion und Dauer. Fragen Sie im Reisebüro oder auch bei Seniorengruppen nach.

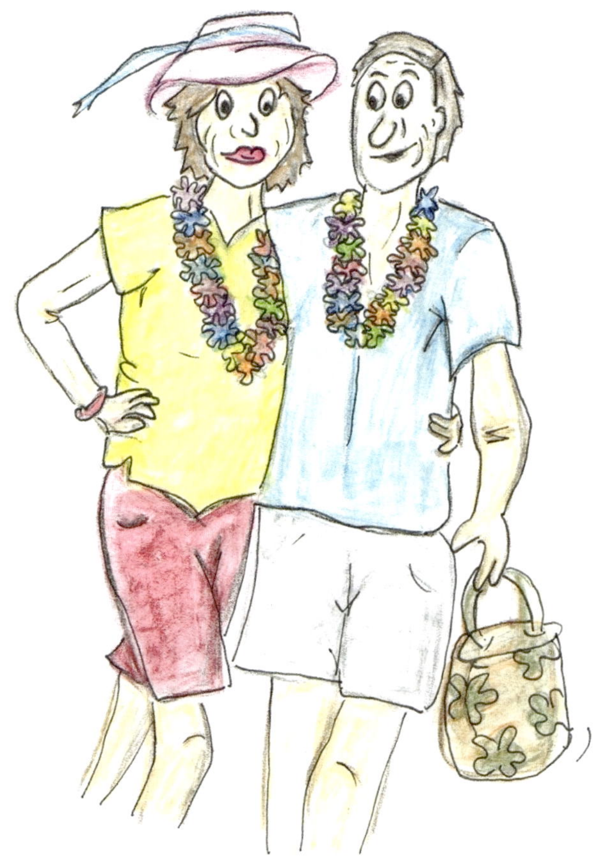

Rundreisen mit ärztlicher Begleitung

Wenn Sie krank und häufiger auf ärztliche Hilfe angewiesen sind, aber trotzdem nicht auf das Reisen verzichten möchten, können Sie eine Rundreise mit ärztlicher Begleitung in Betracht ziehen, sogar in exotischen Gegenden. Lassen Sie sich vor Buchung einer Reise aber auf jeden Fall ärztlich beraten.

Mit einem begleitenden Reisearzt haben Sie medizinische Unterstützung an Ihrer Seite – nahezu rund um die Uhr. Er kommt auch mit zu Ausflügen und ins Hotel und sorgt dafür, dass aus kleineren gesundheitlichen Problemen keine größeren werden und Sie die Reise möglichst unbeschwert genießen können. Das schlägt sich allerdings auch im Preis nieder. Je nach Reiseziel kostet eine 14-tägige Reise ab 2.000 €. Fragen Sie am besten auch hier bei Ihrem Reisebüro nach.

Pflegehotels

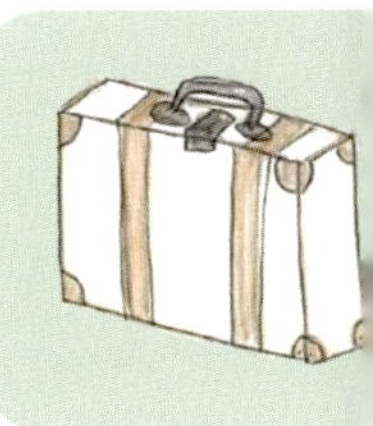

Pflegehotels finden sich an vielen Orten Deutschlands und auch in Europa und eignen sich insbesondere für Menschen, bei denen ein erhöhter Pflegebedarf besteht oder die demenziell erkrankt sind. Gute Pflegehotels sind häufig in touristisch interessanten Gegenden zu finden, bieten geführte und begleitete Ausflüge an und vor Ort im Hotel eine Pflege wie durch einen Pflegedienst. Zudem sind sie barrierefrei und haben in der Regel auch barrierefreie Schwimmbäder und Saunen vor Ort sowie ein eigenes Veranstaltungsangebot. Da diese Hotels speziell auf pflegebedürftige Menschen eingestellt sind, finden Sie hier in der Regel ein sehr tolerantes Umfeld. Auch die Zimmer sind speziell mit Pflegebett, Toilettenstuhl, Personenlift und elektrischen Rollstühlen ausgestattet.

Ein zusätzlicher Vorteil: Oft ist eine teilweise Finanzierung durch die Pflegekasse möglich, zum Beispiel im Rahmen der sogenannten Verhinderungspflege. Dies betrifft Menschen, die seit mindestens einem halben Jahr einen Pflegegrad und eine eingetragene Pflegeperson (zum Beispiel Ehefrau) haben. Die Verhinderungspflege – wenn also die pflegende Person verhindert ist (was auch bei Erholungsurlaub dieser Person zutrifft) – kann bis zu 28 Tage die Pflegekosten in Höhe von bis zu 1.612 Euro übernehmen. Dazu kommt noch der Eigenanteil für die Hotelkosten. So kann auch die zu pflegende Person mit ihrer eingetragenen Pflegeperson in den Urlaub ins Pflegehotel fahren. Die Hotelkosten sind abhängig vom Pflegegrad, dem Pflege- und Betreuungsaufwand sowie dem gewählten Hotel und Zimmer. Der Eigenanteil für 4 Wochen beträgt um die 1.500 €, meist genauso viel für die Begleitperson, für die ja keine Pflege notwendig ist.

Dialyse-Reisen

Da Dialysepatientinnen und -patienten auch im Urlaub regelmäßig Dialyse brauchen, gibt es mittlerweile viele spezielle Angebote. Wichtig ist eine sorgfältige Planung, um vor Ort einen Platz zur Dialyse zu haben. Außerdem sollte man sein eigenes Dialysezentrum rechtzeitig benachrichtigen, um auch einen Übergabebrief zu erhalten. Der Urlaubsort muss bestimmte Voraussetzungen erfüllen. Heiße Länder sollte man eher in der kühleren Jahreszeit oder gar nicht besuchen, da hohe Temperaturen Dialysepatienten besonders belasten. Die besondere Ernährung von

Dialysepatientinnen und -patienten sollte auch im Urlaub eingehalten werden, das sollte man vorher mit dem Hotel abklären. Wenn Sie in Deutschland Urlaub machen möchten, sprechen Sie mit Ihrem Dialysezentrum. Es kann Sie meistens an eine geeignete Dialysepraxis am Urlaubsort vermitteln. Aber auch im Ausland und sogar auf Kreuzfahrtschiffen gibt es Dialysemöglichkeiten, sogar auf Rundreisen. Einige Krankenkassen haben Verträge mit ausländischen Dialysezentren, fragen Sie am besten einmal nach. Es gibt auch spezialisierte Dialyse-Reiseanbieter. Hier kann Ihnen Ihre Dialysepraxis weiterhelfen. Die Kosten für die Dialyse (eine Behandlung kostet in der Regel um die 200 €) innerhalb Europas werden in der Regel über Ihre Krankenversicherung abgedeckt. Informieren Sie sich hier vorab, denn es gibt große Unterschiede. Gerade bei Fernreisen sollten Sie dies mit Ihrer Krankenkasse und der Auslandskrankenversicherung absprechen. Die Hotel- und Reisekosten müssen dann noch je nach Reiseziel separat draufgerechnet werden.

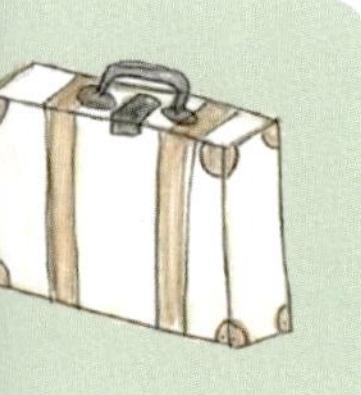

Wenn Sie eine Bauchfell-Dialyse benötigen, sollten Sie darauf achten, nur an Orte mit guten hygienischen Bedingungen zu reisen. Oft gibt es die Möglichkeit, die Dialysat-Beutel direkt zum Urlaubsort zu schicken. Informieren Sie sich hierfür bei Ihrem Dialyse-Zentrum oder dem Anbieter. Sie sollten aber immer mindestens für drei Tage Beutel im Handgepäck mit dem notwendigen Zubehör mit sich führen. Denken Sie hier an das ärztliche Attest, damit Sie durch die Sicherheitskontrolle kommen.

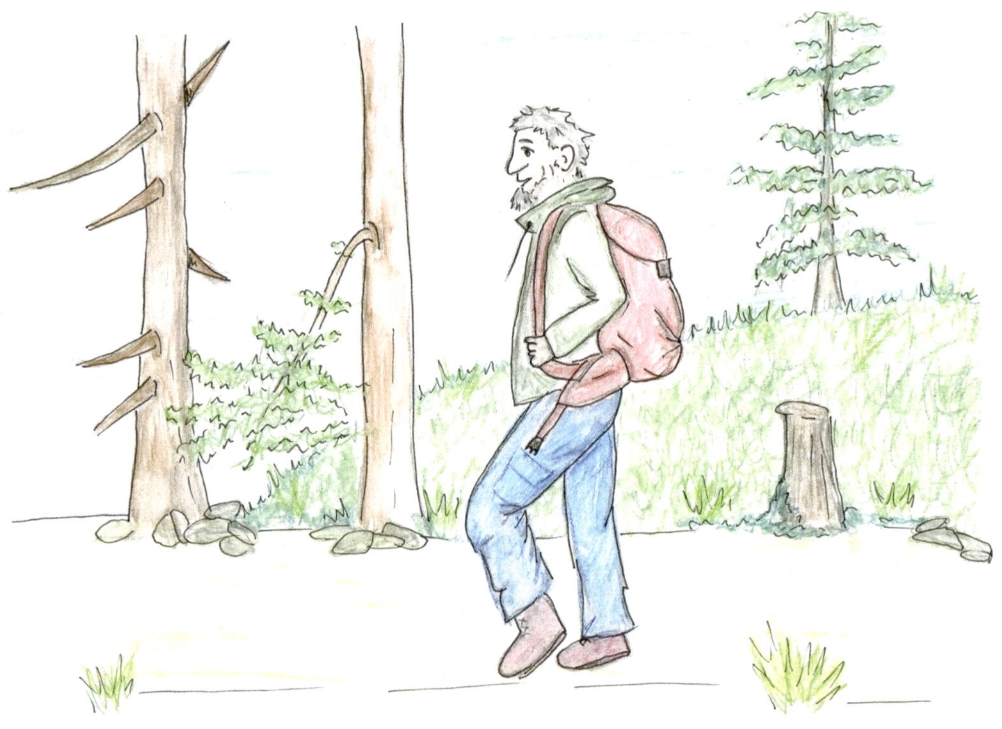

Egal welche Art von Reise Sie machen: Selbst wenn Sie alles allein organisieren und eine selbstständige Auto-Rundreise machen, sollten Sie einige wichtige Punkte nicht vergessen, damit Sie bequem und sicher reisen können und vor allem auch fit wieder zu Hause ankommen. Im Folgenden haben wir Ihnen eine Liste der wichtigsten Punkte zusammengesellt, an die Sie bei Reisen im Alter vorher denken sollten.

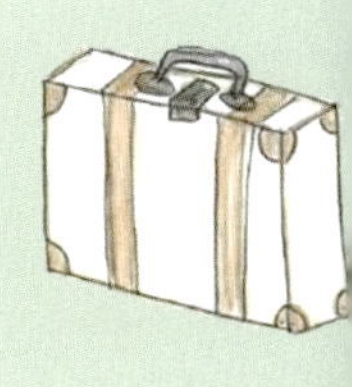

- **Rechtzeitiger Besuch beim Hausarzt und Impfcheck**
  Besprechen Sie mit Ihrem Hausarzt, wohin Sie fahren und auf welche Art und Weise Sie reisen möchten. Gerade für ferne Länder, aber auch für Reisen nach Europa sind bestimmte Impfungen empfehlenswert oder sogar Pflicht. Lassen Sie von Ihrem Hausarzt bei dieser Gelegenheit direkt Ihren Impfpass überprüfen. Vor Beginn einer Reise sollten Sie sich vor allem gegen Infektionserkrankungen wie Grippe und Pneumokokken impfen lassen. Auch eine Impfung gegen Hepatitis A, je nach Reiseland auch gegen Hepatitis B, ist durchaus sinnvoll.

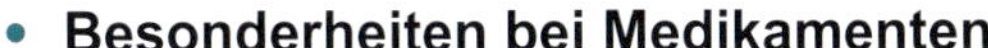

- **Besonderheiten bei Medikamenten**
  Des Weiteren sollten Sie bedenken, dass Ihre regelmäßig eingenommenen Medikamente eventuell nicht am Urlaubsort erhältlich sind. Nehmen Sie deshalb genügend davon mit und beachten Sie auch die Lagerung der einzelnen Medikamente, zum Beispiel Insulin. Meist sind die Frachträume der Flugzeuge nicht temperiert, weshalb Insulin – in einem durchsichtigen Plastikbeutel, getrennt von anderen Flüssigkeiten – im Handgepäck mitgenommen werden sollte. Allerdings ist, gerade wenn man mit Handgepäck reist und Medikamente mitführt, eine entsprechende Bescheinigung vom Arzt obligatorisch – am besten auf Englisch. Dies gilt insbesondere für Betäubungsmittel (Opiate), die man ansonsten gar nicht mitführen darf. Auch empfiehlt es sich, die Originalverpackungen der Medikamente dabeizuhaben. So kann es bei einer Kontrolle nicht zu Schwierigkeiten kommen. Generell sollten Medikamente immer ins Handgepäck, falls ein Koffer verloren geht.

Merke:

Viele Krankenkassen zahlen die Reiseberatung beim Arzt nicht. Es hängt von Ihrem Hausarzt ab und sicher auch vom Umfang der Beratung, ob er sie Ihnen in Rechnung stellt. Häufig werden allerdings auch Reiseimpfungen und Medikamente der Reiseapotheke nicht von der Krankenkasse bezahlt. Dennoch sollten Sie an dieser Ecke nicht sparen, wenn Sie in Ruhe und Sicherheit reisen möchten.

- **Erhöhtes Thromboserisiko**
  Längere Flugstrecken oder auch Autofahrten, bei denen man sich nicht viel bewegen kann, erhöhen das Risiko für Thrombose. Eine Thrombose ist die Bildung

eines Blutgerinnsels, meistens in den Beinen, das im schlimmsten Fall Herz-, Lungen- oder Hirngefäße verschließen kann. Um dem vorzubeugen, kann es sinnvoll sein, bei solchen Reisen vorher einen Blutverdünner einzunehmen. Es gibt dafür Spritzen oder Tabletten, lassen Sie sich hier ärztlich beraten. Um das Risiko einer Thrombose zu verringern, sollten Sie sich regelmäßige bewegen, zum Beispiel Gymnastik-Übungen machen, viel trinken und 24 Stunden vor und nach der Reise auf Kaffee und Alkohol verzichten. Diese Getränke erweitern nämlich die Gefäße und erhöhen damit das Risiko einer Thrombose. Außerdem können Sie Kompressionsstrümpfe, am besten unterschenkellang, tragen, damit die Blutrückfuhr zum Herzen unterstützt wird. Diese bekommen Sie in der Apotheke oder im Sanitätshaus. Ihr Hausarzt kann Ihnen hierfür eventuell ein Rezept ausstellen. Auch ein längerer Spaziergang vor der Reise ist sinnvoll. Nehmen Sie nach Möglichkeit bei Flug-, Bus- oder Bahnreisen den Gangplatz. So können Sie öfter mal aufstehen und sich bewegen – es ist außerdem sehr praktisch, wenn Sie häufiger zur Toilette müssen.

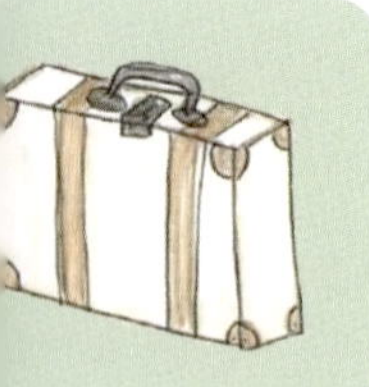

- **Erhöhtes Risiko für Reise-Erkrankungen**
  Verschiedene Reise-Erkrankungen bekommen ältere Menschen häufiger als jüngere. Dazu gehört zum Beispiel die Höhenkrankheit, die zu schwerwiegenden Lungenproblemen führen kann, wenn man in höhergelegene Regionen reist. Auch viele andere infektiöse Erkrankungen sind häufiger oder haben einen schweren Verlauf: Infektionen der unteren Luftwege (Lungenentzündung, Bronchitis), Grippe-Erkrankungen (treten auch in exotischen Ländern auf!), Entzündungen der Harnwege oder „exotische" Infektionserkrankungen wie Malaria. Nehmen Sie daher einen ausreichenden Impfschutz und die mögliche medikamentöse Vorsorge ernst.

  Interessant: Durchfallerkrankungen treten im Alter dagegen etwas weniger häufig auf, was vermutlich an der im Laufe des Lebens erworbenen Teilimmunität liegt.

- **Achtung bei Diabetikern**
  Als Diabetiker mit Insulinbedarf hat man während einer Reise ein höheres Risiko, dass sich der Blutzuckerspiegel verändert. Das liegt zum einen an anderen Nahrungsmitteln mit oft unbekanntem Kohlenhydratgehalt, zum anderen auch an unregelmäßigeren Mahlzeiten und einer Änderung der Essgewohnheiten. Daher empfiehlt es sich, vor der Reise noch mal seinen Hausarzt aufzusuchen und den Langzeit-Blutzuckerwert (HbA1c-Wert) bestimmen zu lassen. Das höchste Risiko besteht für die Entwicklung einer Hypoglykämie (Unterzucker). Nehmen Sie für die Reise zur frühzeitigen Erkennung von Blutzuckerschwankungen die doppelte Menge an Blutzuckerteststreifen mit, außerdem ein zusätzliches Blutzuckermessgerät

als Ersatz. Gerade während des Fluges und in den ersten Tagen der Umstellung sollte man den Blutzucker alle drei Stunden messen und wegen der Gefahr der Unterzuckerung auf Alkohol verzichten.

Bei Zeitverschiebungen und einer Reisedauer ab drei Tagen muss zudem der Insulinplan oft umgestellt werden – lassen Sie sich hier vor Reiseantritt von Ihrem Hausarzt oder Diabetologen beraten.

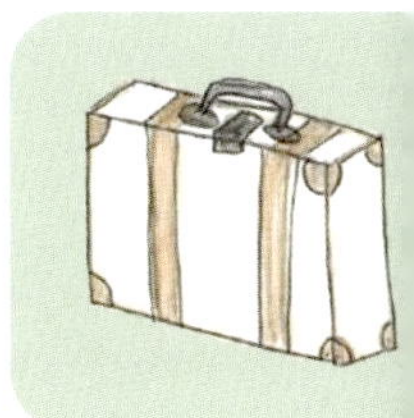

- **Besuch beim Zahnarzt**
  Wenn Sie eine Zahnprothese haben, sollten Sie vor der Reise zum Zahnarzt gehen. Er wird sicherstellen, dass alles passt und keine Schäden vorhanden sind. Für einen Notfall, etwa wenn ein Zahn kaputtgeht oder Zahnersatz geklebt werden muss, können Sie sich ein spezielles Dental-Klebe-Set in der Apotheke besorgen. Der Preis hierfür liegt in etwa bei 20–30 €. In den meisten Urlaubsländern gibt es auch Zahnärzte vor Ort.
- **Reiseapotheke**

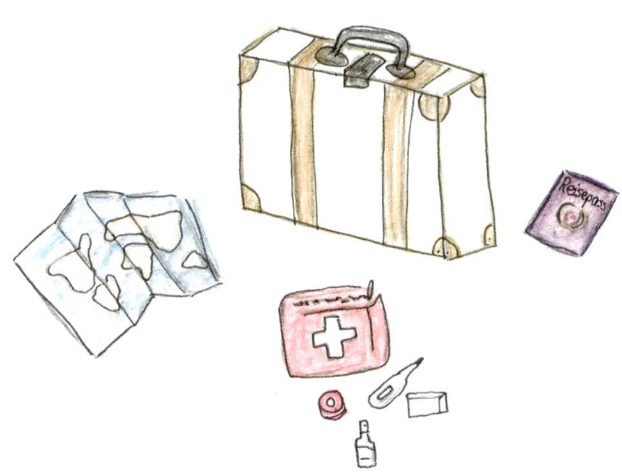

  Wichtig ist es, sich hier vorab beim Hausarzt oder in der Apotheke beraten zu lassen. Sonnenschutzmittel und Insektenschutz sollten ebenso dabei sein wie Pflaster, Verbandsmaterial, Desinfektionsmittel, ein Fieberthermometer, Arzneimittel gegen Durchfall, Übelkeit, Verstopfung und Schmerzen. Gerade bei Reisen in ferne Länder, wo Durchfallerkrankungen häufiger sind, gehört ein Pulver mit Vollelektrolytlösung ins Gepäck, damit man die verlorene Flüssigkeit und die Salze wieder auffüllen kann. Die Kosten für eine komplette Reiseapotheke belaufen sich, je nach Auswahl, auf 30–50 €.
- **Zeitumstellung**
  Wenn Sie in ein Urlaubsland fahren, das in einer anderen Zeitzone liegt, müssen Sie die Uhr umstellen. Das verändert dementsprechend auch den Einnahmerhythmus Ihrer Medikamente. Besprechen Sie mit Ihrer Ärztin, nach welchem Schema, insbesondere auch bei Hin- und Rückreise, Sie Ihre Medikamente dann einnehmen sollen.

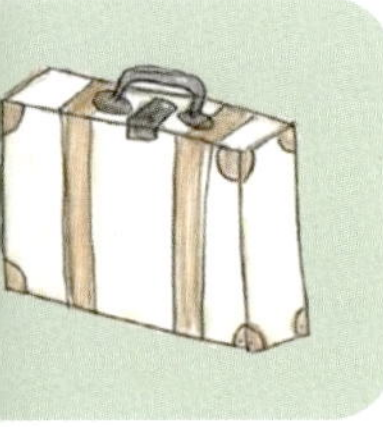

- **Versicherungsschutz**
  Denken Sie an eine Reiserücktrittsversicherung, falls Sie krank werden sollten. Auch Ihr Partner sollte miteingeschlossen sein. Und für den Fall der Fälle: In Europa gilt normalerweise Ihre deutsche Krankenversicherung, allerdings ist hier oft ein Rücktransport nicht mit abgedeckt. Reisen Sie in ferne Länder, sollten Sie eine separate Krankenversicherung abschließen. Besprechen Sie dies am besten vorher mit Ihrer Krankenversicherung. Die Kosten für eine Auslandskrankenversicherung sind nicht hoch und beginnen oft schon bei 10 Euro. Ein Ambulanzflug vom Urlaubsland nach Hause kann dagegen, wenn man nicht versichert ist, bis zu 100.000 Euro kosten.

- **Flugzeugreisen mit Rollstuhl oder Rollator**
  Die meisten Fluggesellschaften und Flughäfen haben Hilfspersonal, das Menschen mit einer Gehbehinderung, Rollstuhlfahrern oder Menschen mit eingeschränkten Sinneswahrnehmungen behilflich ist. Denn die Wege am Flughafen können sehr lang sein. Dieses Personal hilft Ihnen, indem es Sie mit einem kleinen Fahrzeug zum Flugsteig bringt, Ihren Rollator oder Rollstuhl sicher im Flugzeug verstaut und Sie auf Ihren Sitzplatz bringt und auch wieder dort abholt. Wichtig ist, dass Sie den Bedarf am besten direkt bei der Buchung und ansonsten mindestens drei Tage vorher mit dem Flughafen oder der Fluggesellschaft besprechen, damit alles in die Wege geleitet werden kann. Dieser Service ist in der Regel kostenlos. Auch der Transport von Rollstühlen und Rollatoren sowie Assistenzhunden kostet normalerweise nichts.

- **Gepäckservice**
  Viele Reiseunternehmen, aber auch Bahn- und Flugunternehmen bieten einen Gepäcktransport von Tür zu Tür an. Am besten erfragen Sie dies direkt bei der Buchung der Reise. Auch große Paketzusteller bieten diesen Service mittlerweile an, preislich liegt das bei rund 16 € pro Gepäckstück innerhalb von Deutschland.

Teil II
Selbstständigkeit und Unabhängigkeit bewahren

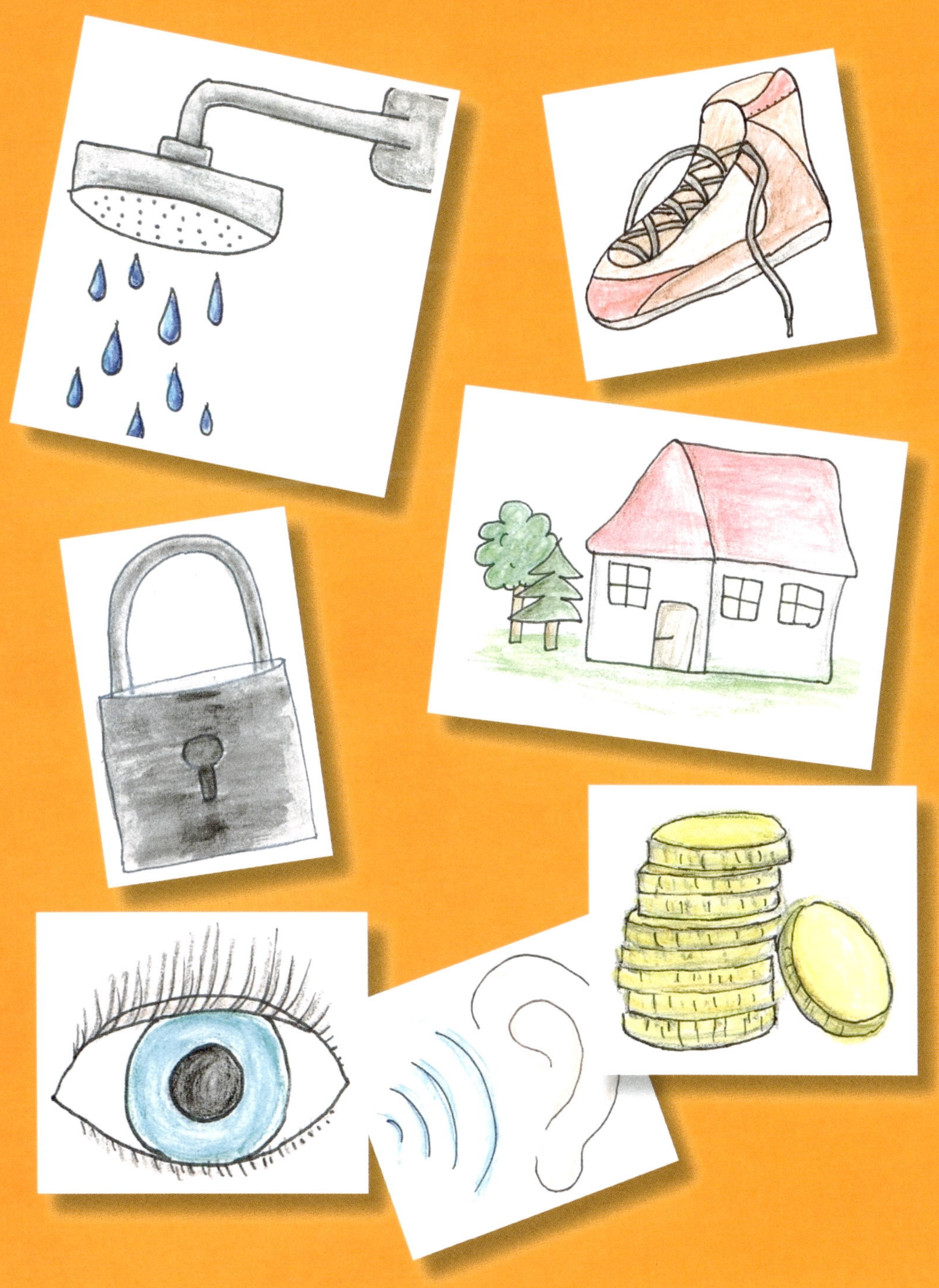

11 Körperpflege

„Sauberkeit und Ordnung sind keine Frage des Instinktes, sondern Fragen der Bildung, und wie die meisten großen Dinge müssen Sie erst einen Sinn dafür entwickeln."

– Benjamin Disraeli (1804–1881), britischer Staatsmann und Romanschriftsteller

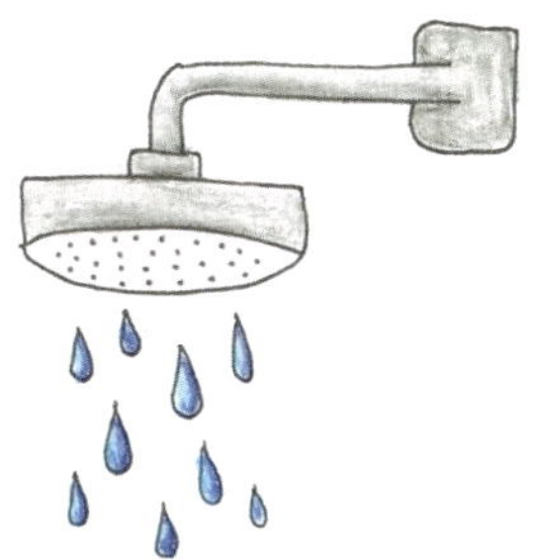

Was Sie in diesem Kapitel lernen:

- In der Regel reicht es, sich alle zwei Tage von Kopf bis Fuß zu waschen. Intimbereich, Achselregion und Stellen, an denen man häufig schwitzt, sollten dagegen täglich gewaschen werden – auch eincremen ist wichtig.
- Hände und Füße sollten insbesondere bei Diabetikern gut gepflegt werden, in manchen Fällen kann Fußpflege rezeptiert werden.
- Sonnenschutz ist im Alter noch wichtiger als früher.
- Trockene Haut, Juckreiz, Blutergüsse, Druckgeschwüre und Pilzerkrankungen sind im Alter häufiger und können gut behandelt werden.
- Gute Mundhygiene, Zahnreinigung und auch möglicherweise Prothesenreinigung werden immer wichtiger, genauso wie der jährliche Zahnarztbesuch.
- Falls die Körperpflege aufgrund von fehlender Beweglichkeit schwerfällt, können Hilfsmittel oder ein Pflegedienst helfen.

Die täglichen Rituale für die Zahnhygiene und Körperpflege sind während des ganzen Lebens wichtig, das wird auch nicht weniger im Alter – im Gegenteil, eher mehr. Denn die Haut wird dünner und verliert an Elastizität, das Unterhaut-

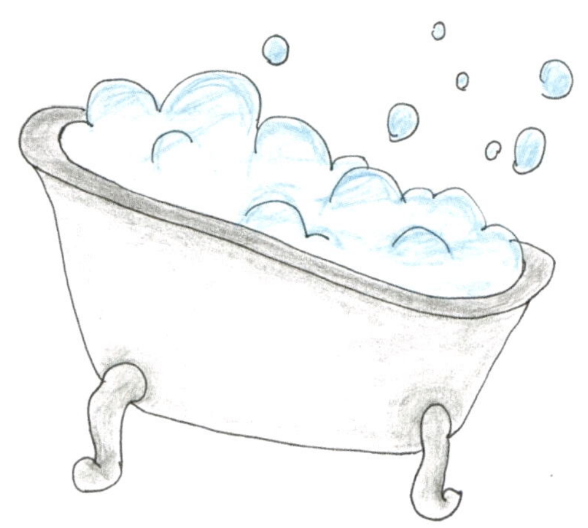

fettgewebe schrumpft, und das Zahnfleisch wird weniger und empfindlicher. Um gesund zu bleiben, muss man also auch Körper und Mundraum pflegen. So können Sie Ihren Körper auch vor Erkrankungen wie Hautpilz, Karies oder Entzündungen, deren Erreger durch kleine Wunden in den Körper gelangen können, schützen.

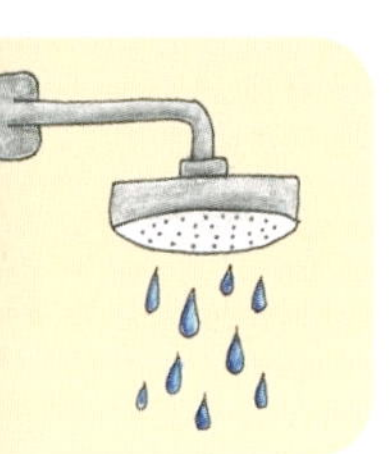

An dem Spruch „Die Haut ist das Spiegelbild des Inneren" ist tatsächlich was dran, denn zu einer guten Hautpflege gehören auch eine gesunde Ernährung, ausreichende Trinkmenge, Sport und innere Ausgeglichenheit.

Haut- und Körperpflege

Körperpflege fängt bei der Reinigung an. In der Regel reicht es, wenn Sie sich alle zwei Tage von Kopf bis Fuß waschen. Zu häufiges Reinigen kann nämlich den physiologischen Hautschutz strapazieren und die natürliche Hautflora, den Schutzmantel der Haut, beschädigen.

Intimbereich und Achselregion sollten dagegen täglich gewaschen werden, genauso andere Stellen, an denen man häufig schwitzt, wie Bauchfalten oder unter der Brust. Hier reicht ein feuchter Waschlappen mit lauwarmem, klarem Wasser. Sie können auch einen Einmalwaschlappen (Supermarkt oder Drogerie für weniger als 1 €) benutzen. Zur Ganzkörperpflege eignen sich pH-neutrale Waschlotionen, denn diese greifen den natürlichen Schutzmantel der Haut weniger an. Zudem sollten Sie nur einen weichen Schwamm verwenden, damit Sie die Haut nicht beschädigen oder irritieren. Außerdem sollten Sie darauf achten, dass das Wasser eher lauwarm als heiß ist, denn zu heißes Wasser trocknet die Haut aus, und Ihre Bade- oder Duschzeit möglichst kurz halten, um die Haut nicht zusätzlich auszutrocknen – zehn Minuten sind da optimal. Trocknen Sie nach dem Waschen Ihre Haut immer sorgfältig, auch in den Hautfalten und zwischen den Zehen, da feuchte Haut anfällig für wunde Stellen oder Pilzinfektionen ist, und zwar durch sanftes Tupfen mit einem Handtuch. Bei zu starkem Rubbeln reißt die alternde Haut schnell ein und kann sich entzünden. Anschließend sollten Sie – idealerweise innerhalb von drei Minuten nach dem Baden oder Duschen – Ihre Haut eincremen. Das lindert Trockenheit und stellt die Schutzbarriere Ihrer Haut wieder her.

Merke:

Verzichten Sie am besten auf Bade-, Dusch- oder auch Pflegeöle. Sie verringern damit das Risiko des Ausrutschens und von Stürzen.

Der Kopf und das Gesicht gehören meist zu den eher trockenen Hautarealen. Sie sollten nur maximal einmal am Tag mit lauwarmem Wasser gereinigt werden.

Zur Hautpflege wird empfohlen, das Gesicht zweimal täglich (morgens und abends) mit fettreichen Produkten, die Glycerin oder Urea enthalten, einzucremen.

Bei vielen Menschen gehören auch Arme, Beine und Füße zu den eher trockenen Hautstellen. Sie sollten maximal einmal am Tag mit lauwarmem Wasser und lipophilen Duschgelen (mit Feuchthaltemitteln wie Glycerin oder Urea) gewaschen werden. Auch hier sollte man zweimal am Tag oder sogar noch häufiger eincremen.

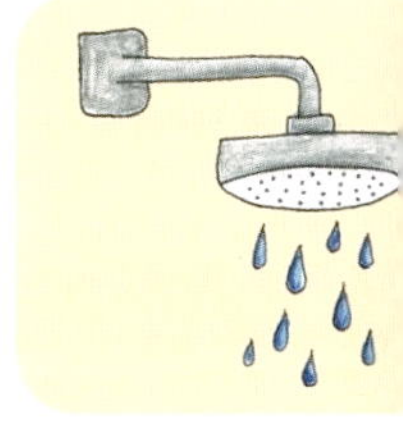

Tipp:

Hautpflege bei Kompressionsstrümpfen ist wichtig, denn sie trocknen die Haut an den Beinen aus. Dies kann dann zu starkem Juckreiz führen. Hier gibt es spezielle Pflegeprodukte wie zum Beispiel pflegende Cremes und Schäume. Gerade abends nach dem Ausziehen der Kompressionsstrümpfe sollte dann auf eine gute Hautpflege geachtet werden. Verzichten Sie morgens vor dem Anziehen der Strümpfe auf fett- und ölhaltige Hautpflegeprodukte, da sie oft zum Rutschen der Kompressionsstrümpfe führen. Wenn Sie auch ohne Eincremen ein Problem mit rutschenden Kompressionsstrümpfen haben, gibt es sogenannte Haftvermittler oder Hautklebelotionen (ca. 10 €) in der Apotheke. Sie verhindern – wie auch ein manchmal eingearbeitetes Silikonband – das Rutschen der Strümpfe. Kompressionsstrümpfe sollten gut sitzen, um ein Abschnüren der Durchblutung zu vermeiden, faltenfrei anliegen und als Kniestrumpf zwei Fingerbreit unter der Kniekehle enden. Sie dürfen auch nicht umgeschlagen werden. Am besten lassen Sie sich Kompressionsstrümpfe individuell in der Apotheke oder im Sanitätshaus anpassen. Dies können Sie sich meist auch vom Hausarzt auf Rezept verordnen lassen. Wechseln Sie Ihre Strümpfe alle 1–2 Tage und waschen Sie sie entweder per Hand oder im Schonwaschgang bei maximal 40 °C mit Feinwaschmittel und ohne Weichspüler. Anschließend im Liegen an der Luft trocknen lassen. Ein Bügeln ist nicht notwendig. Sie können sich bei Notwendigkeit auch ein Wechselpaar verordnen lassen.

Feuchtere Areale wie Achseln, unter der Brust, zwischen den Zehen oder zwischen Bauchfalten sollten mindestens einmal am Tag gewaschen werden, wenn man viel schwitzt auch häufiger. Hier kann man gut sogenannte synthetische Detergenzien verwenden. Sie sind pH-neutral und hautschonend. Tupfen Sie diese Stellen besonders gut trocken. Eincremen sollte hier eher vermieden werden.

Der Genitalbereich sollte auch einmal am Tag gewaschen werden. Meist ist hier Wasser ausreichend. Es gibt aber auch spezielle Waschgels für den Intimbereich. Oder Sie verwenden das gleiche Waschgel wie für die feuchten Areale. Im Anschluss vorsichtig trocken tupfen. Bei sehr trockenen Schleimhäuten im Genitalbereich gibt es insbesondere für Frauen spezielle Feuchtcremes, die in der Apotheke erhältlich sind.

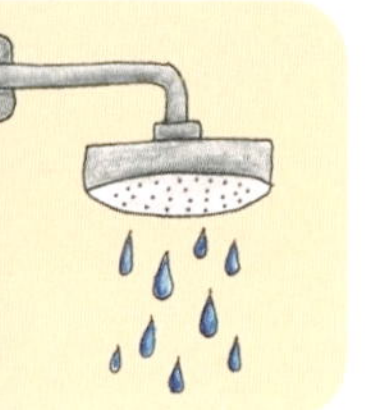

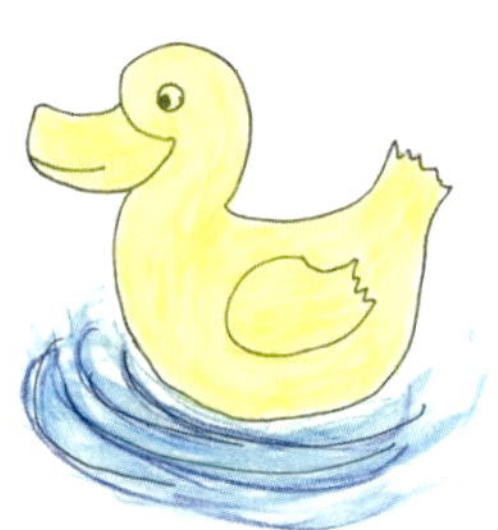

Bei Inkontinenz, also wenn Urin und Stuhl nicht immer gehalten werden können, sollten Sie sich nach jedem unfreiwilligen Stuhlabgang mit lauwarmem Wasser und einem milden, schleimhautfreundlichen Waschgel mit synthetischen Detergenzien und einem Waschlappen waschen. Bei Beschwerden oder wunden Stellen können Sie einen schleimhautgeeigneten Hautschutz auftragen, dieser sollte atmungsaktiv sein. Bei Urinabgang sollten Sie zwar die feuchte Einlage möglichst bald wechseln, ein Waschen mit lauwarmem Wasser ist aber nicht nach jedem Mal notwendig.

Insgesamt gilt: Bei Entzündungen, tiefen Rissen, Anzeichen für Infektionen oder andere Hauterkrankungen ist der Haus- oder Hautarzt aufzusuchen.

Falls Sie merken, dass es Ihnen aufgrund von fehlender Beweglichkeit schwerfällt, sich allein zu waschen und zu pflegen, gibt es im Sanitätshaus, in der Apotheke oder im Drogeriemarkt einige Hilfsmittel – Bürsten mit verlängertem Griff zum Waschen des Rückens (ab 5 €), Nagelzangen mit größerem Griff (ab 10 €), Rücken-Eincreme-Hilfen (ab 10 €) oder Tuben-Entleerer (ab 2,50 €).

Benötigen Sie noch weitere Unterstützung, da Sie die Körperpflege allein nicht mehr schaffen, sprechen Sie mit Ihrem Hausarzt darüber. Es gibt die Möglichkeit, einen Pflegegrad zu beantragen und anschließend Unterstützung durch eine Pflegekraft für die Körperpflege zu erhalten (➤ Kap. 23).

Merke:

Die meisten Formen von **Hautkrebs** werden durch Sonneneinstrahlung begünstigt. Da wir im Laufe unseres Lebens immer wieder der Sonne ausgesetzt sind, steigt mit dem Alter auch das Hautkrebsrisiko. Deshalb sollten Sie immer, wenn Sie sich längere Zeit im Freien aufhalten, nicht bedeckte Körperstellen mit einem Sonnenschutzmittel mit mindestens LSF (Lichtschutzfaktor) 30 eincremen. Je nach Hauttyp hat der Körper eine gewisse Eigenschutzzeit gegen Sonne. Die Sonnencreme verlängert zwar diese Zeit, trotzdem muss man regelmäßig nachcremen, hellere Hauttypen entsprechend häufiger. Für Männer mit schütterem Haar empfiehlt sich ein Sonnenhut, denn der Kopf ist eine besonders exponierte Stelle für die Entstehung von Hautkrebs. Wer keinen Hut tragen möchte, kann einen speziellen Sonnenschutz auftragen, der auf den Kopf aufgesprüht wird und die Haare nicht verklebt – fragen Sie dafür in Ihrer Apotheke nach.

Zudem können Sie in der Regel alle zwei Jahre (➤ Kap. 20) bei der Hautärztin ein „Hautkrebs-Screening" durchführen lassen, das in der Regel von der Krankenversicherung übernommen wird. Dennoch sollten Sie auch selbst gelegentlich Ihre Haut gründlich untersuchen. Insbesondere rasch größer werdende Flecken und Wunden, die nicht heilen, sind suspekt. Auch Muttermale, die ihre Farbe verändern, schnell größer werden oder anfangen zu jucken, zu bluten oder zu nässen, sollten Sie Ihrem Haus- oder Hautarzt zeigen. Hier könnte ein malignes Melanom (schwarzer Hautkrebs) dahinterstecken. Auch dunkle Nagelverfärbungen können ein Anzeichen für Hautkrebs sein. Schauen Sie am besten einmal im Monat nach diesen Warnhinweisen auf Ihrer Haut:

- **A** = Asymmetrie (eine Hälfte des Flecks sieht anders aus als die andere Hälfte)
- **B** = Begrenzungen, die unregelmäßig sind
- **C** = Color/Farbänderungen des Muttermals oder mehr als eine Farbe
- **D** = Durchmesser ist größer als der Durchmesser eines Bleistiftes
- **E** = Entwicklung: Der Fleck verändert sich rasch in Größe, Form, Symptomen (Juckreiz, Empfindlichkeit), Oberfläche (insbesondere Blutungen) oder Farbtönen

Wenden Sie sich am besten direkt an Ihren Arzt oder Ihre Ärztin, wenn Sie eines dieser Anzeichen bei sich feststellen. Er kann sicherstellen, dass es sich nicht um Hautkrebs handelt.

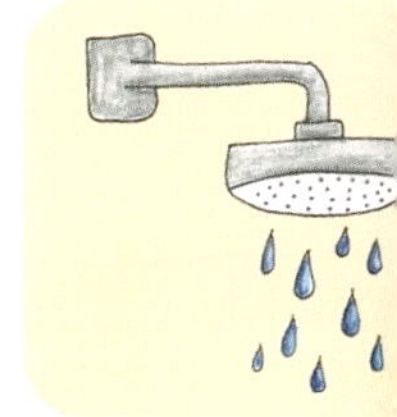

Fuß- und Nagelpflege

Gerade an den Händen und Füßen wird die Haut im Alter deutlich dünner und anfällig für Verletzungen und Blutergüsse. Deswegen sollten Sie Hände und Füße gut pflegen. Für Diabetiker ist das besonders wichtig.

Kaufen Sie sich am besten eine gute Hand- und Fußcreme und verwenden Sie diese regelmäßig. Ein häufiger Bestandteil ist Urea, der in Konzentrationen von 5 %–30 % verwendet wird. Je höher der Anteil ist, desto mehr löst die Creme in der Regel

Verhornungen und Schwielen (Keratolyse). Verwenden Sie für die Hände eine Handcreme mit Lichtschutzfaktor, um Pigment- und Altersflecken durch das Sonnenlicht vorzubeugen.

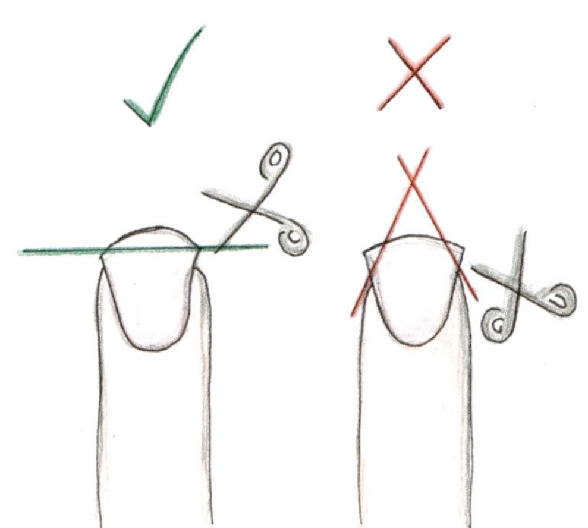

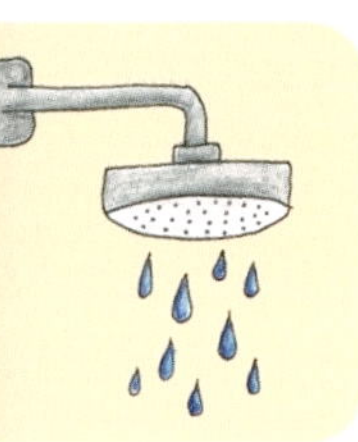

Halten Sie Ihre Finger- und Fußnägel sauber, denn hier entstehen oft durch Alltagstätigkeiten kleine Verletzungen. Schmutz kann dann zu Infektionen führen. Der Schmutz unter den Nägeln sollte immer mit abgerundetem, speziellem Werkzeug entfernt werden, nie mit spitzen Gegenständen, denn diese können auch zu Verletzungen führen.

Für das Kürzen der Nägel benutzen Sie besser eine Nagelzange oder eine -feile statt einer Nagelschere, da so ein gerades Abschneiden der Nägel erleichtert wird. Wenn Sie eine Nagelschere verwenden möchten, kaufen Sie sich eine vorne abgerundete, die auch für Babys verwendet wird und ein deutlich geringeres Verletzungsrisiko birgt.

Nägel sollten nie schräg, sondern immer gerade abgeschnitten werden. Sie verringern so die Gefahr, sich zu schneiden. Die Nagelhaut immer nur zurückschieben und nicht schneiden. Für die richtige Nagelpflege sind Glasfeilen im Drogeriemarkt erhältlich, die den Vorteil haben, dass man in beide Richtungen feilen kann. Sie versiegeln den Nagel zudem und beugen Ecken und Kanten vor. Insgesamt kostet ein gesamtes Nagelpflegeset um die 10 €. Alle benutzten Gegenstände sollte man desinfizieren.

Eingewachsene Nägel sollten Sie nie selbstständig entfernen oder kürzen, das macht die medizinische Fußpflege oder der Arzt.

Tipp:

Bei Haus- und Gartenarbeit sollten Sie stets Handschuhe tragen, denn Chemikalien und Sonnenlicht können Ihre Haut reizen und austrocknen, und Sie sind besser vor Verletzungen geschützt.

Die Pediküre, das heißt die Pflege der Füße, kann schwerer werden, da Sie hier vornübergebeugt arbeiten müssen. Entfernen Sie die Hornhaut vorsichtig mit der feinen Seite einer Hornhautfeile (ca. 3 €) und achten Sie dabei darauf, dass es an der entfernten Stelle nicht warm wird, da Sie dann zu viel Hornhaut entfernt haben. Gerade bei Diabetikern mit Fußproblemen, bei eingewachsenen Fußnägeln oder eingeschränkter Mobilität empfiehlt sich eine medizinische Fußpflege. Diabetiker sollten jeden Tag ihre Füße nach Verletzungen absuchen und ganz besonders auf gute Hygiene achten. Die Kosten für eine professionelle Fußpflege liegen bei circa 15–35 € pro Sitzung, Sie sollten mindestens einmal im Monat hingehen.

Wenn Sie Diabetiker sind oder an Nerven- oder Gefäßerkrankungen leiden, sollten Sie außerdem auf gute Schuhe achten, die keine Druckstellen hervorrufen. Diese heilen nämlich dann deutlich schlechter und können zu großen Problemen führen.

Tipp:

Bei manchen Erkrankungen gibt es Fußpflege auf Rezept, zum Beispiel wenn Sie unter Durchblutungsstörungen, Gefäßerkrankungen, Erkrankungen der Nerven oder Diabetes mellitus leiden. Sprechen Sie mit Ihrem Hausarzt über die Möglichkeit der medizinischen Fußpflege als Kassenleistung (auf Rezept).
Ihr behandelnder Arzt entscheidet, ob bei Ihnen diese Voraussetzungen vorliegen und die professionelle Fußpflege medizinisch notwendig ist. Er kann diese dann auf einem Kassenrezept (Heilmittelverordnung) verordnen, eine Genehmigung durch die Krankenkasse ist in der Regel nicht erforderlich.
Die medizinische Fußpflege kann dann bei einem zugelassenen Podologen durchgeführt werden. Sprechen Sie am besten mit Ihrer Krankenkasse, bei welchem Podologen Ihr Rezept eingelöst werden kann. Pro Rezept können bis zu 6 Behandlungen verordnet werden, falls notwendig auch als Hausbesuch. Der Eigenanteil liegt bei 10 % der Behandlungskosten zuzüglich 10 € pro Rezept.
Der Podologe schaut gezielt nach Entzündungen, Wunden, Druckstellen, Blasen, Warzen, Hornhaut und Hühneraugen sowie eingewachsenen Fußnägeln. Diese kann er – falls notwendig – mit speziellen Arbeitsgeräten behandeln.

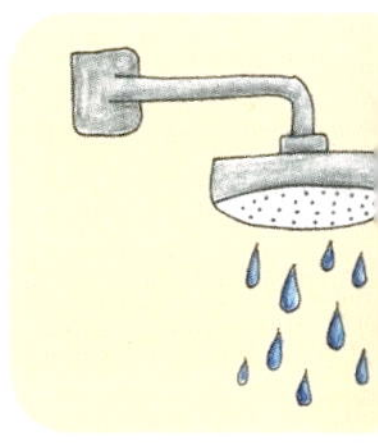

Die richtigen Pflegeprodukte

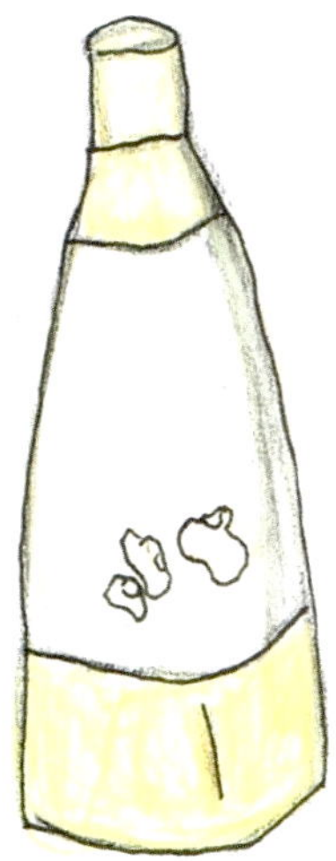

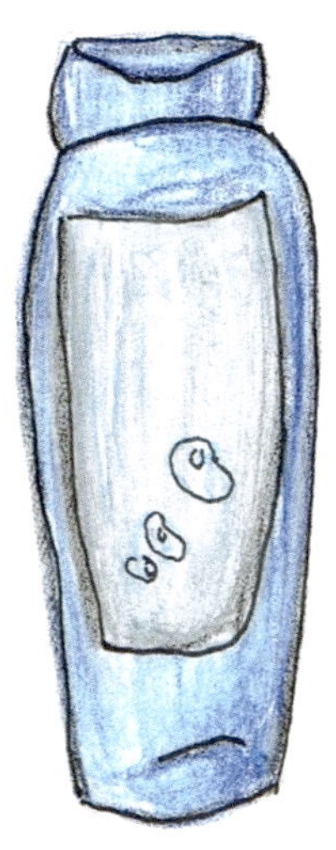

Oft kann man bei der großen Auswahl an Pflegeprodukten und den vielen verschiedenen Inhaltsstoffen überfordert sein. Doch Studien zeigen, dass eine qualitativ hochwertige und wirksame Hautpflege sich positiv auf die Lebensqualität auswirken kann. Deshalb lohnt es sich, sich ein wenig damit auszukennen.

Laut einer großen Studie kann die Hautreinigung nur mit Wasser und Seife zu Hauttrockenheit und Juckreiz führen.

Daher sollte man die Haut am besten mit speziellen Duschgelen waschen, die als Reinigungsmittel *synthetische Detergenzien (Syndets)* oder *amphotere Tenside* enthalten. Diese sind pH-neutral (das heißt, sie haben den gleichen pH-Wert wie die Haut, nämlich pH 4–5) und sind daher besonders hautschonend. Als Faustregel gilt, dass die Duschgele oder Handseifen, die weniger schäumen, hautschonender sind und die Haut weniger austrocknen. Tatsächlich hat der Schaum an sich nichts mit der Reinigungskraft zu tun.

Achten Sie bei Hautcremes darauf, dass Feuchthaltemittel wie Urea oder Glyzerin enthalten sind, um trockener Haut vorzubeugen. Ist die Haut bereits sehr trocken und rissig, verwenden Sie dexpanthenolhaltige Cremes, die auch die Wundheilung fördern.

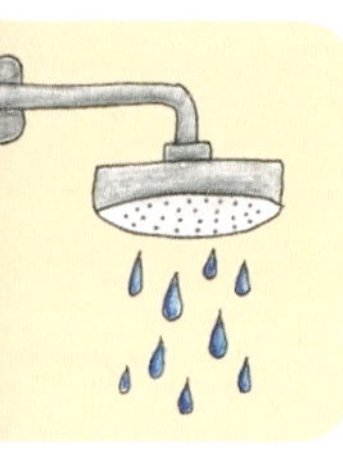

Um die natürliche Fettbarriere der Haut aufrechtzuerhalten, sind Avocadoöl oder Karitébutter hilfreich, die besonders in Nachtcremes verwendet werden. Peptide und Vitamine regen das Zellwachstum an. Tagescremes sollten zusätzlich noch einen UV-Schutz enthalten.

Für die Lippenpflege sind fettende Zutaten wie Mandelöl, Bienenwachs und Panthenol besonders wichtig. Auch Hände und Füße sollten Sie regelmäßig fettreich eincremen. In Fußcremes können schweißhemmende und Schwielen lösende (Urea) Substanzen hilfreich sein.

Ein UV-Schutz empfiehlt sich in Hand-, Gesichts- und Lippenpflegecremes.

Für eine individuelle Beratung sollten Sie mit Ihrem Apotheker oder Hausarzt besprechen, welcher Hauttyp Sie sind und welche Pflegeprodukte gut zu Ihnen passen.

Tipp:

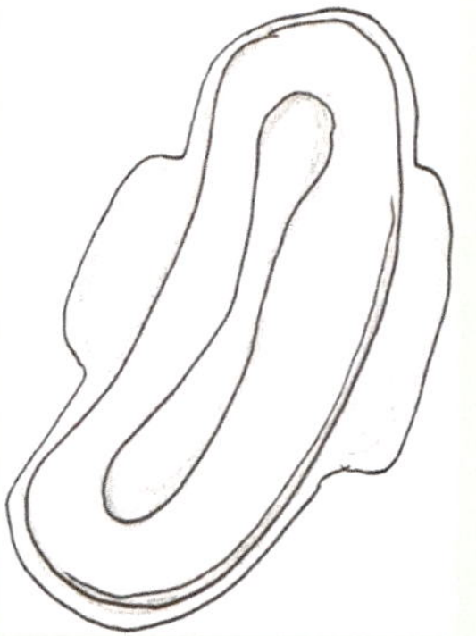

Inkontinenzartikel

können verschrieben werden. Vielen Menschen fällt es schwer, darüber zu sprechen, dass sie gelegentlich oder regelmäßig ungewollt Stuhl oder Urin verlieren (Inkontinenz). Dies ist jedoch nichts, wofür Sie sich schämen müssen. Zum einen sind sehr viele ältere Menschen davon betroffen, zum anderen lässt sich durch einfache Hilfsmittel die Lebensqualität stark verbessern. Es gibt besonders saugfähige Vorlagen, die Sie in Ihrer Apotheke oder im Drogeriemarkt ab ungefähr 5 € pro Paket mit 20 Stück kaufen können, Bettschutzunterlagen (ab 10 € pro Paket mit 14 Stück), waschbare Sitzauflagen für Stühle oder Sofamöbel (ab 10 € pro Stück), Unterhosen mit integrierter

Saugeinlage (ab ca. 7 € pro Paket mit 12 Stück) oder Urinflaschen für Männer (ab 2 €), falls Ihnen der schnelle Gang nachts zur Toilette schwerfällt. Fragen Sie hierzu auch Ihre Hausärztin um Rat.
Wenn Sie Probleme mit ungewolltem Urin- oder Stuhlabgang haben, lassen Sie es Ihren Hausarzt wissen. Er wird nach Gründen für die Inkontinenz suchen und abklären, warum es dazu kommt. Dann kann er Ihnen auch benötigte **Hilfsmittel auf Rezept** aufschreiben. Hier ist eine Dauerverordnung von bis zu einem Jahr möglich, sodass man sich nicht immer ein neues Rezept holen muss. Je nach Krankenkasse muss das individuell genehmigt werden. Außerdem gibt es, wiederum je nach Krankenkasse, eventuell vorgeschriebene Apotheken, bei denen Sie das Rezept einlösen müssen. Fragen Sie bei Ihrer örtlichen Apotheke oder im Sanitätshaus nach, diese helfen Ihnen auch manchmal bei den Genehmigungen. Kassenpatientinnen und -patienten müssen sich in der Regel nur mit 10 % der Kosten (maximal jedoch 10 €) beteiligen. Sie können zwischen mehreren Produkten wählen, die dem aktuellen Standard entsprechen. Windelhosen und Inkontinenzeinlagen gibt es zum Beispiel in verschiedenen Größen und Stärken, für Männer sind spezielle Produkte erhältlich. Die meisten Inkontinenzartikel fallen beim Tragen nicht auf. Viele Apotheken verpacken diese Artikel auch bei vorherigem Anruf diskret, sodass keiner mitbekommt, was man gekauft hat.

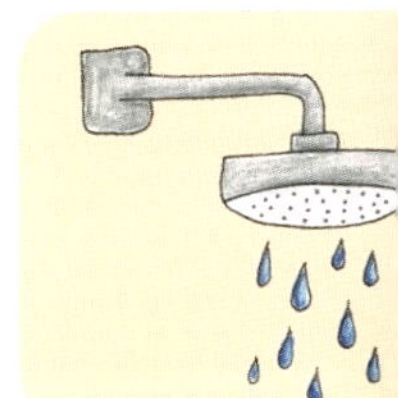

Häufige hautassoziierte Probleme im Alter

- **Trockene Haut und Juckreiz:**
  Mit zunehmendem Alter wird die Haut immer trockener, speziell an den Armen und Beinen, meist mit Juckreiz verbunden. Trockene Heizungsluft, ungenügende Hautpflege, Rauchen, zu weniges Trinken und zu starke Sonnenexposition können dies zusätzlich begünstigen. Auch Erkrankungen wie Diabetes mellitus oder Nierenprobleme lassen die Haut austrocknen. Was helfen kann, sind tägliches Eincremen, Luftbefeuchter für den Raum (ab 50 €–100 € im Elektrofachmarkt) und die richtige Körperpflege. Falls es dennoch nicht besser wird oder der Juckreiz Ihren Alltag beeinträchtigt, sprechen Sie mit Ihrem Hausarzt.

Tipp:

Luftbefeuchter können bei trockener Haut Wunder wirken. Die optimale Luftfeuchtigkeit in Innenräumen liegt zwischen 45 % und 60 %. So kann nicht nur trockene, juckende Haut reduziert werden, sondern Sie können sich durch eine Befeuchtung der Atemwege auch vor Erkältungskrankheiten schützen. Manche Luftbefeuchter reinigen zudem die Luft zusätzlich von Viren, Bakterien oder Allergenen sowie Umweltschmutz. Die Luftfeuchtigkeit können Sie leicht mit einem Hygrometer messen, das Sie in einem Baumarkt oder Elektrofachmarkt kaufen können (ab 10 €).

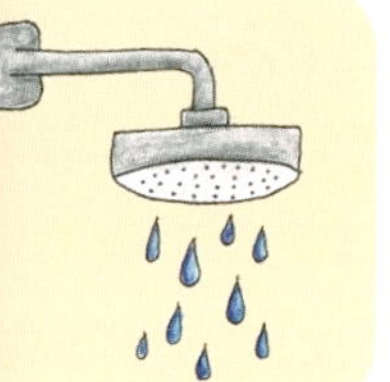

- **Blutergüsse:**
  Im Alter kommt es schneller zu Blutergüssen. Dünne Haut, wenig Unterhautfettgewebe und somit weniger „Polster" begünstigen das, außerdem auch Blutverdünner, die viele Menschen einnehmen. Häufig brauchen Blutergüsse auch länger, bis sie abheilen. Wenn Sie sich irgendwo gestoßen haben, kann es helfen, für 20 Minuten eine kühle Kompresse über die schmerzende Stelle zu legen, um einen Bluterguss zu verhindern. Passen Sie nur auf Erfrierungen auf und legen Sie am besten ein Stofftuch dazwischen.
  Anschließend kann Arnikagel oder -salbe (Drogeriemarkt oder Apotheke) genauso wie Heparingel (Apotheke) helfen, beides bekommen Sie ohne Rezept ab ungefähr 10 €. Tragen Sie ein- bis zweimal täglich eine dünne Schicht des Gels auf den blauen Fleck auf und massieren Sie es gut ein. Es darf allerdings nicht auf verletzte Haut oder auf Schleimhäute aufgetragen werden.
  Falls Sie im Zusammenhang mit einem Bluterguss starke Schmerzen oder Schwellungen bekommen, Sie sich nicht mehr richtig bewegen können oder Kreislaufbeschwerden auftreten, sollten Sie einen Arzt oder eine Ärztin aufsuchen.
- **Druckgeschwüre (Dekubitus):**
  Durch ständiges Bewegen verändern wir oft unbewusst unsere Körperposition, und das sowohl im Schlaf als auch am Tag, sodass alle Hautstellen gut durchblutet werden und keinen Schaden nehmen. Jedoch kann bei eingeschränkter Bewegung oder Erkrankungen wie beispielsweise einem Diabetes mellitus diese Durchblutung gestört sein und die Entstehung von Druck- bzw. Wundgeschwüren begünstigen.
  Sie sind zuerst erkennbar durch gerötete Hautstellen, etwa an der Ferse oder am Steißbein. Wenn Sie dies bemerken, vermeiden Sie es möglichst, auf einem der geröteten Bereiche zu liegen. Die Rötung zeigt an, dass sich der Körper nicht von der vorherigen Belastung erholt hat und eine weitere Pause benötigt. Auch regelmäßige Körperpflege hilft, einem Druckgeschwür vorzubeugen.

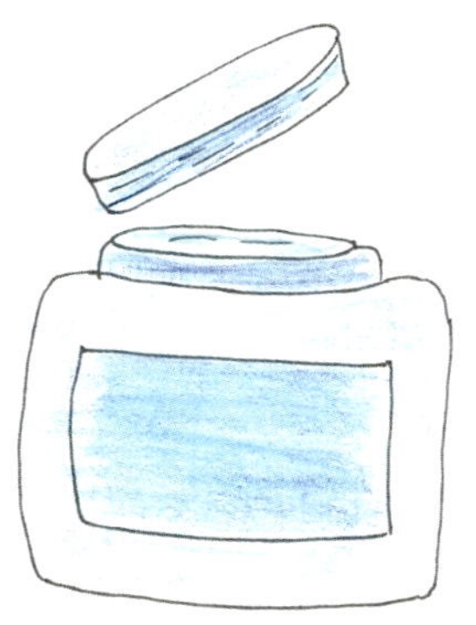

Wenn die Rötung trotz Entlastung nicht verschwinden sollte, ist dies schon die erste Stufe eines Druckgeschwüres. Blasenbildung oder offene, tiefe Wunden stellen späte Stadien eines Druckgeschwürs dar und benötigen spätestens dann dringende medizinische Behandlung. Wichtig ist vor allem, die Wunde vor Druck und weiteren Belastungen zu schützen. Dafür gibt es besondere Lagerungspolster (ab 25 € im Sanitätsgeschäft), die mehrfach verwendet werden können.

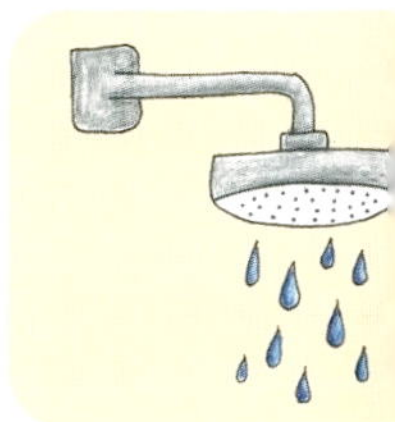

- **Hautpilz:**
  Gerade an feuchten Körperstellen wie den Achseln, der Brustfalte oder zwischen Bauchfalten kommt es häufig zu Hautpilzerkrankungen, ebenso an den Füßen. Auch im Mund können Pilzerkrankungen entstehen, deswegen ist eine gute Mund- und Prothesenpflege wichtig. Kleidung, die sich an feuchten Stellen befindet (Unterhemd, T-Shirt, Unterhose, Socken), sollten Sie täglich wechseln und möglichst bei 60 °C waschen. Wenn Sie eine Pilzerkrankung vermuten, können Sie auch zunächst rezeptfreie Salben oder Sprays (ab 5 €) aus der Apotheke versuchen, lassen Sie sich dort einfach beraten. Bis ein Pilz verschwunden ist, kann es Monate dauern, deswegen sollten Sie die Medikamente nicht zu früh absetzen. Sprechen Sie aber am besten auch mit Ihrem Hausarzt darüber.

- **Nagelpilz:**
  Nagelpilz ist im Alter häufiger, da sich die Durchblutung verschlechtert. Sie erkennen ihn an Verfärbungen, Flecken, Verdickungen oder Absplitterung der oberen Nagelschichten. Falls nur ein Nagel leicht befallen ist, empfehlen wir Ihnen die Selbstbehandlung mittels eines Antipilz-Nagellacks (farblos) oder Salben (ab 10 € in der Apotheke). Falls Sie sich jedoch unsicher sind oder der Nagelpilz trotz Selbstbehandlung nicht verschwindet, sollten Sie Ihren Hausarzt um Rat fragen. Eine Nagelpilzbehandlung ist wichtig, da ansonsten weitere Krankheitserreger in die Wunden eindringen und so auch zu ernsthaften Erkrankungen führen können. Wenn mehr als drei Nägel oder mehr als die Hälfte eines Nagels befallen ist, sollten Sie zum Hautarzt gehen – es kann eine Behandlung mit Tabletten notwendig sein. Nagelpilz, speziell an den Zehennägeln, muss bis zu einem Jahr behandelt werden – setzen Sie die Medikamente daher nicht zu früh ab.

- **Inkontinenz-assoziierte Dermatitis/Intertrigo:**
  Unter diesem Krankheitsbild versteht man entzündete, juckende und gerötete Stellen, die meist da auftreten, wo es feucht ist und wo Haut an Haut aufliegt.

Insgesamt sollte das Ziel, gerade bei Inkontinenz-assoziierten Problemen, eine Minimierung längerer und wiederholter Reizungen durch zu langes Einwirken von Stuhl und Urin sein. Eine gründliche Reinigung, insbesondere nach jedem Stuhlgang, kann helfen, die Haut sollte anschließend behutsam trocken getupft werden. In Hautfalten kann ein dünnes Stofftuch aus Naturfasern oder eine Kompresse faltenfrei gelegt werden, um den Haut-auf-Haut-Kontakt zu verhindern. Puder sollten Sie nicht verwenden, weil die entstehenden Krümel wiederum zu Reibungen führen können. Bei bereits bestehenden Hautdefekten unbedingt einen Arzt kontaktieren.

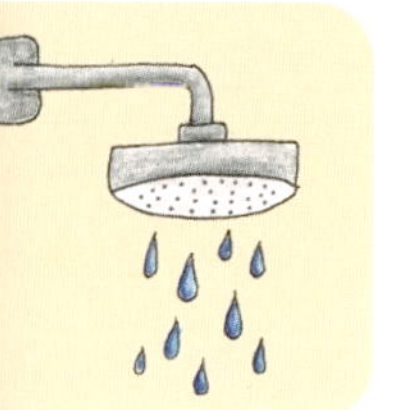

Mund- und Zahnpflege

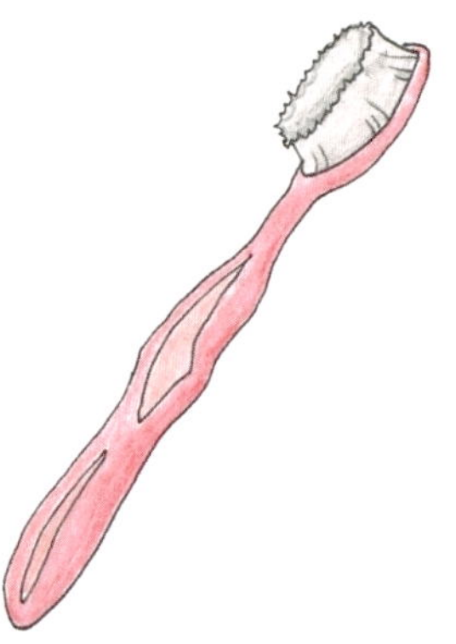

Eine gute Mundhygiene und Zahnreinigung werden mit dem Alter immer wichtiger, denn die Gefahr von Karies steigt, und viele chronische Erkrankungen können durch eine schlechte Mundhygiene negativ beeinflusst werden. Der jährliche Besuch beim Zahnarzt ist jetzt wichtiger denn je, denn durch ein nachlassendes Schmerzempfinden der Zähne im Alter werden Karies oder auch Entzündungen oft erst spät entdeckt.

Die richtige Zahnbürste zu finden ist oft gar nicht so leicht. Achten Sie vor allem auf sanfte Borsten zum Schutz des Zahnfleischs und die richtige Größe für Ihren Kiefer (eher kleiner Bürstenkopf). Eine wirksame Entfernung von Zahnbelägen ist nur durch die zweimal tägliche mechanische Reinigung (morgens und abends) mithilfe von Zahnbürsten und Zahnpasta zu erreichen. Am besten putzen Sie nach dem Essen, gibt es zum Frühstück aber säurehaltige Sachen (zum Beispiel einen Orangensaft), sollten Sie 30 Minuten warten, denn Säuren können den Zahnschmelz, der als Schutzschicht für den Zahn besonders wichtig ist, angreifen.

Verwenden Sie beim Putzen am besten fluoridierte Zahnpasta, da Fluoride zusätzlich vor Karies schützen. Die richtige Zahnpasta kann 40 bis 50 % der Karies verhindern, allein durch den Kontakt mit den Zähnen. Wichtig ist es, dass Sie Ihre Zähne immer nach demselben Schema putzen: erst die **Kaufläche, dann die Außenfläche und zum Schluss die Innenfläche (KAI).** Putzen Sie immer **von Rot nach Weiß** (vom Zahnfleisch zum Zahn hin) und vermeiden Sie kreisende Bewegungen, da diese das Zahnfleisch schädigen können. Insgesamt sollten Sie mindestens zwei bis drei Minuten lang die Zähne putzen, sonst kann die Zahnpasta (insbesondere das Fluorid) nicht richtig wirken. Wichtig ist auch die Lagerung der Zahnbürste: Sie muss vollständig trocknen können, um Keime abzutöten, also immer mit dem Kopf nach oben aus dem Zahnputzbecher herausragen lassen und nicht umgekehrt. Es reicht, eine Zahnbürste oder den Zahnbürstenkopf alle zwei bis drei Monate zu wechseln.

Die Zahnzwischenraumpflege mittels Zahnseide oder Interdentalbürsten (ab 2 € erhältlich im Drogeriemarkt oder in der Apotheke) darf ebenfalls nicht vernachlässigt werden. Es gibt sie in verschiedenen Größen, passend für Ihre individuellen Zahnzwischenräume. Sie sollten sie einmal am Tag, am besten abends vor dem Zähneputzen, reinigen.

Mundspüllösungen und Mundduschen können nur unterstützend eingesetzt werden, ersetzen aber die tägliche Zahnpflege mit Zahnbürste und Zahnpasta nicht.

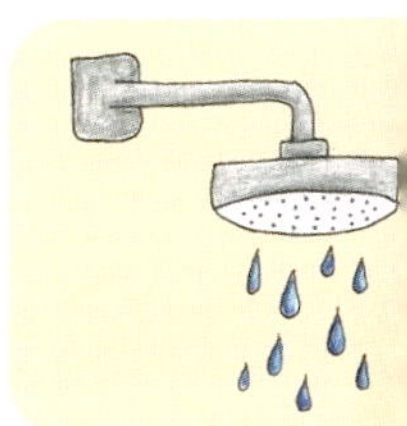

Tipp:

Wenn Ihnen das Zähneputzen durch die kleinen Bewegungen und den richtigen Druck schwerfällt, empfehlen wir Ihnen elektrische Zahnbürsten. Studien zeigen sogar, dass **elektrische Zahnbürsten** generell ein besseres Putzergebnis erzielen. Sie haben einen dickeren Griff und führen die kleinen Bewegungen am Zahn selbst durch. Elektronische Zahnbürsten gibt es im Kaufhaus, Drogeriemarkt oder im Elektronikfachmark, sie kosten ab 20 € aufwärts, Wechselköpfe ab 1–2 € das Stück, je nach Zahnbürste. Es gibt auch verschiedene Zusatz-Optionen, zum Beispiel eine Funktion, die anzeigt, ob man zu viel Druck auf das Zahnfleisch ausübt, um Zahnfleischbluten zu verhindern.

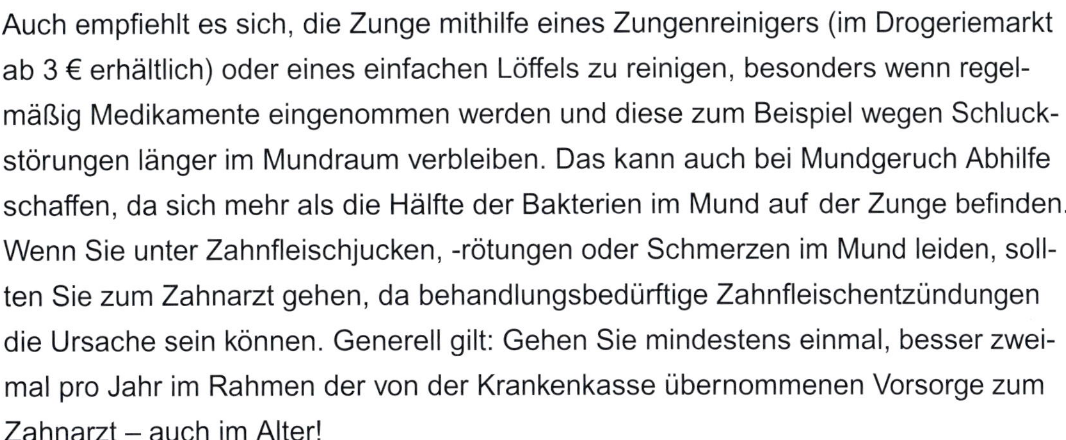

Auch empfiehlt es sich, die Zunge mithilfe eines Zungenreinigers (im Drogeriemarkt ab 3 € erhältlich) oder eines einfachen Löffels zu reinigen, besonders wenn regelmäßig Medikamente eingenommen werden und diese zum Beispiel wegen Schluckstörungen länger im Mundraum verbleiben. Das kann auch bei Mundgeruch Abhilfe schaffen, da sich mehr als die Hälfte der Bakterien im Mund auf der Zunge befinden. Wenn Sie unter Zahnfleischjucken, -rötungen oder Schmerzen im Mund leiden, sollten Sie zum Zahnarzt gehen, da behandlungsbedürftige Zahnfleischentzündungen die Ursache sein können. Generell gilt: Gehen Sie mindestens einmal, besser zweimal pro Jahr im Rahmen der von der Krankenkasse übernommenen Vorsorge zum Zahnarzt – auch im Alter!

Zahnprothesen

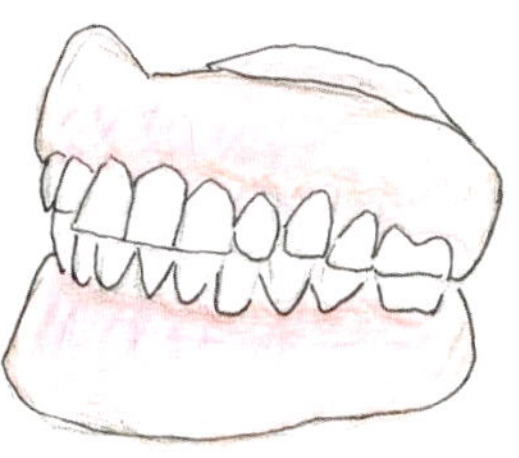

Reinigen Sie Ihre Prothese mit einer speziellen Prothesenbürste (ca. 3 € im Drogeriemarkt) unter fließendem Wasser. Wird sie nicht getragen, muss sie trocken gelagert werden. Die Verwendung eines Gebissreinigers (ca. 3 € im Drogeriemarkt) 1–3 × pro Woche ist ausreichend. Hierfür wird die Prothese nach dem Auflösen der Reinigungstablette in das Wasserbad gelegt und vor dem nächsten Einsetzen mit klarem Wasser abgespült.

Implantate sind wie eigene Zähne zu reinigen.

Für den richtigen Sitz von Prothesen verwenden Sie am besten spezielle Haftcremes, die es für wenige Euro im Drogeriemarkt gibt. Manchmal müssen Sie sich etwas durch das Sortiment probieren, um die passende für Sie zu finden.

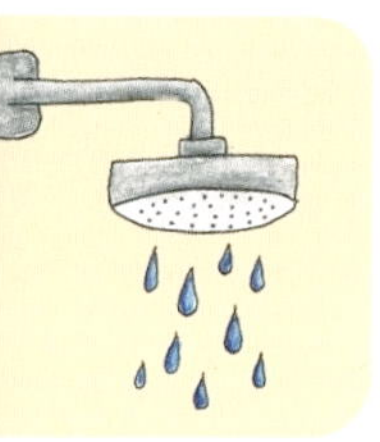

Tipp:

Nutzen Sie doch einen Gebissreiniger! Er arbeitet allein mit Vibrationen und kann die Prothese wieder hygienisch sauber machen, und das ganz ohne Chemie und selbst bei stärkerer Verunreinigung. Da er batteriebetrieben läuft, lässt er sich auch gut mit auf Reisen nehmen. Gebissreiniger gibt es in der Regel in der Apotheke ab 15 € zu kaufen.

Im Alter ziehen sich das Zahnfleisch und der Kieferknochen meist auch ohne Entzündungen zurück. Das erhöht das Risiko für Zahnwurzelkaries und verringert die Haftung von Zahnprothesen. Durch schlecht sitzenden Zahnersatz kann es aber zu schmerzhaften Druckstellen und sogar Problemen beim Essen kommen. Häufig ist zusätzlich auch das Schlucken oder der Kauvorgang selbst eingeschränkt. Fehlen viele Zähne oder sitzen die Prothesen nicht gut, leidet darunter oft die Aussprache, sodass viele ihre Prothesen nicht tragen und damit Schwierigkeiten beim Essen haben.

Falls Sie merken, dass Ihre Prothesen trotz ausreichender Hygienemaßnahmen Schmerzen verursachen oder trotz Haftcreme nicht richtig sitzen, empfehlen wir Ihnen, einen Termin bei Ihrem Zahnarztoder Ihrer Zahnärztin zu vereinbaren.

Die Kosten für Zahnprothesen werden in der Regel zu 50 % von den Krankenkassen übernommen. Je nach Prothese kommt meist noch einen Eigenanteil von 400–600 € pro Kiefer (oben und unten) hinzu, sodass man mit Kosten in Höhe von 1.200–1.500 € rechnen kann. Jedoch gewähren Krankenkassen oft darüber hinaus noch einen größeren Zuschuss, wenn in den letzten 5–10 Jahren das Bonusheft durch jährliche zahnärztliche Kontrolluntersuchungen geführt wurde.

Merke:

Sitzt der neue Zahnersatz nicht richtig? Gehen Sie am besten direkt wieder zum Zahnarzt. Der Zahnarzt, der die Prothese angefertigt hat, ist dazu verpflichtet – notfalls auch mehrfach –, die Prothese nachzubessern. Das ist für Sie kostenfrei innerhalb der ersten zwei Jahre, denn so lange gewährleistet der Zahnarzt laut Gesetz, dass die Prothese passt und funktionstüchtig ist.

Wenn trotz Nachbesserung der Zahnersatz immer noch nicht passt, können Sie im Kontakt mit Ihrer Krankenkasse die Erstellung eines Gutachtens in Auftrag geben. Aufgrund des erstellten Gutachtens muss dann der Zahnarzt erneut die Prothese verbessern oder sogar eine neue anfertigen. Bevor es zu Streit kommt, können Sie sich auch kostenlos durch die **unabhängige Patientenberatung Deutschlands** beraten lassen:
Telefon: 0800 011 77 22 (gebührenfrei aus allen Netzen, Montag bis Freitag von 8:00 bis 18:00 Uhr)
https://www.patientenberatung.de/de

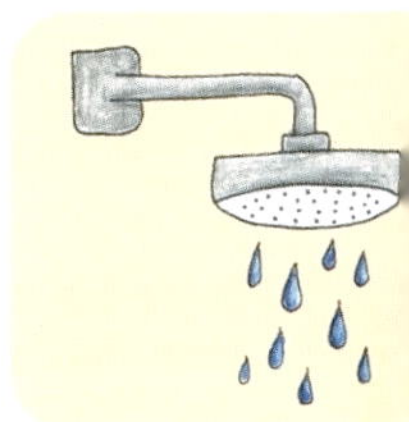

Ausreichende Speichelproduktion erhalten

Genügend Speichel ist durch seine Spül- und Abwehrfunktion unerlässlich für gesunde Zähne und eine intakte Mundschleimhaut. Ist die Speichelproduktion reduziert, steigt das Kariesrisiko. Die Schleimhäute und Lippen werden trocken und rissig. Bakterien können über die rissige Schleimhaut in den Körper und Blutkreislauf gelangen und so zu Infektionen führen. Ein trockener Mund ist aber nicht nur unangenehm, sondern macht auch Probleme beim Schlucken. Um die Speichelproduktion aufrechtzuerhalten, sollte auf eine ausreichende Flüssigkeitszufuhr geachtet werden. Hierbei ist es egal, ob Sie Wasser, Mineralwasser oder ungesüßte Tees trinken. Regelmäßige Kaubewegungen wie beim Kaugummikauen oder das Lutschen von sauren Bonbons führen zu einer gesteigerten Speichelsekretion.

Es gibt einige Medikamente, die die Speichelproduktion verringern und zu Mundtrockenheit führen können, zum Beispiel Anticholinergika, Beta2-Sympathomimetika, Antidepressiva, Anxiolytika, Neuroleptika, Antihistaminika der ersten Generation und bestimme Krebsmedikamente. Falls Sie sich unsicher sind, ob Ihre Mundtrockenheit auf die Einnahme von Medikamenten zurückzuführen ist, da Sie genug trinken, sprechen Sie das Thema bei Ihrem nächsten Zahn- oder Hausarztbesuch an. Setzen Sie unter keinen Umständen diese Medikamente ohne ärztlichen Rat ab.

Es gibt Medikamente, die die Speichelproduktion fördern können, wie Mundspüllösungen oder Bonbons, dazu Speichelersatzmittel (Mundgele, -sprays oder -lösungen). Diese kosten in der Regel um die 10 € und sind in der Apotheke ohne Rezept zu bekommen.

12 Sturzvermeidung – gut ausbalanciert

„Das Leben ist wie Fahrradfahren: Um die Balance zu halten, musst du in Bewegung bleiben."

– Albert Einstein (1879–1955), deutscher Physiker

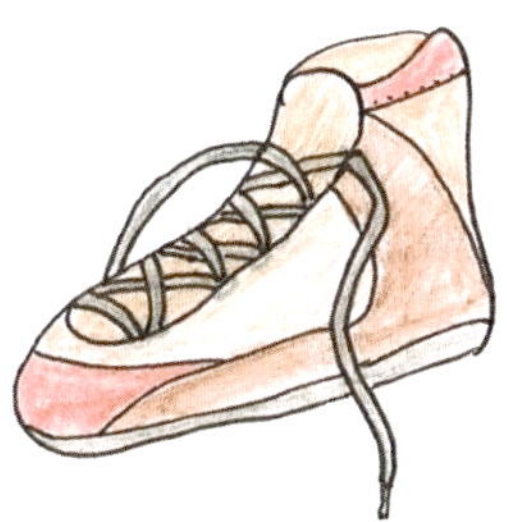

Was Sie in diesem Kapitel lernen:

- Stürze im Alter sind nicht normal, treten aber häufig auf und sind eine der Hauptursachen, die die Unabhängigkeit älterer Menschen gefährden.
- Nach einem Sturz sollten Sie immer zum Arzt gehen. Es ist wichtig, dass Sie gemeinsam nach der Ursache des Sturzes suchen, damit zukünftige Stürze vermieden werden können.
- Bewegung und Sport sowie richtiges Schuhwerk sind entscheidend, um Stürzen vorzubeugen.
- Yoga kann die Körpermitte stärken und helfen, Stürze zu vermeiden.
- Schaffen Sie eine barrierefreie Umgebung, um die Sturzgefahr zu verringern.
- Es gibt Tipps und Hilfsmittel, die bei häufigen Stürzen zumindest das Verletzungsrisiko zu senken können.

Stürze bei älteren Menschen treten häufig auf und sind eine der Hauptursachen, die die Unabhängigkeit älterer Menschen gefährden. Eine US-amerikanische große Studie hat gezeigt, dass fast 30 % aller Menschen über 65 Jahre mindestens einmal im vergangenen Jahr gestürzt sind – über 10 % aller über 65-Jährigen haben sich dabei verletzt. Im Alter von über 85 Jahren erhöht sich das Risiko zu stürzen noch mal deutlich. Und ein Sturz kommt selten allein – ist man einmal gestürzt, erhöht sich laut Studien das Risiko für weitere Stürze um 60 %.

Die nächste Schwierigkeit ist, nach einem Sturz wieder aufzustehen. Rund 60 % der älteren Menschen schaffen das nicht alleine – was die Notwendigkeit von Hausnotrufknöpfen zeigt.

Zu Stürzen kommt es normalerweise dann, wenn der Mensch schon Beeinträchtigungen in mehreren Bereichen hat. Sie sind somit oft ein Zeichen der Dekompensation des Systems. Das Tückische: Wer gestürzt ist, spricht häufig gar nicht darüber, besonders wenn es bei dem Sturz zu keinen sichtbaren Verletzungen gekommen ist, weil er oder sie denkt, dass das eben zum Altern dazugehört. Doch das ist falsch. Selbst wenn ein Sturz zu einem Besuch in der Notaufnahme führt, wird leider oft nicht nach der Ursache dafür geforscht, die damit unbehandelt bleibt.

Dabei sind Stürze die Hauptursache für Verletzungen im Alter. Es kann schnell zu Prellungen, Blutungen, Verstauchungen oder Knochenbrüchen kommen. Studien zeigen, dass Stürze in 5–10 % der Fälle sogar zu schweren Verletzungen und damit oft auch zu längeren Krankenhausaufenthalten führen. Diese Verletzungen bedingen häufig einen bleibenden Funktionsverlust, eine Unterbringung im Pflegeheim wird wahrscheinlicher, und medizinische Leistungen werden häufiger in Anspruch genommen. Und: Stürze steigern außerdem mit jedem Sturz die Angst vor Bewegung und führen zum Verlust des Vertrauens in das eigene Körpergefühl.

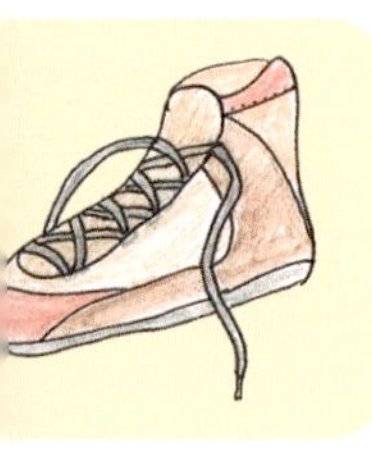

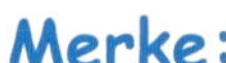

Stürze im Alter sind nicht normal! Sollten Sie gestürzt sein, wenn auch nur leicht, wenden Sie sich in jedem Fall an Ihren Arzt! Es geht nicht nur darum, mögliche Verletzungen zu behandeln, genauso wichtig ist es, dass Sie gemeinsam nach der Ursache des Sturzes suchen, damit zukünftige Stürze vermieden werden können.

Das Sturzrisiko sollte daher von jedem sehr ernst genommen werden. Es gibt viele Risikofaktoren, die sich leicht verändern lassen, um so das individuelle Risiko zu senken. Wir wollen Ihnen in diesem Kapitel daher einige wertvolle Tipps und Informationen mit auf den Weg geben, damit Sie sich weiterhin sicher auf Ihren Beinen fühlen.

Zunächst geht es darum herauszufinden, warum es in der Vergangenheit zu Stürzen oder Gang-Unsicherheiten gekommen ist. Danach gilt es, mit Unterstützung der Ärztin und der Angehörigen, geeignete Maßnahmen zu treffen, um weitere Stürze zu vermeiden.

Risikofaktoren für Stürze

Sturzursachen können sehr vielfältig sein und sind nicht immer eindeutig. Die Ursachensuche ist allerdings wichtig, um zukünftige Stürze zu vermeiden. Stellen Sie sich deshalb nach jedem Sturz bei einem Arzt vor, damit er Sie auf Verletzungen untersuchen und Ursachenforschung betreiben kann.

Mögliche **innere Ursachen** für Stürze sind:

- Gang- oder Gleichgewichtsstörungen
- Nervenerkrankungen, insbesondere der Beine
- Muskelschwäche
- Vermindertes Sehvermögen (auch eine alte, unpassende Brille) und vermindertes Hörvermögen (auch fehlende oder unpassende Hörgeräte)
- Akute Erkrankungen (z. B. Fieber, Flüssigkeitsmangel, Herzrhythmusstörungen)
- Niedriger Blutdruck
- Demenz
- Medikamente (Nebenwirkungen, plötzliches eigenständiges Absetzen, Vergessen von Medikamenten, Einnehmen von sehr vielen Medikamenten)
- Müdigkeit
- Blutarmut

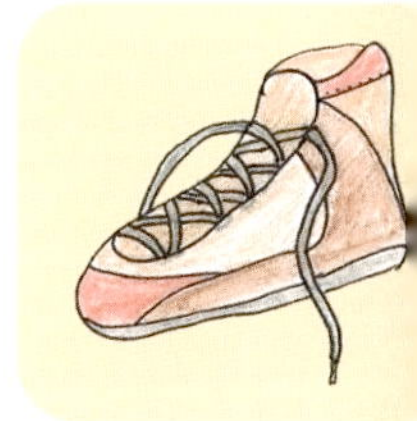

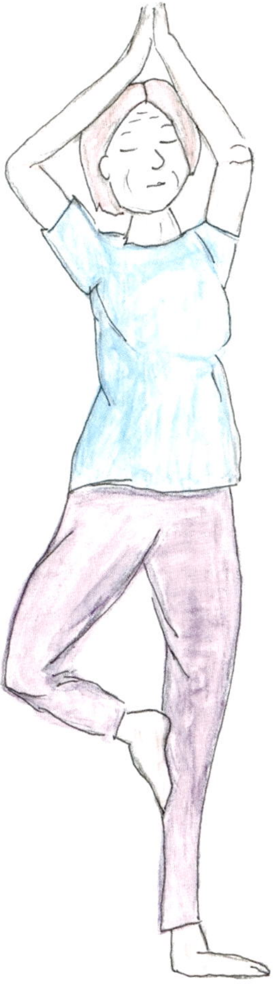

- Alkoholkonsum
- Angst vor Stürzen und damit entstehende Unsicherheit
- Chronische Erkrankungen wie Herz-Kreislauf-Erkrankungen, Diabetes mellitus, Arthritis, chronische Schmerzen, Morbus Parkinson

Äußere Risikofaktoren sind:

- Keine barrierefreie Umgebung
- Instabile Haltevorrichtungen oder Möbel
- Unebene oder rutschige Böden
- Ungeeignetes Schuhwerk

Eine Ursache, die bei jedem im Alter sicherlich eine Rolle spielt, sind Veränderungen im sensorischen System (➤ Kap. 2). Dieses System sorgt dafür, dass wir aufrecht gehen können. Es bezieht seine Informationen aus dem Ohr, dem Innenohr, von den

Augen und von den Nervenbahnen sowie dem Gehirn. Im Alter sinkt die Empfindlichkeit dieser Nervenbahnen vor allem in den Füßen und Beinen, das Sturzrisiko erhöht sich. Auch das Vestibularsystem, unser Sinnesorgan im Innenohr, verliert mit dem Alter an Sinneszellen, ebenso nehmen die Anzahl der Neuronen im Gehirn ab, und bestimmte Botenstoffe verringern sich. Das alles führt dazu, dass die Haltung und der Gang nicht mehr so sicher sind wie bei einem jungen Menschen.

Sturzvermeidung – Wie geht das?

Der erste Schritt besteht darin, gemeinsam mit seinem Arzt herauszufinden, warum es in der Vergangenheit zu Stürzen gekommen ist, und die möglichen inneren Ursachen, also eventuelle Erkrankungen, zu behandeln.

Gleichzeitig gibt es aber auch viel, was Sie selbst jetzt sofort tun können, um Ihr Sturzrisiko zu verringern.

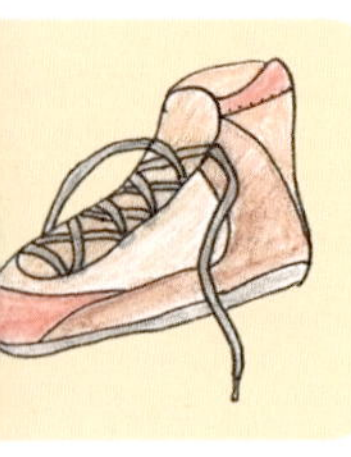

1. Bewegung

Bewegung ist das Wichtigste, wenn es um Sturzvorbeugung geht (➤ Kap. 5 und 6). Übungen, die das Gleichgewichtstraining mit dem Krafttraining verbinden (zum Beispiel Tai-Chi, Tanzen, Aerobic oder Yoga) scheinen laut Studien am effektivsten zu sein. Die größten positiven Effekte zeigen sich, wenn die Übungen mindestens drei Stunden pro Woche umfassen. Auch Spazierengehen ist sinnvoll, denn so trainiert man seinen Gang. Studien konnten zeigen, dass regelmäßige Übungen das Sturzrisiko deutlich senken können. Nehmen Sie zum Beispiel einen kürzlichen Sturz zum Anlass, bei Ihrem Hausarzt nach einem Rezept für Krankengymnastik zu fragen. Die Therapeutin kann Ihnen sicherlich gute Übungen zeigen, die Sie auch zu Hause durchführen können und die eine gute Sturzprophylaxe sind!

2. Richtiges Schuhwerk

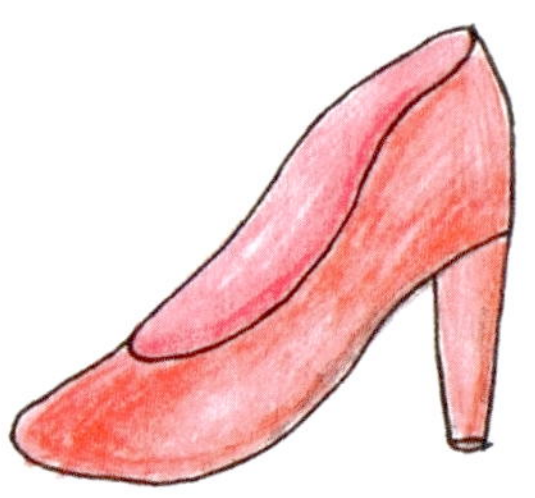

Achten Sie unbedingt auf geeignete Schuhe. Am sichersten sind geschlossene Schuhe mit rutschfester Sohle und gutem, festem Halt. Sportschuhe oder Turnschuhe sind am besten, vorausgesetzt, sie passen gut. Hier spielt auch die große Kontaktfläche zwischen Schuh und Boden eine Rolle. Absätze dagegen sehen zwar schön aus, erhöhen das Sturzrisiko aber deutlich, ebenso wie barfuß oder mit Strümpfen zu gehen.

Ziehen Sie Schuhe mit Klettverschluss an, dann können Sie nicht über einen offenen Schnürsenkel stolpern. Ihre Schuhe müssen unbedingt gut sitzen und dürfen nicht zu locker sein. Wenn Sie zu Stürzen neigen, ziehen Sie die Schuhe am besten gleich morgens vor dem Aufstehen an und tragen Sie sie auch in der Wohnung. Lassen Sie sich in einem Schuhladen oder Sanitätshaus dazu beraten.

Tipp:

Für den Winter gibt es **extra rutschfeste Sohlen mit Spikes,** damit Sie auch im Schnee und Matsch immer einen sicheren Stand und Gang haben. Sie lassen sich unter die normalen Schuhe schnallen und kosten ab rund 10 €. Am besten fragen Sie im örtlichen Kaufhaus, Schuh- oder Sportgeschäft oder Sanitätshaus nach.

3. Barrierefreie Umgebung

Beseitigen Sie gängige Stolperfallen wie Teppichkanten, Kabel, Schwellen oder Dekorationsgegenstände. Das ist nicht nur gut für Sie, sondern unter Umständen auch für Ihre kleinen Enkelkinder.

Achten Sie auf einen freien Boden in jedem Raum

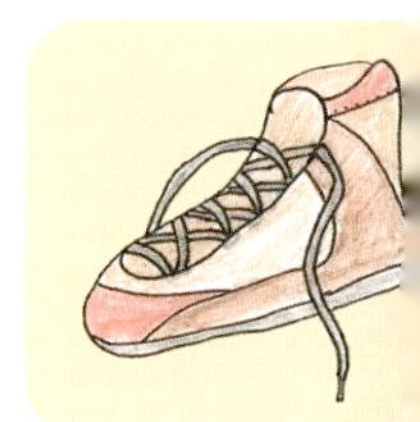

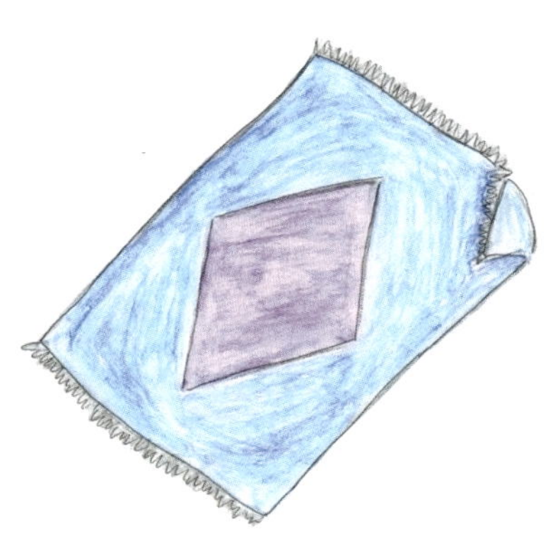

- Stellen Sie Möbel nicht in die Durchgangswege, Ihre Gehwege sollten stets frei bleiben.
- Entfernen Sie die Teppiche oder verwenden Sie doppelseitiges Klebeband oder eine rutschfeste Unterlage, damit Teppiche nicht verrutschen.
- Haben Sie Gegenstände auf dem Boden stehen wie Zeitungen, Schuhe, Kisten oder Decken? All diese Dinge sorgen für Stolperer. Räumen Sie sie in Regale oder Schränke, sodass der Boden frei ist.
- Kabel auf dem Boden sollten an der Wand befestigt werden. Achten Sie auch auf Kabel von Lampen. Bitten Sie bei Bedarf einen Elektriker, die Steckdosen neu zu verlegen.
- Tische und Schränkchen sollten eine Mindesthöhe von 50 cm besitzen. Sind sie kleiner, werden sie oft übersehen.

Achten Sie auf sichere Treppen drinnen und draußen

- Achten Sie auf lose oder kaputte Treppenstufen und lassen Sie sie sofort reparieren, vorher benutzen Sie die Treppe nicht mehr. Wenn Sie Teppich auf den Stufen haben, entfernen Sie ihn und bringen rutschfeste Gummimatten auf den Treppenstufen an (ab 5 € pro Stufe im Baumarkt).

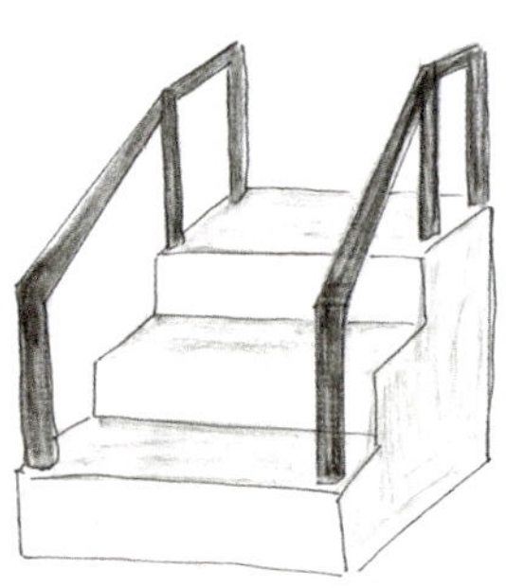

- Auch auf den Treppenstufen sollte, genauso wie am Boden, nichts liegen.
- Jede Treppenstufe sollte gut beleuchtet sein. Es gibt spezielle Lichter, die direkt die Stufen beleuchten. Fragen Sie in Ihrem Baumarkt nach (ab ungefähr 100 €). Achten Sie auch darauf, dass Sie das Licht zur Beleuchtung der Treppe an der obersten und untersten Treppenstufe anschalten können. Ist das nicht der Fall, bitten Sie einen Elektriker, dies zu ändern.
- Jede Treppe sollte einen Handlauf haben, und zwar an beiden Seiten. Er sollte sicher verankert und genauso lang sein wie die gesamte Treppe.
- Sie können Ihre Treppenstufen auch besser erkennen, wenn der Treppentritt sich farblich von der Stufe abhebt. Nutzen Sie Kontrastfarben wie schwarz und weiß. Meist lässt sich eine Treppe schnell und günstig streichen.

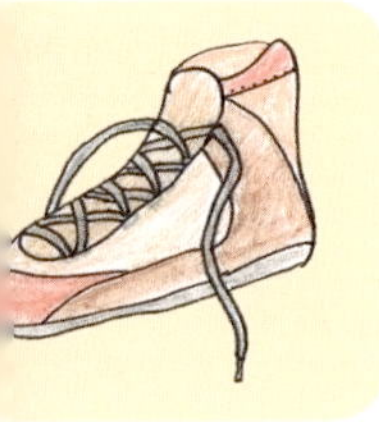

Küche: praktisch und sturzfrei

- Achten Sie darauf, dass Dinge, die Sie oft verwenden, für Sie gut erreichbar sind und nicht in den Oberschänken gelagert werden. Am sichersten befinden sich diese Sachen auf Hüfthöhe.
- Wenn Sie Dinge, die Sie seltener brauchen, aus Oberschränken holen müssen, kaufen Sie sich hierfür einen guten Tritthocker, der sicher steht, nicht wegrutscht und auch eine Stange zum Festhalten hat (ab 40 € im Baumarkt). Nehmen Sie nie einen Stuhl, um daraufzuklettern.

Keine Rutschgefahr im Badezimmer

- Prüfen Sie, ob der Boden Ihrer Dusche oder Badewanne rutschig ist. Falls ja, kaufen Sie Anti-Rutsch-Matten für den Boden (ab 10 €).
- Kommen Sie allein in die Badewanne, Dusche und auf Toilette, oder ist das etwas beschwerlich? Falls ja, besorgen Sie sich Haltegriffe (ab 40 € im Sanitätshaus). Sprechen Sie auch mit Ihrer Kranken- oder Pflegekasse (wenn Sie einen Pflegegrad haben). Diese bezuschussen diese Griffe oft oder übernehmen sie ganz.
- Lässt sich die Badezimmertüre nach außen öffnen? Das ist wichtig, damit mögliche Helfer immer einen Zugang zum Badezimmer haben können, wenn Sie nach einem Sturz auf dem Boden liegen

Schlafzimmer gut beleuchtet

- Achten Sie darauf, dass sich auf beiden Seiten des Bettes eine Lampe befindet, die Sie auch im Dunkeln ohne Probleme an- und ausschalten können.
- Der Weg zum Badezimmer sollte unbedingt beleuchtet sein. Kaufen Sie sich hierfür Bodenlichter oder Lichter, die bei Bewegung angehen.
- Richten Sie einen Platz für Ihre Brille neben Ihrem Bett ein, zum Beispiel eine hübsche Schale. Immer wenn Sie nachts aufstehen müssen, sollten Sie Ihre Brille aufsetzen.

4. Licht an!
Sorgen Sie immer für ausreichend Licht. Sollten Sie nachts beispielsweise häufiger aufstehen müssen, um auf die Toilette zu gehen, achten Sie darauf, dass sowohl der Flur als auch das Badezimmer ausreichend beleuchtet sind. Schalten Sie auf jeden Fall das Licht an, bevor Sie aufstehen. Falls Sie schlecht sehen, setzen Sie auch für kurze Wege Ihre Brille auf.

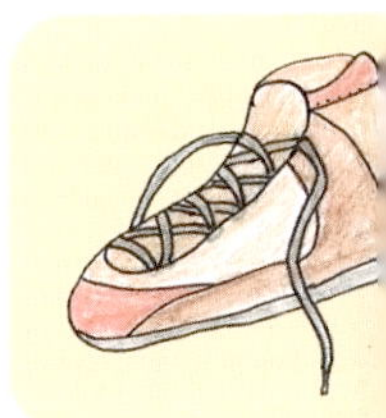

5. Sicher an Ihren Gehhilfen
Üben Sie den sicheren Umgang mit Ihrer Gehhilfe. Fragen Sie, wenn nötig auch häufiger, im Sanitätshaus nach. Achten Sie ebenfalls darauf, dass die Möbel so gestellt sind, dass Sie ausreichend Platz haben, um sich mit Ihrem Hilfsmittel frei zu bewegen. Besondere Vorsicht ist geboten, wenn der Rollator gerade nicht benutzt wird: Passen Sie auf, dass die Bremse festgestellt ist. Generell ist es wichtig, dass Sie Ihre Gehhilfen auch benutzen, denn: „Lieber Stock als Sturz!"

6. Sehvermögen prüfen
Gehen Sie regelmäßig zum Augenarzt und lassen Sie Ihr Sehvermögen überprüfen (➢ Kap. 13). Dies ist vor allem dann wichtig, wenn Sie bereits eine Brille haben, denn Ihre Sehstärke kann sich verändern, sodass Ihre Brille nicht mehr richtig passt. Eine leichte Sehschwäche kann auch sehr schnell zu Stürzen führen, da kleine Details oder Erhöhungen nicht mehr richtig wahrgenommen werden können.

7. Hörvermögen prüfen!
Wenn Sie das Gefühl haben, schlecht zu hören (➢ Kap. 14), gehen Sie möglichst bald zu einem Akustiker oder Hals-Nasen-Ohrenarzt. Es ist wichtig, sich frühzeitig um Hörhilfen zu kümmern, auch um Stürze zu vermeiden, denn das Hörvermögen ist wichtig, um sich im Raum zu orientieren.

8. Passende Kleidung

Achten Sie darauf, dass Ihre Kleidung richtig passt und etwa die Hosenbeine nicht zu lang sind. Sollten Sie unter einer Blasenschwäche leiden, ist es ebenfalls wichtig, Kleidung auszuwählen, die schnell und einfach an- und auszuziehen ist, damit Sie nicht aus Hast stürzen.

9. Achten Sie auf sich!

Nehmen Sie Müdigkeit und Schwächegefühl ernst und machen Sie an solchen Tagen langsam, nehmen Sie Ihre Gehhilfen zur Hand und setzen Sie sich häufiger hin. Es ist wichtig, dass Sie sich nicht überschätzen und damit einen Sturz riskieren.

Stuhl-Yoga zur Förderung der Balance

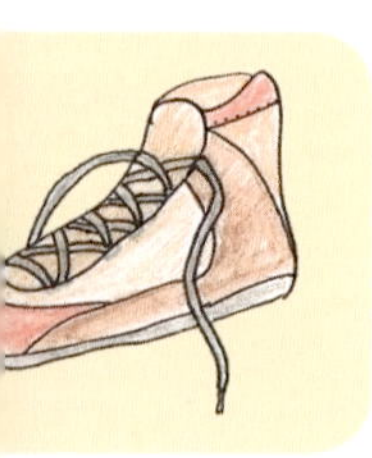

Stuhl-Yoga lädt Sie ein, Mobilität auf eine Weise zu finden, die weich und sanft ist, aber auch wirklich unterstützend und wohltuend. Wir haben im Folgenden eine Atemübung und fünf Yogaübungen für Sie zusammengestellt. Sie sollen Ihnen dabei helfen, eine gute Balance zu finden, indem sie Ihre Mitte (Rumpfmuskulatur) und Ihre Wirbelsäulenmuskulatur kräftigen. So verbessern sich Ihre Haltung und Ihre Beweglichkeit.

Sie können dafür jeden beliebigen Stuhl nehmen, wichtig ist nur, dass er einen sicheren Stand hat und keine Rollen. Die Übungen können auch in einem Rollstuhl mit Bremse durchgeführt werden.

Alle diese Yogaübungen im Sitzen werden achtsam und langsam ausgeführt. Dadurch sind sie perfekt für Yoga-Anfänger geeignet.

Wenn Ihnen die Übungen gefallen, empfehlen wir Ihnen, einen Stuhl-Yoga-Kurs in Ihrer Umgebung zu finden. Hier können Sie individuell besser unterstützt werden.

1. Übung: Entspannte Atmung

Ihr Atem ist Ihre Verbindung zum gegenwärtigen Moment. Atemarbeit ist ein sehr leistungsstarkes Instrument, das auch zur Schmerzbehandlung, zur Beruhigung von Angstzuständen und zur Entspannung des Körpers eingesetzt werden kann. Diese Atemübung schafft mehr Weite in Ihrem Brustkorb und sorgt für ein freieres Atmen. Dadurch verbessert sich auch Ihre Konzentrationsfähigkeit, und Sie werden leistungsfähiger.

So geht's:

- Suchen Sie sich eine bequeme Position auf einem Stuhl
- Versuchen Sie nun, einen gleichmäßigen, fließenden Atem aufzubauen:
  - Zählen Sie dafür in Ihrem Kopf bis 4, während Sie einatmen
  - Beim Ausatmen zählen Sie dann erneut in Ihrem Kopf bis 4
  - Wiederholen Sie die gleiche Atemübung 8- bis 10-mal hintereinander oder so lange, bis Sie sich ruhig und entspannt fühlen
  - Hinweis:

    Wenn sich das Zählen bis 4 zu schwierig anfühlt, beginnen Sie mit dem Zählen bis 2 für jedes Einatmen und 2 für jedes Ausatmen. Wenn sich das Zählen bis 4 zu kurz anfühlt, zählen Sie bis 6 für jedes Einatmen und 6 für jedes Ausatmen.

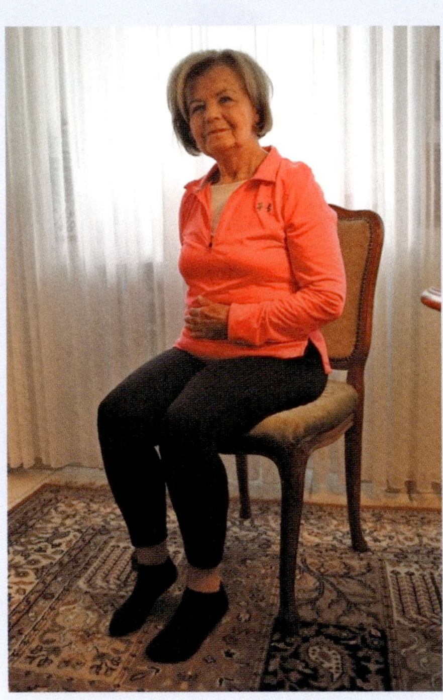

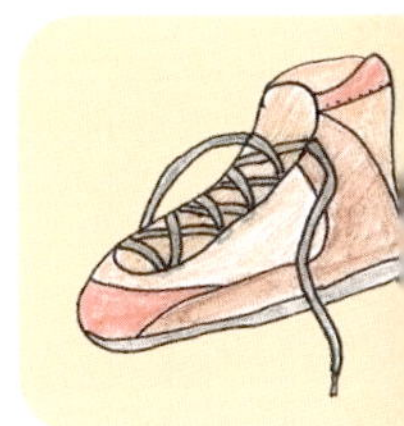

2. Die richtige Sitzposition

Eine richtige Sitzhaltung stärkt die Muskulatur von Rücken, Bauch und Wirbelsäule. Diese Muskeln sind für das Gleichgewicht und die Stabilität beim aufrechten Sitzen, Stehen und Gehen wichtig.

So geht's:

- Sie sitzen weiterhin auf dem Stuhl. Richten Sie sich gerade auf und machen Sie Ihre Wirbelsäule lang. Setzen Sie sich so hin, dass Sie Ihre Füße flach auf den Boden stellen können. Wenn nötig, rutschen Sie dafür weiter zur Vorderkante des Stuhls, bis beide Füße fest auf dem Boden stehen.
- Ihre Hände können auf Ihren Oberschenkeln ruhen oder wo immer es für Sie bequem ist. Lassen Sie Ihre Schultern richtig fallen und ziehen Sie die Schultern vorsichtig nach hinten und unten. So können Sie Verspannungen in den Nacken- und Schultermuskeln lösen.
- Stellen Sie sich nun eine Schnur vor, die Ihren Kopf zur Decke zieht, um noch mehr Länge in der Wirbelsäule zu erzeugen. Dies aktiviert nun zusätzlich Ihre Rückenmuskulatur.
- Atmen Sie in dieser Haltung 6-mal langsam und tief ein und aus und entspannen Sie mit jedem Ausatmen Kiefer und Schultern.

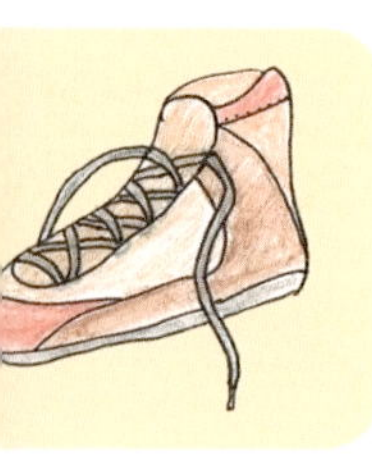

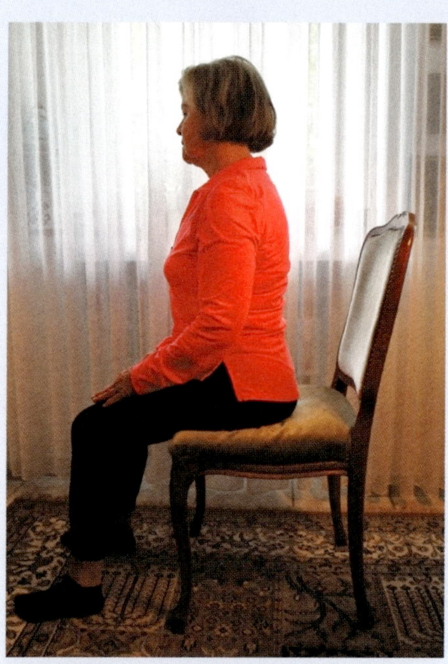

3. Armverlängerung

Diese Bewegung stabilisiert die Schultermuskulatur und verbessert die Beweglichkeit im Schultergelenk. Dadurch wird es Ihnen leichter fallen, die Balance zu halten.

- Atmen Sie ein und heben Sie beide Arme vor Ihnen im 90°-Winkel an, etwa auf einer Höhe mit Ihren Schultern. Ihre Handflächen sollen nach unten zeigen. Halten Sie diese Position einige Atemzüge.
  - Wenn Ihnen diese Übung leichtfällt, versuchen Sie die nächste Stufe: Heben Sie beide Arme noch höher Richtung Decke bis über Ihren Kopf, sodass die Fingerspitzen zur Decke zeigen. Halten Sie auch diese Position einige Atemzüge.
- Nun atmen Sie aus und senken Ihre Arme langsam in einer leichten Drehbewegung links und rechts über die Seiten ab, bis die Schultern sich lockern und die Fingerspitzen wieder Richtung Boden zeigen.
- Wiederholen Sie diese Übung 4- bis 6-mal für den Anfang.

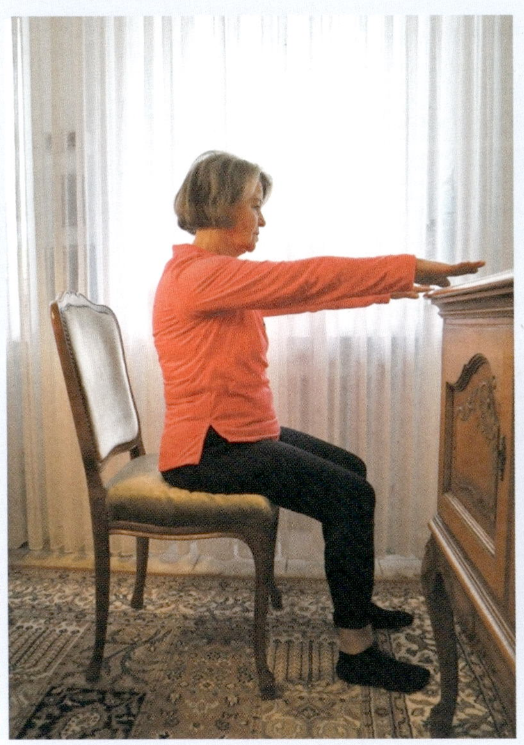

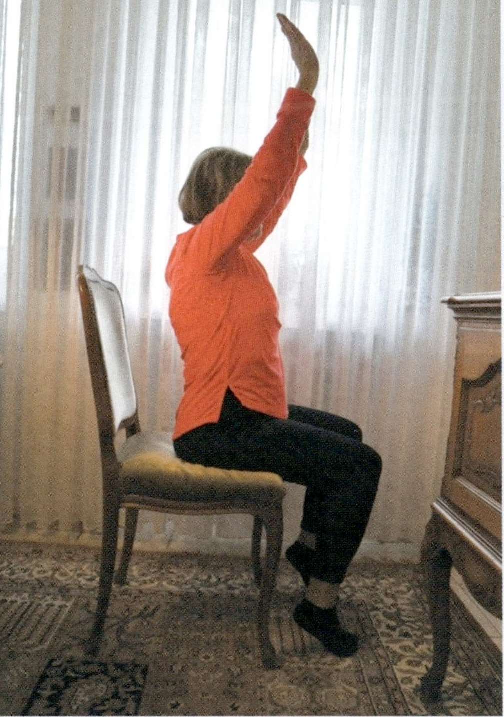

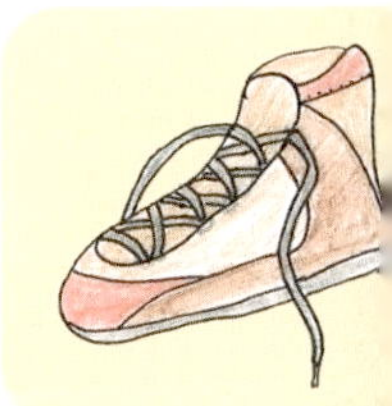

4. Seitliches Wirbelsäulenstrecken

Diese Position dehnt Ihre seitlichen Rückenmuskeln und verbessert die Beweglichkeit und die Stabilität Ihrer Wirbelsäule.

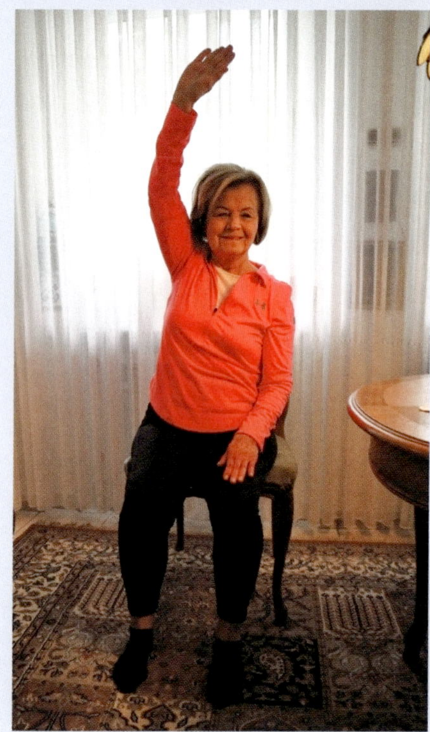

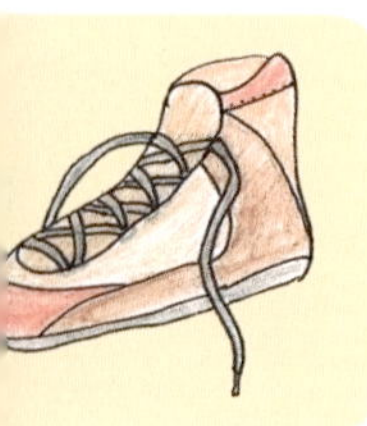

- Dehnen Sie zuerst die rechte Körperhälfte:
  - Atmen Sie tief ein und strecken Sie Ihre rechte Hand über Ihren Kopf, sodass die Fingerspitzen zur Decke zeigen.
  - Atmen Sie tief aus und strecken Sie Ihre rechte Hand weiter nach links über Ihre Körpermitte hinaus (bei ungefähr 11 Uhr). Achten Sie darauf, dass Ihr Gesäß auf der Stuhlfläche bleibt und nicht abhebt.
  - Die linke Hand kann währenddessen auf Ihrem Schoß ruhen. Bei Bedarf können Sie sich aber auch auf der linken Seite des Stuhlsitzes festhalten.
  - Halten Sie diese Position für 4 bis 6 tiefe Atemzüge.
- Dehnen Sie danach die linke Körperhälfte:
  - Atmen Sie tief ein und strecken Sie Ihre linke Hand über Ihren Kopf, sodass die Fingerspitzen zur Decke zeigen.
  - Atmen Sie tief aus und strecken Sie Ihre linke Hand weiter nach rechts über Ihre Körpermitte hinaus (bei ungefähr 13 Uhr). Achten Sie darauf, dass Ihr Gesäß auf der Stuhlfläche bleibt und nicht abhebt.

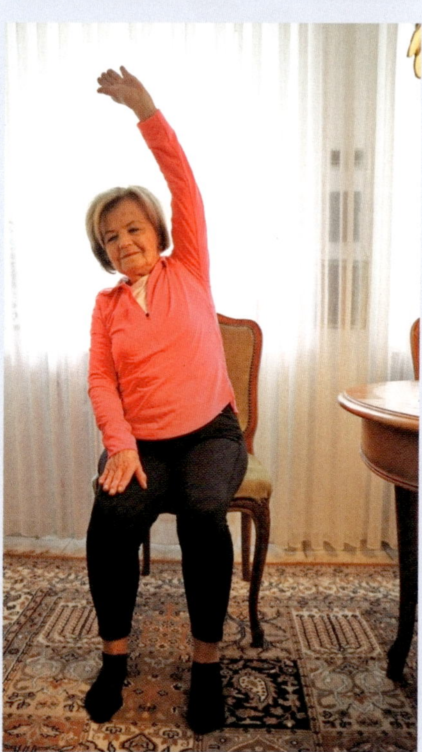

5. Sitzdrehung

Durch diese Drehungen erhöhen Sie die Beweglichkeit Ihrer Wirbelsäule und können auch die Verdauung unterstützen. Außerdem erlangen Sie Stabilität im Rumpf.

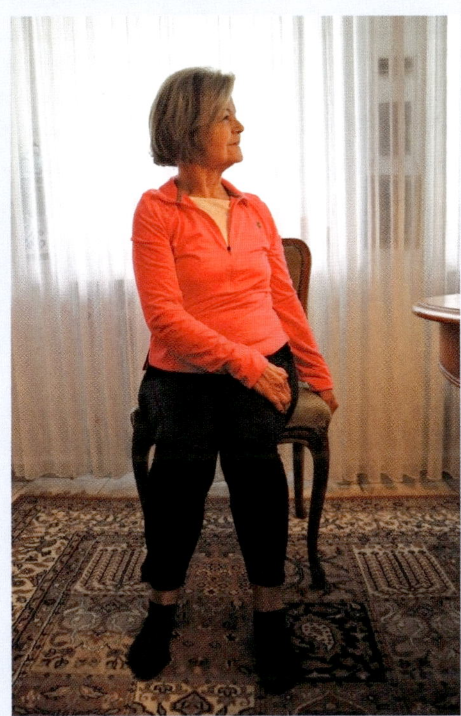

- Drehen Sie sich zuerst auf Ihrem Stuhl mit dem Oberkörper nach links:
  - Atmen Sie zunächst tief ein und strecken Sie Ihren Rücken, sodass Sie Ihre Wirbelsäule verlängern.
  - Atmen Sie dann tief aus und legen Sie Ihre rechte Hand auf die Außenseite Ihres linken Oberschenkels.
  - Drehen Sie nun vorsichtig den Oberkörper weiter nach links, als wollten Sie sich über die Schulter schauen. Zur Unterstützung können Sie Ihre linke Hand auf der Stuhllehne ablegen oder die Lehne umgreifen.
- Drehen Sie sich nun auf Ihrem Stuhl mit dem Oberkörper nach rechts:
  - Atmen Sie zunächst tief ein und strecken Sie Ihren Rücken, sodass Sie Ihre Wirbelsäule verlängern.
  - Atmen Sie dann tief aus und legen Sie Ihre linke Hand auf die Außenseite Ihres rechten Oberschenkels.
  - Drehen Sie nun vorsichtig den Oberkörper weiter nach rechts, als wollten Sie sich über die Schulter schauen. Zur Unterstützung können Sie Ihre rechte Hand auf der Stuhllehne ablegen oder die Lehne umgreifen.

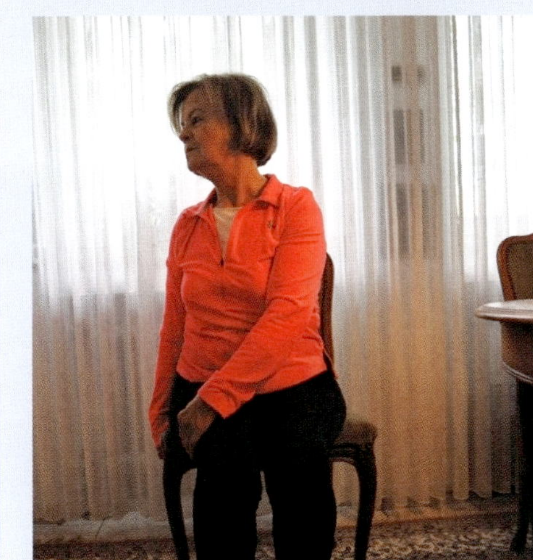

***Wichtig:** Sie sollten diese Übung nicht durchführen, wenn Sie Rückenschmerzen haben. Ist dies der Fall, versuchen Sie, sich sehr sanft und langsam in diese Position zu bewegen, oder überspringen Sie die Drehungen, bis Ihre Rückenschmerzen besser sind.*

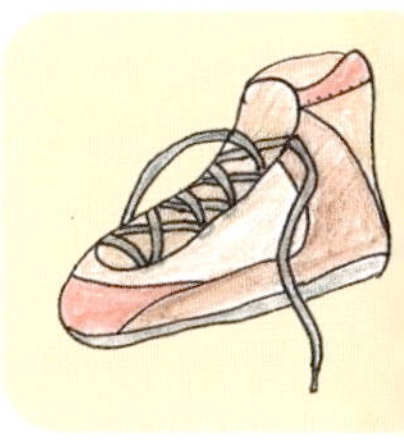

6. Katze/Kuh-Position

Diese Positionen verbessern die Bewegungsfreiheit Ihrer Wirbelsäule und erhöhen die Durchblutung der die Wirbelsäule umgebenden Muskeln.

Möglichkeit 1 im Stehen:

- Stellen Sie sich vor Ihren Stuhl, beugen Sie sich langsam vor und legen Sie beide Hände auf den Sitz.
  - Kuhhaltung: Von dieser Position aus biegen Sie nun beim Einatmen den Rücken und gehen somit ins Hohlkreuz, während Sie Bauch und Brust in Richtung Stuhl ziehen. Ziehen Sie dabei die Schulterblätter zusammen.
  - Katzenhaltung: Von dieser Position aus machen Sie beim Ausatmen einen Katzenbuckel, als würden Sie die Wirbelsäule nach oben zur Decke ziehen. Senken Sie außerdem langsam den Kopf zur Brust und schauen Sie in Richtung Ihres Bauchnabels.
- Wiederholen Sie den Wechsel zwischen diesen beiden Positionen langsam 4- bis 6-mal.

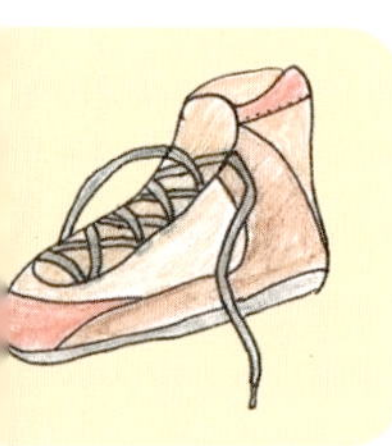

Möglichkeit 2 im Sitzen:

- Setzen Sie sich entspannt auf Ihren Stuhl und legen Sie Ihre Hände locker auf Ihre Knie.
  - Kuhhaltung: Von dieser Position aus biegen Sie nun beim Einatmen den Rücken und gehen somit ins Hohlkreuz, während Sie die Schulterblätter langsam zusammenziehen in Richtung Lehne.
  - Katzenhaltung: Von dieser Position aus machen Sie beim Ausatmen einen Katzenbuckel, als würden Sie die Wirbelsäule in Richtung der Stuhllehne

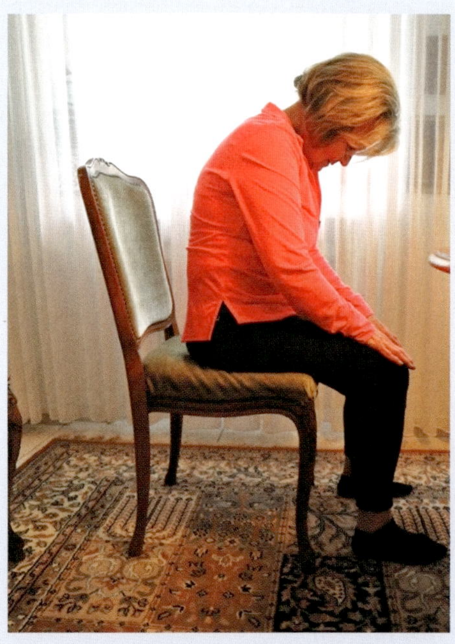

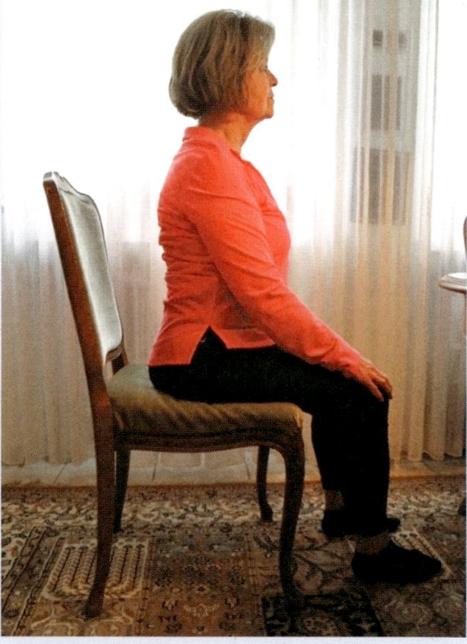

ziehen. Senken Sie außerdem langsam den Kopf zur Brust und schauen Sie in Richtung Ihres Bauchnabels.

- Wiederholen Sie den Wechsel zwischen diesen beiden Positionen langsam 4- bis 6-mal.

Was tun, wenn man trotzdem immer wieder stürzt?

Es gibt Möglichkeiten und Hilfsmittel, die das Stürzen an sich zwar nicht verhindern, die aber bei häufigen Stürzen zumindest das Verletzungsrisiko zu senken können. Besprechen Sie Folgendes mit Ihrer Ärztin!

- **Hüftprotektoren**
  Hüftprotektoren sind spezielle Hosen, meist wie Unterhosen, in die über dem Hüftkopf Schutzelemente eingenäht sind. Einige trägt man über der Hose, andere darunter. Sie sollen vor Hüft- oder Schenkelhalsfrakturen schützen. Es gibt Studien, die ein geringeres Risiko für Knochenbrüche zeigten, wenn Hüftprotektoren wirklich regelmäßig getragen werden. Andere Studien konnten keinen Vorteil zeigen. Hüftprotektoren gibt es im Sanitätshaus ab ungefähr 40 € pro Stück.

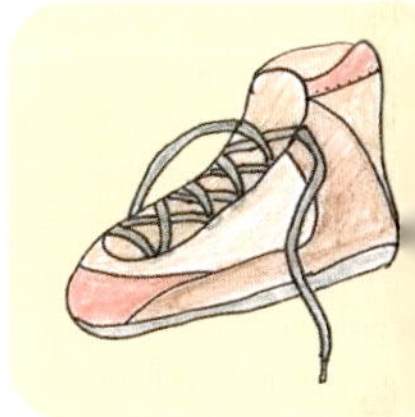

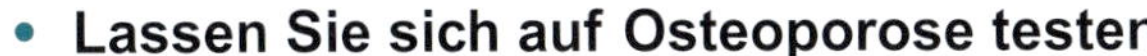

- **Lassen Sie sich auf Osteoporose testen**
  Eine Osteoporose (Knochenschwund) erhöht die Brüchigkeit des Knochens und erhöht so das Risiko für Knochenbrüche. Wird sie früh erkannt, gibt es Therapiemöglichkeiten (unter anderem körperliches Training oder auch Medikamente), um sie zu verringern. Sprechen Sie mit Ihrem Hausarzt darüber, wenn Sie häufig stürzen. Er kann Ihnen eine Überweisung zu einem Spezialisten ausstellen. Als Test wird in der Regel eine Knochendichtemessung durchgeführt. Sie ist normalerweise eine Kassenleistung, wenn ein konkreter Verdacht auf einen Knochenschwund vorliegt, der mit Medikamenten behandelt werden soll. Dann kann die Krankenkasse alle fünf Jahre eine Knochendichtemessung bezahlen, in begründeten Ausnahmefällen auch öfter. Auch wenn ein erhöhtes Risiko für Osteoporose besteht, zum Beispiel bei manchen chronisch kranken Patientinnen und Patienten, ist die Knochendichtemessung eine Kassenleistung.

- **Benutzen Sie Ihre Hilfsmittel zum Gehen**
  Selbst wenn Sie stolpern oder stürzen sollten, haben Sie so die Chance, sich festzuhalten.

- **Richten Sie einen Hausnotrufknopf ein – und tragen Sie ihn am Körper**
  Wenn Sie stürzen, können Sie mithilfe des Knopfs schnell Hilfe holen und müssen nicht warten, bis Sie zufällig gefunden werden. Eine kürzere Liegedauer auf dem

Boden nach einem Sturz ist in Studien mit einer geringeren Rate an Krankenhauseinweisungen und Pflegebedürftigkeit assoziiert (➢ Kap. 15).

- **Wenn Sie stürzen, stürzen Sie richtig**
  Im Ernstfall richtig zu stürzen ist schwierig. Sie können aber versuchen, sich richtiges Fallen anzutrainieren. Wichtig ist, dass Sie das mit einem Therapeuten tun, denn alleine können Sie sich so verletzen. Manche Krankengymnastikpraxen bieten Sturztrainings an.
  Wichtig ist, dass Sie versuchen, während des Fallens Ihren ganzen Körper anzuspannen, um den Sturz etwas abzufedern.

Tipp:

Was ist, wenn ich nach einem Sturz nicht aufstehen kann?

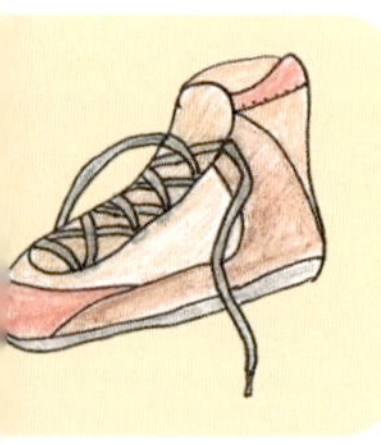

Zuerst sollten Sie versuchen, durch lautes Rufen und Klopfen auf sich aufmerksam zu machen. Haushalten Sie aber mit Ihren Kräften und achten Sie besonders auf Geräusche, die Ihnen zeigen, dass gerade jemand in der Nähe ist.
Wenn Sie können, kriechen Sie zum Telefon und rufen Sie den Krankenwagen an. Wichtig ist vor allem auch, dass Sie darauf achten, sich nicht zu unterkühlen. Versuchen Sie, sich mit Decken, Jacken oder Handtüchern zuzudecken, und entfernen Sie nasse Handtücher oder dergleichen. Bei längerer Liegedauer sollten Sie auch darauf achten, etwas zu trinken, um nicht auszutrocknen.

13 Auf die Schärfe kommt's an: Sehkraft erhalten

„Die Sinne sind unsere Brücke vom Fassbaren zum Unfassbaren."

– August Macke (1887–1914), deutscher Maler des Expressionismus

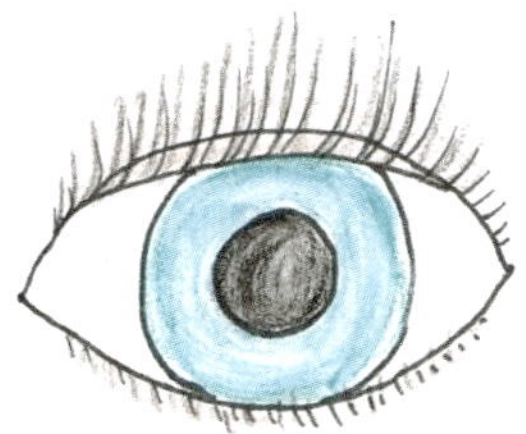

Was Sie in diesem Kapitel lernen:

- Alterssichtigkeit (Presbyopie) ist häufig und kann normalerweise mit Brillen sehr gut korrigiert werden.
- Um das Sturzrisiko zu senken, ist es wichtig, Sehprobleme früh zu erkennen, sie rechtzeitig untersuchen und behandeln zu lassen.
- Achten Sie auf eine optimale Beleuchtung Ihrer Umgebung. So können Sie besser sehen und vor allem auch Kontraste besser wahrnehmen.
- Insbesondere wenn Sehstörungen zum ersten Mal auftreten, sollte ein Arzt aufgesucht werden, um mögliche Krankheiten abzuklären.
- Brillenträger sollten regelmäßig ihre Sehschärfe untersuchen und gegebenenfalls die Brille anpassen lassen.
- Die diabetische Retinopathie, altersbedingte Makuladegeneration (AMD), grauer Star (Katarakt) oder grüner Star (Glaukom) sind im Alter häufigere Augenerkrankungen, die eine ärztliche Behandlung benötigen.

Wie alle Organe werden auch die Augen von Veränderungen im Alter nicht verschont. Probleme beim Sehen können die Selbstständigkeit und auch die Lebensqualität deutlich einschränken, sie können zu Stürzen oder auch zu sozialem Rückzug führen, weil man sich außerhalb seines gewohnten Umfeldes nicht mehr sicher fühlt. Deshalb ist es wichtig, Sehprobleme früh zu erkennen, sie rechtzeitig untersuchen und behandeln zu lassen. Das ist oft sehr gut möglich.

Unter Umständen bemerkt man schlechtes Sehen nicht unmittelbar. Manchmal äußert es sich auch in anderen Symptomen wie Müdigkeit, Erschöpfung oder Kopfschmerzen. Mehrere Beobachtungsstudien haben außerdem gezeigt, dass Sehprobleme mit Einschränkungen der täglichen Lebensführung bis hin zur Pflegebedürftigkeit einhergehen, zu häufigen Stürzen, verminderter Fahrfähigkeit und zu Depressionen führen können. Deshalb ist es umso wichtiger, dass Sie Ihr Sehvermögen regelmäßig kontrollieren lassen – gerade auch zum Erhalt der Selbstständigkeit.

Tipp:

Wie merke ich, ob ich schlecht sehe?

1. Bemerke ich eine Verschlechterung meiner Sicht bei bestimmten Aktivitäten, zum Beispiel beim Autofahren oder beim Lesen?
2. Bin ich in der Lage, Schilder oder Plakate in der Ferne zu lesen?
3. Habe ich Schwierigkeiten, mich in dunkleren Räumen zurechtzufinden, und brauche ich länger, um mich an die Dunkelheit zu gewöhnen?
4. Blendet mich helles Licht mehr als früher?
5. Bemerke ich dunkle Flecken, Schleier oder Verschwommenheit beim Sehen?
6. Werde ich nach längerem Lesen oder Sitzen am Computer müde oder bekomme Kopfschmerzen?
7. Fällt es mir zunehmend schwerer, die kleine Schrift auf Etiketten zu lesen?

Sollten Sie **mindestens eine dieser Fragen mit „ja"** beantworten können, ist es an der Zeit, einen Termin beim Augenarzt oder Optiker zu machen. Viele Optiker bieten kostenlose Sehtests an.

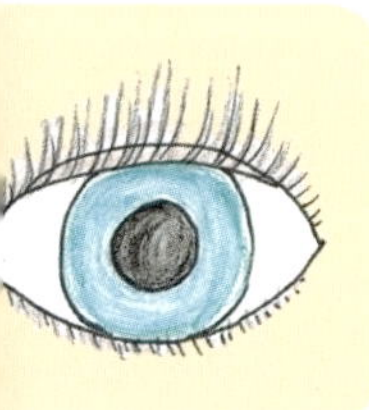

Trockene Augen

Trockene Augen sind ein sehr häufiges Problem im Alter und haben oft keinen Krankheitswert. Studien zeigen, dass fast 20 % der über 75-Jährigen darunter leiden, mehr Frauen als Männer. Trockene Augen hängen meist mit einem verminderten Tränenfilm zusammen.

Mögliche Begleitsymptome sind Brennen und Jucken, gerötete und empfindliche Augen, Fremdkörpergefühl oder Lichtempfindlichkeit.

Zu den Risikofaktoren gehören zunehmendes Alter, hormonelle Veränderungen, manche chronischen Erkrankungen (z. B. Diabetes mellitus, Morbus Parkinson), Kontaktlinsen, bestimmte Medikamente (z. B. Antihistaminika, Anticholinergika, Östrogene, selektive Serotoninrezeptorantagonisten, Amiodaron), manche Augentropfen (vor allem solche mit Konservierungsstoffen), Mangelernährung (z. B. Vitamin-A-Mangel) oder niedrige Luftfeuchtigkeit. Manchmal stecken auch andere Krankheiten dahinter. Daher ist es wichtig, dies ärztlich abklären zu lassen.

Häufig können die Beschwerden durch den Einsatz von befeuchtenden Augentropfen (künstliche Tränen) behandelt werden (ab 0,50 € pro Ampulle in der Apotheke). Sie können in der Regel sogar stündlich angewandt werden. Wenn dies nicht ausreicht, helfen manchmal befeuchtende Gele, hier kann es aber kurzzeitig zum Verschwommensehen kommen. Andere Möglichkeiten sind feuchtwarme Kompressen oder Lidrandmassagen zur Unterstützung der Tränendrüsen.

Die für Sie bestmögliche Behandlung sollten Sie mit Ihrem Haus- oder Augenarzt absprechen!

Tipp:

Zur Vermeidung trockener Augen

1. Lüften Sie von Zeit zu Zeit gründlich. Auch Luftbefeuchter können unterstützen.
2. Wenn Sie längere Zeit lesen, machen Sie alle 10 Minuten eine kurze Pause und lassen den Blick in die Ferne schweifen. Blinzeln Sie einige Male, um das Auge ausreichend zu befeuchten und die Augenmuskeln zu entspannen.
3. Achten Sie auf ausreichendes Trinken und ausgewogene Ernährung.
4. Für Kontaktlinsenträger: Achten Sie auf gut verträgliche Kontaktlinsen-Pflegemittel. Setzen Sie öfter mal die Brille auf.
5. Gehen Sie bei stärkeren Reizungen oder Beschwerden gleich zum Arzt und lassen Sie dies abklären.

Alterssichtigkeit (Presbyopie)

Alterssichtigkeit entsteht durch eine nachlassende Elastizität der Linse im Auge. Sie kann sich insbesondere in der Nähe nicht mehr so gut anpassen.

Wer alterssichtig ist, hat Schwierigkeiten, Dinge in der Nähe scharf zu sehen, insbesondere beim Lesen von Büchern, Zeitungen oder kleinen Etiketten. Das Problem tritt meist bei allen Gegenständen auf, die man eine Armlänge oder näher von sich weghält. Dieser Prozess beginnt normalerweise nach dem 40. Lebensjahr, mit der Zeit lässt die Fokussierungskraft des Auges immer mehr nach und kann ohne Brille sogar ganz verloren gehen.

Presbyopie kann normalerweise mit Brillen oder Kontaktlinsen sehr gut korrigiert werden. In einigen Fällen reichen sogar auch Brillen aus, die in der Drogerie ohne Rezept verkauft werden (ab ca. 10 €). Denken Sie daran, dass sich Ihre Augen mit zunehmendem Alter ändern können. Möglicherweise brauchen Sie von Zeit zu Zeit eine neue Brillenstärke.

Grüner Star (Glaukom)

Das Glaukom beschreibt eine Gruppe von Krankheiten, bei denen der Hauptnerv im Auge, der Sehnerv, geschädigt ist. Das führt zu einem Verlust der Sehkraft bis hin zur Erblindung. Es gibt verschiedene Arten von Glaukomen: das Offenwinkelglaukom (am häufigsten) und das Winkelschluss-Glaukom ist das Engwinkelglaukom gemeint? (seltener).

Glaukome entstehen in der Regel durch erhöhten Druck im Auge.

Beim Winkelschluss-Glaukom ist das Flüssigkeitsablasssystem im Auge blockiert. Dadurch steigt der Augendruck schnell an (Glaukomanfall, ein augenärztlicher Notfall). Symptome sind: Sehkraftverlust, Kopf- und Augenschmerzen, Übelkeit und Erbrechen, Rötung im weißen Teil des Auges, Schwellung und Trübung im farbigen Teil des Auges.

Beim Offenwinkelglaukom baut sich der erhöhte Augendruck dagegen langsamer auf, es ist eine chronische Erkrankung und äußert sich dadurch, dass das Gesichtsfeld (also das, was man sieht, wenn man bei gerader Kopfhaltung geradeaus schaut) von außen eingeengt wird. Dies führt dazu, dass man Details am Rande des Gesichtsfeldes nicht mehr wahrnehmen kann – man spricht auch von einem Tunnelblick.

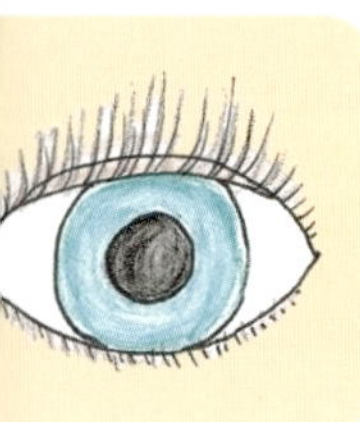

Der Augenarzt diagnostiziert das Glaukom, indem er den Augendruck misst und das Auge untersucht. Es gibt wirksame Behandlungen für das Offenwinkelglaukom, die alle versuchen, den Augendruck zu senken: Augentropfen (Prostaglandine oder Betablocker), Lasertherapie oder Operation (bei beiden wird erreicht, dass mehr Flüssigkeit aus dem Auge abfließen kann). Sprechen Sie am besten mit Ihrer Augenärztin oder Ihrem Augenarzt darüber und entscheiden Sie gemeinsam, was die beste Therapieoption für Sie ist. Bei Augentropfen ist es wichtig, sie auch anzuwenden, um Erfolg bei der Therapie zu haben. Die Kosten übernimmt die Krankenkasse.

Grauer Star (Katarakt)

Die Augenlinse wird bei der Katarakt getrübt. Die Patientinnen und Patienten bemerken in der Regel keine abrupte Sehverschlechterung, sondern die Sehfähigkeit nimmt im Laufe der Jahre allmählich ab. Die Farben erscheinen blasser oder trüber, es fällt schwer, im Dunkeln zu sehen, helles Licht blendet. Auch wenn Sie das Gefühl haben, dass Sie alles wie durch einen gräulichen Schleier sehen, könnte das ein

Hinweis auf einen grauen Star sein. In sehr fortgeschrittenen Fällen kann eine Katarakt zu Blindheit führen. Ungefähr 20 % der über 80-Jährigen sind davon betroffen.

Eine Katarakt tritt häufig mit zunehmendem Alter auf und wird durch schlechte Ernährung, Stoffwechselstörungen, übermäßige Sonneneinstrahlung, Verletzungen und bestimmte Medikamente wie Kortison begünstigt.

Es gibt keine medikamentösen Therapien für eine Katarakt, aber gute operative Behandlungsmöglichkeiten. Moderne mikrochirurgische Techniken können eine neue, künstliche Linse einsetzen und so bei den meisten Patientinnen und Patienten umgehend das normale Sehvermögen wiederherstellen, und zwar auch dann, wenn man sich erst in einem fortgeschrittenen Stadium operieren lässt.

Die Operation wird in der Regel nur mit örtlicher Betäubung (durch Augentropfen oder eine Spritze, die neben das Auge gesetzt wird) und somit bei vollem Bewusstsein durchgeführt. Dies soll Sie jedoch auf keinen Fall abschrecken, ganz im Gegenteil: Der Verzicht auf eine Vollnarkose kann viele Vorteile mit sich bringen! Die Operation dauert nicht länger als 30 Minuten und wird normalerweise ambulant durchgeführt, Sie können also am gleichen Tag wieder nach Hause. Meist können Sie bereits einige Stunden nach dem Eingriff wieder deutlich besser sehen. Sollten beide Augen betroffen sein, werden diese zu unterschiedlichen Zeitpunkten operiert.

Ob und wann Sie sich operieren lassen wollen, ist in der Regel Ihre persönliche Entscheidung und hängt stark davon ab, wie sehr das schlechte Sehen Ihren Alltag beeinträchtigt.

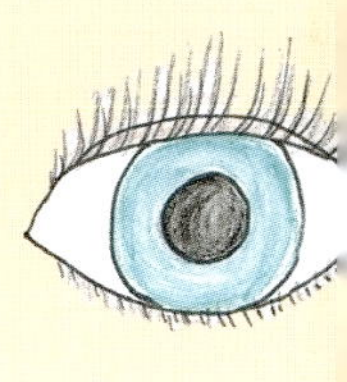

Die Krankenkassen übernehmen normalerweise sowohl die Kosten für die Operation und das Einsetzen einer Linse wie auch die Vor- und Nachbehandlungskosten.

Altersbedingte Makuladegeneration (AMD)

Die AMD ist der häufigste Grund für Blindheit in den Industrieländern. Es handelt sich um eine Erkrankung des zentralen Teils der Netzhaut (der Makula), die zum Verlust des zentralen Sehvermögens führt. Dies geschieht durch zunehmende Ablagerungen von Stoffwechselprodukten in bestimmten Schichten unter der Netzhaut. Später unterscheidet man dann die trockene (häufiger) von der feuchten AMD, wobei es bei der feuchten AMD unter anderem zum Einwachsen neuer Blutgefäße in die Netzhaut kommt. Die trockene kann auch in die feuchte Form übergehen.

Beide Formen der AMD sind im Alter häufiger, beginnen meist ab einem Alter von 50 Jahren und kommen am häufigsten bei über 65-Jährigen vor. Rauchen und Alkohol erhöhen das Risiko und vermutlich auch Herz-Kreislauf-Erkrankungen.

In ihrem frühen Stadium ist die Makuladegeneration meist symptomlos – auch deshalb sind regelmäßige Augenarzt-Termine so wichtig. Vielleicht fällt Ihnen auf, dass

Sie beim Lesen mehr Licht benötigen, dass es länger dauert, sich in einem dunkleren Raum zurechtzufinden, dass Gesichter oder Linien verschwimmen und dunkle Flecken beim Zeitunglesen auftauchen oder Schilder in der Ferne nicht mehr zu entziffern sind. Dies alles können Hinweise auf eine Makuladegeneration sein. Meist ist vor allem das Sehen in der Mitte eingeschränkt, das am Rand des Sichtfeldes ist jedoch noch gut.

Der Augenarzt kann feststellen, ob Sie an einer Makuladegeneration leiden. Sollte dies der Fall sein, können beide Formen mit speziellen Kombinationen von hoch dosierten Vitaminen und Mineralstoffen (AREDS-2-Formula, enthält in der Regel 500 mg Vitamin C, 400 Internationale Einheiten Vitamin E, 10 mg Lutein, 2 mg Zeaxanthin, 80 mg Zink und 2 mg Kupfer) behandelt werden, die Sie ohne Rezept in der Apotheke bekommen. Die Krankenkassen übernehmen die Kosten für die AREDS-Kombination nicht (Kosten je nach Präparat 1–2 € pro Tag). Trotzdem sollten Sie vorher mit Ihrem Arzt darüber sprechen, dann auch Vitamine können in zu hohen Mengen schädlich sein. Außerdem hat diese Therapie nur bei fortgeschrittenen Stadien einen Effekt gezeigt, Patientinnen und Patienten ohne erkennbare Veränderungen oder mit nur leichten Veränderungen am Augenhintergrund profitieren hiervon nicht.

Während ansonsten die Behandlung der trockenen Makuladegeneration bisher sehr begrenzt ist, gibt es noch weitere Therapiemaßnahmen für die feuchte AMD: Hier zielt die Therapie darauf ab, neu gebildete Blutgefäße zu zerstören und das Wachstum neuer zu verhindern. Es gibt dafür spezielle Medikamente (VEGF-Hemmer), die in regelmäßigen Abständen direkt ins Auge gespritzt werden.

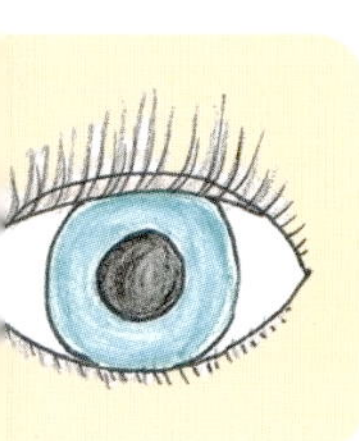

Eine andere Medikamentengruppe muss ebenfalls ins Auge gespritzt werden, wird aber erst durch eine anschließende Lichttherapie wirksam. Lassen Sie sich von Ihrem Augenarzt oder Ihrer Augenärztin beraten.

Diabetische Retinopathie

Die diabetische Retinopathie ist eine der weltweit häufigsten Ursachen für Sehverlust und die Hauptursache für Sehstörungen bei Menschen zwischen 25 und 74 Jahren. Sie schädigt die Netzhaut durch einen über viele Jahre zu hohen Blutzuckerspiegel bei Menschen mit Diabetes.

Die meisten Menschen, die eine diabetische Retinopathie entwickeln, haben leider bis in ein sehr spätes Stadium keine Symptome, weshalb sie oft zu spät bemerkt wird. In sehr späten Stadien gibt es dann oft keine guten Therapieoptionen mehr. Deshalb ist es für Diabetiker wichtig, regelmäßig augenärztliche Untersuchungen durchführen zu lassen, und zwar alle zwei Jahre ab dem Zeitpunkt der Diagnosestellung, wenn noch keine Schäden am Auge festgestellt wurden. Bei den ersten Anzeichen einer Retinopathie sollte der Zeitraum auf einmal pro Jahr verkürzt werden.

Symptome sind verschwommenes Sehen, dunkle Schwebeteilchen, Farbsehstörungen oder Probleme beim Fokussieren.

Je länger der Diabetes schon besteht und je schlechter die Blutzuckerwerte sind, desto höher ist das Risiko, eine diabetische Retinopathie zu entwickeln. Zusätzliche Risikofaktoren sind das Vorhandensein anderer diabetesassoziierter Schäden, Bluthochdruck und Fettstoffwechselstörungen. Eine gute Blutzucker- und Blutdruckkontrolle sind daher wichtige Therapieansätze bei der diabetischen Retinopathie, um zu verhindern, dass sich das Sehen weiter verschlechtert.

Weitere Therapiemöglichkeiten sind bestimmte Medikamente, Lasertherapien oder auch kleinere Operationen.

Wie Sie sehen, es ist wichtig, ab 50 Jahren seine Augen regelmäßig untersuchen zu lassen, um mögliche Krankheiten frühzeitig zu erkennen, am besten einmal im Jahr.

Ob Sie eine Brille, Kontaktlinsen oder eine Operation benötigen, wird Ihr Augenarzt mit Ihnen besprechen. Stellt der Arzt Ihnen ein Rezept für eine Brille oder Kontaktlinsen aus, müssen Sie nur noch einen Optiker Ihrer Wahl aufsuchen, der Ihnen gerne behilflich sein wird.

Falls Sie sehr lichtempfindlich sind, lassen Sie sich die Gläser tönen. Gleitsichtbrillen sind hilfreich, wenn Ihnen sowohl das Sehen in die Nähe wie auch in die Ferne schwerfällt. Auch Sonnenbrillen in Ihrer Stärke sind möglich.

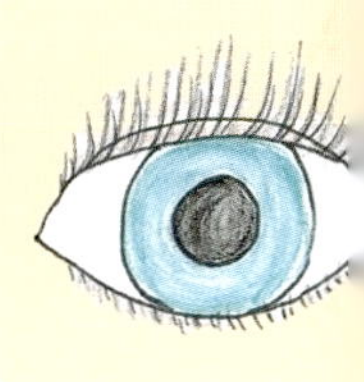

TIPP:

Wenn Sie merken, dass Sie schlechter sehen, achten Sie auf eine optimale Beleuchtung Ihrer Umgebung. So können Sie auch Kontraste besser wahrnehmen.

Was kostet ein Sehtest, und wer macht ihn?

Sehtests sind in Ihren Krankenkassenleistungen mit inbegriffen. Sie brauchen keine Zuzahlung leisten.

Je nach Ihren Wünschen kann Ihnen der Augenarzt aber weitere Untersuchungen anbieten, die Sie selbst bezahlen müssen. Fragen Sie hier immer nach, ob diese Untersuchungen nicht auch als Kassenleistungen angeboten werden, was der konkrete Nutzen dieser Untersuchung für Sie wäre oder ob es eine Alternative gibt, die von der Krankenkasse bezahlt wird.

Viele Untersuchungen können auch bei einem Optiker durchgeführt werden. Diese bieten meist kostenlose Untersuchungen an, manchmal werden die Sehtests aber auch separat berechnet. Fragen Sie am besten vorher immer nach, wann für Sie Kosten entstehen, und holen Sie im Zweifel ein zweites Angebot ein.

Treten Sehstörungen zum ersten Mal auf, sollten Sie allerdings zuerst immer einen ärztlichen Termin machen, um mögliche Krankheiten abzuklären.

MERKE:

Viele Menschen vermeiden es, zum Augenarzt zu gehen, weil sie Angst haben, dass ihnen bei möglichen Sehproblemen der Führerschein weggenommen werden könnte. Das ist normalerweise nicht der Fall! Im Alter kann man noch ein sicherer und guter Fahrer sein, doch stimmt es, dass ältere Menschen in mehr tödliche Unfälle verwickelt sind als jüngere. Das liegt oft daran, dass es doch sehr schwerfällt, vor sich selbst zuzugeben, wenn man nicht mehr wirklich gut fahren kann.

Es gibt altersbedingte Veränderungen des Sehvermögens, die sich auf das Fahren auswirken können, wie eine Abnahme der Sehschärfe, eine verminderte Anpassungsfähigkeit an Dunkelheit und eine erhöhte Blendempfindlichkeit. In Deutschland muss man, um Auto fahren zu dürfen, in der Regel 70 % (Visus 0,7) auf beiden Augen sehen können. Darunter benötigt man ein ärztliches Attest. Auch der Augenarzt unterliegt einer Schweigepflicht. Wenn er der Meinung ist, dass Sie nicht mehr in der Lage sind, Auto zu fahren, muss er Sie entsprechend aufklären. Er gibt Ihnen dann zwar eine sehr ernst gemeinte Empfehlung (der Sie auch folgen sollten), spricht aber kein Fahrverbot aus. Wenn der Augenarzt oder Hausarzt trotz Aufklärung mitbekommt, dass Sie weiterhin Auto fahren und somit Gefahr für Sie oder für andere besteht, muss er trotz der grundsätzlichen Schweigepflicht dann eventuell doch diese Information an die Behörden weiterleiten. Vorher muss er aber mit Ihnen darüber sprechen – einfach so wird das nicht gemacht!

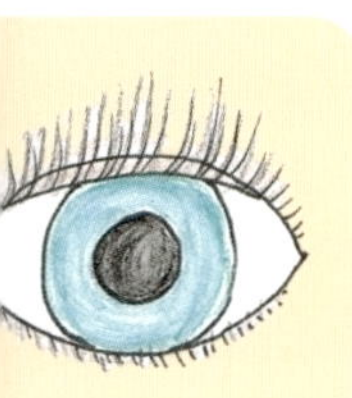

Ist man sich selbst unsicher, gibt es im Internet oder auch bei Fahrschulen anonyme Selbst-Tests, die die Fahrfähigkeit prüfen.

Online-Sehtest (anonym)

https://www.1xo.de/online-sehtest

Örtliche Verkehrswachten bieten spezielle Trainings für Senioren beim Autofahren, bei denen Praxistipps für mehr Sicherheit gegeben werden. Diese dauern meist einige Stunden und kosten ab 30 €, je nach Anbieter.

Weitere Informationen und Möglichkeiten in Ihrer Nähe:

Deutsche Verkehrswacht e. V.
Budapester Straße 31,
10787 Berlin
Telefon: 030 516 51 05–0

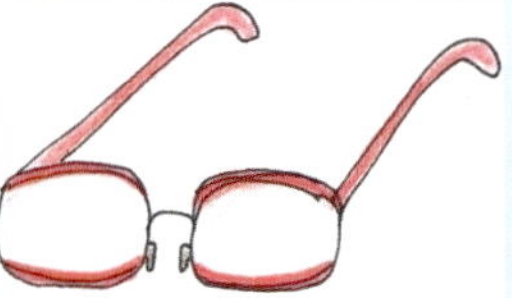

https://deutsche-verkehrswacht.de/zielgruppe/sicherheit-fuer-senioren/

Was kostet eine Brille?

Gläser und Brillengestell bestimmen den Preis der Brille. Er kann also sehr variieren. Die Krankenkassen bezuschussen meist die Brillengläser (ab einer gewissen Sehschwäche), allerdings nicht die Fassung. Es gibt festgelegte Beträge, die die Krankenkassen erstatten. Sie reichen von 10 € bis maximal 144 € pro Glas und sind unter anderem vom Material der Gläser abhängig. Meist sind in den Leistungen der Krankenkasse nur Brillengläser aus echtem Glas eingeschlossen. Wie hoch der tatsächliche Zuschuss der Krankenkasse für Ihre Brille ausfällt, hängt von der Art der Fehlsichtigkeit, der Dioptrienzahl und der Ausführung der Gläser ab. Brillengestell und höherwertige Gläser müssen meist selbst bezahlt werden. Grundsätzlich übernimmt die gesetzliche Krankenkasse die Kosten für eine Gleitsichtbrille nicht, diese muss selbst bezahlt werden.

Der Eigenanteil für eine Standardbrille beträgt ungefähr 10 % des Kaufpreises, jedoch mindestens 5 und maximal 10 Euro. Für Kontaktlinsen zahlt die Krankenkasse dagegen nur, wenn es zwingende medizinische Gründe gegen eine Brille gibt. Das ist zum Beispiel dann der Fall, wenn die Gläser aufgrund Ihrer hohen Dioptrienzahl zu schwer für Sie wären. Bitten Sie in jedem Fall Ihren Optiker, Ihnen zunächst ein Angebot zum Betrag des Festzuschusses zu machen. Manche Optiker bieten auch kostenlose Brillengestelle an.

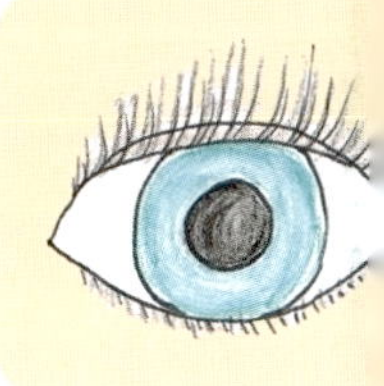

Falls Sie lediglich eine Alterssichtigkeit, das heißt Probleme beim Sehen in die Nähe haben: Viele Drogerien bieten preisgünstige Lesebrillen an, die meist ausreichend sind.

Wenn Sie eine neue Brille haben möchten, bezahlt die Krankenkasse diese nur, wenn Ihre Sehstärke sich um mindestens 0,5 Dioptrien verschlechtert hat. Und sollte die Brille einmal kaputtgehen, kann man einen Zuschuss für die Reparatur von der Krankenkasse bekommen.

Wer privat versichert ist, kann eine Brillenzusatzversicherung abschließen. Hier hat man alle zwei Jahre Anspruch auf eine neue Brille, wenn sich das Sehvermögen verschlechtert, auch früher.

Tipp:

Rat und Hilfe bei Sehverlust finden Sie bei „Blickpunkt Auge", einem Angebot des Deutschen Blinden- und Sehbehindertenverbandes e. V. (DBSV). Als Betroffener oder Angehöriger erhalten Sie hier kostenlos Informationen, Beratung und vielfältige Gesprächsmöglichkeiten. Auch über rechtliche und finanzielle Ansprüche werden Sie informiert, es gibt Informationsveranstaltungen und die Möglichkeit, sich mit anderen auszutauschen. Sie erhalten auch weitere Informationen über viele praktische Hilfsmittel für den Alltag wie

Markierungspunkte, Sprachausgaben und weitere Hilfsmittel zum Erhalt der Selbstständigkeit.
Koordination „Blickpunkt Auge" – Rat und Hilfe bei Sehverlust
Rungestraße 19,
10179 Berlin
https://blickpunkt-auge.de
Telefon: 030/28 53 87–287

Wenn Sie eine Brille haben, sollten Sie auf eine regelmäßige Reinigung achten, damit Sie klar sehen können. Dafür eignet sich ein sauberes Mikrofasertuch, was meist mit der Brille mitgeliefert wird. Auch wenn Sie dieses Tuch verlieren, erhalten Sie in der Regel günstig und manchmal auch kostenfrei ein neues Tuch bei Ihrem Optiker.

Alle ein bis zwei Tage sollten Sie die Brille unter fließendem, kaltem Wasser mit einem Tropfen Spülmittel reinigen (hier eignet sich am besten nicht hautfreundliches Spülmittel, da sonst oft ein Schmierfilm entsteht) und mit einem sauberen, weichen Geschirrtuch vorsichtig trocken reiben. Taschentücher, Küchenpapier, Handtücher oder gar der Ärmel des Pullovers eignen sich nicht zum Säubern der Brille, denn durch Staub- und Schmutzpartikel können die Brillengläser zerkratzen und mit der Zeit erblinden.

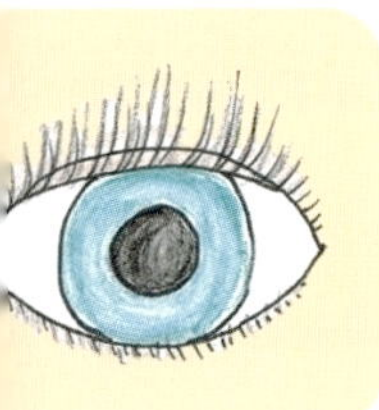

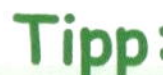

Ein **Ultraschallreiniger für Brillen** ist manchmal eine gute Investition. Hier wird die Brille wie beim Optiker durch Ultraschallwellen und ohne chemische Zusätze gereinigt – auch bei grobem Schmutz und an schwer zu erreichenden Stellen. Einen Ultraschallreiniger gibt es ab 30 € im Elektrofachmarkt, manchmal auch im Drogeriehandel oder in der Apotheke.

Bewahren Sie Brillen immer im Etui auf und legen Sie sie vor allem nie auf die Seite der Gläser ab, da sie dadurch zerkratzen und Schaden nehmen können.

14 Die kleinen Nuancen im Alltag: Hören

„Es gibt diesen wundervollen Unterschied zwischen zuhören und hören, und dass man nicht hören kann, ohne zuzuhören, und dass man nicht zuhören kann, ohne zu hören."

*– Daniel Barenboim (*1942), argentinisch-israelischer Pianist und Dirigent, der unter anderem das deutsche Große Verdienstkreuz erhielt*

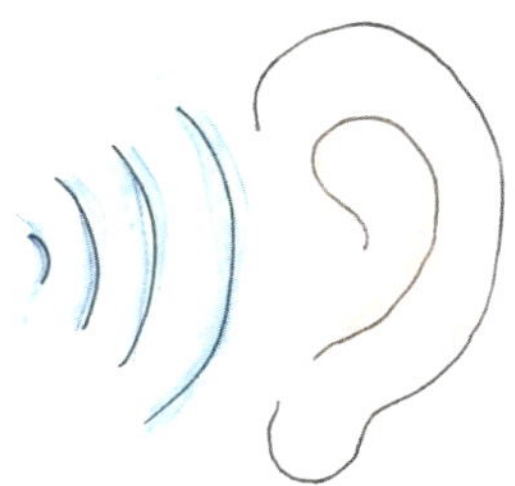

Was Sie in diesem Kapitel lernen:

- Eine unbehandelte Schwerhörigkeit führt zu Kommunikationsproblemen und sozialem Rückzug – sie kann sogar eine Demenz fördern.
- Wenn man schlecht hört, sollte das Gehör von einem Hals-Nasen-Ohren-Arzt überprüft werden, denn ein Ohrenschmalzpfropf, Tinnitus oder andere Gehörerkrankungen können ebenfalls ursächlich sein.
- Altersschwerhörigkeit (Presbyakusis) betrifft mehr als 40 % der über 65-Jährigen.
- Hörgeräte sind besonders gut geeignet, um eine Schwerhörigkeit im Alter zu kompensieren, und verbessern die Lebensqualität und das Hören etwa um die Hälfte des Verlustes.

Das Hörvermögen nimmt ab dem 50. Lebensjahr allmählich ab, was vor allem an Verschleißerscheinungen an den Haarzellen im Innenohr liegt. Auch die Umwelt, Herz-Kreislauf- und andere Erkrankungen, Nikotinkonsum, erbliche Veranlagungen und viele weitere Faktoren können Einfluss auf das Hörvermögen haben.

Eine unbehandelte Schwerhörigkeit führt nicht nur zu Kommunikationsproblemen, sondern auch oft dazu, dass Betroffene sich nicht mehr gerne in Gesellschaft aufhalten und sich zurückziehen. Gefährlich wird es, wenn Warnsignale wie zum Beispiel Hupen auf der Straße kaum oder verspätet wahrgenommen werden.

Merkt man also, dass man schlecht hört, sollte das Gehör von einem Hals-Nasen-Ohren-Arzt überprüft werden.

Manchmal ist die Ursache für eine Hörverschlechterung auch ganz einfach zu beseitigen: Zum Beispiel kann Ohrenschmalz das Ohr verstopfen. Der Hausarzt oder Hals-Nasen-Ohren-Arzt kann dies schnell abklären und behandeln oder gegebenenfalls weitere Schritte in die Wege leiten, sollte es sich um etwas anderes handeln.

Tipp:

Wie merke ich, dass ich schlecht höre?

Oft bemerken Betroffene als Letzte, dass sie nicht mehr gut hören. Machen Sie deshalb regelmäßig einen Hörtest. Mit folgenden Fragen können Sie Ihr Hörvermögen vielleicht ein bisschen besser einschätzen:

1. Haben Sie das Gefühl, dass der Tagesschau-Moderator oder Ihr Gesprächspartner stark nuschelt und Sie ihn deshalb schlecht verstehen können?
2. Haben andere Ihnen schon mal gesagt, dass Sie den Fernseher oder das Radio immer sehr laut stellen?
3. Haben Sie Probleme damit, Gespräche in einer größeren Runde von Menschen (zum Beispiel auf Feiern oder wenn der Fernseher läuft) aktiv mitzuverfolgen?
4. Müssen Sie öfters nachfragen, wenn Ihr Gesprächspartner etwas gesagt hat?
5. Kommt es häufiger vor, dass Sie die Türklingel oder das Telefon überhören?
6. Fällt es Ihnen manchmal schwer zu sagen, woher ein Geräusch auch bei mehrfacher Wiederholung gekommen ist?

Wenn Sie **mindestens eine dieser Fragen mit „ja"** beantworten können, sollten Sie Ihren Hals-Nasen-Ohren-Arzt oder ein Hörakustik-Geschäft in Ihrer Nähe aufsuchen und einen Hörtest machen lassen.

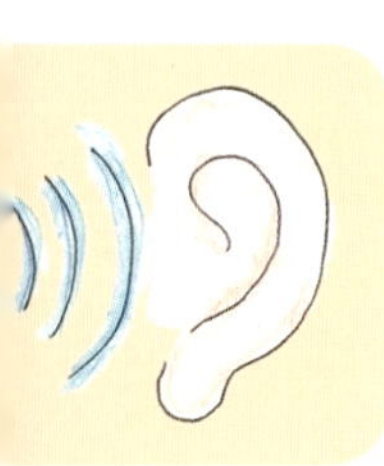

Altersschwerhörigkeit (Presbyakusis)

Altersschwerhörigkeit ist in unserer Welt sehr verbreitet, mehr als 40 % der über 65-Jährigen sind davon betroffen, Frauen stärker als Männer. Sie nimmt mit dem Alter zu.

Es gibt einige Risikofaktoren, die insbesondere die Schwere der Altersschwerhörigkeit beeinflussen: anhaltende laute Lärmbelastung, bestimmte Medikamente und Giftstoffe (z. B. Aminoglykoside, Chemotherapeutika, Schwermetalle), Ohr-Infektionen, Rauchen, Bluthochdruck, Diabetes mellitus, bestimmte Gefäßerkrankungen, familiäre Vorbelastung, Ernährung (z. B. fettreich) und hormonelle Faktoren.

Altersschwerhörigkeit entsteht sowohl durch eine Schädigung der Haarzellen im Innenohr als auch in einem geringeren Maße durch eine Schädigung des Hörnerven selbst. Charakteristisch ist der allmähliche Hörverlust beider Ohren. In der Regel sind zuerst die hohen Töne betroffen (Frauenstimmen, Vogelgezwitscher, Türklingel). Verstärkt werden die Hörschwierigkeiten bei Hintergrundgeräuschen, wie dem Fernseher oder auf Feiern. Auch kann dieser Hörverlust Stürze begünstigen, die Lebensqualität stark einschränken sowie zu sozialer Isolation und Depressionen führen, möglicherweise sogar eine Demenz begünstigen.

Zum Glück gibt es gerade heute zahlreiche Möglichkeiten, die Folgen der Altersschwerhörigkeit auszugleichen, sodass sie im Alltag kaum noch bemerkt wird. Der erste Schritt, nämlich das Erkennen des Problems, kann schon ganz wichtig sein, wird in der Gesellschaft doch schlechtes Hören oft mit demenziellen Veränderungen verwechselt, was für Betroffene sehr belastend sein kann.

Die meisten profitieren von Hörgeräten, die sogar auch gegen Tinnitus helfen, und zwar bei jeder Form von Altersschwerhörigkeit. Als Ultima Ratio können sogenannte Cochlear-Implantate operativ eingesetzt werden.

Außerdem gibt es weitere Hilfsmittel wie Telefonverstärker (ab 75 € im Elektronikfachhandel oder im Sanitätshaus), die zwischen Telefon und Gerät angeschlossen werden und je nach Wunsch höhere oder tiefere Töne verstärken können, sodass man seinen Gesprächspartner wieder besser verstehen kann, oder Hörverstärker (je nach Qualität ab 20 € bis zu mehreren hundert Euro). Die besten Ergebnisse aber liefern individuell angefertigte Hörgeräte.

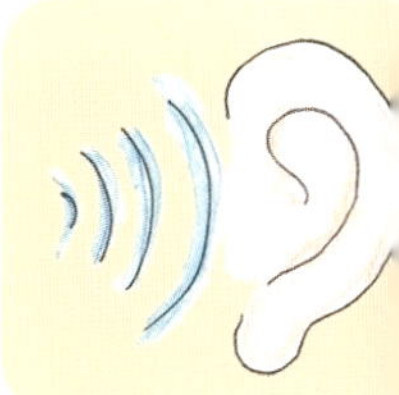

Ohrenschmalz-Pfropf

Ohrenschmalz ist sinnvoll, denn es schützt das Ohr vor Infektionen. Doch im Alter, wenn oft deutlich mehr Ohrenschmalz vorhanden ist, kann es das Hören verschlechtern, indem es die Schallübertragung auf das Trommelfell verhindert, oder sogar den Gehörgang verstopfen. Die Folgen: ein dumpfes Gefühl im Ohr, Ohrenschmerzen, Fremdkörpergefühl, Juckreiz, Schwindel oder Tinnitus.

Mit einer ohrenärztlichen Untersuchung, oder sogar auch beim Hausarzt, lässt sich in der Regel dieses Problem schnell beheben. Ohrenschmalz sollte immer nur von einem Arzt entfernt werden, niemals sollte man das selbst versuchen, denn das kann zu größeren Verletzungen oder sogar zum kompletten Hörverlust führen.

Der Arzt kann entweder das Ohrenschmalz auflösende Ohrentropfen verordnen oder es mithilfe von warmem Wasser oder instrumentell entfernen.

Tinnitus

Tinnitus ist leider ein weitverbreitetes Problem. Meist beschreiben die Patientinnen und Patienten die Ohrgeräusche als Klingeln, Zwitschern, Läuten oder Rauschen in beiden Ohren und im ganzen Kopf, oft einhergehend mit einem Verlust des Hörvermögens. Es empfiehlt sich immer, diese Geräuschphänomene ärztlich abklären zu lassen, denn manchmal stecken auch Krankheiten dahinter, gerade wenn sie nur ein Ohr betreffen oder es sich um ein regelmäßiges Pochen oder Rauschen handelt, möglicherweise zum Beispiel auch ein zu hoher Blutdruck. Nach einer ausführlichen Abklärung und möglichen Versorgung mit Hörgeräten kann eine Hör- oder Tinnitus-Therapie sehr hilfreich sein. Diese Therapien werden in spezialisierten Zentren und in einigen audiologischen Praxen durchgeführt. Zahlreiche Studien bestätigen die Wirkung dieser Therapien bei bis zu 80 % der Betroffenen. Doch es gibt noch andere Therapien und auch Medikamente, die wirksam bei Tinnitus sein können – sprechen Sie am besten mit Ihrem Hals-Nasen-Ohren-Arzt darüber.

Hörgeräte

Hörgeräte sind besonders gut geeignet, um eine Schwerhörigkeit im Alter zu kompensieren, und sorgen damit für eine deutliche Verbesserung der Lebensqualität. Sie liefern in der Regel bei jüngeren Menschen genauso gute Erfolge wie bei älteren Menschen und werden nach einer ausführlichen Untersuchung beim Hals-Nasen-Ohren-Arzt und anschließend beim Akustiker speziell angepasst.

Ein wichtiger Punkt vorneweg: Sie sollten sich realistische Vorstellungen davon machen, was ein Hörgerät kann und was nicht. Ein Hörgerät kann nicht das normale Gehör wiederherstellen, genauso wie eine Brille auch nicht das normale Sehen wiederherstellt. Es verbessert das Hören aber deutlich, in der Regel kann man ungefähr die Hälfte des Hörverlustes kompensieren. Ziel ist es, die Lebensqualität wiederherzustellen und Kommunikation zu ermöglichen.

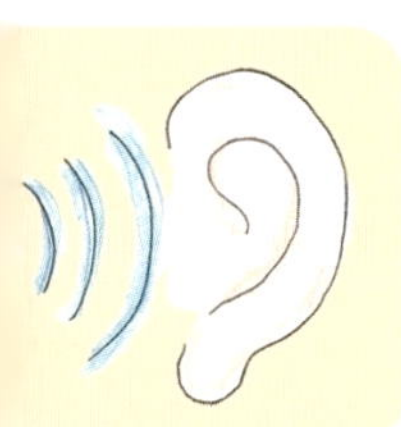

Sollte man auf einem Ohr deutlich schlechter hören als auf dem anderen, empfiehlt es sich laut Studien trotzdem immer, sich Hörgeräte für beide Ohren anpassen zu lassen. Dies hat sich als am effektivsten erwiesen, um gut zu hören, Geräusche zu orten und Gesprochenes zu verstehen, auch wenn es laut ist.

Hörgeräte sind heutzutage sehr klein, unauffällig und leistungsstark. Es existieren sehr viele unterschiedliche Modelle, die individuell auf Ihre Wünsche abgestimmt werden können: Größen, Farben, Formen können variieren und an die

Ohrmuschel angepasst werden, damit der Schall optimal ins Ohr weitergeleitet werden kann und sie nicht drücken oder schmerzen.

Zunächst sollten Sie zu einem HNO-Arzt zur Abklärung Ihrer Hörprobleme gehen. Sollte er feststellen, dass Sie ein Hörgerät brauchen, müssen Sie zum Hörakustiker. Er wird verschiedene Modelle mit Ihnen testen, die Sie meist auch kostenlos zur Probe mit nach Hause nehmen und dort in Alltagssituationen probieren können. Bei der Wahl des Hörakustikers sollten Sie daher darauf achten, vorher danach zu fragen, ob kostenlos Geräte zum Testen zur Verfügung gestellt werden. Es empfiehlt sich, die Testgeräte in möglichst vielen Situationen auszuprobieren: beim Spaziergang im Wald, bei einem Essen im Restaurant oder beim Fernsehen und Telefonieren. So können Sie die Leistungen der Geräte am besten abschätzen und das passende Modell für sich finden. Notieren Sie sich für jedes Gerät, in welchen Situationen Sie damit gut oder schlecht hören konnten. Haben Sie sich entschieden, sollten Sie noch einmal zum HNO-Arzt gehen, um die Verbesserung des Hörvermögens durch das Gerät überprüfen zu lassen.

Man muss sich jedoch darüber im Klaren sein, dass es auch mit Hörgerät etwas Geduld braucht, bis man wieder richtig hört. Es ist sehr wichtig, das Gerät den ganzen Tag zu tragen, um sich optimal daran gewöhnen zu können.

Tipp:

Auch **Hörgeräte müssen gereinigt werden.** Staub, Cremes, Ohrenschmalz oder Schweiß, aber auch Mikroorganismen, Pollen und Bakterien können sich auf dem Hörgerät festsetzen. Dadurch kann sich im Laufe der Zeit seine Funktion verringern, man hört schlechter. Deshalb sollten Sie das Hörgerät, wenn Sie es gerade nicht tragen, in einem geschlossenen Etui aufbewahren, vor jedem Duschen, Schminken oder Föhnen ablegen, nicht im feuchten Badezimmer lagern und auch nicht an zu warmen Orten wie an der Heizung oder an sonnigen Stellen.

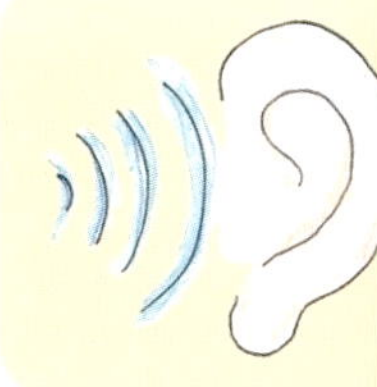

Dennoch muss es regelmäßig, am besten täglich, gereinigt werden. Dazu gibt es bestimmte antibakterielle Sprays, die Sie dort, wo Sie das Hörgerät gekauft haben, bekommen oder aber in der Drogerie oder der Apotheke. Mit einer kleinen Bürste können Sie auch schwer zugängliche Stellen reinigen, die Sie anschließend mit einem Mikrofasertuch trocknen. Auch für Hörgeräte kann man in der Regel Ultraschallgeräte wie für Brillen verwenden, die Sie ab 30 € im Elektrofachhandel bekommen. Sprechen Sie am besten vorher mit Ihrem Akustiker.

Wer bezahlt ein Hörgerät?

Die Krankenkassen in Deutschland bezuschussen Hörgeräte mit bis zu 785 € pro Hörgerät, wenn eine entsprechende Hilfsmittelverordnung vom Hals-Nasen-Ohren-Arzt vorliegt. Zu beachten ist, dass die Krankenkasse oft einen deutlich geringeren Betrag für das zweite Hörgerät übernimmt, wenn für beide Ohren ein Hörgerät benötigt wird (also fast immer).

Der Arzt muss auf dem Rezept kein konkretes Hörgerät angeben, er bescheinigt nur die Notwendigkeit dafür. Sie können dann mit der Verordnung zum Hörakustiker gehen, er wird Sie individuell beraten und sich dann direkt mit der Krankenkasse in Verbindung setzen für die Bezahlung.

Die zahlreichen verschiedenen Hörgeräte unterscheiden sich in Form, Funktion und Preis. In der Regel gibt es immer ein Gerät, bei dem Sie nichts mehr dazuzahlen müssen, außer die Rezeptgebühr von 10 € pro Hörgerät. Wünschen Sie ein Gerät mit besonderen Funktionen, kann sich der Eigenanteil auf bis zu mehrere Tausend Euro erhöhen. Manchmal sind solche teureren Geräte auch medizinisch notwendig, um eine ausreichende Versorgung zu gewährleisten. Dann müssen die gesetzlichen Krankenkassen auch die Kosten dafür übernehmen. Dies bedarf eines Antrags und eines Attests vom Hals-Nasen-Ohren-Arzt mit einer schriftlichen Begründung für die medizinische Notwendigkeit.

Auch privat Versicherte haben ein Anrecht, die Kosten für eine Hörhilfe erstattet zu bekommen. In der Regel ist die Höhe der Kostenübernahme im Versicherungsvertrag festgelegt. Sprechen Sie am besten mit Ihrem Hals-Nasen-Ohren-Arzt, welche Funktionen er für sinnvoll hält, und vergleichen Sie ruhig mehrere Angebote von Akustikern.

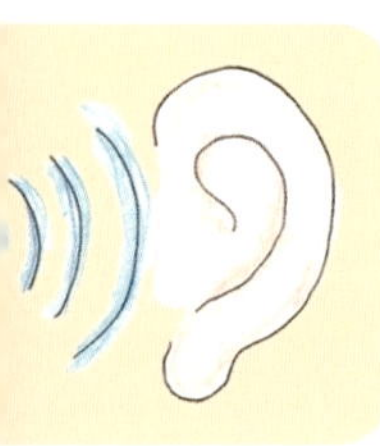

Durch die Möglichkeit, Hörgeräte zu testen, können Sie für sich persönlich rausfinden, ob eine höhere Zuzahlung für Sie auch einen Benefit mitbringt.

Wenn Sie ein neues Hörgerät brauchen, haben Sie nach sechs Jahren erneut die Möglichkeit, einen Zuschuss von der gesetzlichen Krankenkasse zu bekommen.

Sie haben außerdem einen Anspruch auf Anpassung, das Testen der Geräte, Wartung und, wenn notwendig, die Reparatur.

Die Krankenkassen beteiligen sich auch an den Kosten für die Otoplastiken (Herstellung von Formpasstücken für Hörhilfen).

15 Wohnen und Haushalt meistern

„Nicht da ist man daheim, wo man seinen Wohnsitz hat, sondern wo man verstanden wird.“

– Christian Morgenstern (1871–1914), deutscher Schriftsteller, Dramaturg und Journalist

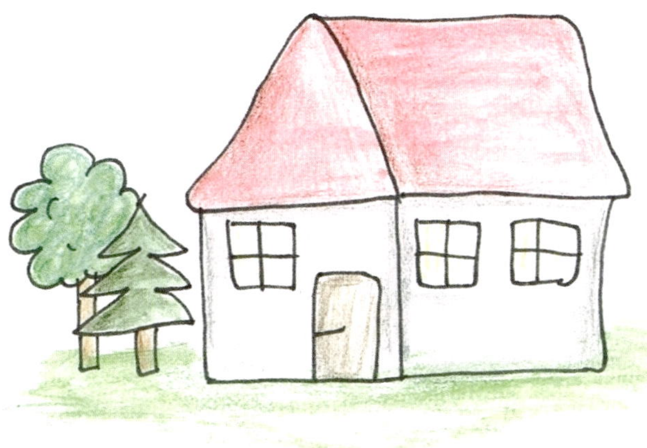

Was Sie in diesem Kapitel lernen:

- Da wir uns im Alter verändern, muss unser Wohnumfeld das auch tun.
- Die Pflegekassen bezuschussen sogenannte wohnumfeldverbessernde Maßnahmen, d. h. altersgerechte Umbaumaßnahmen seines Zuhauses.
- Wenn Sie allein leben, sorgt bei einem häuslichen Notfall ein Hausnotruf-System für die notwendige Sicherheit.
- Wenn man nicht mehr allein wohnen kann oder möchte, gibt es verschiedene alternative Wohnformen: Senioren-Wohngemeinschaften, Mehrgenerationenhäuser, betreutes Wohnen oder auch Seniorenheime.
- Die Pflegekasse bezuschusst einen Platz im Seniorenheim.

Die meisten älteren Menschen möchten möglichst auch weiterhin in ihren eigenen vier Wänden wohnen bleiben. Gerade heute ist das aufgrund von vielfältigen Möglichkeiten und Umbaumaßnahmen deutlich besser möglich als früher. So wohnen heute die meisten Menschen bis ins hohe Alter nach wie vor in ihrem eigenen Zuhause: Laut Statistischem Bundesamt 2015 sind das 97 % der über 60-Jährigen und sogar noch 90 % der über 80-Jährigen, mit Partnerin oder Partner, allein oder mit Verwandten. Dennoch sagen auch rund 75 % der älteren Menschen, dass ihr Haus oder ihre Wohnung nur teilweise oder gar nicht altersgerecht ist. Und das, obwohl das Thema Wohnen und Haushalt häufig ein Problem darstellt, wenn gewisse Alltagsaktivitäten einem nicht mehr so leicht von der Hand gehen. Mit der Wohnsituation sollte vor allem Zufriedenheit erreicht werden. Denn je älter ein Mensch wird, desto weniger Zeit verbringt er noch außerhalb seiner vier Wände, meist nicht freiwillig, sondern weil es so schwerfällt, die Wohnung zu verlassen. Dabei wünschen sich die meisten älteren Menschen im Alter vor allem eins: so weiterzuleben wie vorher auch. Daher sollten Einschränkungen nicht einfach so akzeptiert werden. Nicht wir sollten uns der Wohnung oder dem Haus anpassen, sondern umgekehrt. Und da wir uns im Alter verändern, muss das Wohnumfeld das auch tun.

Es gibt zahlreiche Möglichkeiten, das Umfeld so zu gestalten, dass man dort trotzdem noch selbstständig und vor allem sicher leben kann. Oft kann mit einigen Umbaumaßnahmen relativ einfach eine Barrierefreiheit erreicht werden.

Es lohnt sich auf jeden Fall, auch schon in jüngeren Jahren darüber nachzudenken, wie man sein Zuhause barrierefrei umbauen könnte. Das ist auch wichtig, um soziale Kontakte aufrechtzuerhalten.

Die Pflegekassen bezuschussen sogenannte wohnumfeldverbessernde Maßnahmen, die die eingeschränkte Selbstständigkeit verbessern können oder die Pflege von Personen erleichtern. Sie können sie bei der Pflegekasse beantragen, wenn Sie einen Pflegegrad haben – schon bei Pflegegrad 1 ist das der Fall. Ihre Pflegekasse ist in der Regel an Ihre Krankenversicherung angebunden, erkundigen Sie sich hier am besten nach der Adresse. Für jede Umbaumaßnahme (Treppenlift, Badezimmerumbau, Rampen) können bis zu 4.000 € pro Person bezuschusst werden. Wenn ein Ehepaar, bei dem beide einen Pflegegrad haben, eine solche Maßnahme benötigt, können bis zu 8.000 € bezuschusst werden. Insgesamt können maximal vier Personen zusammenlegen, sodass sich ein Zuschuss von bis zu 16.000€ ergibt. Auf diese Weise lässt sich der Eigenanteil für Umbaumaßnahmen deutlich reduzieren. Aber Achtung: Der Zuschuss bei der Pflegekasse muss vor Vertragsunterzeichnung bei der Firma zum Kauf oder Umbauen beantragt und bewilligt werden! Danach wird es schwieriger (Stand April 2021).

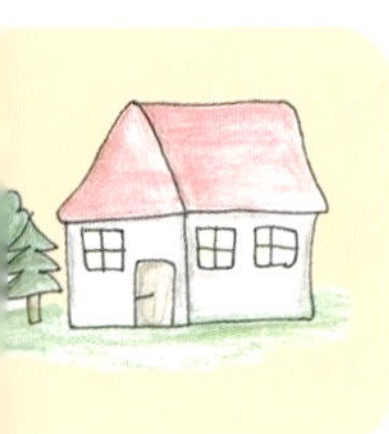

Unter Umständen gibt es auch andere Förderungsmöglichkeiten für Umbaumaßnahmen: Berufsgenossenschaften (bei Arbeitsunfall oder Berufskrankheit), KfW-Programme für altersgerechtes Umbauen (10 % Zuschuss, aber maximal 5.000 €, sowie günstige Darlehen), regionale Programme der Bundesländer (über das Versorgungsamt Ihres Wohnortes) und in gewissen Fällen auch die Rentenversicherung, das Arbeitsamt oder das Sozialamt.

Ein weiterer Tipp: Die Kosten für wohnumfeldverbessernde Maßnahmen können als außergewöhnliche Belastung bei der Steuererklärung geltend gemacht werden.

Tipp:

Wie stelle ich einen Antrag bei der Pflegekasse auf „wohnumfeldverbessernde Maßnahmen"?

Sie können entweder einen Vordruck von Ihrer Krankenkasse oder einen formlosen Antrag verwenden. Ein formloser Antrag muss in Papierform an die Pflegekasse/Krankenkasse geschickt werden. Sie müssen betonen, dass der Umbau (zum Beispiel Einbau eines Treppenlifts) eine wohnumfeldverbessernde Maßnahme ist, und begründen, warum Sie ihn brauchen. Schildern Sie am besten kurz Ihre Lebensumstände und Ihre Einschränkungen und legen Sie dem Antrag einen Kostenvoranschlag bei, den Sie in der Regel kostenlos von einem Anbieter erhalten. Außerdem sind Fotos der Raumsituation sinnvoll. Der Medizinische Dienst der Krankenkassen (MDK) wird den Antrag prüfen. Wenn Sie alles Benötigte gleich beilegen, beschleunigen Sie die Bearbeitungszeit und verbessern Ihre Chancen auf eine Bewilligung.
Hinweis: Wenn Sie aufgrund einer Verschlechterung Ihres Zustandes mehrere Maßnahmen auf einmal beantragen müssen, gelten diese als eine einzige, auch wenn sie verschiedene Umbaubereiche im Haus betreffen. Verändert sich der Gesundheitszustand und sind erneute Umbauten notwendig, können Sie einen neuen Antrag stellen. Auch deswegen ist es sinnvoll, möglichst früh, also bei den ersten Einschränkungen, die notwendigen Maßnahmen zu beantragen.

Bei gewissen Krankheitsbildern können Sie auch ohne Pflegegrad durch die Krankenkasse Umbaumaßnahmen an der Wohnung bezuschusst bekommen. Fragen Sie einfach nach.

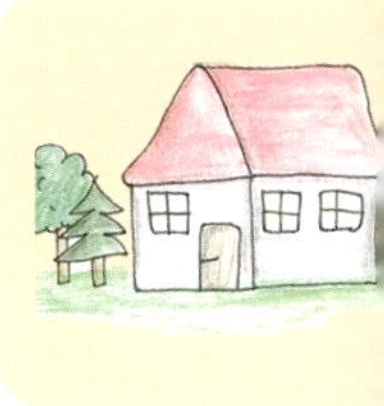

15.1 Was sind wohnumfeldverbessernde Maßnahmen und wie kann ich meine Wohnung altersgerecht und barrierefrei einrichten?

1. Allgemeine Umbaumaßnahmen

Sie betreffen Änderungen des Bodenbelags, um Stolperfallen oder Schwellen zu vermindern, den Umbau von Heizungen, Lichtschaltern oder Steckdosen und

Fenstergriffen, zum Beispiel auf Griffhöhe für Rollstuhlfahrer oder Menschen, die sich schlecht bücken können (85 cm gelten hier als grobe Richtlinie). Auch wichtige Zimmer wie Küche oder Bad lassen sich verlegen.

2. Umbauten im Eingangsbereich

Hier kann man Türen verbreitern (Kosten ca. 650 €) oder auch elektrische Türöffner installieren, Lichtschalter und Briefkästen für Rollstuhlfahrer in Griffhöhe, Haltestangen oder eine Gegensprechanlage anbringen lassen.

3. Rampen

Egal, ob Sie auf einen Gehstock, Rollator oder Rollstuhl angewiesen sind, mithilfe von speziellen Rampensystemen für Türschwellen, Haus- und Treppeneingänge und Terrassentüren können Sie Ihre Treppen oder Stufen schnell und kostengünstig anpassen.

Als sogenanntes medizinisches Hilfsmittel kann die Rampe bei vorliegendem Rezept des Hausarztes in der Regel von der Pflegekasse bezuschusst werden, wenn ein Pflegegrad vorliegt. Vor Anschaffung muss ein Antrag auf Genehmigung bei der Pflegekasse gestellt werden (Rezept beilegen). Außerdem werden nur Rampen bezuschusst, die fest am Haus oder in der Wohnung montiert sind. Wenn Sie die Rampe selbst bezahlen, kostet sie je nach Modell zwischen 180 € und mehr als 1.000 €. Lassen Sie sich auf jeden Fall im Voraus ausreichend beraten, damit Sie die für Sie optimale Lösung finden können.

4. Treppenumbauten

Darunter fallen zum Beispiel Handläufe an beiden Seiten der Treppen, komplette Treppenumbauten und farbige Stufenmarkierungen.

5. Treppenlift

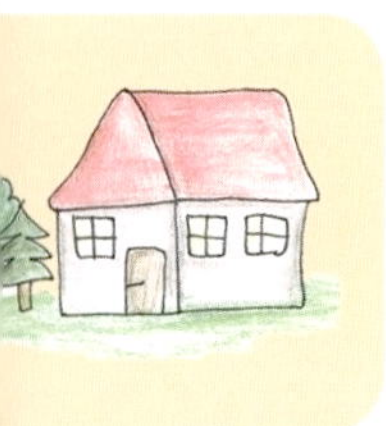

Der Treppenlift wird an der Treppe von einem Fachmann montiert und befördert Sie sicher und bequem in das nächste Stockwerk, wenn ein Treppengehen nicht mehr möglich ist. Es gibt Sitzlifte für Menschen, die noch gehen können, oder Plattformlifte für rollstuhlpflichtige Menschen. Wenn Sie zur Miete wohnen, müssen Sie den Einbau vorher mit Ihrem Vermieter besprechen, bei Eigentümergemeinschaften müssen auch die anderen Eigentümer normalerweise zustimmen. Bevor Sie sich nach einem Treppenlift umschauen, sollten Sie sich bei Ihrer Kranken- oder Pflegekasse über deren Zuschüsse erkundigen. In der Regel erhalten Menschen mit Pflegegrad oder erhöhtem Betreuungsbedarf Zuschüsse für die Anschaffung und den Einbau eines Treppenliftes.

Die baulichen Voraussetzungen Ihres Hauses wie auch Ihre eigenen persönlichen Bedürfnisse beeinflussen den Preis eines Treppenliftes, ebenso die Form Ihrer Treppe und die Länge des Lifts. Für eine gerade Treppe muss man inklusive Montage mit etwa 3.500 € aufwärts rechnen, bei einer kurvigen Treppe sind das etwa 7.500 € aufwärts. Es gibt auch gebrauchte Treppenlifts bei Firmen (oft mit Garantie) und bei Privatpersonen zu kaufen oder eventuell auch zu mieten. Vor dem Kauf sollten Sie sich Angebote von unterschiedlichen Anbietern einholen, um verschiedene Möglichkeiten und Preise zu vergleichen, und einen Antrag auf Fördermittel bei Ihrer Pflegekasse stellen. Bei Menschen mit Pflegegrad wird ein Treppenlift einmalig mit bis zu 4.000 € pro Person bezuschusst. Maximal vier Personen können zusammenlegen, sodass sich ein Zuschuss von bis zu 16.000 € ergibt – interessant dann, wenn mehrere Ältere mit Pflegegrad als Mieter oder Wohnungseigentümer in einem Haus wohnen. So kann der Eigenanteil für einen Treppenlift deutlich reduziert werden.

6. Umbauten in der Küche

Möglich ist die Absenkung von Küchenhängeschränken, auch motorisch (ab ca. 1.500 €). Das ist vor allem dann praktisch, wenn man nicht mehr so gut an die Oberschränke kommt und die Küche so klein ist, dass eine andere Unterbringung nicht möglich ist. Gleichzeitig lässt sich die Kücheneinrichtung so anpassen, dass man leichter mit dem Rollstuhl fahren kann, und ein rutschfester Boden legen.

7. Schlafzimmer umbauen

Besonders wichtig ist es hier, dass Sie vom Bett aus gut an den Lichtschalter kommen und Gehhilfen direkt neben dem Bett platziert werden können. Wenn Sie ein altersgerechtes Bett brauchen: Es gibt elektrisch unterstützte Modelle, die zum Beispiel das Kopfteil oder den Beinbereich hochfahren lassen können (ab ca. 1.000 €) und so komfortabler sind.

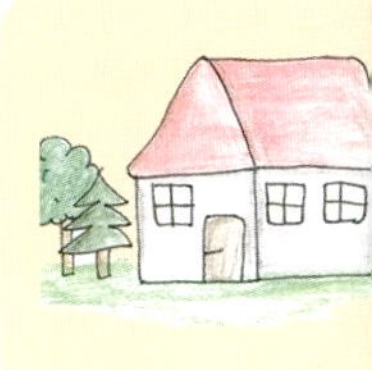

Wenn Sie Pflegebedarf haben, weil die Mobilität stark eingeschränkt ist, sind spezielle Pflegebetten eine gute Lösung, die dem Pflegenden vieles erleichteren. Es gibt auch spezielle Einlegerahmen für Ehebetten (ab 800 €). Hier ist nur eine Seite wie ein Pflegebett aufgebaut, das Ehepaar kann trotzdem nebeneinander schlafen. Kopf- und Fußteil lassen sich verstellen, der Rahmen lässt sich auf Arbeitshöhe hochfahren. Das ist besonders dann sinnvoll, wenn das Schlafzimmer nicht genügend Platz für ein zweites Bett bietet. Niederflurbetten (ab 800 €) sind besonders tief und sollen verhindern, dass man aus dem Bett fällt und sich verletzt. Sie sind vor allem für Menschen geeignet, die nachts häufig aufstehen.

Teurer wird es bei Aufstehbetten, die einen aus dem Liegen ins Sitzen an der Bettkante elektronisch transportieren (ab 6.000 €). Sie sind vor allem für bettlägerige Menschen gedacht.

Sie können auch einiges an Zubehör kaufen, was Sie einfach in Ihr normales Bett integrieren können: Bett-Aufstehhilfen (ab 40 €), Bettgalgen zum leichteren Aufrichten (ab 150 €), Bettverlängerungen (ab 150 €) für größere Menschen, Seitengitter als Fallschutz (ab 80 €), Bettleitern zum leichteren Aufrichten im Bett, die ans Bettende montiert werden (ab 15 €), und vieles mehr.

8. Badezimmer umbauen

Das Badezimmer stellt wohlmöglich die größte Herausforderung bezüglich einer barrierefreien Wohnungsumgestaltung dar. Um sich langfristig eigenständig um Ihre Körperhygiene kümmern zu können, können Sie beispielsweise die Badewanne durch eine breite, bodengleiche Dusche mit rutschfestem Boden ersetzen (ab 3.000 €). Oder Sie lassen eine Badewannentür einbauen (ab ca. 5.000 €), damit der Einstieg erleichtert wird. Auch lassen sich die Höhe von Möbeln im Badezimmer angepassen und eventuell elektronische Varianten von Waschbecken und Toiletten installieren, deren Höhe über eine Fernbedienung einstellbar ist (ab 4.000–5.000 €), um zum Beispiel unter das Waschbecken mit einem Stuhl oder Rollstuhl fahren und dort während der Körperpflege sitzen zu können. Selbst wenn man keinen Rollstuhl hat, wird es vielleicht Tage geben, an denen man sich nicht so gut fühlt und sich lieber im Sitzen waschen möchte.

9. Bad- und Toilettenhilfen

Im Sanitätshaus können Sie Hilfsmittel zum Duschen, Baden oder für den Toilettengang kaufen.

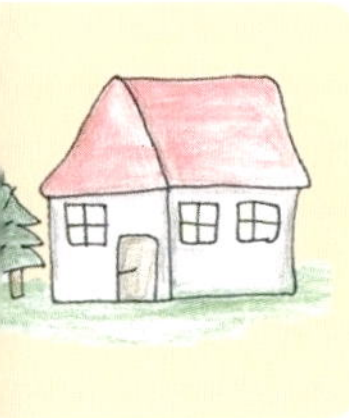

- Toilettensitzerhöhung: Sinnvoll, wenn Ihre Toilette sehr niedrig ist und Sie zunehmend Schwierigkeiten haben, sich hinzusetzen oder wieder von der Toilette aufzustehen. Die ideale Toilettenhöhe liegt zwischen 46–48 cm. Viele Modelle verfügen auch über Armlehnen, an denen Sie sich gut festhalten und abstützen können (ab 50 €).
- Duschklappsitz: Wenn Sie beim Duschen nicht mehr so lange stehen können oder Ihnen manchmal unter der Dusche schwindelig wird und Sie sich plötzlich schnell setzen müssen (ab 80 €).
- Duschstuhl: Wenn Sie beim Duschen nicht stehen können (ab 25 €).
- Toiletten(roll-)stuhl: Er kann auch zum Transport für kurze Wege verwendet werden. Wenn man die Sitzfläche abnimmt, erspart man sich den oft müh-

samen Weg ins Badezimmer, beispielsweise in der Nacht, da man den Stuhl neben das Bett stellen und als Toilette benutzen kann. Der Toiletten-Eimer im Sitz kann anschließend einfach abgenommen und gesäubert werden (ab 100 €).

- Badewannen(dreh-)sitz/Badewannenbrett: Ermöglicht das Sitzen und Duschen in der Badewanne und ist somit perfekt für Menschen mit eingeschränkter Mobilität und ohne Dusche geeignet (ab 30 €–100 €).
- Badewannenlift: Er wird in der Badewanne angebracht und ermöglicht einen leichten Transfer in die Badewanne, eine sichere Sitzposition und ein leichtes Aussteigen (ab 300 €).
- Haltegriffe (ab 10 €): für den sicheren Halt im Badezimmer, mindern die Sturzgefahr. Sinnvoll beispielsweise neben der Toilette, in der Dusche oder in der Badewanne. Achten Sie auf die maximale Belastbarkeit.
- Badewanneneinstiegshilfe als Griff oder als Stufe: für den besseren Einstieg in die Badewanne (ab 50 €).

Für diese Hilfsmittel können Sie sich ein ärztliches Rezept ausstellen lassen. Dann müssen Sie bei der Pflegekasse einen Antrag auf Genehmigung stellen.

10. Rollstuhl- oder rollatorgerecht umbauen

Wenn Sie auf einmal rollator- oder rollstuhlabhängig sind, muss Ihre Wohnung eventuell an Ihre neuen Bedürfnisse angepasst werden. Sie brauchen vielleicht einen ebenerdigen Zugang oder Rampen, verbreiterte Türen, Griffe auf Griffhöhe oder rollstuhlgerecht verlegte Bodenbeläge.

Tipp:

Es gibt eine **Beratungsstelle von der Bundesarbeitsgemeinschaft Wohnungsanpassung e. V. (BAG),** die Auskunft über Wohnberatungsstellen in der Nähe erteilt.
Adresse: Mühlenstraße 48,
13187 Berlin
Telefonnummer: 030–47 47 47 00 (mittwochs von 11–15 Uhr erreichbar)
https://www.wohnungsanpassung-bag.de/seite/259749/wohnberatungsstellen.html

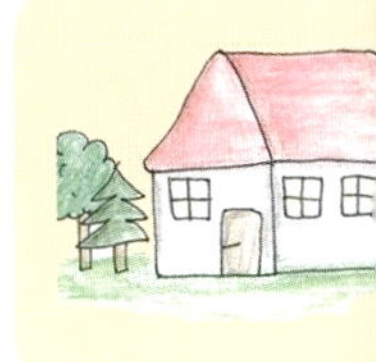

15.2 Hausnotruf

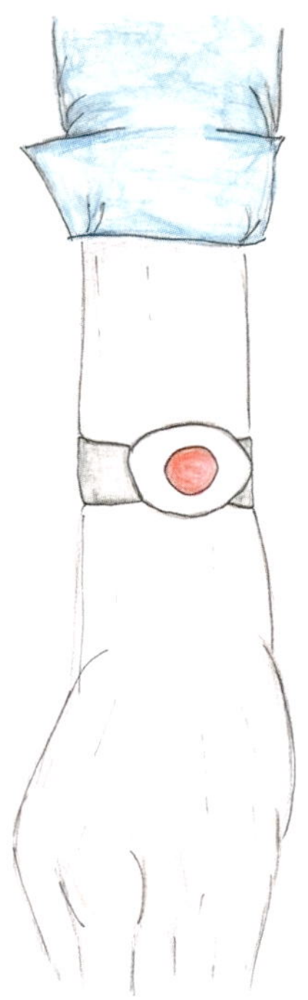

Wenn Sie allein leben, sorgt bei einem häuslichen Notfall ein Hausnotruf-System für die notwendige Sicherheit.

In Form eines Anhängers oder eines Armbandes tragen Sie einen wasserdichten Sender mit sich, auf den Sie in einer Notfallsituation drücken können. Dadurch wird umgehend Kontakt zu der Notfallzentrale hergestellt, und entsprechende Hilfe kann geschickt werden. Dies ist insbesondere bei einem Sturz von großem Vorteil.

Bei anerkanntem Pflegegrad kann die monatliche Nutzungsgebühr (20–30 €) von der Pflegekasse übernommen werden. Voraussetzung ist, dass man den überwiegenden Teil des Tages allein lebt oder mit jemandem zusammen, der im Notfall keine Hilfe holen könnte. Sie müssen nur die Einrichtung des Systems übernehmen, die anbieterabhängig zwischen 10 € und 80 € kosten dürfte.

Sie können auch Ihren Hausschlüssel bei dem entsprechenden Hausnotrufdienst hinterlegen, damit er im Notfall in Ihre Wohnung kann. Auch möglich: die tägliche „Mir-geht-es-gut-Taste", wo Sie jeden Tag per Knopfdruck zeigen müssen, dass bei Ihnen alles in Ordnung ist. Falls dieser Knopfdruck ausbleibt, ruft jemand von der Zentrale bei Ihnen an oder kommt vorbei, um zu überprüfen, dass es Ihnen gut geht. Oder: spezifische Fallsensoren, die im Falle eines Sturzes automatisch die Notrufzentrale alarmieren. Der Hausnotruf kann zudem als haushaltsnahe Dienstleistung von der Steuer abgesetzt werden.

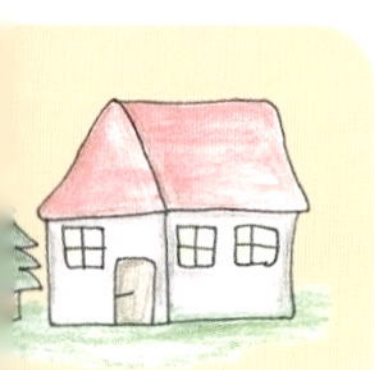

15.3 Welche verschiedenen Wohnformen gibt es, wenn ich nicht mehr allein wohnen möchte oder kann?

Auch wenn es viele großartige Möglichkeiten zum Umbau der eigenen Wohnung oder des eigenen Hauses gibt, kann es irgendwann sein, dass Sie nicht mehr allein leben können oder wollen. Dann gibt es zahlreiche alternative Wohnformen, die auf Unterstützung älterer Menschen ausgelegt sind und es zum Ziel haben, Ihnen möglichst lange ein möglichst selbstständiges Leben zu ermöglichen.

Senioren-Wohngemeinschaft

Wenn Sie von geselligem Miteinander, gebündelten Ressourcen und gegenseitiger Unterstützung profitieren möchten, wäre eine Senioren-Wohngemeinschaft vielleicht das Richtige für Sie. Es gibt verschiedene Modelle des Zusammenlebens und somit eine große Auswahl.

In der klassischen Wohngemeinschaft teilen sich die Bewohner Wohnzimmer, Küche und oft auch Badezimmer. Jeder Bewohner hat sein eigenes Zimmer als privaten Rückzugsort. In einer Wohngemeinschaft wohnen meist 3–12 Menschen. Es gibt jedoch auch Senioren-Hausgemeinschaften, die etwas mehr Raum für Privatsphäre bieten: Jeder wohnt in einer eigenen Wohnung in einem Mehrfamilienhaus, das aber auch Gemeinschaftsräume und ein gemeinsames Dienstleistungsnetz zur Verfügung stellt. Die Preise für ein Zimmer in einer Senioren-Wohngemeinschaft entsprechen in der Regel den üblichen Mietpreisen in der entsprechenden Wohngegend. Jeder Mieter bezahlt für sein privates Zimmer, die Kosten für die gemeinschaftlich genutzte Wohnfläche wird zwischen allen aufgeteilt.

Sie können für sich eine geeignete Wohngemeinschaft finden, indem Sie bei Aushängen in Seniorenzentren schauen oder dort selbst einen Aushang machen, um Gleichgesinnte zu finden. Oder Sie fragen bei einem Pflegedienstanbieter in Ihrer Nähe nach, um betreute Pflege-WGs zu finden, oder schauen im Internet.

Mehrgenerationenhäuser

Das Ziel von Mehrgenerationenhäusern besteht darin, Menschen unterschiedlichen Alters zu verbinden. Es gibt Raum für gemeinsame Aktivitäten und nachbarschaftliches Miteinander, und dies unabhängig von Alter oder Herkunft. Jüngere Bewohner helfen älteren und umgekehrt. Die Stärken und Möglichkeiten einer Großfamilie werden durch dieses Konzept genutzt und soziale Kontakte gefördert. In der Regel hat jede Partei eine eigene Wohnung in einem großen Haus und meist einen Treffpunkt zum gemeinsamen Kochen, Spielen oder Lesen.

Die Kosten variieren stark je nach Wohnform, liegen aber im Bereich eines betreuten Wohnens.

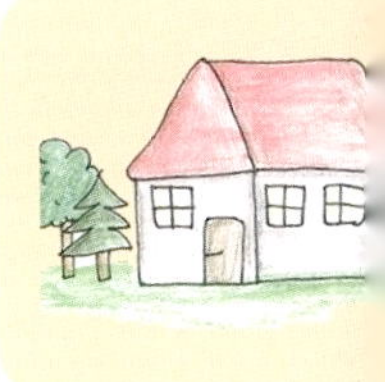

Tipp:

Weitere Informationen zu Mehrgenerationenhäusern erhalten Sie unter der Service-Hotline des **Bundesprogramms Mehrgenerationenhäuser**
Bundesministerium für Familie, Senioren, Frauen und Jugend
Glinkastraße 24,
11018 Berlin
Telefonnummer: 0221 3673–4045 (zum Ortstarif)
https://mehrgenerationenhaeuser.de/programm/was-ist-das-bundesprogramm

Betreutes Wohnen

Der Vorteil am betreuten Wohnen ist, dass Sie Ihre Selbstständigkeit bewahren und dennoch, falls nötig, Unterstützung und Hilfe bekommen können. Das betreute Wohnen ist für ältere Menschen gedacht, die selbstständig sind, aber sicher sein möchten, dass bei Bedarf schnell Hilfe verfügbar ist. Diese Hilfe ist als Unterstützungsleistung gedacht, um die Selbstständigkeit möglichst lange aufrechtzuerhalten. Hohe Pflegebedürftigkeit ist somit für diese Wohnform ein Ausschlusskriterium. Als Bewohner sind Sie Mieter Ihrer Wohnung und können bei Bedarf Serviceleistungen in Anspruch nehmen, die sich direkt in der Nähe befinden und deshalb kostengünstiger sind. Je nach Wohnanlage unterscheiden sich die angebotenen Dienst- und Serviceleistungen. So können Sie den Haushalt selbstständig führen und sich gleichzeitig Hilfe holen, sollte dies notwendig sein.

Zu den grundsätzlichen Leistungen, die beim betreuten Wohnen oft inklusive sind, gehören:

- haustechnischer Service: Hausmeisterservice, Reinigung von allgemeinen Wohnflächen, Beseitigung von Störungen
- Betreuungsleistungen zur Beratung über Behördenangelegenheiten
- Fahrtenservice
- Hausnotrufsystem
- Essensservice wie beispielsweise Essen auf Rädern
- Hauswirtschaftliche Hilfen wie einkaufen, waschen und putzen
- Pflegerische und therapeutische Dienstleistungen

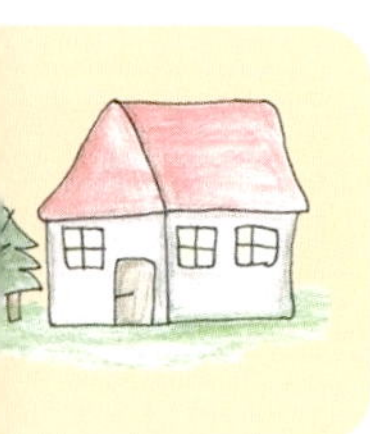

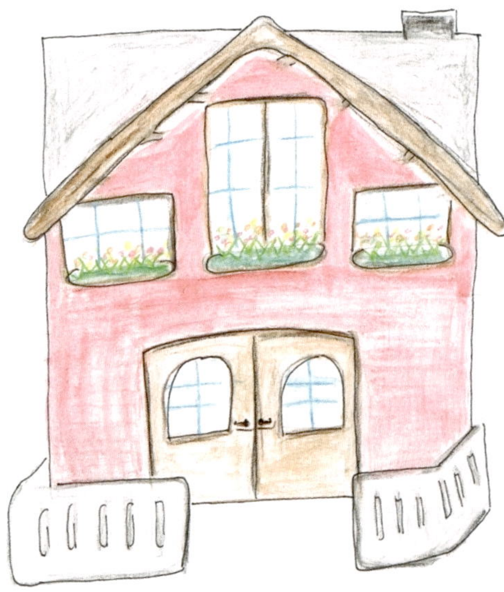

Wohnungen im betreuten Wohnen gibt es zum Kaufen oder Mieten. Als Basistarif fürs Mieten sollte man ungefähr mit den ortsüblichen Mietpreisen rechnen und noch mal 20 % daraufaddieren. Es gibt auch einige wenige Wohnungen, die mit Wohnberechtigungsschein gemietet werden können. Jede benötigte Serviceleistung kostet extra. Ist das ein Pflegedienst oder eine Haushaltshilfe, werden dafür die Kosten bei vorhandenem Pflegegrad zumindest teilweise von der Pflegeversicherung erstattet. Da diese

Wohnungen sehr gefragt sind, ist immer mit einer Wartezeit von mehreren Monaten, manchmal sogar bis zu zwei Jahren zu rechnen.

Seniorenheim

Seniorenheime stellen für diejenigen Personen ein Zuhause dar, die entweder nicht mehr allein wohnen wollen oder es nicht mehr können. Sie sind für Menschen gedacht, die nicht mehr in der Lage sind, ihren Haushalt selbstständig zu führen, und pflegerische oder hauswirtschaftliche Hilfe benötigen. Mittlerweile sind Seniorenheime darauf angelegt, so viel Normalität wie möglich zu bieten, vergleichbar einer Hausgemeinschaft. Es gibt gemeinsame Aktivitäten, und die Senioren können sich oft auch an der Hausarbeit beteiligen. Seniorenheime bieten eine große Sicherheit, da immer eine Versorgung gewährleistet ist – auch wenn es einem einmal schlechter gehen sollte. Medizinische Versorgung und schnelle Hilfe im Notfall sind genauso gewährleistet wie soziale Kontakte. Die Heime können unter städtischer, kirchlicher oder privater Führung stehen und hinsichtlich Qualität und Ausstattung stark variieren. Um die Qualität der Pflege in einem Heim einschätzen zu können, lassen Sie sich das Prüfprotokoll mit den Bewertungen des Medizinischen Dienstes der Krankenversicherung (MDK) zeigen. Hier können Sie Punkt für Punkt die Qualität der Pflege nachverfolgen. Ein weiteres Qualitätssiegel ist der grüne Haken. Er zeichnet solche Seniorenheime aus, die Selbstbestimmung, Teilhabe und Achtung der Menschenwürde gewährleisten. Zögern Sie auch nicht, nach den Qualifikationen des Pflegepersonals zu fragen. Die Preise für ein Zimmer in einem Seniorenheim betragen durchschnittlich in Deutschland 1.800 € pro Monat, je nach Bundesland und Stadt gibt es aber große Unterschiede. Zum Teil werden die monatlichen Kosten auch von der Pflegeversicherung bezahlt, allerdings nur bis zu einem gewissen Festbetrag, der Rest muss selbst übernommen werden. Die meisten Pflegeheime verlangen bei der Anmeldung eine Heimnotwendigkeitsbescheinigung, die die Kostenübernahme für das Pflegeheim durch die Pflegekasse absichert. Sie kann Ihnen von dem Medizinischen Dienst Ihrer Krankenkasse ab Pflegegrad 2 ausgestellt werden, wenn die häusliche Pflege nicht mehr ausreichend ist. Am besten vereinbaren Sie einen Termin in einem oder mehreren Seniorenheimen, um sich anzugucken, ob es Ihnen dort überhaupt gefallen würde, und sich über mögliche Kosten zu informieren. Plätze in Seniorenheimen sind oft sehr begehrt, und gerade wenn man gewisse Vorstellungen hat, empfiehlt es sich, rechtzeitig mit der Suche zu beginnen. Wartezeiten von bis zu eineinhalb Jahren sind keine Seltenheit. Das Bundesland Nordrhein-Westfalen hat mit dem „Heimfinder NRW" die erste App herausgebracht, die freie Pflegeheimplätze in NRW anzeigt. Auch manche Krankenkassen bieten Unterstützung bei der Suche nach einem Pflegeheim an.

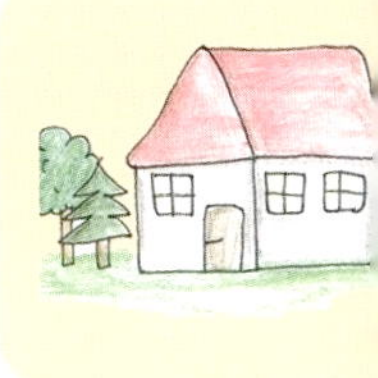

Haben Sie das passende Pflegeheim gefunden und es ist noch kein Platz frei, sollten Sie sich unbedingt auf die Warteliste setzen lassen.

Merke:

Der **Zuschuss der Pflegekasse zu einem Seniorenheimplatz** (vollstationäre Pflege) hängt vom bewilligten Pflegegrad ab und beträgt monatlich wie folgt (Stand 2021):

- Pflegegrad 1: 125 Euro
- Pflegegrad 2: 770 Euro
- Pflegegrad 3: 1.262 Euro
- Pflegegrad 4: 1.775 Euro
- Pflegegrad 5: 2.005 Euro

Tipp:

Eine **telefonische Beratung zu ambulanten Pflegediensten oder Pflegeheimen** gibt es von mehreren Anbietern:

- **Verband der Ersatzkassen (VDEK),** Telefonnummer 030 26931 2969
- **Zentrum für Qualität in der Pflege,** Telefonnummer 030 275 93 95 0

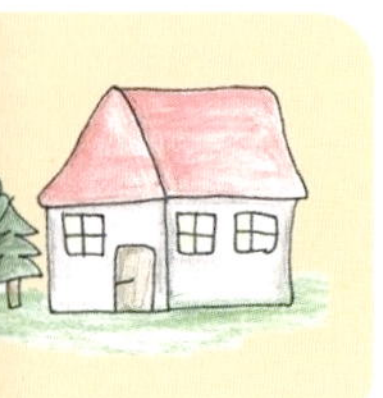

16 Sicherheit zu Hause und draußen

„Ohne Sicherheit ist keine Freiheit."

– Wilhelm von Humboldt (1767–1835), preußischer Gelehrter, Schriftsteller und Staatsmann

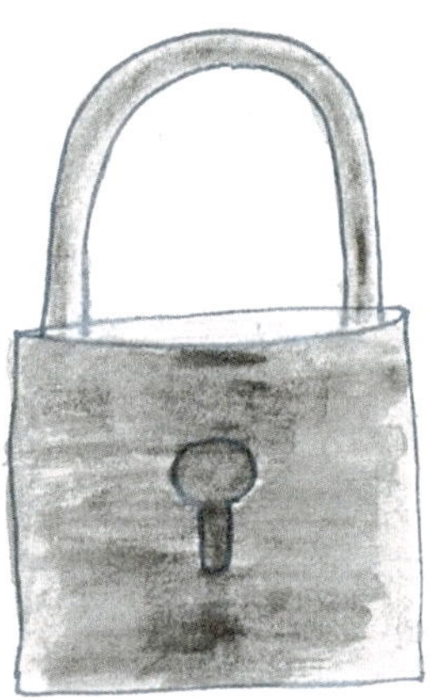

Was Sie in diesem Kapitel lernen:

- Betrugsfälle kommen leider sehr häufig vor, dennoch besteht kein Grund, nur ängstlich durch die Welt zu gehen.
- Sorgen Sie dafür, dass Ihre Haustüre und Ihre Fenster sicher werden.
- Seien Sie vorsichtig an Ihrer Haustüre, insbesondere bei Menschen, die Sie nicht kennen – tätigen Sie grundsätzlich keine Geschäfte an der Haustür.
- Lassen Sie sich niemals ausfragen oder unter Druck setzen, auch nicht am Telefon.
- Nehmen Sie keine größeren Geldbeträge mit, wenn Sie unterwegs sind.
- Wenn Sie doch einmal Opfer eines Betrugs oder Überfalls werden, brauchen Sie sich auf gar keinen Fall zu schämen – es ist nie Ihre Schuld! Melden Sie sich bei einem Vertrauten, der Polizei oder einem Hilfsverein.

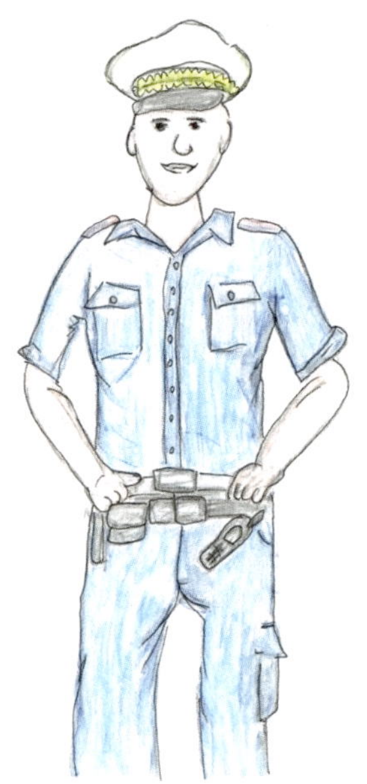

Immer wieder liest man Berichte oder Zeitungsartikel über die neuesten Methoden von Betrügern, die sich auch ältere Menschen als potenzielle Opfer aussuchen. Statistisch gesehen sind ältere Menschen zwar aufgrund ihrer Lebenserfahrung weniger gefährdet, da sie in der Regel vorsichtiger sind, doch gibt es immer wieder Situationen, in denen aufmerksames Handeln gefordert ist.

Betrugsfälle kommen leider sehr häufig vor. In der bundesweiten polizeilichen Kriminalstatistik wurden im Jahr 2019 insgesamt 832.966 Betrugsfälle erfasst, die Aufklärungsquote lag bei 66,6 Prozent. Vermutlich liegt die Dunkelziffer aber deutlich höher, da sich viele Opfer schämen, zur Polizei zu gehen.

Wir haben Ihnen im Folgenden die wichtigsten Informationen und Tipps zusammengefasst, die dazu beitragen sollen, das Risiko, einem Betrug zum Opfer zu fallen, zu verringern. Sie sollen Sie keineswegs einschüchtern oder Ihnen Angst machen, sondern Sie vor Gefahren warnen und Ihre Sensibilität für brenzlige Situationen schärfen.

Gefahren an der Haustür

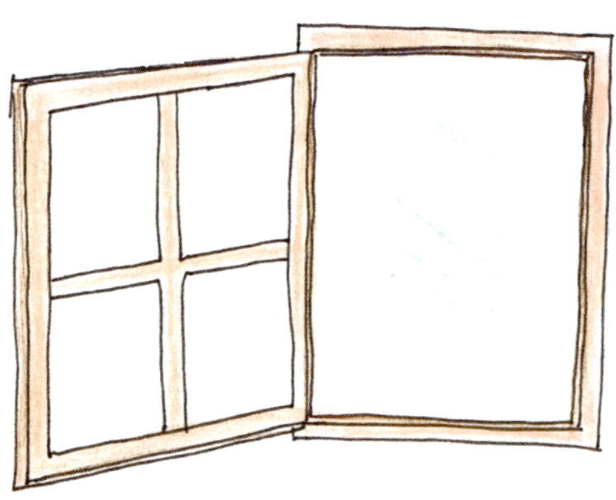

In seinem Haus sollte man sich sicher fühlen und keine Angst haben müssen. Deswegen ist hier Sicherheit entscheidend.

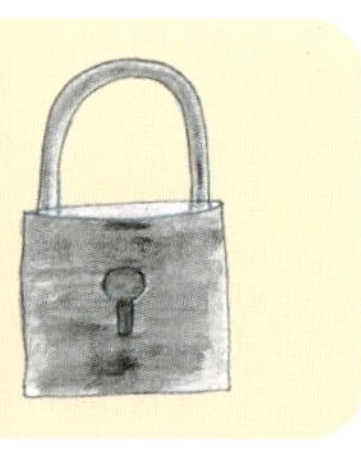

Einige Betrüger suchen jedoch gezielt nach Häusern, die von alleinstehenden Menschen bewohnt sind. Mit Lügen, Tricks und Täuschungsmanövern versuchen sie, sich Zutritt zu der Wohnung zu verschaffen. Sehr häufig geben sich die Kriminellen als Polizisten, Handwerker, Monteure, Postzusteller oder andere Dienstleister aus und zeigen gefälschte Ausweise vor. Um zu vermeiden, dass Sie selbst Opfer von solchen Trickbetrügern werden, haben wir Ihnen im Folgenden einige hilfreiche Tipps aufgelistet.

- **Sie sind nicht dazu verpflichtet, unangemeldete Dienstleister einzulassen.** Auch wenn sich derjenige zum Beispiel als Mitarbeiter der Stadt ausweist, müssen Sie ihn nie in Ihre Wohnung lassen. Das gilt für jede Ihnen unbekannte Person.

- **Benutzen Sie die Türsprechanlage oder das Fenster.** Öffnen Sie nicht gleich die Türe, wenn es bei Ihnen klingelt. So vermeiden Sie, dass sich jemand direkten Zutritt in Ihre Wohnung verschaffen kann. Sinnvoll ist es, eine Türsprechanlage mit Videoübertragung zu haben (ab 150 € mit Installation), so kann man nicht nur hören, sondern auch sehen, wer da vor der Türe steht. Falls das nicht möglich ist, schauen Sie zuerst aus dem Fenster oder kippen Sie es, um mit demjenigen vor der Türe zu sprechen.

- **Eine Türsperre ist eine sinnvolle Einrichtung.** Türsperren, -ketten, -sperrbügel sind eine lohnende Investition und beginnen bereits ab 30 € im Baumarkt. Sie werden an der Tür und dem Türrahmen festgemacht und verhindern, dass sich die Tür komplett öffnen lässt, sondern nur einen Spalt von etwa 10 cm kann. Sollten Sie keine Türsperre besitzen, sprechen Sie durch die verschlossene Tür. Öffnen Sie niemals die Tür, bevor Sie wissen, wer auf der anderen Seite steht.

- **Sollten Sie auch nur den geringsten Zweifel haben, rufen Sie bei der entsprechenden Behörde an.** Wenn sich jemand als offizieller Dienstleister ausgibt und Sie Zweifel haben, suchen Sie sich die Telefonnummer aus dem Telefonbuch raus und fragen Sie dort nach, ob jemand geschickt wurde. Suchen Sie die Telefonnummer jedoch selbst und lassen Sie sich diese nicht von der Person geben, die vor Ihrer Tür steht.

- **Lassen Sie Handwerker nur herein, wenn Sie diese selbst bestellt haben.** Manchmal werden Handwerker auch von der Hausverwaltung angekündigt. Dann können Sie im Zweifelsfall dort oder beim Hausmeister anrufen und nachfragen, ob alles seine Richtigkeit hat.

Tipp:

Machen Sie Ihre Haustür sicher! Kümmern Sie sich um einen Türspion, eine Türsperre, ein Querriegelschloss und im besten Fall um eine Gegensprechanlage mit Video! Diese können Sie entweder im Baumarkt kaufen oder bei einem Elektriker. Der Preis hängt von den gewünschten Funktionen ab und variiert somit zwischen 100 € und 600 €.

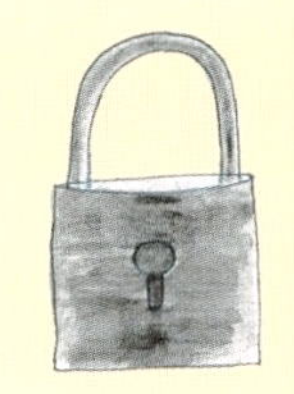

Vorsicht bei Haustürgeschäften

Haustürgeschäfte kommen häufiger vor, als man denkt.

Einige Kriminelle geben vor, günstigere Telefonverträge zu verkaufen, bieten ein neues Haushaltsgerät an oder präsentieren weitere Schnäppchen. Ziel ist es jedoch immer, einen Vertragsabschluss zu erreichen und Sie unterschreiben zu lassen. Ebenso gibt es Betrüger, die hohe Preise für Dinge verlangen, die man gar nicht braucht oder für die diese Preise nicht gerechtfertigt sind. Es kann sich auch um einen organisierten Verbrecherring handeln, der sich durch mehrere Verkaufsversuche einen Überblick über die Wohnsituation und die Ausbeute verschaffen möchte.

Oft werden Gratisarbeiten angeboten oder Schnäppchen, beliebt sind hier Dach- oder Pflasterarbeiten. Sind die angeblichen Handwerker dann erst mal auf dem Dach, werden unter Umständen Ziegel herausgerissen, und der Hausbesitzer wird mit horrenden Rechnungen unter Druck gesetzt. Mögliche Schnäppchen wie Schmuck oder Teppiche sind in der Regel nur wenig bis gar nichts wert.

- **Nicht unter Druck setzen lassen!**
- **Lassen Sie keinen angeblichen Verkäufer oder Vertreter in Ihre Wohnung.** Sollten Sie sich dazu entschließen, etwas zu kaufen, soll der Verkäufer vor Ihrer Wohnungstür warten. Es gibt keinen Grund, ihn hereinzulassen. Sollte er darauf bestehen, ist es wahrscheinlich, dass er dies nur will, um sich die Wohnung genauer anzuschauen und vielleicht etwas zu stehlen.
- Lassen Sie sich auf keinen Fall auf Vorkasse oder Barzahlungen ein. Sie sollten, egal was Sie kaufen, **immer einen Kaufvertrag** verlangen mit deutlich lesbarer Adresse und ebenso gut erkennbarem Namen des Vertragspartners, damit Sie wissen, mit wem Sie soeben ein Geschäft gemacht haben.
- Sollten Sie doch einen Vertrag an der Haustür abgeschlossen haben, können Sie ihn **innerhalb von 14 Tagen ohne Verpflichtungen oder Gründe schriftlich widerrufen!** Dafür brauchen Sie kein spezielles Formular, ein einfaches Blatt Papier reicht. Sie haben dann das Recht, Ihr Geld zurückzubekommen.

Achtung, Telefonbetrug!

Telefonbetrug ist immer noch eine beliebte Masche von Betrügern. Sie versuchen, etwas zu verkaufen, oder drängen den Gesprächspartner zum Abschluss von Verträgen. Oft wird verlangt, dass man laut und deutlich „Ja" sagt, Tage später trudelt dann eine Rechnung ins Haus. Empfehlungen für das Verhalten am Telefon bei unbekannten Anrufern:

- Telefonbetrüger suchen oft im Telefonbuch nach ihren Opfern. Dabei suchen sie gezielt nach „altmodisch” klingenden Vornamen. Sie sind daher besser geschützt, wenn Sie sich gar **nicht oder nur mit abgekürztem Vornamen ins Telefonbuch eintragen lassen.**

Tipp:

Wie kann ich meinen Namen im Telefonbuch ändern oder löschen lassen?

Rufen Sie bei Ihrem Telefonanbieter an und beantragen Sie die Änderung oder Löschung Ihres Telefonbucheintrags. In der Regel dauert die Löschung nach Bestätigung durch Ihren Anbieter einige Wochen. Für die gedruckte Version muss man so lange warten, bis ein neues Telefonbuch erscheint, und das ist nur ein Mal im Jahr der Fall.

- Service-Hotline der Telekom: 0800 3301000
- Service-Hotline von 1&1: 0221 65048860
- Service-Hotline von Vodafone: 0800 1721212

- **Sie sollten sich nie am Telefon ausfragen lassen.** Sprechen Sie auf gar keinen Fall über Ihre Wohnsituation oder Ihre Finanzen, selbst wenn angeblich die Polizei am Apparat ist – denn die würde Sie nie danach fragen!
- Auch hier gilt: Lassen Sie sich nie unter Druck setzen. Wenn es Ihnen zu viel wird, lassen Sie sich die Telefonnummer geben und **vereinbaren Sie einen späteren Gesprächstermin.** In der Zwischenzeit können Sie Vertraute um Rat fragen oder auch die Angaben selbst überprüfen. Im Zweifel fragen Sie bei der Polizei nach.
- Wer schlechter hört, erkennt Verwandte oft nicht am Telefon. **Vereinbaren Sie doch mit Freunden und Familie ein „Kennwort“.** Wenn diese es am Telefon nennen können, handelt es sich mit großer Sicherheit um Ihre echten Vertrauten.
- **Sagen Sie am besten nie „Ja“ am Telefon bei unbekannten Personen, sondern antworten Sie anders.** („Hören Sie?“ – Antwort: „Ich höre.“) Trickbetrüger schneiden Ihre Antwort mit der Tonspur um, so als hätten Sie zu einem Kauf „Ja“ gesagt.

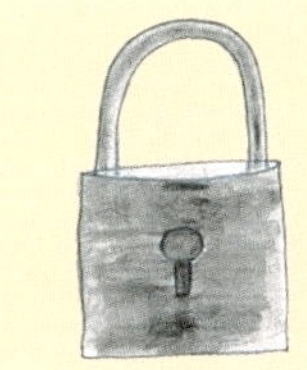

- **Auch der Anrufbeantworter kann entscheidend sein.** Sie sollten Ihre Nachricht auf dem Anrufbeantworter immer so formulieren, dass der Eindruck erweckt wird, es würden mehrere Menschen im Haus wohnen, insbesondere auch Männer. Auch sollte der Anrufer nicht direkt wissen, ob man zu Hause ist oder nicht.

Tipp:

Zur Gestaltung des Anrufbeantworters:

Der Text für eine alleinstehende Seniorin (Hildegard Müller) könnte z. B. von ihrem Sohn (Männerstimme) oder ihren Söhnen (mehrere Männerstimmen) mit folgendem Text gesprochen werden:
„Dies ist der Anrufbeantworter von Familie Müller. Wir können oder wollen Ihren Anruf in diesem Moment nicht persönlich entgegennehmen. Bitte hinterlassen Sie eine Nachricht. Wir rufen Sie zurück."

Merke:

Vorsicht, falscher Polizist am Telefon:

Mittlerweile geben sich auch viele Trickbetrüger als Polizisten aus und möchten Geldbeträge abholen, um diese zu sichern. Die Polizei würde niemals Geld von Ihnen verlangen! Und wenn Sie im Display die 110 sehen, ist das ein weiterer Hinweis, denn: Die 110 ruft niemals an, sie ist eine Einbahnstraßennummer und kann nur angerufen werden!

Achtung, „Enkeltrick"

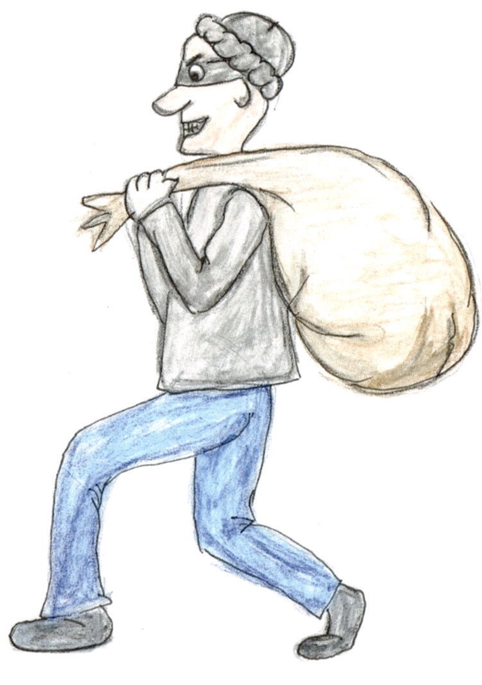

Beim sogenannten Enkeltrick rufen die Kriminellen bei meist etwas älteren Personen an und geben sich als Verwandte, Enkel oder gute Bekannte aus. Sie melden sich oft mit „Rate mal, wer hier spricht?", gaukeln eine finanzielle Notlage vor und betonen mehrfach die absolute Dringlichkeit. Oft rufen sie wiederholt an, um Druck auszuüben und ein schlechtes Gewissen zu erzeugen. Sobald man sich dann dazu bereit erklärt, etwas zu bezahlen, kommen ein meist vermummter Bote oder auch falsche Polizisten, um das Geld abzuholen. Eine andere Möglichkeit: Sie werden gebeten, das Geld an einem bestimmten Ort zu platzieren. Manchmal wird auch Gewalt angewendet.

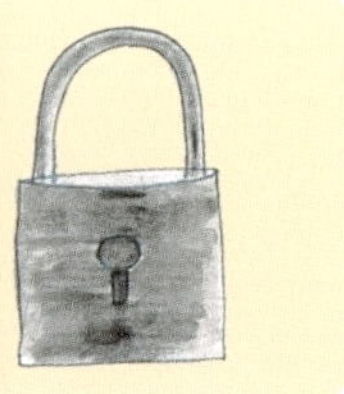

Wie können Sie sich vor dem Enkeltrick schützen?

- **Wieder gilt: Lassen Sie sich nicht unter Druck setzen!**
- Die **Wahrscheinlichkeit ist sehr gering,** dass jemand aus Ihrem Familienkreis, an den Sie sich nicht einmal mehr erinnern können, sich telefonisch bei Ihnen melden würde, um nach Geld zu fragen.
- Wenn Sie sich bei dem Telefonat unwohl fühlen oder Ihnen etwas merkwürdig vorkommt, **legen Sie sofort auf.**
- Auch hier kann das „**Familienkennwort**" hilfreich sein.
- Notieren Sie sich, wenn möglich und ein Display vorhanden, die **Rufnummer.**
- Im Zweifel sollten Sie immer die **Polizei** rufen!

Achtung vor falschen Gewinnversprechen!

Häufig werden gezielt ältere Personen angerufen oder erhalten einen Brief mit der Nachricht, dass sie im Lotto oder einem anderen Gewinnspiel gewonnen hat. Die Person am Telefon gibt sich beispielsweise als Gewinnspielzentrale oder Notar aus und verlangt eine „Verwaltungsgebühr", bevor der eigentliche Gewinn ausgezahlt werden kann. Seien Sie sich deswegen immer darüber im Klaren: **Wenn Sie nicht an einem Gewinnspiel teilgenommen haben, können Sie auch nichts gewonnen haben! Seriöse Gewinnspielanbieter würden zudem nie eine Gebühr verlangen.**

Taschendiebstahl

Handtaschen und Rucksäcke haben Diebe besonders oft im Visier. Vor allem in einer überfüllten Fußgängerzone haben sie leichtes Spiel, doch auch in öffentlichen Verkehrsmitteln wie Bahn, Bus und Zug sollten Sie sehr vorsichtig sein. Falls Ihnen die Tasche aus der Hand gerissen wird, lassen Sie sie sofort los und versuchen Sie nicht, sich zu wehren. Sie könnten sich sonst verletzen oder im schlimmsten Fall sogar stürzen. Viel besser ist es, lautstark auf sich aufmerksam zu machen und um Hilfe zu rufen. Oft schüchtert dies den Dieb bereits so ein, dass er die Tasche wieder fallen lässt und wegläuft. Weitere hilfreiche Tipps sind:

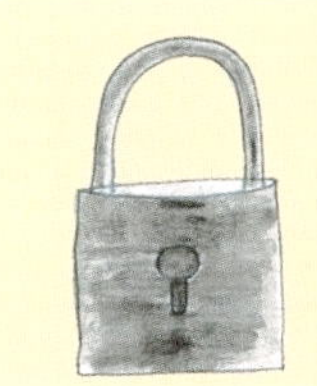

- Nehmen Sie **keine größeren Geldbeträge** mit, wenn Sie unterwegs sind.
- Benutzen Sie immer nur Taschen, die mit mindestens einem **Reißverschluss, der möglichst nach innen zeigt,** komplett verschließbar sind.

- Tragen Sie Ihre Wertsachen möglichst **körpernah.**
- Legen Sie Ihre **Geldbörse beim Bezahlen nicht aus der Hand.**
- Sollten Sie sich von jemandem bedrängt fühlen, bitten Sie die umstehenden Personen laut und deutlich um **Hilfe.**

Tipp:

Sollten Sie bestohlen worden sein: Lassen Sie sofort Ihre EC- und Kreditkarten sperren und melden Sie den Diebstahl bei der Polizei. Um Ihre Karten sperren zu lassen, können Sie entweder bei der entsprechenden Bank anrufen oder den **Sperr-Notruf 116 116** (ohne Vorwahl) wählen.

Merke:

Wichtige Telefonnummern für mögliche Betrugsopfer

Polizei, Telefonnummer: 110 (ohne Vorwahl)
Die Polizei berät Sie gerne, wenn Sie das Gefühl haben, Opfer eines Betrugs geworden zu sein. Sie brauchen sich nicht zu schämen, denn so etwas kommt sehr häufig vor. Die Polizei hilft Ihnen bei einer möglichen Anzeige (ist auch anonym möglich). Sie wird die Sache weiterverfolgen und kann Ihnen möglicherweise Ihren Verlust (Geld, Schmuck etc.) wiederbeschaffen. Mit einer Anzeige können Sie auch andere ältere Menschen vor den Betrügern schützen.

Weißer Ring, Telefonnummer: 116 006 (ohne Vorwahl, täglich 7–22 Uhr)
Wenn Sie Opfer einer Straftat geworden sind und Hilfe suchen, können Sie sich immer an den Weißen Ring wenden. Ehrenamtliche Helfer nehmen sich Zeit für Sie und sind speziell geschult für diese Fälle. Sie erhalten Zuspruch und Unterstützung und werden über Ihre Rechte informiert. Auch persönliche Beratungsgespräche in Außenstellen sind möglich. Die Mitarbeiter begleiten Sie auf Wunsch auch zur Polizei oder zum Gerichtstermin, helfen Ihnen bei weiteren Behördengängen und beim Ausfüllen von Formularen. Wenn Sie in einer finanziellen Notlage sind, können Anwaltskosten übernommen und Sie unterstützt werden. Das Ganze ist auf Wunsch auch anonym.

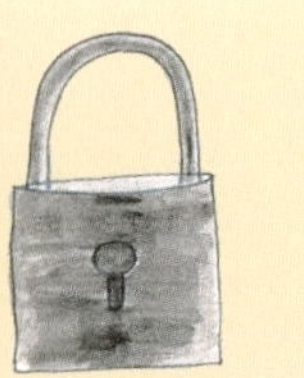

17 Wichtiges bei Finanzen

„Ein Optimist ist ein Mensch, der ein Dutzend Austern bestellt, in der Hoffnung, sie mit der Perle, die er darin findet, bezahlen zu können."

– Theodor Fontane (1819–1898), deutscher Schriftsteller des Realismus, Journalist und Kritiker

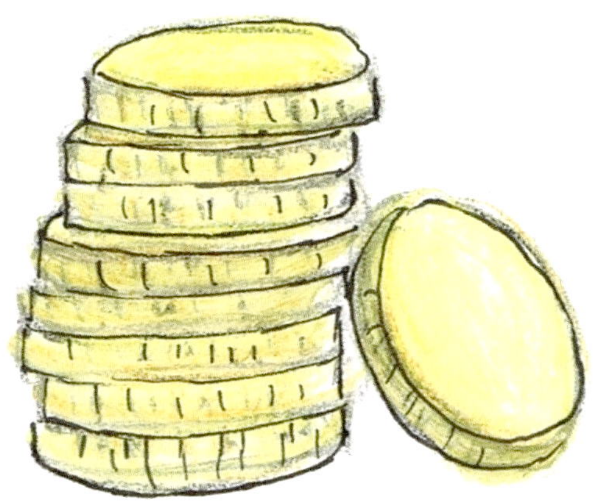

Was Sie in diesem Kapitel lernen:

- Altersarmut ist in Deutschland nicht selten, viele Menschen nehmen Hilfen aus Scham und Unwissenheit nicht an.
- Die Welt der Finanzen und Versicherungen ist vielfältig und kompliziert. Suchen Sie sich jemanden, dem Sie vertrauen, der das notwendige Wissen mitbringt und Ihnen bei den richtigen Entscheidungen hilft.
- Versicherungen sollten von Zeit zu Zeit aktualisiert werden.
- Es gibt viele finanzielle Hilfen und Zuschüsse: Wohngeld, Grundsicherung, Zuzahlungsbefreiung oder Arbeiten neben der Rente.
- Eine Steuererklärung lohnt sich auch noch im Alter.
- Ein Testament sollte zu einem Zeitpunkt verfasst werden, zu dem man noch alles im Griff hat – also geschäftsfähig ist –, und es sollte von einem Notar beglaubigt werden.

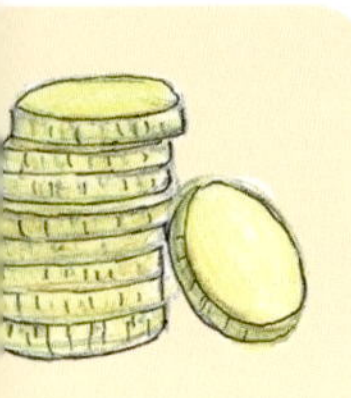

Finanzielle Sorgen und Ängste kommen auch im Alter noch häufig vor, gerade bei geringer Rente oder notwendigen größeren Ausgaben. Wer frühzeitig plant, kann das Alter deutlich entspannter genießen. Reicht auch dann die Rente nicht für den Lebensunterhalt, gilt es, sich Hilfe zu suchen. Im Jahr 2017 betrugen die durchschnittlich ausgezahlten Renten in Deutschland nach Abzug der Kranken- und Pflegeversicherung bei Männern 1.186,74 € und bei Frauen 764,27 € im Monat. Altersarmut ist in Deutschland nicht selten. Mehr als eine halbe Million ältere Menschen nimmt derzeit die Grundsicherung im Alter in Anspruch. Doch vermutlich sind es noch einmal so viele, die zwar Anspruch darauf hätten, sie aber aus Scham, Unwissenheit oder weil sie anderen nicht zur Last fallen wollen, nicht wahrnehmen.

Viele Rentner haben Angst, dass die eigenen Kinder zahlen müssen, wenn sie Ansprüche stellen. Diese Sorge ist in den meisten Fällen aber unbegründet, denn in der Regel gilt dies nur, wenn die Kinder über 100.000 € pro Jahr verdienen.

Studien zeigen, dass viele ältere Menschen in finanziellen Belangen überfordert sind. Dann ist es wichtig, sich von Fachkräften beraten zu lassen. Auch wenn es Ihnen schwerfällt: Machen Sie von Hilfsangeboten Gebrauch, bevor Sie an Lebensmitteln, Heizkosten, Medikamenten oder einfach nur an Lebensqualität sparen müssen und damit Ihre Gesundheit aufs Spiel setzen. Im Folgenden möchten wir Sie zum einen über Möglichkeiten, zu sparen und Zuschüsse zu erhalten, informieren sowie Sie kurz ins Erbrecht einführen.

Merke:

Die Welt der Finanzen und Versicherungen ist vielfältig und kompliziert. Ob, unter welchen Voraussetzungen und in welcher Höhe es Unterstützung vom Staat gibt, ist auch für die meisten jüngeren Menschen ein Rätsel. Suchen Sie sich jemanden, dem Sie vertrauen, der das notwendige Wissen mitbringt und Ihnen bei den richtigen Entscheidungen hilft.

Versicherungen im Alter – wo lässt sich sparen?

Um sich im Alter abzusichern, benötigt man einen Versicherungsschutz, der den erreichten Lebensstandard gut abdeckt. Doch denken Sie daran: Das eigene Leben und die zu versichernden Dinge ändern sich stetig, daher müssen Sie auch Ihre Versicherungen von Zeit zu Zeit aktualisieren. Das spart Geld und erhöht den Schutz. Tendenziell sind Senioren im Alter eher überversichert, denn je älter man wird, desto weniger Versicherungen braucht man normalerweise.

Einige Versicherungen, wie z. B. Berufsunfähigkeits- oder Krankentagegeldversicherung, sind in der Regel nicht mehr sinnvoll, andere lohnen sich nur dann, wenn man sie schon in jungen Jahren abgeschlossen hat.

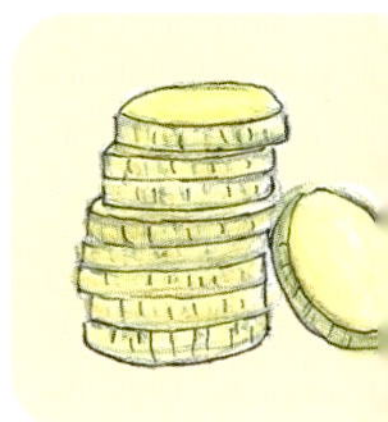

Dazu gehören beispielsweise die Sterbegeld-, die Zahnzusatz- und die Pflegezusatzversicherung. Wer diese Versicherungen im Alter neu abschließt, zahlt hohe Beträge, es lohnt sich also kaum. Wenn Sie eine solche Versicherung schon lange haben, kann das unter Umständen anders sein. Unnötige Versicherungspolicen sollten Sie daher kündigen, um Geld zu sparen. Denn man kann auch privat sparen, um für solche Fälle vorzusorgen.

Sie sollten daher immer prüfen, wie hoch Ihr persönliches Risiko ist und für welchen Schaden Sie auch ohne Versicherung gut privat aufkommen könnten.

Eine Reisekranken- und Reiserücktrittsversicherung lohnen sich meist vor allem für ältere Menschen, die gerne und häufig verreisen. Andere Versicherungen dagegen sind eigentlich für fast jeden älteren Menschen sinnvoll:

Tipp:

Wenn Sie Ihre **Versicherungsprämien stets jährlich zahlen,** können Sie oft von günstigeren Tarifen profitieren. In der Regel kann man hier um die 10 % sparen.

- **Privathaftpflichtversicherung:** Diese Versicherung ist auch im Alter unerlässlich. Sie greift, wenn aufgrund des eigenen Verhaltens anderen Schaden zugefügt wird. Das kann ein Schaden an Gegenständen sein oder auch ein Schaden an anderen Personen. Die entstehenden Kosten werden dann von der Versicherung ersetzt. Stoßen Sie zum Beispiel eine Vase im Hause von Bekannten um und diese zerbricht, würde die Versicherung sie ersetzen. Die meisten haben eine solche Versicherung schon, sie sollte aber von Zeit zu Zeit auf ihre Aktualität hin überprüft werden. Gleichzeitig können Sie schauen, ob es vergleichbare günstigere Angebote gibt. Viele ältere Menschen haben irgendwann in ihrem Leben Versicherungen abgeschlossen, bei denen ihre Kinder mitversichert waren. Sind diese schon lange aus dem Haus, haben sie in der Regel ihre eigene Versicherung, und man kann eventuell sparen, indem man auf einen Single-Tarif oder Partner-Tarif umstellt. Auch wer im Alter mit seinen Kindern in einem Haushalt lebt, kann sich in deren Haftpflichtversicherung mit aufnehmen lassen und so Geld sparen. Prüfen Sie immer genau, was Ihre Haftpflichtversicherung alles abdeckt. Die Deckungssumme sollte mindestens 3 Millionen Euro umfassen. Ein wichtiger Baustein einer Haftpflichtversicherung ist die sogenannte Forderausfall-Deckung. Das bedeutet, dass Sie auch Geld bekommen, wenn Sie von jemandem geschädigt werden, der selbst kein Geld und keine Haftpflichtversicherung hat. Wenn Sie ein Eigenheim haben, Haustiere oder ehrenamtlich arbeiten: Lassen Sie Ihre Haftpflicht dahingehend prüfen.
- **Krankenversicherung:** Bei der Wahl der gesetzlichen Krankenkasse lohnt es sich, flexibel zu bleiben. Hier lässt sich durch einen Wechsel sparen oder ein

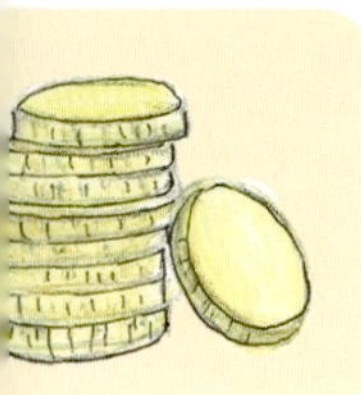

besser zu einem passendes Leistungsspektrum erhalten. Die Tarife unterscheiden sich in ihren Leistungen von Krankenkasse zu Krankenkasse doch recht stark, zum Beispiel Zuschüsse zu Sport, Reha-Maßnahmen oder Hilfsmitteln. Die gesetzlichen Krankenkassen dürfen auch niemanden aufgrund seines Alters oder seiner Vorerkrankungen ablehnen. Wer allerdings über 55 Jahre alt ist und zuvor privat versichert war, darf nur unter speziellen Voraussetzungen in die gesetzliche Krankenkasse zurückkehren.
Ein Krankenkassenwechsel ist mit dem Beginn des Jahres 2021 deutlich einfacher geworden, denn die sogenannte Bindungsfrist (Dauer, wie lange man nach Vertragsaufnahme bei einer Krankenkasse bleiben muss) verringert sich von 18 Monaten auf 12 Monate. Außerdem muss man nun nicht einmal mehr bei seiner alten Krankenkasse kündigen, wenn man wechseln möchte. Man stellt einfach einen Neuaufnahmeantrag bei der neuen Krankenkasse seiner Wahl, und diese kümmert sich dann automatisch um die Kündigung.

- **Unfallversicherung:** Diese Versicherung ist besonders für all jene wichtig, die noch arbeiten oder einem Ehrenamt nachgehen, gefährliche Hobbys haben oder im Alltag besonderen Risiken ausgesetzt sind. Die Unfallversicherung deckt nicht nur Gehaltsausfälle nach einem Unfall ab, sondern bezahlt auch Umbaumaßnahmen am Haus, die durch Folgen eines Unfalls notwendig werden. Es gibt auch spezielle Unfall-versicherungen für ältere Menschen, die die aufgrund eines Unfalls notwendigen Pflegemaßnahmen mit absichern. Sie sollten darauf achten, dass „krankheitsbedingte Unfallfolgen" mitversichert sind und die Versicherung nicht ab einem gewissen Alter endet.

- **Kfz-Haftpflicht:** Diese Versicherung muss jeder haben, der Auto fährt. Eine Versicherungssumme von 100 Millionen Euro wird Versicherten vom Bund der Versicherten e. V. angeraten. Man kann zwischen Teilkasko und Vollkasko wählen. Welcher Tarif sinnvoll ist, hängt vom Alter und Zustand Ihres Wagens ab. Vergleichen Sie auch hier die verschiedenen Tarife von Zeit zu Zeit. Ist Ihr Wagen schon älter, lohnt es sich vielleicht, von Vollkasko auf Teilkasko herunterzustufen. Auch wenn Sie nur wenige Kilometer im Jahr fahren, wird Ihr Versicherungsbeitrag unter Umständen günstiger – fragen Sie bei Ihrer Versicherung nach. Oder noch besser: Suchen Sie sich einen Versicherungsmakler, da dieser für Sie den passenden Tarif aus einer Vielzahl von Versicherungsgesellschaften herausfindet.

- **Wohngebäudeversicherung:** Die Wohngebäudeversicherung ist für alle Eigentümer wichtig, da sie Schäden am eigenen Haus oder der eigenen Wohnung abdeckt. Sie sollten von Zeit zu Zeit überprüfen, ob der aktuelle Wert des Hauses

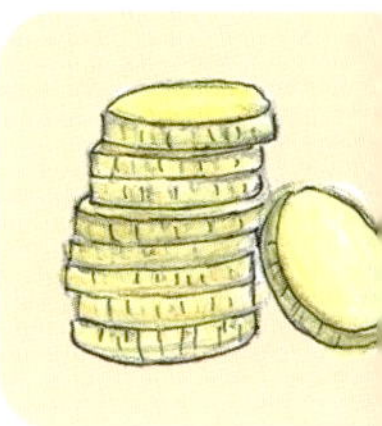

oder der Wohnung noch versichert ist. Das ist besonders dann wichtig, wenn Sie das Haus umbauen oder barrierefrei anpassen. Außerdem sollten Elementarschäden durch Feuer, Wasser, Schnee usw. mit abgedeckt werden.

- **Hausratsversicherung:** Diese Versicherung ist insbesondere dann wichtig, wenn Sie zu Hause viele Wertgegenständ wie Möbel, Kleidung, Bücher, besondere Einrichtungsgegenstände und Fahrräder besitzen. Sie sollten hier von Zeit zu Zeit prüfen, ob die Summe, die Sie versichert haben, immer noch aktuell ist. Wenn Sie sich beispielsweise wohnlich verkleinern und vieles verkaufen oder an Verwandte verschenken, können Sie vielleicht in einen günstigeren Tarif wechseln.

Tipp:

Wie kann ich eine Versicherung kündigen?

Meist gilt eine Frist von 3 Monaten vor Ende des Versicherungsjahres, denn die meisten Verträge verlängern sich automatisch alle 12 Monate. Der Beginn des Versicherungsjahres orientiert sich an dem Datum des Vertragsabschlusses. Dieses ist auf Ihrem Versicherungsschein aufgeführt. Wenn Sie sich nicht sicher sind, können Sie entweder bei der Versicherung nachfragen oder die Kündigung allgemein formulieren: „*Hiermit kündige ich meine Versicherung fristgerecht zum nächstmöglichen Zeitpunkt. Bitte senden Sie mir eine Kündigungsbestätigung mit Angabe des Vertragsendes zu.*"

- Wenn Sie umziehen, Ihr versichertes Auto verkaufen oder die Versicherung teurer wird, haben Sie in der Regel ein Sonderkündigungsrecht.
- Für eine Kündigung müssen Sie keine besonderen Gründe angeben. Sie sollte Ihren Namen, Ihre Adresse und, wenn möglich, auch die Vertrags- oder Versicherungsnummer enthalten. Eine Kündigung ist per Brief, Fax oder E-Mail möglich. Sollten Sie per Post kündigen, empfiehlt sich ein Einwurf-Einschreiben, so haben Sie eine Bestätigung.

Zuschüsse und mögliche finanzielle Hilfen

- **Wohngeld:** staatliche Unterstützung zur monatlichen Miete oder Belastung durch ein Eigenheim, die alle 12 Monate neu beantragt werden muss. Die Berechtigung dafür wird immer wieder neu berechnet und hängt von der Anzahl der Haushaltsmitglieder, vom Einkommen (Rente), Mietpreis am Wohnort, der monatlichen Miete oder von Belastungen ab. Ein solcher Antrag kann sich vor allem für Rentner mit kleiner Rente lohnen (je nach Region monatlich bis zu 1.100 € für einen Einpersonenhaushalt oder bis zu 1.500 € für einen Zweipersonenhaushalt). Bei Schwerbehinderung oder erhöhter Pflegebedürftigkeit wird Wohngeld auch gewährt, wenn

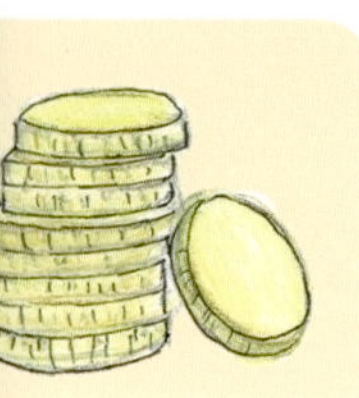

die Rente etwas höher ist. Ist der Antrag bewilligt, bekommt man je nach Wohnsituation einen monatlichen Zuschuss in individueller Höhe.
Tipp: Erspartes wird nicht berücksichtigt, und auch ob die Größe der Wohnung angemessen ist, wird oft nicht geprüft. Erhebliches Vermögen schließt Wohngeld aber aus.

- **Zuzahlungsbefreiung:** Wer gesetzlich krankenversichert ist, muss für Medikamente, Reha-Maßnahmen oder Hilfsmittel, genauso wie bei Krankenhausaufenthalten, in der Regel einen Eigenanteil zahlen. Damit das nicht ins Bodenlose ausufert, gibt es eine gesetzliche jährliche Belastungsgrenze, die diese Kosten nicht überschreiten dürfen. Sie liegt bei 2 %, bei chronisch Kranken sogar nur bei 1 % des jährlichen Bruttoeinkommens. Ist diese Grenze erreicht, kann man sich von weiteren Zuzahlungen befreien lassen. Deshalb ist sinnvoll, von Jahresbeginn an immer alle Quittungen und Rechnungen aufzubewahren und gelegentlich zu addieren, damit man weiß, wann das der Fall ist. Bei Ehepaaren gilt die Befreiung immer für den gemeinsamen Haushalt. Ist die Grenze erreicht, kann man die Zuzahlungsbefreiung bei der Krankenkasse beantragen. Einzureichen sind Quittungen und Einkommensnachweise aller im Haushalt lebenden Personen. Bei Bewilligung fällt der Eigenanteil für das restliche Jahr weg. Im nächsten Kalenderjahr muss die Befreiung erneut beantragt werden.

- **Grundsicherung:** Wer mit seiner geringen Rente kaum auskommt, kann beim Sozialamt die Grundsicherung beantragen. Um berechtigt zu sein, müssen allerdings bestimmte Voraussetzungen erfüllt sein. Zum einen muss das gesetzliche Rentenalter erreicht, zum anderen die eigene Rente so niedrig sein, dass sie zum Leben nicht ausreicht.

  Dabei gilt als ungefähre Faustregel für die Rentenhöhe, die für die Grundsicherung berechtigt: Regelsatz + Warmmiete + Beitrag zur Kranken- und Pflegeversicherung. Für das Jahr 2021 sind als Regelsatz für alleinstehende Rentner monatlich 446 € vorgesehen, für Ehepaare insgesamt 802 €. Zusätzlich wird noch die notwendige Warmmiete für einen angemessenen Wohnraum addiert. Hier gibt es Tabellen, welcher Mietbetrag in welchen Städten als angemessen gilt. So werden je nach Wohnort um die 250–650 € für Alleinstehende und 350–750 € für Ehepaare als Warmmiete anerkannt. Im Monat sollten so alleinstehenden Rentnern 696 €–1.096 € und Ehepaaren 1.152 €–1.552 € zur Verfügung stehen, zuzüglich zu bezahlender Kranken- und Pflegeversicherung. Wenn Sie weniger Geld zur Verfügung haben, könnten Sie eine Aufstockung durch die Grundsicherung bekommen. Das Ersparte darf dabei 5.000 € pro Person (Ehepartner also maximal 10.000 € zusammen) nicht übersteigen. Auch bei Wohneigentum kann einem unter Umständen eine Grundsicherung zustehen.

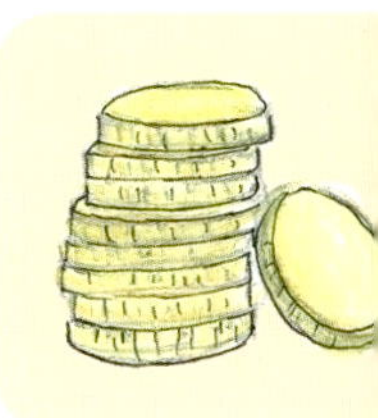

Im Falle einer Berechtigung stockt die Grundsicherung die Rente auf. In bestimmten Fällen, zum Beispiel bei Gehbehinderung mit Schwerbehindertenausweis, wird zudem ein Mehrbedarf anerkannt. Außerdem können für Anschaffungen wie Hausrat oder Kleidung einmalig Leistungen beantragt werden.
Eine Berechtigung gilt nur für ein Jahr. Sie ist, inklusive aller Nachweise, im nächsten Jahr erneut zu beantragen.
Der Antrag wird beim Sozialamt im Bereich Grundsicherung gestellt oder auch bei der Deutschen Rentenversicherung. Hilfe beim Ausfüllen der Anträge bieten Seniorenberatungen oder auch Hilfsorganisationen wie die Caritas.

Tipp:

Hier können Sie Hilfe bekommen:

- Deutsche **Rentenversicherung** Telefonnummer: 0800 1000 4800
- **Zentrale der Caritas** Telefonnummer: 0761 200–0
- **Arbeiterwohlfahrt (AWO)** Telefonnummer: 030/26309–0

Tipp:

Wenn Sie als Rentner Sozialleistungen erhalten, können Sie sich von der **Rundfunkgebühr befreien lassen.** Das Gleiche gilt, wenn Sie eine Schwerbehinderung haben, sehbehindert oder hörgeschädigt sind. Fragen Sie am besten direkt nach:
ARD ZDF-Deutschlandradio Beitragsservice
50656 Köln
Service-Telefon: 01806 999 555 10 (20 Cent pro Anruf aus dem deutschen Festnetz, 60 Cent/Anruf aus dem deutschen Mobilfunknetz, Mo–Fr 7:00–19:00 Uhr)
https://www.rundfunkbeitrag.de

Steuererklärung

Eine Steuererklärung lohnt sich auch noch im Alter. Bei kleinen und mittleren Rentenbeträgen ist sie oft nicht verpflichtend, wenn der Gesamtbetrag aller Einkünfte den jährlichen Grundfreibetrag allerdings übersteigt (2020: 9.408 € bei Ledigen, bei Ehepartnern das Doppelte), dann ist man verpflichtet, eine Steuererklärung abzugeben. Sie muss normalerweise bis zum 31. Juli des Folgejahres abgegeben werden. Auch wenn eine Steuererklärung oft viel Zeit in Anspruch nimmt, kann man hier sparen und bekommt eventuell Geld zurück, zum Beispiel bei außergewöhnlichen Belastungen wie Brillen, Medikamente, Haushaltshilfen, Pflege und Hilfsmittel. Sam-

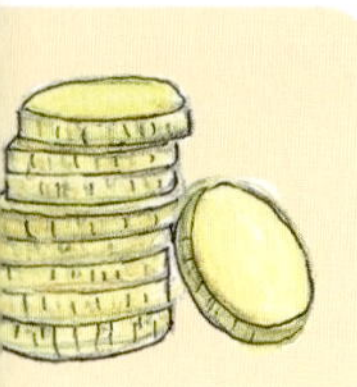

meln Sie das Jahr über alle Rechnungen. Auch kleine Beträge können sich addieren. Wenn Sie allein keine Steuererklärung machen können, wenden Sie sich an einen Lohnsteuerhilfeverein in Ihrer Nähe. In der Regel ist die Bezahlung nach Einkommen gestaffelt und daher auch von Rentnern mit kleiner Rente bezahlbar.

Tipp:

Die meisten Banken bieten für Senioren kostenlose oder zumindest ermäßigte Kontoführungsgebühren an. Fragen Sie bei Ihrer Bank nach, denn eine automatische Umstellung erfolgt meist nicht.

Weiterarbeiten als Rentner

Immer mehr Rentner arbeiten nebenbei. Die Gründe können ganz unterschiedlich sein: Weil der Chef darum bittet zu bleiben, weil man gerne eine Aufgabe haben möchte und sich langweilt oder um sich etwas hinzuzuverdienen. Ende 2017 hatten etwas mehr als eine Million Rentner einen Nebenjob (einen sogenannten 450-€-Job). Mittlerweile gibt es viele Möglichkeiten weiterzuarbeiten, ohne dass einem die Rente gekürzt wird. Sie können sogar weiterhin in die Rentenkasse einzahlen und damit Ihre Rente erhöhen. Das muss man seinem Arbeitgeber nur mitteilen. Auch die Rentenversicherung zahlt dann noch einen geringen Zuschlag.

Gute Chancen hat man, wenn man die Regelaltersgrenze erreicht hat. Das ist je nach Geburtsjahr im Alter von 65–67 Jahren – für alle nach 1963 Geborenen liegt die Regelaltersgrenze bei 67. Dann darf man normalerweise so viel zur Rente hinzuverdienen, wie man möchte, ohne dass sie einem gekürzt wird. Je nach der Höhe des Gesamteinkommens (Rente plus Hinzuverdienst) sind weiterhin Steuern und Sozialabgaben zu zahlen. Bis zu einem Hinzuverdienst von 450 € im Monat, also bei einem sogenannten Minijob, ist das in der Regel nicht der Fall, bei mehr schon. Informieren Sie sich am besten frühzeitig.

Eine zusätzliche Möglichkeit, die Rente aufzubessern, ist ein Ehrenamt. Als sogenannter Übungsleiter kann man nämlich, ohne dass Steuern oder Sozialabgaben fällig werden, über den Übungsleiterfreibetrag bis zu 2.400 € im Jahr hinzuverdienen. Dies ist der Fall, wenn man bei einer öffentlich-rechtlichen oder gemeinnützigen Körperschaft tätig ist (Hochschulen, Volkshochschulen, Schulen, Sportvereine, Kirche). Ehrenamtliche Tätigkeiten umfassen zum Beispiel Positionen als Trainer, Dozent, Pfleger, Betreuer, Darsteller, Chorleiter oder Dirigent. Als Ehrenamtspauschale darf man ansonsten bis zu 720 € im Jahr steuerfrei dazuverdienen. Beide Beträge werden nicht auf die gesetzliche Rente angerechnet

Wenn Angehörige Pflege brauchen, beispielsweise der Ehepartner, ist es für die meisten selbstverständlich, sich um denjenigen zu kümmern und ihn zumindest teilweise mit zu pflegen. Eine solche Pflege kann man sich als Nebentätigkeit eintragen

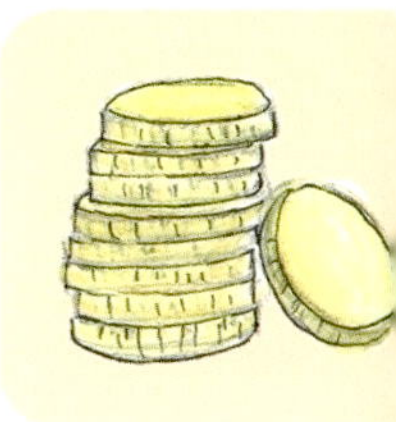

lassen und so seine Rente aufbessern. Die Pflegekasse des zu Pflegenden muss dann nämlich Rentenbeiträge an Sie überweisen. Je nachdem wie hoch der Aufwand der Pflege ist und welchen Pflegegrad der zu Pflegende hat, kann das ein Rentenplus von 6–30 € monatlich für ein Jahr Pflege bedeuten. Sie sollten sich bei der Pflegekasse und Rentenversicherung vorher darüber informieren, was möglich ist.

Erbrecht

Ein Testament ist wichtig, keine Frage. Dennoch schieben es viele vor sich her. Es ist unangenehm, sich mit dem eigenen Tod zu beschäftigen, und es hat ja noch viel Zeit. Trotzdem: Geben Sie sich einen Ruck! Denken Sie in Ruhe darüber nach und legen Sie schließlich auch fest, wer was erhalten soll, wenn Sie einmal sterben. Das kann, unter anderem, Familienkonflikten vorbeugen. Auch ist es besser, sich zu einem Zeitpunkt damit zu beschäftigen, wo man noch alles im Griff hat. Ändern kann man das Testament später immer noch.

Man kann weitgehend frei darüber entscheiden, was man wem vererben möchte. Es ist auch möglich, bestimmte Personen mit Aufgaben zu betrauen – sich beispielsweise um den geliebten Hund zu kümmern – und sie dafür mit einem Teil des Erbes zu belohnen. Zu bedenken sind die sogenannten Pflichtanteile, auf die einige Angehörige Anspruch haben: Ehepartner, Kinder, manchmal auch Eltern und Enkelkinder. Den Pflichtanteil kann man nur in sehr seltenen Fällen entziehen. Er beträgt ungefähr 50 % von dem, was der Erbe aufgrund der gesetzlichen Erbfolge bekommen hätte.

Sie können in einem Testament auch festlegen, dass einzelne Gegenstände an bestimmte Personen gehen sollen, wie beispielsweise die Porzellanelefanten-Sammlung, die der Enkeltochter immer viel bedeutet hat. Hierfür müssen Sie vermerken, dass Sie „per Vermächtnis" diese ihr vererben möchte. Die aufgelisteten Gegenstände fallen dann aus der Erbmasse heraus – lediglich bei sehr wertvollen Gegenständen muss die Begünstigte dann einen Pflichtteil an die anderen Erbberechtigten bezahlen. Bei Häusern gestaltet sich das Ganze etwas schwieriger. Hier muss derjenige, der laut Testament das Haus erbt, die anderen Erben auszahlen, wenn kein anderes Vermögen vorhanden ist, was diese erben könnten. Wenn derjenige aber dafür kein Geld hat, muss das Haus meist verkauft werden – und das ist genau das, was man nicht bezweckt hat. Hier wäre eine Schenkung, gekoppelt an ein Nießbrauchrecht, eventuell die bessere Möglichkeit. Klären Sie solche Dinge also am besten frühzeitig.

Als Ehepaar kann man auch festlegen, dass die Kinder das Erbe erst erhalten, wenn beide Ehepartner gestorben sind. Das ist das sogenannte Berliner Testament. Der verbliebene Ehepartner kann also frei über das Erbe verfügen, erst

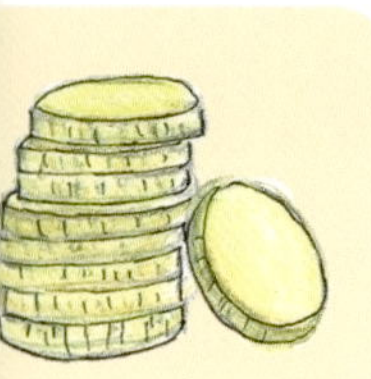

nach seinem Tod erben die Kinder. Rechtlich gesehen können sich die Kinder auch hier den Pflichtteil auszahlen lassen, je nach Testamentsgestaltung ist das Risiko aber gering.

Sie merken: Ein Testament zu erstellen ist nicht ganz einfach. Besonders wichtig ist, dass es unmissverständlich formuliert ist. Lassen Sie sich hier am besten von einem Fachanwalt für Erbrecht beraten und das Testament anschließend notariell beglaubigen. Gerade bei an Demenz erkrankten Personen, die ein Testament erstellen, sollte eine notarielle Beglaubigung erfolgen. Der Notar prüft die Testierfähigkeit und kann bei Bedarf ein ärztliches Attest anfordern. Wenn jemand geistig stark verwirrt ist, darf er kein Testament mehr machen.

Merke:

Um Erbstreitigkeiten vorzubeugen, lohnt es sich, zum Zeitpunkt der Verfassung eines Testamentes sich ein ärztliches Attest über die **Testierfähigkeit** ausstellen zu lassen. So kann niemand anzweifeln, dass Sie zu diesem Zeitpunkt nicht im Besitz Ihrer geistigen Fähigkeiten gewesen sind.

Gleichzeitig sollte man einen Testamentsvollstrecker ernennen, also jemanden, der das Erbe bewertet und verteilt. Am besten ist das eine Person, die den Erben neutral gegenübersteht, der sie vertrauen und die selbst kein Erbe ist – Anwälte und Notare übernehmen diese Funktion daher häufig.

Tipp:

Die **Notarkosten** bei Testamenten richten sich nach dem Vermögen und kosten in der Regel 75 €–1.900 €. Sie sind auch davon abhängig, ob es sich um ein gemeinschaftliches (als Ehepaar) oder ein einzelnes Testament handelt. Hinzu kommen Schreib- oder sonstige Auslagen und die Mehrwertsteuer.

Merke:

Ein mit dem Computer oder der Schreibmaschine getipptes und lediglich unterschriebenes Testament ist in der Regel unwirksam! Wenn Sie das Testament nicht durch einen Anwalt oder Notar aufsetzen lassen, sollten Sie es komplett **handschriftlich** verfassen, damit es Bestand hat. Notieren Sie immer das Datum (Tag, Monat, Jahr) und den Ort, an dem es verfasst wurde. Die Unterschrift sollte den Vornamen und den Familiennamen enthalten. Bei gemeinschaftlichen Testamenten (Ehepaare oder eingetragene Lebenspartner) muss das Testament von beiden mit Ort und Datum sowie der vollen Unterschrift versehen werden.

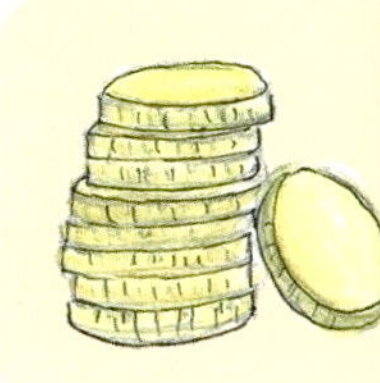

Tipp:

Weitere Informationen zum Erstellen eines Testaments erhalten Sie bei dem **Bundesministerium für Justiz und Verbraucherschutz** mit der Broschüre „Erben und Vererben. Informationen und Erklärungen zum Erbrecht". Sie können diese Broschüre bestellen unter der Telefonnummer: 030–18 27 22 72 1.

PUBLIKATIONSVERSAND DER BUNDESREGIERUNG
Postfach 481009
18132 Rostock
https://www.bmjv.de/ShareDocs/Publikationen/DE/Erben_Vererben.html

Teil III
Emotionale und mentale Stabilität

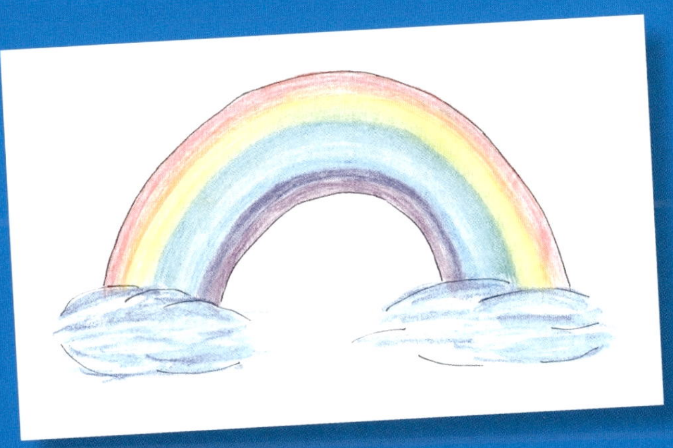

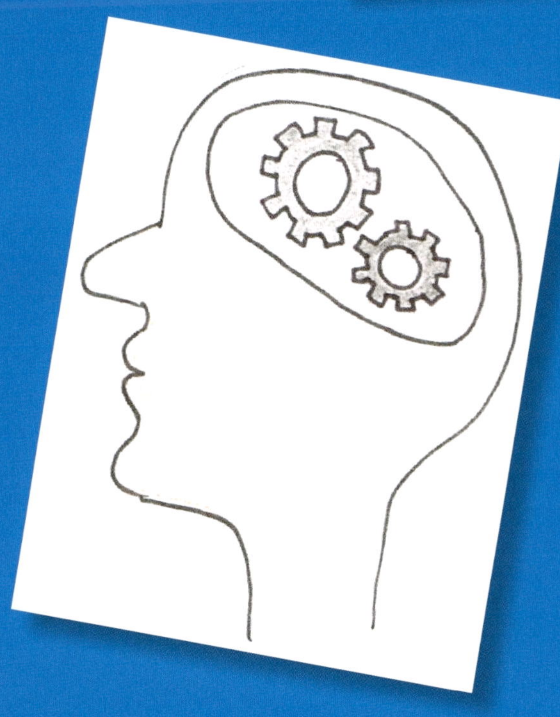

18 Im Kopf beweglich bleiben

„Wer aufhört zu lernen, ist alt – ob mit zwanzig oder mit achtzig. Wer weiter lernt, bleibt nicht nur jung, sondern wird immer wertvoller – unabhängig von seiner körperlichen Leistungsfähigkeit."

– Henry Ford (1863–1947), Gründer des Automobilherstellers Ford Motor Company

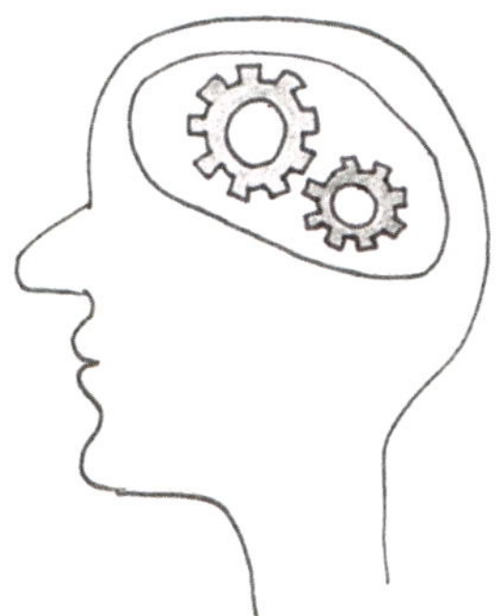

Was Sie in diesem Kapitel lernen:

- Das Gehirn bleibt durch das Ausbilden neuer Synapsen ein Leben lang lernfähig.
- Hinweise auf eine Gedächtnisstörung sollten ernst genommen und möglichst früh ärztlich geklärt werden.
- Es gibt viele Erkrankungen, die eine ähnliche Erkrankung wie eine Demenz hervorrufen können.
- Was dem Gehirn guttut: Schlaf, gesunde Ernährung, Verzicht aufs Rauchen und übermäßigen Alkoholkonsum, körperliche Aktivität, soziale Kontakte und vor allem: sich regelmäßig im Kopf fordern – so kann Demenz vorgebeugt oder sie verlangsamt werden.
- Hohe Blutdruck-, Blutzucker- oder Blutfettwerte können die Abnahme der Gehirnfunktion beschleunigen.
- Demenz ist kein Schicksal. Es gibt viele Faktoren, die über lange Zeit zusammenwirken, bevor es zu einem Abbau der Gehirnleistung kommt. Sie können viel tun, um dem entgegenzuwirken!

Das Gehirn ist erstaunlich: Es besteht hauptsächlich aus Wasser und Fett, macht nur 2 % unseres Körpergewichtes aus und enthält trotzdem ungefähr 100 Milliarden Nervenzellen. Wenn man alle Nervenbahnen nebeneinander in eine Kette legen würde, wäre diese fast sechs Millionen Kilometer lang. Wollte man sie um den Äquator legen, müsste man die Erde knapp 15-mal umrunden. Die Nervenzellen bilden über 100 Billionen Kontaktpunkte (Synapsen) miteinander – daher hat das Gehirn in etwa die Lern- und Leistungsfähigkeit eines Supercomputers. Und so ist es auch nicht verwunderlich, dass das Gehirn, so klein es auch ist, ungefähr ⅓ unseres Herzminutenvolumens (Liter an Blut, die pro Minute vom Herzen gepumpt werden), 25 % des gesamten Blutzuckers und 20 % unseres Sauerstoffs benötigt, um zu arbeiten.

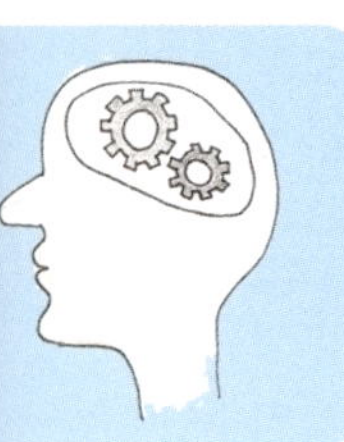

Das Gehirn verändert sich bis ins hohe Alter und unterliegt ständigen Umbauprozessen. Man spricht auch von einer „Plastizität" des Gehirns. Und auch wenn die Masse des Gehirns und die Anzahl an Nervenzellen in der Regel ab dem 20. Lebensjahr abnehmen – die Kontaktpunkte der Nervenzellen bilden sich weiterhin aus. Das Gehirn verfügt im Alter zwar generell über weniger Nervenzellen, diese sind aber besser miteinander verknüpft als in jüngeren Jahren. Vermutlich können im Alter sogar noch neue Nervenzellen im Gehirn gebildet werden und Gehirnareale sich verändern, wie zum Beispiel jene Teile, die die motorische Funktion steuern (*primär motorischer Kortex*) und die, die für die Wahrnehmung der Umwelt durch aktives Erkunden zuständig sind (*somatosensorischer Kortex*). So bleibt das Gehirn ein Leben lang lernfähig – auch mit 90 Jahren kann der Mensch noch eine neue Fremdsprache oder ein Kartenspiel lernen.

Das Wissen, das man im Laufe seines Lebens erworben hat, die sogenannte kristalline Intelligenz, bleibt während des gesamten Lebens stabil und nimmt mit dem Alter eher noch zu. Und es mehren sich die Hinweise, dass die Fähigkeit, Emotionen zu kontrollieren und emotionale Entscheidungen richtig zu treffen, mit dem Alter sogar tendenziell besser wird.

Manches wird aber im Alter auch schwieriger, zum Beispiel sich auf mehreres gleichzeitig zu konzentrieren. Der alte Mensch ist also nicht mehr so „multitaskingfähig" – der jüngere aber manchmal auch weniger, als er denkt. Auch nimmt die Verarbeitungsgeschwindigkeit von Informationen ab. Es ist also normal, dass im Alter einige Denkprozesse etwas langsamer ablaufen als in jungen Jahren oder dass es schwerer fällt, neue Dinge zu behalten.

Das Wichtigste aber – das Gehirn will gebraucht werden. Wird es nicht regelmäßig genutzt und immer wieder neu aktiviert, baut es ab. Es ist also wie ein Muskel, der bei wenig Gebrauch an Masse abnimmt. Bildung und geistige Aktivität in Beruf und Freizeit sind also ein Schutz für unsere Gehirnleistung.

Da das Gehirn eine ausgeprägte Reservekapazität hat, kann es auch Schäden lange kompensieren, bevor diese offensichtlich werden. Je reger jemand geistig und körperlich war, desto größer ist in der Regel die Reservekapazität. Das Gehirntraining kann mit dem Training eines Läufers verglichen werden: Je trainierter er ist, desto geringer ist sein Ruhepuls, aber er kann, wenn er möchte, hohe Leistungen abrufen. So ähnlich ist das beim Gehirn auch.

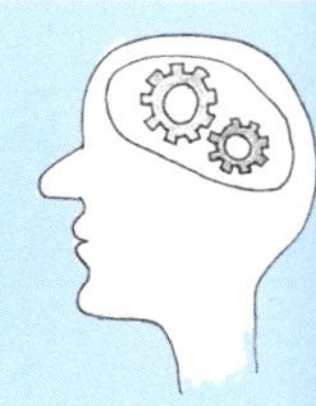

Die Reservekapazität ist Fluch und Segen zugleich. So lassen sich zum Beispiel frühe Formen der Demenz lange Zeit gut kompensieren, ohne dass es einem selbst oder anderen auffällt. Das wäre auch nicht schlimm, wäre nicht die Demenz eine Erkrankung, die ohne Therapie immer weiter fortschreitet. Einmal entstandene Schäden können in der Regel nicht mehr rückgängig gemacht werden. Deshalb ist eine frühe Erkennung von demenziellen Veränderungen auch so wichtig. Da die Reservekapazität des Gehirns aber so gut ist, wird eine Demenz häufig erst relativ spät erkannt und behandelt. Achten Sie also auf Ihre geistige Gesundheit und frühe Anzeichen von Gedächtnisstörungen und machen Sie regelmäßige Gedächtnistests.

Der wesentliche Unterschied zwischen einer leichten „Altersvergesslichkeit" – bei der einem kleine Details entfallen – und einer Demenz ist, dass auch der Alltag allmählich immer schwerer fällt, da man sich auch an gewohnte Abläufe nicht mehr vollständig erinnert. Meist ist nicht nur das Gedächtnis betroffen, sondern mindestens eine weitere Leistungsfähigkeit wie Orientierung, Lesen, Rechnen oder die Sprache.

Sollten Sie immer wieder bemerken, dass Sie Verabredungen vergessen, öfters nicht wissen, welcher Wochentag gerade ist, oder Schwierigkeiten beim Kochen haben, weil Sie sich einfach nicht mehr an die Zutaten, die Sie brauchen, erinnern, dann sollten Sie dies ernst nehmen, egal wie alt Sie sind. Sprechen Sie Ihre Sorgen auf jeden Fall bei Ihrer Hausärztin an!

Merke:

Sie sollten sich nicht beunruhigen lassen, wenn Sie gelegentlich kleinere Dinge vergessen. Das passiert jungen Menschen genauso und ist in der Regel kein Anlass zur Sorge. Wenn Sie aber doch das Gefühl haben, dass sich die kleinen Vergesslichkeiten häufen, und Sie sich darüber den Kopf zerbrechen, sprechen Sie einfach mit Ihrem Hausarzt beim nächsten Besuch darüber. Sie sollten sich auf keinen Fall aus Angst oder Scham zurückziehen und alles für sich behalten. Denn manchmal gibt es auch eine kleine, leicht behebbare Ursache dafür, die gut behandelt werden kann. Es muss sich nicht gleich um eine Demenz-Erkrankung handeln.

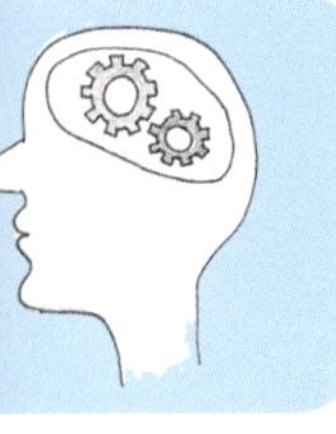

Untersuchung von „Vergesslichkeit"

Wenn Sie Gedächtnisprobleme in Ihrem Alltag bemerken, sollten Sie zuerst zu Ihrem Hausarzt gehen. Er kann verschiedene Untersuchungen und Tests durchführen und Sie, falls notwendig, an weitere Ärzte überweisen.

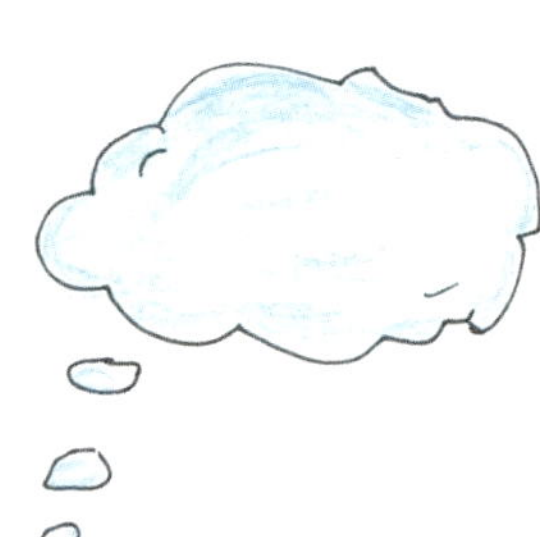

In der Regel wird Ihr Hausarzt Ihnen einige Fragen stellen, vor allem zu den von Ihnen beobachteten Gedächtnisproblemen oder Alltagsschwierigkeiten. Wenn Sie möchten, können Sie auch einen Angehörigen zu dem Gespräch mitnehmen, manchmal können andere Menschen noch wertvolle Hinweise liefern. Der Arzt wird einige Tests mit Ihnen durchführen, um Gedächtnis, Sprache, Denkvermögen und Wahrnehmungsfähigkeit zu überprüfen. Vermutlich wird er Ihnen auch etwas Blut abnehmen, denn einige Erkrankungen, die das Gedächtnis verschlechtern können, lassen sich durch eine Blutuntersuchung feststellen. Außerdem wird er Sie körperlich untersuchen und den Blutdruck messen, das Herz und die Lunge abhören.

Falls notwendig, wird Ihr Hausarzt Sie zu einem Facharzt oder auch in eine spezialisierte Klinik für Gedächtnisstörungen schicken. Dort können dann weitere Blutentnahmen und spezielle Testungen erfolgen, möglicherweise auch eine Bildgebung des Gehirns. Schmerzhaft sind diese Untersuchungen normalerweise alle nicht. Diese Kliniken sind darauf spezialisiert zu beurteilen, ob und wenn ja welche Art von Demenz vorliegt. Außerdem können sie die richtigen Behandlungen einleiten.

Tipp:

Hinweise auf eine Gedächtnisstörung sollten ernst genommen und ärztlich abgeklärt werden. **Warnsymptome** sind zum Beispiel, wenn Sie sich nur schwer an kurz zurückliegende Ereignisse erinnern können oder regelmäßig Namen von Freunden oder Gegenständen oder Geburtstage vergessen, wenn es Ihnen schwerfällt, etwas Neues zu lernen, oder sich Ihre Persönlichkeit sehr verändert und Sie sich zurückziehen. Und wenn Sie sich sehr darüber ärgern, dass andere Sie als vergesslich bezeichnen, könnte dies auch ein Warnhinweis sein.

Warum ist es wichtig, früh zum Arzt zu gehen?

Viele Menschen haben Angst, an einer Demenz zu erkranken, und zögern den Arztbesuch immer weiter hinaus, obwohl sie erste Anzeichen bemerken.

Störungen des Gedächtnisses sollten aber möglichst früh von einem Arzt oder einer Ärztin abgeklärt werden. Es gibt viele Erkrankungen, die einer Demenz ähneln. Oft sind sie gerade im Frühstadium gut behandelbar. Zu ihnen zählen etwa Schilddrüsenerkrankungen, Diabetes mellitus, Bluthochdruck, Depressionen, Blutarmut, Störungen der Blutsalze oder auch chronische Entzündungen. Auch bestimmte Medikamente, wie manche Schlaf- und Beruhigungsmittel und verschiedene stärkere Schmerzmittel, können sich auf die kognitiven Fähigkeiten und die Konzentration negativ auswirken.

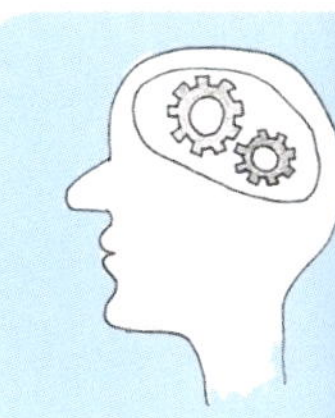

Falls Sie das Gefühl haben, dass diese Medikamente etwas mit Ihren Beschwerden zu tun haben: Setzen Sie sie niemals eigenmächtig ab, sondern sprechen Sie unbedingt vorher mit Ihrem Arzt darüber.

Und selbst wenn es sich um eine Demenz handeln sollte, ist diese mit der richtigen Medikation verlangsambar – die in der Regel aber erst dann beginnen kann, wenn man weiß, womit man es zu tun hat.

Merke:

Es gibt viele **Auslöser für eine kurzfristige Konzentrations- oder Gedächtnisstörung.** Dazu gehören psychischer Druck und Stress, eine laute Umgebung, Schlafmangel, Flüssigkeitsmangel oder eine Grippe. Auch schöne Dinge, wie sich zu verlieben oder die Freude über die Geburt eines Enkelkindes, können die geistige Leistungsfähigkeit kurzzeitig beeinflussen.

Selbst wenn es sich um eine Form der Demenz handeln sollte, ist es wichtig, dass diese möglichst früh festgestellt wird. Zwar kann eine Demenz bisher nicht geheilt werden, man kann aber den Krankheitsverlauf verlangsamen, sodass möglichst lange ein gutes und selbstständiges Leben möglich ist.

Ein Arztbesuch kann also einerseits für Sie Klarheit und Hilfe bedeuten, andererseits gibt er aber auch Ihnen und Ihren Angehörigen die Möglichkeit, Vorsorgemaßnahmen für Ihr weiteres Leben zu treffen.

Wie bleibe ich geistig fit?

Wie schon die alten Römer wussten: Was dem Körper guttut, hilft auch dem Geist. Ein gesunder Lebensstil, basierend auf genügend Schlaf, einer gesunden Ernährung, einem Verzicht aufs Rauchen und auf übermäßigen Alkoholkonsum und vor allem körperlicher Aktivität, hält geistig fit. Außerdem möchte das Gehirn regelmäßig „trainiert" werden, damit es nicht abbaut. Suchen Sie sich also Aufgaben für das Gehirn, an denen Sie Spaß haben, um mit Freude und Motivation dabeizubleiben – denn Leidenschaft ist wichtig.

Eine wesentliche Rolle für die geistige Leistung spielt hier die Gehirndurchblutung – diese kann sich im Alter durchschnittlich um 20 % verringern. Risikofaktoren für die Verringerung der Durchblutung sind vor allem Rauchen, hohe Blutfettwerte, ein schlecht eingestellter Bluthochdruck und Blutzucker im Rahmen eines Diabetes mellitus. Auch deshalb ist es wichtig, seine Erkrankungen gut einzustellen und eine gesunde Lebensweise zu pflegen.

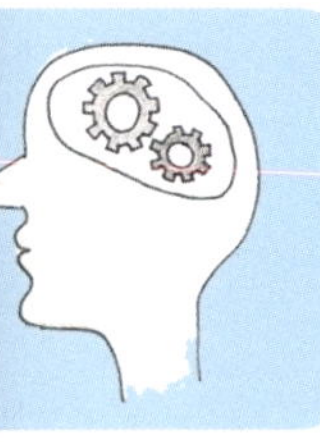

Auch wenn wir nicht alles beeinflussen können – unseren Lebensstil und unsere körperliche Aktivität schon. Sie können also selbst einiges dazu beitragen, ihr Gehirn fit zu halten und das Risiko für eine Demenz zu verringern.

Merke:

Bewegung und Sport können die Abnahme der Gehirnfunktion verlangsamen und einer Demenz vorbeugen. Dagegen können schlecht eingestellte Blutdruck-, Blutzucker- oder Blutfettwerte die Abnahme der Gehirnfunktion beschleunigen.

Das Gehirn kann auch im Alltag leicht trainiert werden. Viele Studien zeigen einen messbaren positiven Effekt in trainierten Gehirnbereichen. Das Gehirn älterer Menschen, die die Leistungsfähigkeit ihres Gehirns bis ins hohe Alter nutzen, nimmt auch weniger an Masse ab.

Im Folgenden haben wir einige Tipps für Sie zusammengestellt, für die in wissenschaftlichen Studien ein Zusammenhang mit einer besseren kognitiven Funktion gezeigt werden konnte. So können Sie leicht Ihre geistige Gesundheit verbessern.

1. Gesellschaftsspiele und Rätsel

Bei Gesellschaftsspielen wird das Gedächtnis trainiert, und man hat gleichzeitig Spaß, andere Menschen um sich und einen nützlichen Zeitvertreib. Auch neue Spiele lassen sich noch gut im Alter lernen. Gut für das Gedächtnis sind vor allem Memory, Kartenspiele oder Puzzles, aber auch manche Video- oder Computerspiele, Rätsel oder Sudokus. Studien konnten zeigen, dass die Qualität der kognitiven Funktion von älteren Menschen in einem Zusammenhang zu der Häufigkeit des Rätselns steht – je öfter, desto besser ist die Gehirnfunktion.

2. Sport treiben und in Bewegung bleiben

Körperliche Aktivität hat direkt spürbare Auswirkungen wie Gewichtsreduktion, Blutdrucksenkung, bessere Stabilität und gesteigerte Leistungsfähigkeit, was zahlreiche Studien belegten. Dabei kommt es gar nicht unbedingt darauf an, wie häufig jemand Sport treibt, sondern auf die Regelmäßigkeit. Für die Gehirngesundheit ist vor allem Ausdauertraining wichtig, doch auch Sportarten, bei denen die Koordination gefördert wird (zum Beispiel Tanzen, Tennis oder Gymnastik), verbessern die geistige Fitness.

3. **Soziale Kontakte pflegen**
   Egal ob Telefonate mit Angehörigen, Treffen mit Freunden und Bekannten oder ein Spaziergang mit dem Nachbarn – ein gutes Sozialleben fördert das körperliche und geistige Wohlbefinden. Personen mit einer regen sozialen Teilhabe weisen eine deutlich bessere kognitive Funktion auf. Wichtige Grundvoraussetzungen dafür sind die Hörfähigkeit und auch das Sprechen. Unterhaltsame Gespräche steigern die Gedächtnisleistung und beeinflussen die Stimmungslage positiv.

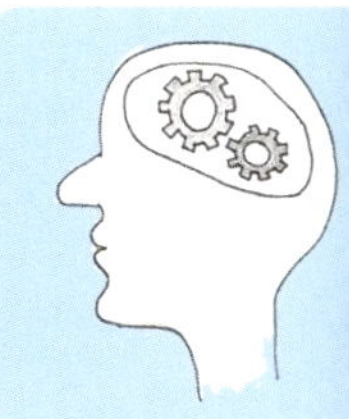

4. **Ausgewogene Ernährung**
   Versuchen Sie, auf eine gesunde, ausgewogene Ernährung zu achten (siehe ➢ Kap. 3). Dazu gehören auch ein mäßiger Alkoholkonsum und der Verzicht von Rauchen, da dies in einem Zusammenhang mit Demenz steht. Das liegt unter anderem daran, dass durch das Rauchen die Durchblutung des Gehirns verschlechtert wird. Am besten ist es, komplett auf das Rauchen zu verzichten. Falls Sie das aber nicht schaffen sollten, hilft es auch, die Anzahl der Zigaretten pro Tag zu verringern. Jede Zigarette zählt.

5. **Schlafen Sie gut**
   Schlechter Schlaf und Schlafstörungen sind bei älteren, aber auch bei jüngeren Menschen mit einer schlechteren kognitiven Funktion verbunden. Achten Sie also auf einen guten Schlaf (siehe ➢ Kap. 9).

6. **Achten Sie auf Ihre psychische Gesundheit**
   Depressionen, aber auch Angststörungen können eine negative Auswirkung auf Ihre kognitive Leistungsfähigkeit haben. Nehmen Sie solche Erkrankungen also stets ernst und suchen Sie sich Hilfe (siehe ➢ Kap. 19).

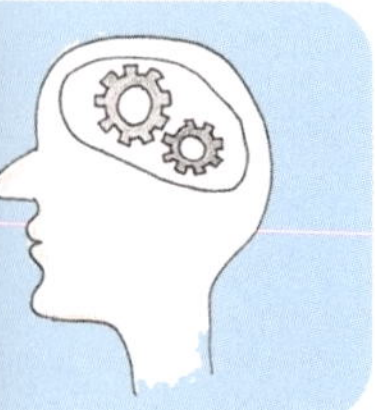

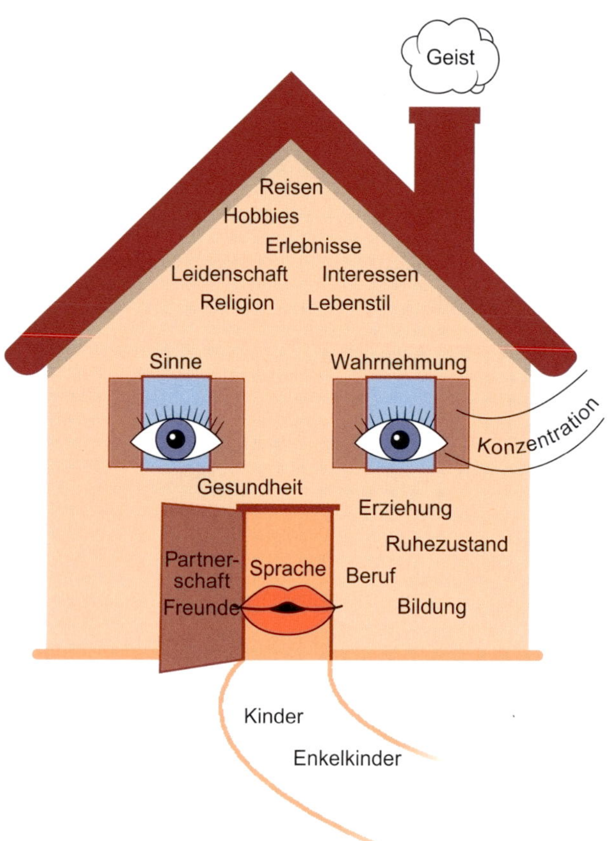

7. Meditation und Achtsamkeit

Ein Risikofaktor für Demenz ist eine erhöhte Aktivität des sogenannten Default-Mode-Networks. Dieses Netzwerk stellt eine Art Leerlaufmodus des Gehirns dar und bedeutet, dass man vermehrt tagträumt, seine Gedanken wandern lässt und sich ablenkt. Dieser Leerlaufmodus lässt sich durch spezielle Meditationspraktiken reduzieren – Studien konnten zeigen, dass Menschen, die häufig meditieren, einen geringeren kognitiven Abbau haben als altersgleiche Kontrollgruppen. Meditation oder auch Achtsamkeit ist gut in unseren Alltag integrierbar, es bedeutet, sich mehr auf den Moment zu fokussieren.

Sie können sich Ihre eigene Persönlichkeit und Ihre Realität als ein Haus vorstellen. Ihre Kindheit, Bildung, Lebensereignisse, soziale Kontakte und Ihre Gesundheit – all das macht Sie aus und beeinflusst Sie. Und all diese Faktoren sind wichtig, um gesund zu bleiben und auch, um das Gehirn gesund zu erhalten. Prozesse im Gehirn, die zu Demenz und verwandten Krankheiten führen, entkoppeln Sie von Ihrer realen Welt und können die Gehirnleistung schwer beeinträchtigen.

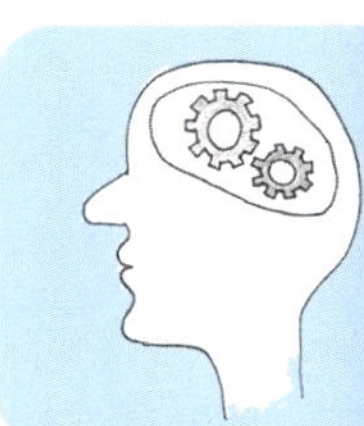

Tipp:

Achtsamkeit fördern. Sie können trainieren, auf das „Hier und Jetzt" zu achten. Sehr viele Menschen sind immer auf die Zukunft gerichtet. Sie arbeiten viel, um später viel Geld zu haben, sie kochen aufwendig, um Freunde und Familie zu beeindrucken, sie lesen ein bestimmtes Buch, um mitreden zu können. Andere wiederum fokussieren sich vor allem auf die Vergangenheit, sie glauben, dass „früher alles besser war", können sich nicht von alten Vorstellungen und Erinnerungen lösen. All das führt dazu, dass man den Moment oft nicht genießen kann – und genau das, nämlich den Moment bewusst wahrzunehmen und zu genießen, ist mit Achtsamkeit gemeint. Sie können das trainieren, indem Sie sich auf all das konzentrieren, was Sie tun. Dies ist eine sehr gute Übung für die Gehirnzellen (Neuronen). Übrigens: Auch ein Gebet ist eine Möglichkeit, um Achtsamkeit zu fördern.

8. Stress reduzieren

Stress und Ärger tun dem Körper und auch dem Geist nicht gut. Gerade Dauerstress kann die Leistungsfähigkeit des Gehirns beeinträchtigen. Der Glukokortikoid-Spiegel steigt, und dies wirkt sich schädlich auf die Gehirnzellen aus.

Um Stress zu vermeiden, sollten Sie nicht zu viele Dinge gleichzeitig erledigen und sich nicht ständig unter Druck setzen. Gerade mit zunehmendem Alter können Sie sich für eine Aufgabe mehr Zeit nehmen. Wenn Sie sich Dinge schlechter merken können, so machen Sie sich einfach Notizen. Solange Sie den Notizblock nicht als Ersatz für Ihr Gehirn nutzen, ist das kein Problem. Auch wenn ein aktiver Alltag das beste Gehirntraining ist: Gönnen Sie sich immer wieder Ruhepausen, um zu regenerieren. Diese Pausen sind genauso wichtig, wie aktiv zu sein.

9. Lebenslanges Lernen

Eine schöne Form des Gedächtnistrainings ist es, ein Gedicht oder einen kurzen Text auswendig zu lernen, oder eine neue Sprache, zum Beispiel von einem Land, in das Sie gerne reisen, zu lernen. Falls Sie Freude an Musik haben: Belegen Sie doch einen Kurs, um ein Instrument zu lernen. Das fördert die kognitive Leistungsfähigkeit, und Sie haben gleichzeitig neue soziale Kontakte. Lesen Sie ein neues Buch, kaufen Sie sich eine Tageszeitung, lernen Sie neue Menschen kennen, reisen Sie in eine Stadt, die Sie noch nicht kennen, oder in ein fernes Land (➤ Kap. 10), studieren Sie an einer Universität oder beginnen Sie ein Ehrenamt (➤ Kap. 7) – all das macht Freude und tut Ihrem Gehirn gut!

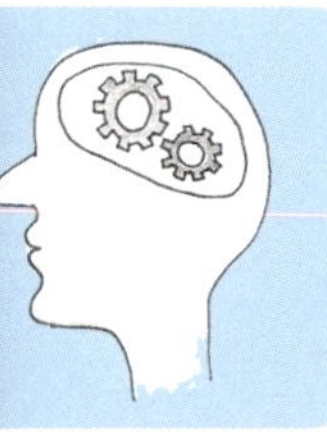

10. Neue Wege gehen

Das Gehirn flexibel zu halten ist wichtig, um den kognitiven Abbau zu verringern. Eine gute Übung ist es, gewohnte Dinge auf eine andere Art und Weise zu erledigen. Gehen Sie zum Beispiel statt des abendlichen Spaziergangs morgens spazieren oder essen Sie einmal mit der linken statt mit der rechten Hand. Oder Sie gehen tatsächlich mal neue Wege, zum Beispiel zum Einkaufen. Überraschen Sie sich selbst!

11. Lachen nicht vergessen!

Spaß ist wichtig, bei allem, was Sie tun. Eine Studie zeigte, dass Lachen eine nützliche, kostengünstige und leicht zugängliche Möglichkeit ist, um die kognitive Leistungsfähigkeit positiv zu beeinflussen.

Wichtig ist: Egal für was Sie sich entscheiden, suchen Sie sich etwas aus, bei dem Sie sowohl Spaß haben als auch ausreichend geistig gefördert werden. Die Aufgaben sollten herausfordernd und knifflig sein, jedoch auch nicht so schwer, dass Sie den Mut verlieren und keine Lust mehr zum Weitermachen haben.

Merke:

Unsere Zusammenstellung zeigt, dass **Demenz kein Schicksal ist,** das über uns einfach so aus dem Nichts hereinbricht. Auch wenn es viele genetische Aspekte gibt, müssen viele Faktoren lange Zeit zusammenwirken, bevor es zu einem Abbau der Gehirnleistung kommt. Und hier haben Sie die Möglichkeit, dem selbst entgegenzuwirken!

Demenz

Eine gewisse Verringerung von Nervenzellen und der Gehirnmasse im Alter ist normal. Das gilt insbesondere, solange man nicht davon in seinem Leben beeinträchtigt ist. Bei einer Demenz dagegen ist die Leistung des Gehirns so stark eingeschränkt, dass das Leben zunehmend schwieriger wird. Das Wort Demenz stammt aus dem Lateinischen „de mens" und heißt „von Sinnen".

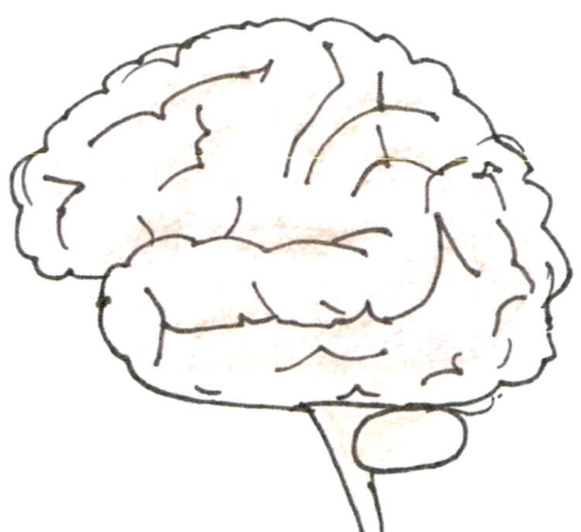

Aktuell sind in Deutschland insgesamt ungefähr 1,7 Millionen Menschen an einer Demenz erkrankt, wobei jährlich mehr als 300.000 Menschen neu erkranken. Die Demenz ist dabei eine Erkrankung, die im Alter zwar häufiger wird, aber nicht jeden betrifft.

Eine Demenz ist eine Störung der Gehirnleistung, die typischerweise das Gedächtnis und mindestens einen anderen Bereich betrifft. Risikofaktoren sind: weniger Bildung, Bluthochdruck, Fettleibigkeit, Hörverlust, Depressionen, Diabetes mellitus, körperliche Inaktivität, Rauchen und soziale Isolation.

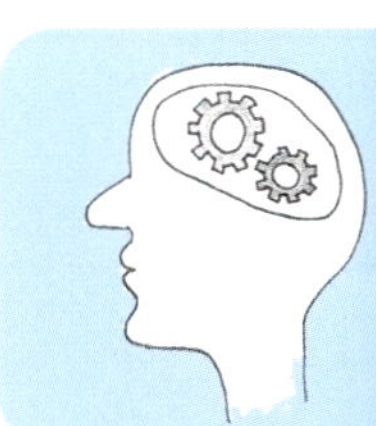

Merke:

Das Gehirn ist auf Informationen angewiesen, die von außen kommen, um leistungsfähig zu sein und zu bleiben. Daher wundert es nicht, dass neue Studien nun zeigen, dass ein nachlassendes Gehör das Risiko, an einer Demenz zu erkranken, erhöht. Auch deshalb ist es wichtig, sich möglichst früh ein Hörgerät anpassen zu lassen (➤ Kap. 14).

Es gibt verschiedene Formen einer Demenz, die je nach ihrer Ursache eingeteilt werden:

- **Alzheimer-Demenz:** Bei dieser in Deutschland häufigsten Form der Demenz lagern sich spezielle Eiweiße (sogenannte Amyloid-Plaques) im Gehirn ab. Dadurch werden der Stoffwechsel der Nervenzellen und die Kommunikation untereinander gestört.
- **Vaskuläre Demenz:** Sie ist durch eine schlechte Gehirndurchblutung verursacht. Ursache dafür sind oft Ablagerungen an Gehirngefäßen (Atherosklerose). Die Wände der Blutgefäße werden durch diese Ablagerungen verdickt, sodass durch den verkleinerten Durchmesser weniger Blut fließen kann. Da damit auch weniger Sauerstoff zu den Nervenzellen transportiert wird, sterben diese schneller ab. Auch freie Radikale können diese Stoffwechselprozesse stören.
- **Lewy-Körperchen-Demenz:** Diese Demenzform ähnelt der Alzheimer-Demenz sehr. Typisch ist hier allerdings, dass die kognitiven Fähigkeiten im Tagesverlauf stark schwanken und es zusätzlich häufig zu Bewegungsstörungen und Halluzinationen kommt.

Es gibt noch weitere Formen der Demenz, die aber seltener sind.

Tipp:

Bei der **Deutschen Alzheimer Gesellschaft e. V.** bekommen Sie über das Alzheimer-Telefon eine professionelle Beratung für Angehörige, Betroffene und alle Interessierten. Sie können außerdem weiteres Informationsmaterial zum Thema Demenz bestellen.
Telefonnummer: 030 259 37 95 14 (Montag bis Donnerstag, 9–18 Uhr, Freitag, 9–15 Uhr, Beratung in türkischer Sprache: Mittwoch, 10–12 Uhr)
https://www.deutsche-alzheimer.de

19 Emotional gesund und glücklich

„Wer nicht zuweilen zu viel empfindet, der empfindet immer zu wenig."

– Jean Paul, eigentlich Johann Paul Friedrich Richter (1763–1825), ein deutscher Schriftsteller zwischen den Epochen der Klassik und Romantik

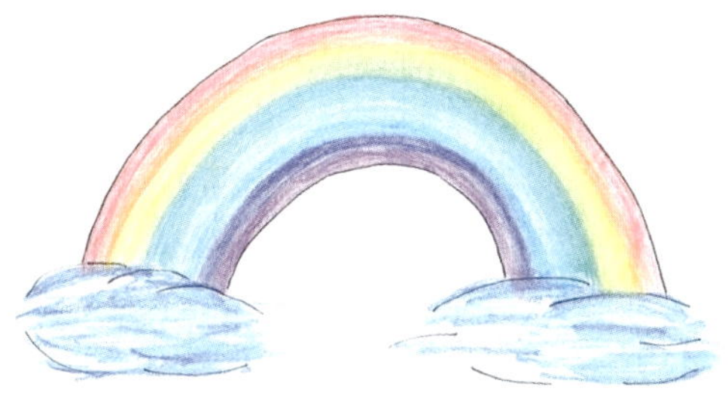

Was Sie in diesem Kapitel lernen:

- Menschen mit einer negativen Vorstellung vom Altern sind im Alter weniger glücklich als Menschen, die eine positive Vorstellung vom Altern haben.
- Glücklichsein ist gesund und hat jeder verdient.
- Wenn man nach einem Verlust anhaltend traurig ist, spricht man von einer „reaktiven Depression". Dann wird es Zeit, ärztlichen Rat einzuholen.
- Depressionen sind im Alter häufig, aber keine normale Alterserscheinung! Haben Sie keine Scham und sprechen Sie darüber mit Ihrem Hausarzt oder Ihrer Hausärztin.
- Auch im höheren Alter kann und sollte eine Depression behandelt werden. Je früher sie erkannt und behandelt wird, desto kürzer dauert sie in der Regel.
- Einsamkeit kann schwere Folgen für die emotionale Gesundheit haben. Menschen, die häufig oder ständig einsam sind, sollten sich daher Hilfe suchen.
- Eine Angststörung kommt im Alter häufig vor und sollte, wenn sie die Lebensqualität beeinträchtigt, behandelt werden.

Ist Glücklichsein eine Frage des Alters? Forscher sagen Ja!

Aber vielleicht anders, als man zuerst denkt.

Psychologen haben in einer Studie eine Gruppe von 30-Jährigen und eine Gruppe von 70-Jährigen gefragt, welche Altersgruppe (30 Jahre oder 70 Jahre) sie für glücklicher hielten. Sowohl die Jüngeren als auch Älteren wählten häufiger die jüngere Altersgruppe. Bei der Bewertung ihres eigenen Glücks waren es jedoch die 70-Jährigen, die mehr Punkte in Hinblick auf das Glücklichsein erzielten als die 30-Jährigen.

Auch andere Studien zeigen, dass das Level des Glücklichseins im Laufe des Lebens ungefähr eine U-Form hat: Nach dem 18. Geburtstag sinkt es immer mehr, bis man ungefähr mit 50 Jahren am wenigsten glücklich ist – anschließend steigt die Kurve wieder.

Laut aktueller Forschung sind insbesondere die älteren Menschen glücklich, die ein hohes Selbstwertgefühl und eine optimistische Weltanschauung haben. Andere Faktoren, die im Alter glücklich machen, sind: soziale Unterstützung, Ehepartner, Kinder, Sport, finanzielle Sicherheit, die Möglichkeit, anderen helfen zu können, Religion, Gesundheit und ein gutes Gesundheitsverhalten.

Entgegen den Erwartungen der meisten sind wir häufiger glücklich, wenn wir älter sind. Vielleicht ändert sich auch unsere Definition von Glück im Laufe der Jahre. So erinnern sich viele ältere Menschen, wenn sie an bestimmte Situationen denken, eher an die positiven Emotionen, die damit verknüpft sind, als an die negativen. Auch haben wir wohl mit zunehmendem Alter immer bessere Schutzmaßnahmen gegen seelische Belastungen. Eine italienische Studie zeigte beispielsweise, dass unter anderem höheres Alter einen Schutzfaktor gegen psychische Belastungen während der COVID-19-Pandemie darstellt.

Erstaunlicherweise spielt unsere Einstellung zum Altern eine wichtige Rolle dabei, ob wir im Alter dann wirklich glücklich sind. Laut Studien sind Menschen mit einer negativen Vorstellung vom Altern dann auch tatsächlich weniger glücklich und leben auch nicht so lange wie diejenigen, die dem Altern positiv begegnen.

Halten Sie sich einmal positive Beispiele von älteren Menschen vor Augen, vielleicht jemanden aus Ihrem Verwandten- oder Bekanntenkreis. Oder denken Sie an Jane Goodall, eine britische Verhaltensforscherin, die noch mit über 80 Jahren die ganze Welt bereist, um für den Schutz der Natur und der Affen zu werben, oder an Konrad Adenauer, der erst mit 73 Jahren deutscher Bundeskanzler wurde – und dann mit 87 Jahren seinen Stuhl räumte. Älter zu werden ist eine Herausforderung, aber das Alter kann eine der glücklichsten Zeiten in unserem Leben sein.

Glücklichsein führt zu einem gesünderen physischen und psychischen Zustand, zu leichterem Schlaf, verringertem Stressgefühl, einer besseren Herz-Kreislauf-Funktion, einer höheren Lebenserwartung und -qualität und schließlich einer größeren Lebenszufriedenheit. Glücklich zu sein kann also unsere Gesundheit und unser allgemeines Wohlbefinden verbessern.

Das Alter kann eine glückliche Zeit sein – wenn wir es zulassen. Wir sollten uns mit guten Gewohnheiten und Freunden darauf vorbereiten, diese Zeit in unserem Leben zu genießen.

Dafür ist es wichtig, sich seiner selbst bewusst zu sein und zu verstehen, was einen glücklich und zufrieden macht, genauso wie andersrum.

Traurigkeit und Depression

Besonders im Alter wird man mit dem Thema Trauer häufiger konfrontiert. Die Lebenssituation ändert sich häufig, wir beschäftigen uns mehr mit Krankheiten und deren Folgen und müssen öfter den Verlust von geliebten Menschen miterleben. Auch Einsamkeit spielt hier eine große Rolle. Viele Menschen stellen im Alter und vor allem mit dem Eintritt ins Rentenalter auch zunehmend sich selbst und ihre Nützlichkeit infrage und werden traurig. Manchmal gibt es auch keinen Grund für die Traurigkeit, sie ist einfach da.

Hin und wieder traurig zu sein ist völlig normal und gehört zum Leben dazu. Auch wird es immer wieder Situationen im Leben geben, in denen man von seinen Gefühlen übermannt wird. Traurigkeit und Trauer-Reaktionen sind dabei aber von Depressionen abzugrenzen. Wenn das Gefühl der Traurigkeit mit der Zeit nicht nachlässt und zunehmend Besitz von unserem Leben und unserem Alltag ergreift – dann hat Traurigkeit einen Krankheitswert und wird Depression genannt.

Dann kann alles, was einem vorher viel Freude bereitet hat, plötzlich keinen Spaß mehr machen. Es kann auch passieren, dass man immer mehr über den eigenen Tod nachdenkt – auch lebensmüde Gedanken können sich einschleichen. Menschen mit Depressionen benötigen eine professionelle Behandlung.

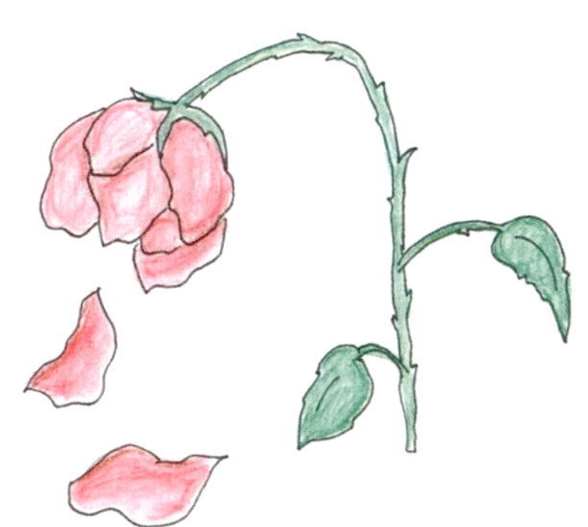

Wichtig ist, dass Sie sich nie damit allein fühlen sollten. Es gibt viele Menschen, die in einer ähnlichen Situation sind wie Sie, und es kann hilfreich sein, sich mit ihnen auszutauschen. Im Folgenden haben wir für Sie einige nützliche Informationen zu diesen Themen zusammengetragen: Wie erfolgreiche Trauerbewältigung aussieht, aber auch Hilfestellungen zum Thema Depressionen.

Trauer nach Verlusten

Es ist das Schicksal des Altwerdens, dass man zunehmend mehr Verluste verkraften muss. Es ist schmerzhaft, geliebte Menschen in seinem Leben zu verlieren. Nehmen Sie sich die Zeit, die Sie brauchen, um so einen Verlust zu verarbeiten. Achten Sie jedoch auch darauf, dass Sie sich dabei nicht isolieren, und versuchen Sie, mit anderen Betroffenen oder mit lieben Menschen über Ihre Gefühle zu sprechen oder sich in Selbsthilfegruppen auszutauschen. Wenn die Traurigkeit aber nicht nachlässt und beginnt, den Alltag zu verändern, etwa weil man keine Lust mehr hat, sich anzuziehen, oder keinen anderen Menschen sehen möchte, dann wird es Zeit, ärztlichen Rat einzuholen. In solchen Fällen wird von einer „reaktiven Depression" gesprochen, das heißt, die Depression ist als eine Reaktion auf ein Ereignis, zum Beispiel den Verlust eines geliebten Menschen, entstanden.

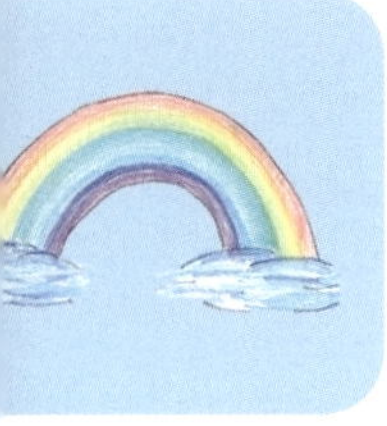

Tipp:

Hilfe bei der Trauerbewältigung:

In Deutschland werden unterschiedliche lokale Trauerprojekte angeboten, die meist von Kirchen organisiert sind. Zu diesen Treffen kann man in der Regel aber auch gehen, wenn man nicht in der Kirche ist. Es gibt dann zum Beispiel Trauertreffen oder Trauer-Cafés.
Manchen Menschen hilft es auch, ein Trauertagebuch zu führen. Hier lassen sich Erinnerungen und Fotos mit dem Verstorbenen im Geiste teilen, und Sie können niederschreiben, was Sie traurig macht. Das fällt erst einmal oft leichter, als mit jemandem darüber zu sprechen.

Depressionen erkennen und behandeln

Es muss jedoch nicht immer einen konkreten Grund dafür geben, wenn Sie sich dauerhaft traurig und niedergeschlagen fühlen. Ist man grundlos traurig, so sprechen Ärzte von einer „endogenen Depression", an der auch ältere Menschen leiden können. Die genaue Ursache ist nicht bekannt. Man geht davon aus, dass es sich um Veränderungen im Gehirn, meist von Stoffwechselprozessen, handelt.

Depressionen sind keine seltene Erkrankung bei älteren, aber auch bei jüngeren Menschen – Studien gehen davon aus, dass bis zu 14 % der älteren Menschen an Depressionen leiden. Dabei trifft es vermehrt diejenigen, die in einem Pflegeheim leben, und auch mehr Frauen als Männer. Gehäuft treten Depressionen bei sozial isolierten Menschen, Menschen mit schweren Krankheiten, Schmerzen, mit Schlaflosigkeit, Funktionsstörungen oder Gedächtnisstörungen auf.

Eine Depression beeinflusst das Denken, Fühlen und Handeln der Betroffenen stark. Sie leiden unter Antriebslosigkeit, gedrückter Stimmung und negativen Gedanken und empfinden keine Freude mehr an Sachen, die ihnen sonst Spaß gemacht haben. Weitere Symptome einer Depression sind:

- Lustlosigkeit an Aktivitäten
- Vermindertes Erleben von Freude
- Antriebslosigkeit

- Kein Interesse an anderen Menschen
- Sozialer Rückzug
- Häufiges, plötzliches Weinen
- Selbstzweifel und Schuldgefühle
- Gefühl der Wertlosigkeit
- Lebensüberdrüssige Gedanken, Suizidgedanken
- Auch viele körperliche Beschwerden wie Übelkeit, Magenschmerzen oder Schwindel können Symptome einer Depression sein.

Depressionen sind keine normale Erscheinung des Alterns! Sie sind ein ernst zu nehmendes Gesundheitsproblem, da sie mit weiteren Krankheiten, Funktionsverlust und erhöhter Sterblichkeit (einschließlich Selbstmord) assoziiert sind. Doch leider sind Depressionen gerade im Alter häufig nicht untersucht und behandelt, meist weil sich der Betroffene aus Angst, Scham oder auch Antriebslosigkeit nicht in ärztliche Hände begibt.
Einige Merkmale, an denen Sie eine Depression erkennen, können sein:

1. **Sie isolieren sich sozial von Ihrem Umfeld,** also von Ihrer Familie und Ihren Freunden, und haben wenig Freude daran, mit anderen in Kontakt zu treten.
2. **Sie haben keine Freude mehr** an Dingen, die Ihnen sonst immer viel Spaß bereitet haben.
3. **Sie haben permanente Schuldgefühle** und fühlen sich wertlos.
4. **Sie fühlen sich oft leer** und denken häufig an den Tod, der diesen Zustand beenden soll.
5. **Sie haben Schlafprobleme** oder leiden unter starker Appetitlosigkeit.

Tipp:

Wenn Sie lebensüberdrüssige Gedanken oder Selbstmordgedanken haben, sollten Sie das nicht mit sich allein ausmachen!

Wenn Ihre Gedanken um den Tod kreisen und Sie überlegen, sich das Leben zu nehmen: Sprechen Sie mit anderen Menschen darüber. Das können Ihre Angehörigen oder Freunde sein, Ihr Hausarzt oder eine nette Nachbarin. Wenn es leichter für Sie ist, können Sie sich auch einer Person anvertrauen, der Sie nicht nahestehen.

Eine Möglichkeit ist die Telefonseelsorge. Sie ist kostenfrei und 24 Stunden am Tag erreichbar. Der Anruf taucht nicht auf der Telefonrechnung auf und ist bei Wunsch anonym.
Telefonnummern: 0 800/111 0 111 oder 0 800/111 0 222
https://www.telefonseelsorge.de

Haben Sie keine Scham und sprechen Sie darüber. Die erste Anlaufstelle sollte Ihr Hausarzt sein. Er kann Sie, falls notwendig, auch zu weiteren Fachärzten (Neurologen, Psychiatern, Psychologen) weiterleiten. Zudem gibt es einige organische Erkrankungen, die zu depressionsartigen Beschwerden führen und die vorher ausgeschlossen werden sollten (zum Beispiel Schilddrüsen-Erkrankungen).

Oft sind Freunde oder Angehörige die Ersten, die eine Depression bemerken. Wer davon betroffen ist, nimmt sie oft gar nicht wahr – oder möchte sie nicht wahrhaben, aus Scham oder der Furcht, dann als „schwach" abgestempelt zu werden. Gerade für Menschen, die in der Nachkriegszeit aufgewachsen sind, sind psychische Erkrankungen oft immer noch ein Tabuthema.

Tipp:

Wenn Sie nicht selbst von einer Depression betroffen sind, aber das Gefühl haben, dass eine Person, die Ihnen nahesteht, daran erkrankt ist, versuchen Sie, ihr nach Möglichkeit zu helfen. Üben Sie keinen Druck aus, aber sprechen Sie Ihren Verdacht in einer ruhigen Minute vorsichtig, aber offen an. Sie können demjenigen auch anbieten, einen Termin beim Hausarzt zu machen oder ihn sogar dorthin zu begleiten. Auch wenn Ihr Vorschlag zunächst auf taube Ohren stößt – versuchen Sie es nach einiger Zeit erneut.
Da auch lebensmüde Gedanken zu einer Depression dazugehören können, können Sie auch das ansprechen. Die meisten reagieren darauf gar nicht wütend oder verschreckt, im Gegenteil, sie sind oft froh und erleichtert, mit jemandem darüber sprechen zu können, und geben meist eine ehrliche Antwort.

Auch im höheren Alter kann und sollte eine Depression behandelt werden. Häufig ist eine solche Behandlung auch erfolgreich.

Aufmunternde Worte wie „Kopf hoch!" sind zwar nett gemeint, bewirken bei einer Depression aber wenig. Zu der Behandlung gehören eine Gesprächstherapie und wirksame Medikamente. Diese sind mittlerweile gut verträglich – nach einer gewissen Therapiezeit können sie zudem häufig reduziert oder auch abgesetzt werden. In der Regel dauert es aber mindestens zwei Wochen, bis eine Wirkung eintritt. Leider treten in genau dieser Zeit auch mögliche Nebenwirkungen auf. Sprechen Sie mit Ihrer Ärztin darüber und brechen Sie die Therapie nicht einfach ab, denn in den meisten Fällen werden die Nebenwirkungen im Luf der Zeit deutlich besser. Die Ärztin sollte außerdem regelmäßig überprüfen, ob und wie die Behandlung anschlägt, und, wenn notwendig, die Dosis oder das Medikament verändern.

Merke:

Je früher eine Depression erkannt und behandelt wird, desto kürzer ist in der Regel die Dauer der Krankheit.

Tipp:

Termine beim Psychotherapeuten zur Gesprächstherapie:

Gerade als gesetzlich versicherte Patientin/Patient ist es nicht so einfach, einen baldigen Termin zur Gesprächstherapie zu bekommen, auch wenn man unter Depressionen leidet.
Sprechen Sie Ihren Hausarzt an, er kann Ihnen oft kurzfristig einen Termin vermitteln. Auch der Psychotherapie-Informationsdienst unterstützt Sie bei der Suche nach einem Psychotherapeuten.
Telefonnummer: 030 209 16 63 30
https://www.psychotherapiesuche.de/

Welche Therapie gewählt wird, hängt von der Art und Schwere Ihrer Depression ab und meist auch davon, was Sie sich für eine Therapie wünschen. Ihr Arzt wird dies zusammen mit Ihnen entscheiden. Oft ist eine ambulante Therapie ausreichend, das heißt, dass Sie gelegentliche Termine beim Arzt oder Psychologen zur Behandlung wahrnehmen, ansonsten aber zu Hause sind. Bei schweren Formen oder wenn die ambulante Therapie nicht anschlägt, kann es sinnvoll sein, in ein spezialisiertes Krankenhaus zur Therapie zu gehen. Hier gibt es die Möglichkeit, auch über Nacht in einem stationären Umfeld behandelt zu werden, manchmal aber auch in einer Art Tagesklinik, wo man abends nach Hause geht und zu Hause schläft. Haben Sie aber keine Angst, mit Ihrem Hausarzt über Ihre Depressionen zu sprechen, weil

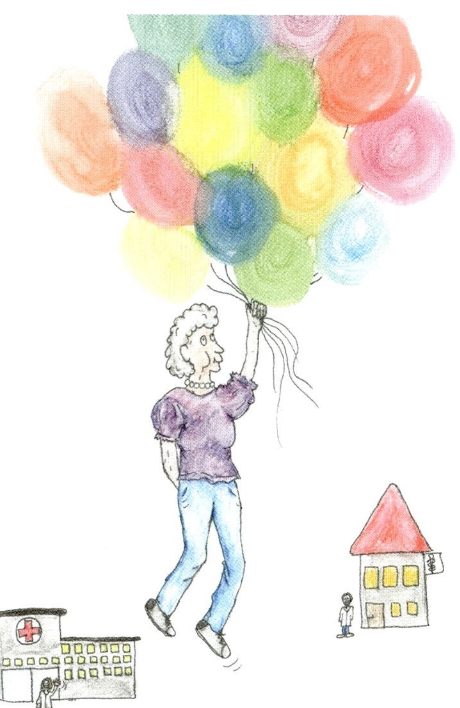

Sie nicht in die Klinik möchten. Ihr Hausarzt wird und kann Sie dazu nicht zwingen, solange keine erhebliche Gefahr für Sie selbst oder Ihr Umfeld besteht.

Versuchen Sie zudem, sich nicht sozial zu isolieren, sondern treten Sie mit Verwandten oder Freunden in Kontakt oder tauschen Sie sich mit anderen Betroffenen in Selbsthilfegruppen aus. Einen zusätzlichen positiven Effekt auf Depressionen haben helles Licht und Sport. Bei schweren Depressionen ist das aber in der Regel allein ohne Medikamente und Gesprächstherapie nicht ausreichend.

Die Dauer einer erfolgreichen Behandlung für eine schwere Depression beträgt durchschnittlich 6–12 Monate. Daran schließt sich häufig eine Anti-Rückfall-Therapie an.

Da bei richtiger Therapie eine gute Aussicht auf Besserung oder sogar ein Verschwinden der Depression besteht, ist es wichtig, sich in Behandlung zu begeben. Sie sollten daher eine Depression nicht als harmlose Traurigkeit abtun.

Tipp:

Weitere Informationen zu Depression:

Schnelle Hilfe und weitere Beratungsangebote bekommen Sie bei der Telefonhotline der **deutschen Depressionshilfe:** 0800 33 44 533
https://www.deutsche-depressionshilfe.de/start
Auch die nationale Kontakt- und Informationsstelle zur **Anregung von Selbsthilfegruppen (NAKOS)** hat eine Telefonhotline eingerichtet, die Ihnen bei Fragen zu Selbsthilfegruppen gerne weiterhilft: 030 31 01 89 60.
https://www.nakos.de/

Einsamkeit

Einsamkeit ist kein Phänomen des Alterns, sie kommt genauso häufig bei jüngeren Menschen vor. Dennoch leidet ungefähr jeder 10. Mensch über 65 Jahren in Deutschland an Einsamkeit, also rund zwei Millionen Menschen. Mit über 80 Jahren nimmt das Risiko zu vereinsamen sogar noch zu.

Einsamkeit kann die emotionale Gesundheit schwer beeinträchtigen. Wer einsam ist, ist weniger autonom, fühlt sich weniger gut und bewegt sich weniger. Langfristig kann Einsamkeit auch der Gesundheit schaden und zu erhöhtem Blutdruck, Depressionen, Gedächtnisstörungen, einer Gewichtszunahme, Alkohol- oder Drogenmissbrauch sowie zu einem erhöhten Risiko für Schlaganfall und Herzkrankheiten führen. Außerdem entsteht ein Teufelskreis: Da Einsamkeit häufig auch sozialen Rückzug beinhaltet, wird man noch einsamer.

Jeder Mensch fühlt sich im Laufe seines Lebens hin und wieder einsam und verlassen. Wenn das aber sehr häufig oder dauerhaft der Fall ist, dann spricht man von Einsamkeit. Menschen mit Behinderung, ohne Ehe- oder Lebenspartner, Witwer oder

Menschen mit wenig Kontakt zu Freunden sind zwar häufiger von Einsamkeit betroffen, doch heißt das nicht zwangsläufig, dass man keine sozialen Kontakte hat. Das Gefühl von Einsamkeit kann auch entstehen, wenn soziale Erwartungen nicht erfüllt werden, die Kinder zum Beispiel nur alle paar Monate zu Besuch kommen, man sich das aber häufiger wünscht.

Menschen, die häufig oder dauernd einsam sind, sollten sich daher Hilfe suchen.

Zunächst sollten Sie sich überlegen, warum Sie sich einsam fühlen. Gibt es vielleicht etwas, das Sie davon abhält, in Kontakt mit anderen zu treten?

Vielleicht ist es ein schlechtes Hör- oder Sehvermögen sein, was Sie im Kontakt unsicher macht. Hier können Brillen oder Hörgeräte Abhilfe schaffen (> Kap. 13 und 14). Falls Inkontinenz das Problem ist, zögern Sie nicht, mit Ihrem Arzt darüber zu sprechen. Es gibt gute Behandlungsmöglichkeiten und ein breites Angebot an Hilfsmitteln, die ein sorgenloses Ausgehen ermöglichen (> Kap. 5).

Wenn Sie Angst davor haben, auf Menschen zuzugehen oder mit ihnen zu sprechen, sollten Sie auch mit Ihrem Hausarzt darüber sprechen.Er kann Sie an einen guten Therapeuten verweisen.

Es gibt zahlreiche Möglichkeiten, mit anderen Menschen in Kontakt zu treten (> Kap. 7). Sie könnten zu Seniorentreffs gehen, ein Ehrenamt beginnen, sich einer Sportgruppe anschließen, sich ein Haustier anschaffen oder eine Senioren-Gruppenreise machen.

Wenn Sie schlecht aus dem Haus herauskommen, gibt es Besuchsdienste durch karitative Verbände oder die Kirchen mit ehrenamtlichen Helfern.

In einem ersten Schritt könnten Sie aber einmal mit jemandem darüber sprechen. Hier gibt es zahlreiche Kontaktstellen (siehe **TIPP**).

Sie sollten sich insbesondere nicht für Ihre Einsamkeit schämen, denn wie Sie sehen, geht es vielen Menschen genauso wie Ihnen!

Tipp:

Der Weg aus der Einsamkeit beginnt, indem man sich selbst eingesteht, dass man einsam ist, und sich Hilfe sucht. An diese Kontakte können Sie sich wenden, um Hilfe zu erhalten, wenn Sie einsam sind:

Silbernetz

Über 60 und niemand da zum Reden? Das Silbernetz verbindet kostenlos und anonym.

Telefonnummer: 0800 4 70 80 90 (täglich von 08:00–22:00 Uhr)

https://www.silbernetz.org/

Ambulante Versorgungsbrücken

Diese Initiative bietet kostenpflichtige Wohlfühlanrufe an. Ehrenamtliche Helferinnen und Helfer „besuchen" dabei Vereinsmitglieder einmal wöchentlich

oder auch öfter zu einem verabredeten Zeitpunkt per Telefonanruf. So kann man sich über Erfahrungen und Erinnerungen austauschen oder auch einfach erzählen. Eine Vereinsmitgliedschaft kostet 60 € im Jahr (ein Anruf pro Woche). Telefonnummer für weitere Informationen: 0421 69 64 200
https://ambulante-versorgungsbruecken.de/

Angst und Angststörungen

In der Regel können ältere Menschen Gefahren realistisch einschätzen, da sie aufgrund ihrer Lebenserfahrung schon viel kennengelernt haben. Dazu gehört allerdings auch Beängstigendes, das einem selbst oder nahen Menschen passiert sind. Das kann dann zu einer Überängstlichkeit führen. Auch die Auseinandersetzung mit dem Tod führt oft zu starken Ängsten.

Eine Angststörung, also anhaltende Probleme mit Ängsten, kommt im Alter häufig vor. Sie wird oft durch besonders beängstigende Erlebnisse ausgelöst, wie durch Stürze, Krankenhausaufenthalte oder Krankheiten, durch Überfälle oder auch ohne besonderen, fassbaren Grund. Oft geht mit der Angst auch sozialer Rückzug einher, was zu weiteren Problemen führen kann.

Über 10 Prozent der Senioren in Deutschland sind von einer Form der Angststörung betroffen. Doch gerade im Alter können Angststörungen oft übersehen werden. Ursache dafür sind, dass ältere Menschen meist nicht gerne über ihre Ängste sprechen oder diese für „normal im Alter" halten. Ängste, ganz besonders solche, die Sie in Ihrem Alltag behindern, sind aber keine normalen Alterserscheinungen!

Manchmal äußern sich Angststörungen in körperlichen Beschwerden, die dann fehlinterpretiert werden. Unspezifische Symptome, die bei Angststörungen auftreten können, sind Schwindel, Schlafstörungen, Schmerzen oder Atemnot.

Die häufigste Angststörung im Alter ist die generalisierte Angststörung. Die Ängste betreffen die unterschiedlichsten Lebensbereiche, wie etwa die Angst vor einer Krankheit, vor dem Tod oder vor Immobilität. Auch Panikattacken, bei denen Betroffene schlagartig durch nicht vorhersehbare Situationen körperliche Beschwerden wie Herzrasen, Schweißausbrüche und Atemnot entwickeln, zählen zu den Angststörungen. Bei Phobien ist die Angst gegen eine spezifische Situation oder ein Objekt gerichtet. Dazu zählt zum Beispiel auch die „Herzphobie" – die Angst vor einem Herzinfarkt oder Herzstillstand kann so zu einer Herzangstattacke führen.

Angst kann die Lebensqualität deutlich beeinträchtigen. Wenn die Angststörung unbehandelt bleibt, kann sie chronisch werden und zu sozialem Rückzug sowie zu Depressionen, zu Medikamenten- oder auch zu Alkoholabhängigkeit führen.

Wenn Sie wiederkehrende Ängste haben, die Ihren Lebensalltag einschränken, sprechen Sie mit Ihrem Hausarzt darüber. Bei Bedarf wird er Sie an einen dafür spezialisierten Facharzt überweisen, der Ihnen mit Verhaltenstherapien, Entspannungsübungen und auch Medikamenten häufig gut helfen kann.

Auch Sie selbst können etwas dafür tun, bestimmte Ängste abzubauen. Mehr Bewegung und sportliche Aktivität verschaffen Ihnen ein sicheres Körpergefühl und können Ihnen dabei helfen, Sturzängste zu überwinden. Doch das Wichtigste: Sie sind mit Ihrer Angst nicht allein. Sprechen Sie mit anderen darüber. Sie werden sich wundern, wie viele Bekannte und Verwandte ebenfalls mit Ängsten zu kämpfen haben. Oder schließen Sie sich einer örtlichen Selbsthilfegruppe an, um sich auszutauschen.

Teil IV
Krank sein und trotzdem selbstbestimmt

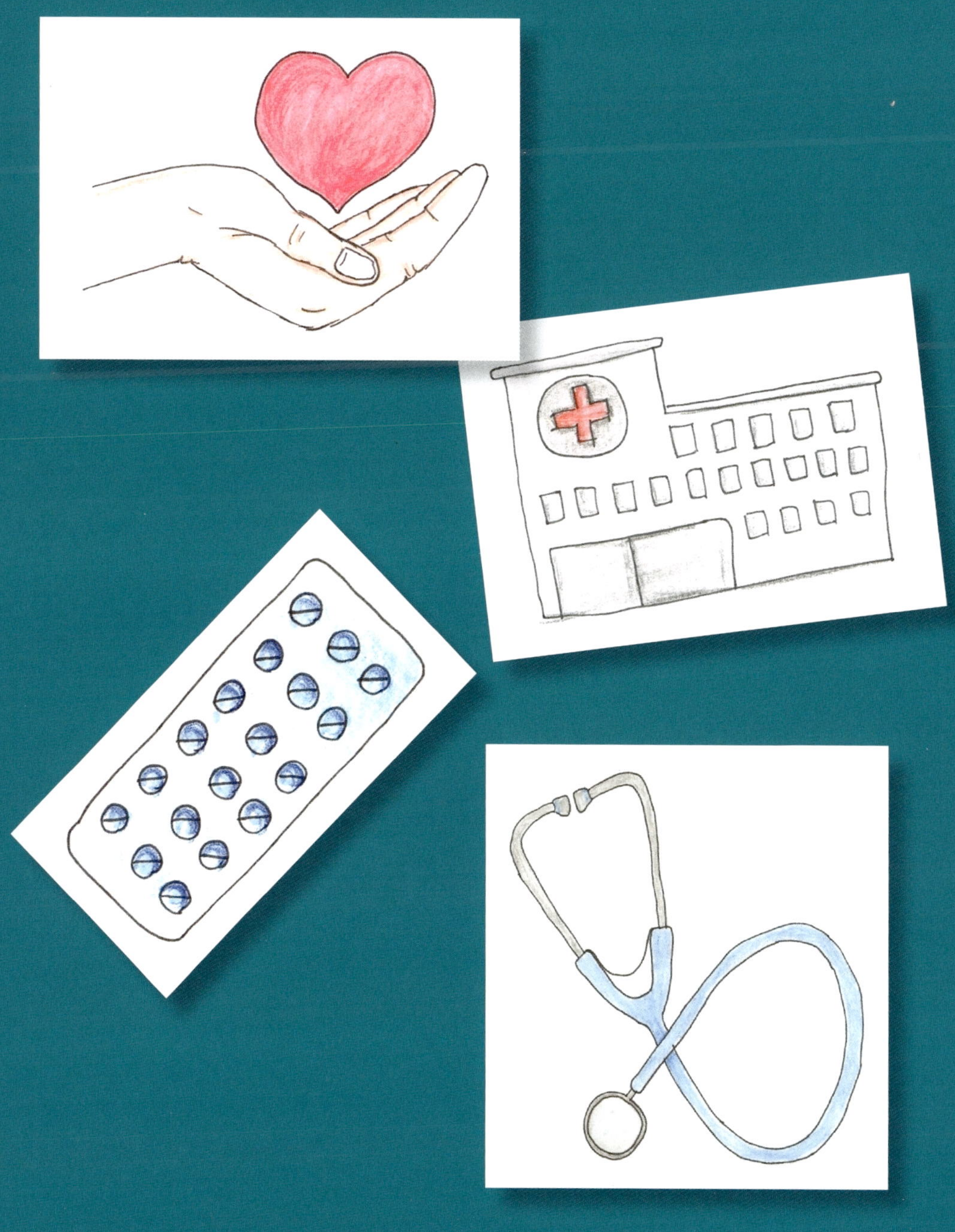

20 Vorsorge – alles ist geregelt

„Gesundheit ist die erste Pflicht im Leben."

– Oscar Wilde (1854–1900), irischer Schriftsteller, Lyriker, Dramatiker und Kritiker

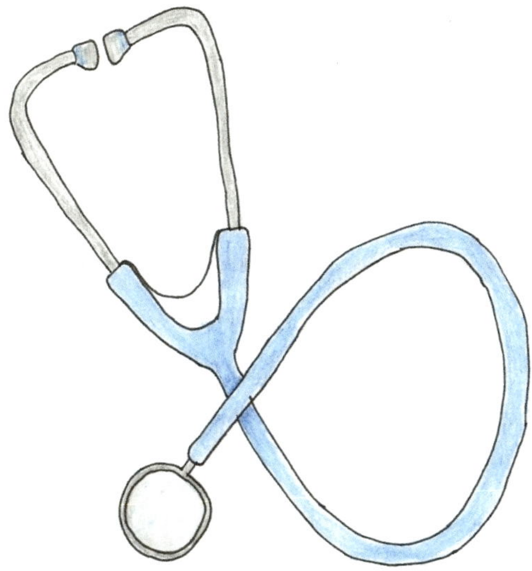

Was Sie in diesem Kapitel lernen:

- Bei regelmäßigen Vorsorgeuntersuchungen können frühzeitig Krankheiten erkannt und behandelt werden, was ihren Verlauf und Ausgang deutlich verbessern kann.
- Chronisch Kranke sollten in der Regel für die meisten Erkrankungen quartalsweise (alle 3 Monate) zum Hausarzt gehen.
- Zur Früherkennung von Funktionseinschränkungen, die die Unabhängigkeit bedrohen können, gibt es eine regelmäßige altersmedizinische Untersuchung.
- Eine Notfallkarte im Portemonnaie kann helfen, Kontaktpersonen und wichtige Informationen über den Gesundheitszustand verfügbar zu machen.
- Eine Vorsorgevollmacht ist wichtig, sollte möglichst früh und gut überlegt erstellt werden.
- Eine Patientenverfügung inklusive Notfall-Plan ist ebenfalls zu empfehlen.
- Für Organ- und Gewebespenden gibt es kein Höchstalter.

Vorsorge ist in jedem Alter wichtig. Zum einen gibt es Vorsorgeuntersuchungen, um schwere Erkrankungen frühzeitig zu entdecken und dadurch behandeln zu können – das Hautkrebs-Screening wäre hier ein Beispiel. Zum anderen gibt es Vorsorgeuntersuchungen, die, falls Sie bereits an einer Erkrankung leiden und diese durch einen guten Lebensstil und gegebenenfalls auch Medikamente in Schach halten möchten, eine regelmäßige Kontrolle gewährleisten. Ein Beispiel wäre hier das DMP-Programm (Disease Management Programm) für Diabetes mellitus. Auch das Verfassen einer Patientenverfügung und Vorsorgevollmacht fällt unter den Begriff Vorsorge, also alle Maßnahmen und Regelungen, die für den Krankheitsfall gelten sollen.

Vorsorgeuntersuchungen

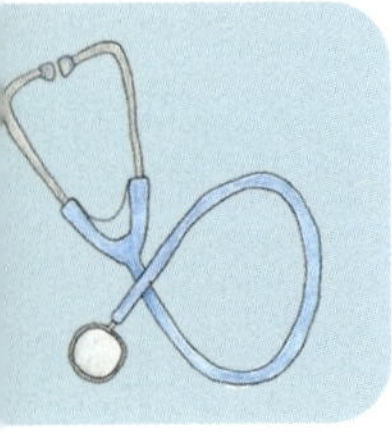

Insbesondere für ältere Menschen lohnt es sich, regelmäßig zum Hausarzt zu gehen. Bei den „Gesundheitschecks" können frühzeitig Krankheiten erkannt und behandelt werden. Das kann ihren Verlauf und Ausgang deutlich verbessern und zu einer besseren Lebensqualität beitragen. Manchmal werden Krankheiten auch in einem so frühen Stadium entdeckt, dass man einer Verschlimmerung oder ernsthaften Erkrankung noch vorbeugen kann.

Generell ist es ratsam, dass Sie auch bei konkreten Beschwerden, die Ihnen nicht lebensbedrohlich erscheinen, wie Gelenk- oder Hautbeschwerden, nicht direkt einen Facharzt, sondern **zuerst Ihren Hausarzt aufsuchen.** Nehmen Sie unbedingt Ihre Krankenversicherungskarte mit. Der Hausarzt kann Ihre Beschwerden oft besser einordnen und feststellen, ob ein Facharzt einen Blick auf Sie werfen sollte. Für Laien kann das schwierig sein. So können Hautbeschwerden wie Juckreiz unter anderem auch auf eine Nierenerkrankung (*chronische Nierenfunktionseinschränkung*) hindeuten oder Gelenkbeschwerden der Schulter auf eine Gefäßentzündung (*Arteriitis temporalis*). Ihr Hausarzt kann Ihnen so oft den Weg zum Facharzt ersparen oder durch eine entsprechende Überweisung Wartezeiten auf einen Termin vermeiden.

Aber auch wenn Sie keine offensichtlichen Probleme und Beschwerden haben, sollten Sie regelmäßig zu Vorsorgeuntersuchungen gehen. Viele lebensbedrohliche Erkrankungen entwickeln sich nämlich langsam und sind schon lange, bevor sie Beschwerden machen, im Blut oder bei der ärztlichen Untersuchung zu erkennen, wie etwa Diabetes mellitus („Alterszucker"), Bluthochdruck oder auch Krebserkrankungen. Werden diese Krankheiten in einem frühen Stadium entdeckt, kann Ihr Arzt oder Ihre Ärztin Sie gezielt behandeln, um Krankheitsfolgen zu vermeiden oder möglichst lange hinauszuzögern.

Im Folgenden haben wir für Sie eine Liste über die wichtigsten empfohlenen Vorsorgeuntersuchungen zusammengestellt. Alle unten genannten Untersuchungen und Impfungen werden in der Regel von der gesetzlichen Krankenkasse bezahlt. Auch die privaten Krankenversicherungen orientieren sich normalerweise daran und erstatten diese Leistungen. Das Spektrum an kostenlosen Vorsorgeleistungen ist zwar tarifabhängig, umfasst aber in der Regel noch einiges mehr.

- **Gesundheits-Check-up (alle 3 Jahre ab dem 35. Lebensjahr)**
  Alle drei Jahre übernimmt Ihre Krankenkasse die Kosten für einen Gesundheits-Check-up bei Ihrem Hausarzt. Hierbei wird der Arzt in einem Gespräch Ihren aktuellen Gesundheitszustand und Ihre Lebensumstände erfragen, um eventuelle Risiken zu erkennen. Anschließend erfolgt eine körperliche Untersuchung, insbesondere von Herz und Lunge, der Blutdruck wird gemessen und Blut entnommen, um, unter anderem, die Blutfettwerte (Gesamtcholesterin, LDL-Cholesterin, HDL-Cholesterin, Triglyceride) und den Blutzuckerspiegel (Nüchternplasmaglucose) zu bestimmen. Da diese Werte nahrungsabhängig sind, sollten Sie nüchtern zur Blutentnahme kommen. Der Urin kann durch die Bestimmung von Eiweiß, Zucker und Blutbestandteilen im Urin (Eiweiß, Glukose, Erythrozyten, Leukozyten und Nitrit) Hinweise auf eine Harnwegs- oder Nierenerkrankung geben.
  Nehmen Sie zu diesem Termin auch Ihren Impfpass mit. So kann Ihr Arzt Ihren Impfstatus kontrollieren und, wenn nötig, Auffrischimpfungen vornehmen. Anschließend wird er mit Ihnen alle Ergebnisse besprechen und Sie auf Risiken aufmerksam machen und, falls erforderlich, weitere Diagnostik veranlassen.
  Wenn man privat krankenversichert ist, gehören zum Gesundheits-Check-up gegebenenfalls noch eine Doppler-Sonografie der großen Gefäße (Kopf, Hals, Bauch, Beine), um Ablagerungen zu erkennen, sowie ein Ultraschall des Herzens.

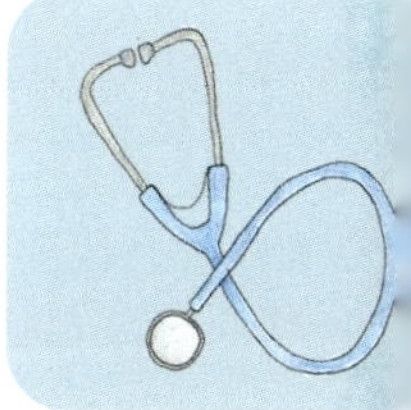

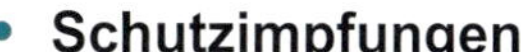

- **Schutzimpfungen**
  Die aktuelle Corona-Pandemie zeigt uns wieder einmal, wie wichtig Impfstoffe sind. Gerade für ältere Menschen sind Schutzimpfungen von großer Bedeutung, da durch Veränderungen des Immunsystems im Alter eine erhöhte Anfälligkeit für Infektionskrankheiten besteht. Da die meisten Impfungen regelmäßig durchgeführt werden müssen, sollten Sie selbst oder Ihr Hausarzt Ihren Impfpass regelmäßig kontrollieren und Impfungen, wenn nötig, auffrischen.

Tipp:

Was kann ich tun, wenn ich meinen Impfpass verloren habe?

Zunächst: Machen Sie sich keine Sorgen, das passiert häufiger, als Sie denken. Viele Menschen verlieren im Laufe Ihres Lebens Ihren Impfpass. Ihr Hausarzt kann Ihnen jederzeit einen neuen Impfpass ausstellen und erfolgte Impfungen nachtragen. Wenn Sie von anderen Ärzten geimpft worden sind und sich daran noch erinnern, können Sie durch einen kurzen Besuch in deren Praxis auch dort die Nachweise nachtragen lassen. Bei unklarem Impfstatus: Lassen Sie die Grundimmunisierung wiederholen – auch wenn Sie annehmen, dass Sie geimpft wurden. Eine eventuell doppelte Impfung ist aus medizinischer Sicht unbedenklich und birgt keine Gesundheitsrisiken.

Sie können Ihrem Impfausweis leicht selbst entnehmen, ob Sie alle Impfungen haben. Es gibt verschiedene Formatierungen des Impfausweises, im Grunde enthalten sie aber die gleichen Informationen. Das vom Arzt notierte Datum zeigt den Zeitpunkt der Impfung an, danach kommt der Handelsname und die Chargen-Nummer (entspricht ungefähr der Produktionsnummer) des Impfstoffs. Manchmal wird auch ein kleiner Aufkleber mit diesen Informationen auf die entsprechende Stelle geklebt. Zusätzlich kreuzt der Arzt die entsprechenden Erkrankungen an, gegen die er geimpft hat. Zum Schluss folgen eine Unterschrift und ein Stempel des Arztes, der geimpft hat. Die Ständige Impfkommission (STIKO) ist in Deutschland für die Impfempfehlungen zuständig, diese werden immer wieder aktualisiert.

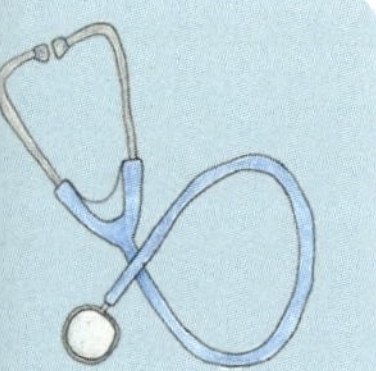

Tipp:

Machen Sie den Impf-Check!

- **Tetanus** (Wundstarrkrampf)
  Alle 10 Jahre sollte eine Auffrisch-Impfung erfolgen
- **Diphtherie**
  Alle 10 Jahre sollte eine Impfung erfolgen
- **Pertussis** (Keuchhusten)
  Im Erwachsenenalter (ab 18 Jahren) sollte einmalig im Rahmen der Grundimmunisierung (in der Regel gemeinsam mit Diphtherie und Tetanus) geimpft werden
- **Poliomyelitis** (Kinderlähmung)
  Viermal im Leben oder mehr sollte eine Impfung erfolgen, je nach Impfstoff reicht auch dreimal aus, lassen Sie sich hier von Ihrem Arzt beraten. Eine Auffrischung kann gegebenenfalls bei einer Reise in ein Land sinnvoll sein, in dem noch ein Polio-Risiko besteht.
- **Haemophilus influenzae Typ B**
  Dreimal im Leben (in der Regel im Kindesalter) sollte die Impfung erfolgt sein.
- **Hepatitis B**
  Dreimal im Leben (in der Regel im Kindesalter) sollte die Impfung erfolgt sein.
- **Masern, Mumps, Röteln**
  Sie gelten als geschützt gegen Masern, wenn Sie vor 1970 geboren sind, da man davon ausgehen kann, dass Sie dann Kontakt zu Masern gehabt haben.

Im Zweifel kann man Antikörper im Blut nachweisen lassen. Wenn man keinen Kontakt zu Masern hatte, sollte man zwei Impfungen im Laufe seines Lebens oder eine Impfung als Erwachsener gehabt haben.

- **Varizellen** (Windpocken)
  Zweimal im Leben (in der Regel im Kindesalter) sollte die Impfung erfolgt sein, ansonsten ist man auch geschützt bei durchgemachter Windpocken-Erkrankung. Im Zweifel kann man auch hier Antikörper im Blut nachweisen lassen.
- **Meningokokken C**
  Einmal im Leben (in der Regel im Kindesalter).
- **Pneumokokken** (vor allem Lungenentzündung)
  Eine Impfung ab einem Alter von 60 Jahren wird aktuell empfohlen, je nach Gesundheitszustand sollte diese ggf. nach sechs Jahren aufgefrischt werden, sprechen Sie hier mit Ihrem Arzt. Die Grundimmunisierung in der Kindheit umfasst drei Impfungen.
- **Herpes zoster** (Gürtelrose)
  Eine zweimalige Impfung ab einem Alter von 60 Jahren wird empfohlen im Abstand von mindestens 2 bis maximal 6 Monaten. Diese Impfung ist neu seit 2019.
- **Influenza** (saisonale Grippe)
  Jährlich einmal, am besten im Herbst vor Beginn der Grippe-Saison, aber auch später kann die Impfung noch sinnvoll sein. Achten Sie auf den *quadrivalenten* Impfstoff (enthält vier Grippeviren-Stämme).
- **Corona-Virus**
  Die Empfehlungen zur COVID-Impfung sind neu und dementsprechend sind hier in den nächsten Jahren möglicherweise Änderungen zu erwarten. Eine Impfung ist generell jedem Erwachsenen zu empfehlen. Je nach verwendetem Impfstoff sind ein- bis zweimalige Impfungen in unterschiedlichen Abständen notwendig. Diese Impfung ist neu seit Ende 2020/Anfang 2021. Wie häufig sie erfolgen sollte, bleibt abzuwarten. Es wird aktuell davon ausgegangen, dass die Impfkommission insbesondere für ältere Menschen eine Auffrischimpfung empfehlen wird.
- **Frühsommer-Meningoenzephalitis** (FSME)
  Diese Impfung empfiehlt sich, wenn Sie in einem Zecken-Risikogebiet (vor allem Süddeutschland) leben und viel im Freien sind. Die Grundimmunisierung besteht aus drei Impfungen, anschließend sollte die Impfung alle drei Jahre aufgefrischt werden
- **Reiseimpfungen wie zum Beispiel gegen** Hepatitis A sind ebenfalls sinnvoll, je nachdem wie Ihr Reiseverhalten ist. Lassen Sie sich hier von Ihrer Hausärztin beraten.

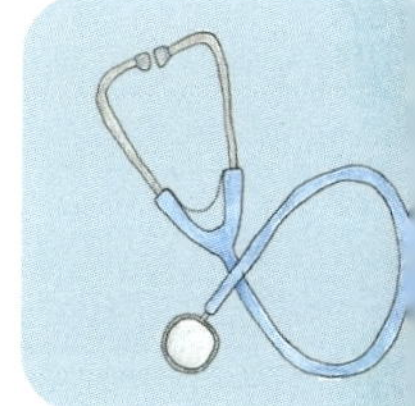

- **Hautkrebs-Früherkennung (alle 2 Jahre)**
  Besonders ältere Menschen haben ihre Haut lange Zeit Sonnenstrahlen ausgesetzt. Da UV-Licht einer der Hauptrisikofaktoren für die Entstehung von Hautkrebs ist, sollten Sie alle zwei Jahre ein Hautkrebsscreening bei Ihrem Hautarzt (Dermatologe) oder spezialisiertem Hausarzt durchführen lassen, um so mögliche Hautveränderungen frühzeitig erkennen und behandeln zu können. Die Untersuchung dauert nicht lange und sollte den ganzen Körper miteinbeziehen, auch die Kopfhaut und den Genitalbereich, den Mundraum und die Nägel. Viele vermeiden diese Untersuchung vor Scham, sich ganz zu entkleiden. Auch wenn das für diese Untersuchung notwendig ist, sprechen Sie einfach mit Ihrem Hautarzt darüber. Sie können auch die Kleidung Stück für Stück ausziehen, damit Sie nicht ganz nackt dastehen. Und denken Sie immer daran: Ihr Hautarzt sieht so viele nackte Menschen am Tag, er ist daran gewöhnt und empfindet es als ganz natürlich.
  Die Kosten für das Screening werden alle zwei Jahre von Ihrer Kasse übernommen.

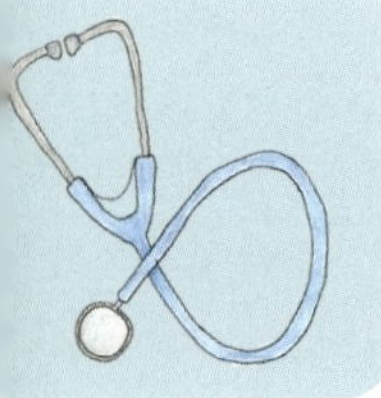

- **Darmkrebs-Früherkennung (alle 2–10 Jahre)**
  Darmkrebs ist in Deutschland die zweithäufigste Krebsart.
  Ab dem 55. Lebensjahr für Frauen und ab dem 50. Lebensjahr für Männer wird eine Darmkrebs-Früherkennung empfohlen, und zwar eine Darmspiegelung (Koloskopie), denn diese gilt als die sicherste Methode, um Darmkrebs zu erkennen. Diese Untersuchung sollte alle zehn Jahre wiederholt werden und wird von der Krankenkasse bezahlt. Falls etwas Ungewöhnliches auffällt, wird man Ihnen raten, dies früher kontrollieren zu lassen. In diesem Fall wird die Kontrolluntersuchung auch schon früher von der Krankenkasse bezahlt. Alternativ kann alle zwei Jahre eine Untersuchung auf nicht sichtbares (okkultes) Blut im Stuhl mithilfe von Stuhlproben erfolgen. Sollten sich hier Auffälligkeiten zeigen, wird anschließend eine Darmspiegelung empfohlen. Aber: Nicht alle Wucherungen im Darm bluten, darum garantiert ein negatives Testergebnis im Stuhltest keine Krebsfreiheit. Nur die Darmspiegelung kann da Abhilfe schaffen.

- **Zahnvorsorge (1–2-mal jährlich)**
  Mindestens einmal im Jahr sollten Sie Ihren Zahnarzt zur medizinischen Zahnvorsorge aufsuchen, auch wenn Sie eine Teil- oder Totalprothese tragen. Der Zahnarzt überprüft die Funktion der Prothese und erkennt frühzeitig, ob die Mundschleimhaut erkrankt ist. Er erkennt auch, ob sich der Kiefer zurückbildet, wie es zum Beispiel bei Gewichtsverlust häufig der Fall ist, oder wenn die Zahnprothese nicht regelmäßig getragen wurde. Viele Kassen bieten hierfür ein Bonusheft an, in dem diese Vorsorgeuntersuchungen vermerkt werden. Damit können Sie einen

höheren finanziellen Zuschuss Ihrer Krankenkasse bei Zahnersatz erhalten, wenn dieser notwendig werden sollte. Bei privat Krankenversicherten gehört oft auch noch eine professionelle Zahnreinigung zum kostenlosen Leistungsspektrum.

- **Früherkennung bei Augenerkrankungen (alle 1–2 Jahre)**
  Alle ein bis zwei Jahre sollten Sie Ihren Augenarzt aufsuchen, auch dann, wenn Sie keine Brille tragen. Denn Augenerkrankungen werden mit dem Alter häufiger. Bei einer Augenspiegelung kann der Arzt durch die Pupille hindurch in den hinteren Teil des Auges sehen und unter anderem den Sehnerv mit beurteilen – so können krankhafte Veränderungen früh erkannt und eine notwendige Behandlung rechtzeitig eingeleitet werden, sodass das Risiko zu erblinden deutlich sinken kann. Bei Risikopatientinnen und -patienten (zum Beispiel bei Migräne oder Diabetes mellitus) ist es sinnvoll, den Augeninnendruck zu messen.

- **Hörgeräte-Prüfung (alle 6 Monate)**
  Wenn Sie Hörgeräte tragen, sollten Sie alle 6 Monate zu Ihrem Hals-Nasen-Ohrenarzt gehen, um das Ohrenschmalz entfernen zu lassen, und zum Akustiker, der die Ohrpassstücke reinigt.

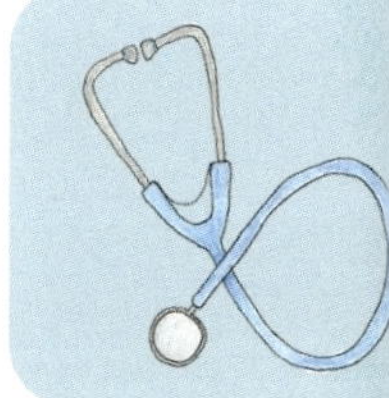

- **Chronisch Kranke (alle 3 Monate)**
  Chronisch erkrankte Patientinnen und Patienten wie beispielsweise Diabetiker, Personen mit hohem Blutdruck, Nieren- oder Lungenerkrankungen sollten quartalsweise (alle 3 Monate) Ihren Hausarzt für eine Kontrolle der Blutwerte oder andere messbare Körperfunktionen aufsuchen. Das ist wichtig, damit Komplikationen früh erkannt werden und auch die Medikamente richtig eingestellt werden können. Daher wird dies auch dann empfohlen, wenn Sie aktuell nur leicht erkrankt sind – denn das soll ja nach Möglichkeit auch so bleiben.
  Für manche Erkrankungen gibt es die Möglichkeit, sich in ein sogenanntes Disease-Management-Programm (DMP) einschreiben zu lassen: Dies gilt für Asthma bronchiale, Brustkrebs, COPD (chronisch obstruktive Lungenerkrankung), Diabetes mellitus Typ 1 und Typ 2 und koronare Herzkrankheit (KHK). Für Patientinnen und Patienten erleichtert die Teilnahme vieles, denn sie erhalten durch das Programm Behandlungen, Tipps, Beratungen und Informationen zu ihrem aktuellen Krankheitszustand.
  Sie können sich hier in der Regel jederzeit bei Ihrem Hausarzt einschreiben lassen, sprechen Sie ihn am besten an. Dieser bekommt dadurch normalerweise auch etwas mehr Geld.

- **Altersmedizinische Untersuchung (2-mal im Jahr)**
  Im Laufe des Lebens steigt das Risiko für Einschränkungen beim Hören, Sehen, bei der Ernährung, der Mobilität, der Psyche oder beim Gedächtnis. Das sind aber

keinesfalls normale Erscheinungen des Alterns, sondern krankhafte Veränderungen, die meistens durch verschiedene Mechanismen bedingt sind und nicht klar einer Krankheit zugeordnet werden können. Veränderungen im Alter sind individuell unterschiedlich, „normal" hat daher eine größere Spannbreite als bei Menschen jüngeren Alters. Viele der rund 3.000 altersphysiologischen Veränderungen sind als „normal" anzusehen. Der Arzt möchte bei dieser Untersuchung also herausfinden, ob etwas nicht mehr in diesem Bereich liegt und vor allem auch, ob etwas Ihre Funktionen und Ihre Lebensqualität einschränken könnte. Eine frühzeitige Erkennung ist wichtig, da diese Einschränkungen, einmal entstanden, schwer rückgängig zu machen sind. Frühe Formen der Funktionseinschränkungen können aber häufig gut durch spezielle Therapien gebremst oder ganz aufgehalten werden. Die altersmedizinische Untersuchung wird auf Kosten der Krankenkasse ab einem Alter von 70 Jahren zweimal im Jahr vom Hausarzt oder Altersmediziner (Geriater) durchgeführt.

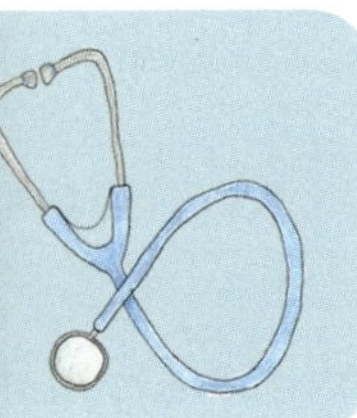

Durch verschiedene Fragen und kurze Testungen kann der Arzt beginnende Einschränkungen genau erkennen und mit Ihnen gemeinsam an Lösungen und Therapien arbeiten, um ein Fortschreiten zu verhindern und ihre Funktion zu verbessern.

Vorsorgeuntersuchungen speziell für Frauen

- **Gynäkologische Vorsorgeuntersuchung (1-mal im Jahr)**
  Alle Frauen, egal wie alt sie sind (auch nach den Wechseljahren), sollten einmal im Jahr zu ihrem Frauenarzt gehen, um besonders Krebserkrankungen frühzeitig zu erkennen. Hierbei werden Ihre Brüste abgetastet, Ihre Eierstöcke und Gebärmutter sowie der Darmausgang untersucht. Es gibt spezielle Untersuchungsgeräte für ältere Frauen, sodass die Untersuchungen in der Regel nicht schmerzhaft sind. Außerdem ist der Termin eine gute Gelegenheit, um über andere Probleme wie eine Inkontinenz, Schmerzen im Unterleib oder Blutungen zu sprechen.

- **Mammografie-Screening (alle zwei Jahre zwischen 50–69 Jahren)**
  Bei Frauen zwischen 50 und 69 Jahren sollte alle zwei Jahre ein Mammografie-Screening durchgeführt werden. Durch Röntgenaufnahmen beider Brüste können so selbst kleinste Veränderungen des Brustgewebes dargestellt werden. Die Untersuchung erfolgt in einer radiologischen Praxis, in der Röntgenabteilung eines Krankenhauses oder seltener auch beim Frauenarzt. Eine Röntgenassistentin führt die Untersuchung durch, indem sie mit einer Kompressionsplatte die Brüste vorsichtig zusammendrückt. Das ist etwas unangenehm, aber in der Regel nicht

schmerzhaft. Wichtig: Am Tag der Untersuchung am besten kein Deodorant und keine Körpercreme verwenden, denn kleine Teilchen in den Produkten können die Bilder verfälschen und zu falsch positiven Befunden führen. Die Ergebnisse erhält man – je nach durchführender Praxis oder Klinik – entweder sofort oder nach wenigen Tagen. Sollten weitere Untersuchungen notwendig sein, bespricht Ihr Frauenarzt das mit Ihnen.

Vorsorgeuntersuchungen speziell für Männer

- **Krebsvorsorge für Männer (1-mal im Jahr)**
  Bei Ihrem Hausarzt oder ggf. Urologen sollten Männer ab 45 Jahren jährlich eine Krebsvorsorge durchführen lassen. Der Urologe wird dabei ihre äußeren Geschlechtsorgane abtasten, die umgebenden Lymphknoten und die Prostata. Von der privaten Krankenkasse wird auch oft noch der PSA-Wert aus dem Blut als Vorsorgeleistung bestimmt, der bei Prostatakrebs erhöht sein kann. Früh erkannter Prostatakrebs hat meist gute Heilungschancen, deshalb sollte man diese Untersuchung nicht ausfallen lassen.

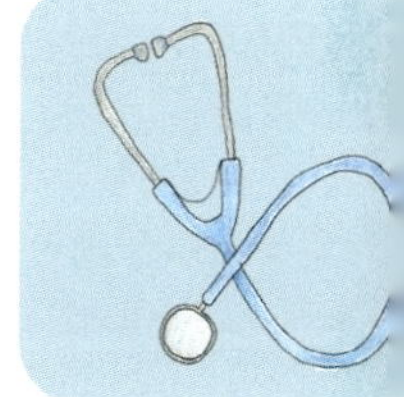

- **Ultraschallscreening auf Bauchaortenaneurysma (einmalig)**
  Da Männer ein erhöhtes Risiko für eine Erweiterung der Bauchschlagader (Bauchaortenaneurysma) haben, können sie ab 65 Jahren einmalig in ihrem Leben eine Ultraschalluntersuchung zur Früherkennung in Anspruch nehmen. Diese Untersuchung führt in der Regel der Hausarzt durch.

Vorsorgen für den Krankheitsfall

Es ist ratsam, so früh wie möglich mit Ihrer Familie, Ihren Freunden oder dem Arzt Ihres Vertrauens darüber zu sprechen, was Sie sich für sich selbst und Ihre Gesundheit wünschen, falls Sie dies nicht mehr eigenständig entscheiden können. Alle dafür benötigten Unterlagen können Sie in einem Notfallordner abheften. Deponieren Sie ihn entweder gut sichtbar in Ihrem Zuhause oder sagen Sie einer Vertrauensperson, wo er zu finden ist. Die Vorsorgevollmacht und die Patientenverfügung sind wichtige Dokumente, die es sich, egal in welchem Alter, lohnt anzulegen.

Ein Notfall kann jederzeit eintreten, auch wenn Sie unterwegs sind. Hier kann Ihnen eine Notfallkarte in Ihrem Portemonnaie helfen, auf der Ihre wichtigste Kontaktperson vermerkt ist sowie wesentliche Informationen über Ihren aktuellen Gesundheitszustand (zum Beispiel Allergien oder ob Sie Diabetiker sind oder Blutverdünner einnehmen) und somit für Ersthelfer klar erkennbar. So eine Notfallkarte haben wir für Sie zum Ausschneiden in den hinteren Bucheinband integriert.

Vorsorgevollmacht

Eine Vorsorgevollmacht ist eine „normale" Vollmacht, die geeignet und bestimmt ist, eine gerichtliche Betreuung zu verhindern. Das Wesen der Vorsorgevollmacht besteht darin, dass der Bevollmächtigte erst von ihr Gebrauch machen soll, wenn der Vollmachtgeber alters- oder krankheitsbedingt nicht mehr in der Lage ist, seine Angelegenheiten selbst zu regeln. Mit der Vorsorgevollmacht ermächtigen Sie also eine Vertrauensperson Ihrer Wahl dazu, Entscheidungen für Sie in Notlagen zu treffen, wenn Sie selbst dies nicht mehr können. Meist ist dies der Fall, wenn man psychisch oder geistig krank ist, zum Beispiel bei einer fortgeschrittenen Demenz oder auch bei einer fortgeschrittenen körperlichen Erkrankung.

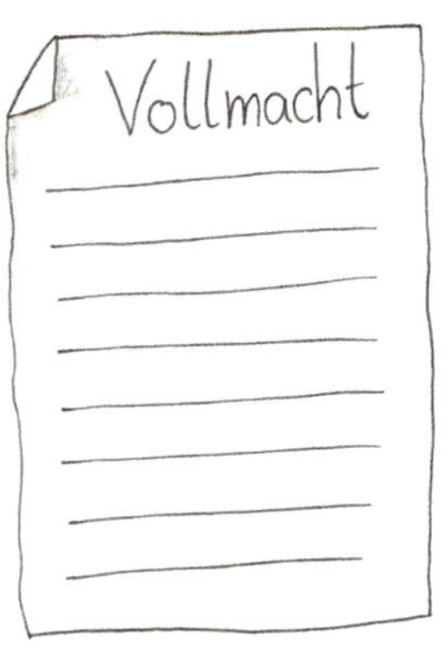

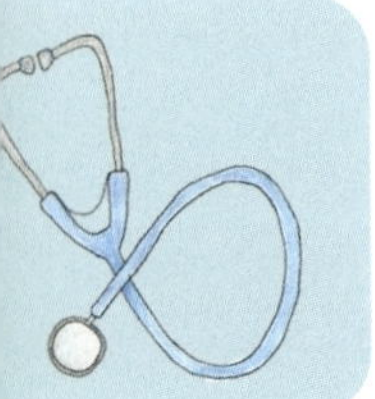

Viele Menschen denken, dass im Notfall automatisch der Ehepartner oder die Kinder für sie Entscheidungen treffen können – ohne Vollmacht ist dies aber nicht automatisch der Fall, insbesondere nicht für finanzielle Entscheidungen oder Unterbringungsangelegenheiten.

Der Vorsorge-Bevollmächtigte soll den Betroffenen entlasten und in seinem Sinne notwendige Entscheidungen treffen. Die Vollmacht erstreckt sich auf finanzielle und vermögensrechtliche Angelegenheiten, Unterbringungs- und Wohnangelegenheiten oder Gesundheitsangelegenheiten. Es ist auch möglich, für jeden dieser Bereiche einen eigenen Bevollmächtigten zu benennen – zum Beispiel die Tochter für vermögensrechtliche und Wohnangelegenheiten und den Sohn für Gesundheitsangelegenheiten. Sicherlich kann man auch alle Entscheidungen in die Hände einer Person legen. Es können auch mehrere Personen für einen Aufgabenbereich bevollmächtigt werden, entweder zu einer gemeinschaftlichen Vertretung, oder man gibt jedem ein Alleinvertretungsrecht. Hier ist zu beachten: Erteilt man die Vollmacht mehreren Personen, dürfen sie nur gemeinschaftlich Entscheidungen treffen. Dies kann insofern schwierig werden, da in vielen – v. a. gesundheitlichen – Bereichen oft sehr schnelle Entscheidungen getroffen werden müssen. Wenn einer der Bevollmächtigten in so einem Fall nur schwer erreichbar ist oder aber keine Einigkeit innerhalb der Gruppe besteht, wird die Umsetzung der Vollmacht in der Praxis schwierig werden. Im Zweifel muss ein gerichtlicher Betreuer bestellt werden. Daher empfiehlt es sich dringend, in wichtigen Bereichen nur einen Bevollmächtigten einzusetzen oder aber eine Reihenfolge festzulegen, nach der die Bevollmächtigen handeln dürfen. Es empfiehlt sich generell immer, einen Ersatzbevollmächtigten zu ernennen, falls die Person der ersten Wahl selbst aufgrund von Krankheit die Vollmacht ablegen möchte oder durch sonstige Umstände verhindert ist.

Wählen Sie für alle anfallenden Aufgabenbereiche nur eine Person aus, um zu verhindern, dass ein gerichtlicher Betreuer bestellt wird. Bezieht sich die Vollmacht zum Beispiel nur auf gesundheitliche Entscheidungen, wird für die anderen Bereiche, für die Sie keine Person ausgewählt haben, ein gerichtlicher Betreuer bestellt.

Falls Sie keiner der Ihnen nahestehenden Personen diese Aufgaben zutrauen können oder möchten, können Sie auch einen Anwalt einsetzen. Wichtig ist, dass Sie sich mit all diesen Personen im Vorfeld absprechen oder aber auch schriftlich festlegen, was Sie für den Ernstfall wünschen. Aber auch für die eingesetzten Vertrauenspersonen wird es dadurch leichter sein, Entscheidungen in Ihrem Sinne zu treffen. Viele Menschen zögern, eine Vorsorgevollmacht zu erstellen, weil sie Angst haben, jemand könnte dann ab sofort über sie bestimmen. Das ist aber nicht der Fall. Die Vorsorgevollmacht greift nur dann, wenn Sie selbst nicht mehr entscheiden können. Im Zweifel, beispielsweise bei fortgeschrittener Demenz, wird ein Arzt darüber urteilen, ob Sie noch selbst in der Lage sind, Entscheidungen zu treffen und auch in welchen Entscheidungsbereichen. Das heißt, bis zu diesem Zeitpunkt ändert sich für Sie erst mal nichts, außer dass Sie Ihre Vorsorge gut geregelt haben.

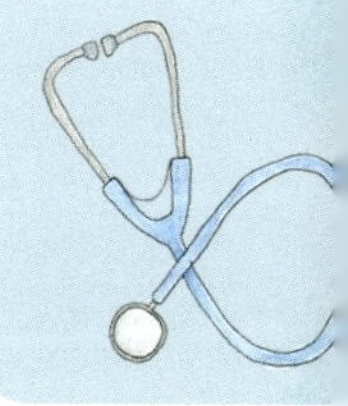

Haben Sie keine Vorsorgevollmacht, wird, wie schon erwähnt, falls Sie keine Entscheidungen mehr treffen können, eine vom Gericht bestellte Person diese Aufgaben übernehmen. Ein gerichtlich bestellter Betreuer unterliegt dabei sehr strengen, genau festgelegten Auflagen. Doch er kennt Sie und Ihre Wünsche nicht, auch wenn er versucht, in Ihrem Sinne zu handeln. Sein Honorar wird aus Ihren finanziellen Rücklagen bezahlt. Demnach ist es auch aus finanzieller Sicht ratsamer, eine Vorsorgevollmacht auszustellen.

Eine Vorsorgevollmacht muss keine bestimmte Form haben, sollte aber schriftlich erfolgen. Zudem sollte man die Bereiche und Situationen ausdrücklich schriftlich erfassen, für die eine oder mehrere Personen bevollmächtigt werden. Sie muss nicht von einem Notar beglaubigt werden, dies wird jedoch aus Sicherheitsgründen empfohlen, da so der Beweiswert erhöht ist – vor allem bei Uneinigkeiten innerhalb der Familie.

Soll die Vollmacht finanzielle Angelegenheiten umfassen, sollten Sie zuvor mit Ihrer Bank sprechen. Viele Banken erkennen eine Vorsorgevollmacht nicht an, wenn sie nicht vorher darüber informiert wurden. Man kann auch bei den Banken gesonderte Kontovollmachten hinterlegen.

Sie können die Vollmacht bei sich zu Hause aufbewahren, allerdings sollte der Bevollmächtigte den Ort kennen und leichten Zugang dazu haben, oder Sie geben ihm das Original mit. Eine dritte Möglichkeit wäre, dass Sie das Original an eine andere Vertrauensperson oder einen Anwalt übergeben und sie bitten, das Dokument im

Notfall an den Bevollmächtigten weiterzugeben. Solange Sie geschäftsfähig sind, können Sie die Vollmacht jederzeit formlos widerrufen.

Die Betreuungsverfügung regelt, wer der gesetzliche Betreuer wird, wenn es notwendig ist. In der Regel ersetzt eine Vorsorgevollmacht die Betreuungsverfügung, da dieser Teil auch in ihr geregelt ist. Falls die Vollmacht aber aus einem formalen Grund vom Gericht nicht anerkannt werden sollte, kann man zur Sicherheit auch noch eine Betreuungsverfügung ausfüllen.

Tipp:

Im **Zentralen Vorsorgeregister der Bundesnotarkammer** können Sie Vorsorgevollmachten, Patientenverfügungen und Betreuungsverfügungen registrieren lassen. Dort fragen auch die Gerichte im Notfall nach, welche Dokumente es gibt und wer bevollmächtigt ist, bevor ein gesetzlicher Betreuer eingesetzt wird. Die Registrierung kostet je nach Umfang ab 15 € aufwärts.
https://www.vorsorgeregister.de/
Telefonnummer: 0 800 3 55 05 00 (kostenfrei, montags bis donnerstags 7–17 Uhr, freitags 7–13 Uhr)

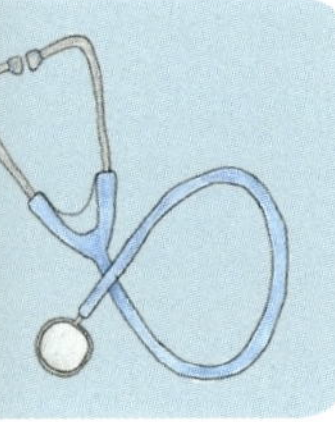

Patientenverfügung

Die Patientenverfügung ist eine Ergänzung zur Vorsorgevollmacht.

In der Vorsorgevollmacht wird geregelt, WER im Notfall die Entscheidungen trifft, in der Patientenverfügung werden eigene Wünsche für konkrete Behandlungen, also WAS entschieden werden sollte, niedergeschrieben.

Auch wenn es schwer ist, sich mit dem Ende des eigenen Lebens auseinanderzusetzen, sollten Sie dies so früh wie möglich tun. Nur so können Sie sicherstellen, dass in diesen Situationen das geschieht, was Sie möchten. Das ist auch oft eine Entlastung für Familienangehörige, da sie dadurch leichter Entscheidungen für Sie und in Ihrem Sinne treffen können.

Oft wird eine Patientenverfügung durch eine Vorsorgevollmacht ergänzt. Ein Angehöriger kann damit Ihren Letzten Willen gegenüber den Ärzten leichter kenntlich machen, gerade wenn in der Patientenverfügung nicht alle konkreten Behandlungsoptionen benannt wurden. Auch die Patientenverfügung kann jederzeit formlos widerrufen werden.

Eine Patientenverfügung bietet die Möglichkeit, für bestimmte Lebens- und Krankheitsphasen konkrete Behandlungswünsche zu benennen, beispielsweise für Bewusstlosigkeit, eine fortgeschrittene Demenzerkrankung, eine Krankheit im Endstadium oder die Sterbephase. Sie sollte persönliche Wertvorstellungen, Einstellungen zum eigenen Leben und Sterben wie auch möglicherweise religiöse Anschauungen beinhalten.

Da in einer Patientenverfügung Behandlungen für nicht vorhersehbare und sehr komplexe medizinische Sachverhalte geregelt werden sollen, ist dies für medizinische Laien oft sehr schwierig. Deshalb ist es sinnvoller festzulegen, welche Therapien und Behandlungen man akzeptieren würde – oder eben nicht, wenn ein bestimmtes Behandlungsziel nicht mehr oder nur sehr unwahrscheinlich erreicht werden kann.

Unter einem Behandlungsziel versteht man zum Beispiel das eigene Überleben. So können Sie beispielsweise verfügen, dass Sie keine intensivmedizinische Therapie mehr wünschen, wenn die Ärzte es für unwahrscheinlich halten, dass Sie überleben.

Da bei einem Notfall alles sehr schnell gehen muss und meist nur wenig Zeit bleibt, in Ruhe die oft mehrseitige Patientenverfügung zu lesen, sollte diese zusätzlich einen **Notfallplan** (**Ärztliche Anordnung für den Notfall, kurz: ÄNo**) enthalten. Ansonsten wird der behandelnde Notarzt in der Regel zunächst alles tun, um Ihr Leben zu retten, und Sie dann ins Krankenhaus und gegebenenfalls auf die Intensivstation bringen. Dort wird dann das, was Sie in Ihrer Patientenverfügung festgelegt haben, umgesetzt. Sinnvoller ist aber ein Notfallplan, mit dem sich Ihre Wünsche sofort umsetzen lassen. Er umfasst meist nur eine Seite und enthält alles, was Ihnen wichtig ist, in Kurzform. Sprechen Sie unbedingt vorher mit Ihrem Hausarzt darüber, denn nur so können Sie sicherstellen, dass Ihnen die Konsequenzen Ihrer Entscheidung bewusst sind. Im Notfallplan hat man in der Regel die Wahl zwischen drei Szenarien:

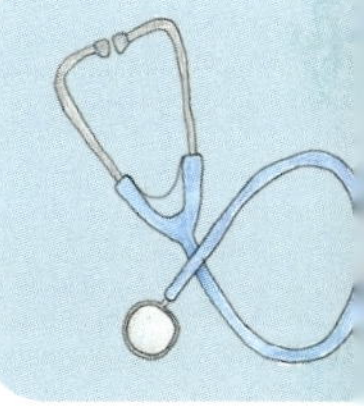

- Ich möchte, dass im lebensbedrohlichen Notfall alle lebenserhaltenden Maßnahmen durchgeführt werden
- Ich lehne im Fall eines lebensbedrohlichen Notfalls alle lebenserhaltenden Maßnahmen ab und wünsche ausschließlich eine palliative Sterbebegleitung
- Ich möchte, dass im lebensbedrohlichen Notfall nur folgende lebenserhaltenden Maßnahmen durchgeführt werden/ich lehne folgende lebenserhaltenden Maßnahmen ab … (zum Beispiel invasive Beatmung, Wiederbelebungsmaßnahmen, Intensivstation)

Gerade eine weitreichende Ablehnung aller lebenserhaltenden Maßnahmen sollte gut überlegt und auch ausführlich mit dem Hausarzt besprochen werden. Diese Entscheidung sollte in der Regel nur getroffen werden, wenn man aufgrund seiner Vorerkrankungen eine geringe Chance hat zu überleben, eine Krankheit im Endstadium oder eine andere persönliche und plausible Begründung für diese Entscheidung hat. Keiner sollte ein schlechtes Gewissen haben müssen, wenn er eine volle Behandlung wünscht – egal wie alt er oder wie fortgeschritten seine Erkrankung ist.

Auch eine Patientenverfügung sollte an einem leicht zugänglichen Ort aufbewahrt werden. Optimalerweise bekommen der Hausarzt und die bevollmächtigte Person eine Kopie. Wenn man im Pflegeheim lebt, sollte auch das Pflegeheim darüber informiert sein, insbesondere über den Notfallplan, sodass der Notarzt sofort danach handeln kann.

Zudem sollte eine Patientenverfügung regelmäßig auf Aktualität geprüft werden.

Tipp:

Eine **notarielle Beglaubigung** ist zwar nicht immer notwendig, in vielen Fällen aber dennoch sehr sinnvoll. Notarkosten sind gesetzlich für alle Notare gleich geregelt, deswegen ist es finanziell gesehen egal, zu welchem Notar Sie gehen.

- **Vorsorgevollmacht:** Die Kosten für eine notarielle Beglaubigung der Vorsorgevollmacht hängen von Ihrem Vermögen ab und belaufen sich zwischen 75 €–1.735 €.
- **Patientenverfügung:** Die Kosten für eine notarielle Beglaubigung der Patientenverfügung liegen bei 60 €, bei sehr hohem Vermögen können sie auf 165 € ansteigen.

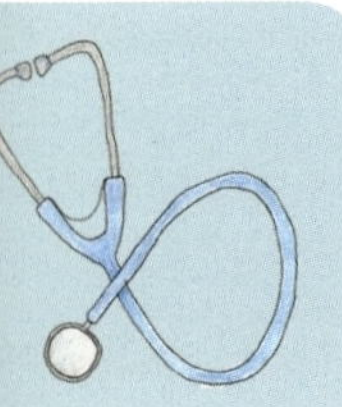

Zu den genannten Notargebühren kommen noch Schreibauslagen, sonstige Auslagen (Porto, Telefon Fax) sowie die gesetzliche Mehrwertsteuer hinzu. Im Rahmen einer Rechtschutzversicherung werden diese Gebühren gegebenenfalls erstattet. Wenn man beide Dokumente zusammen beglaubigen lässt, kann es günstiger werden.

Tipp:

So bekomme ich weitere Informationen zur Vorsorgevollmacht und Patientenverfügung:

Die Zentrale Anlaufstelle Hospiz (ZAH) berät Menschen, die eine Vorsorgevollmacht oder Patientenverfügung erstellen wollen, kostenlos. Sie können gerne telefonisch einen Termin vereinbaren. Telefonnummer: 030 40 71 11 13.
https://www.hospiz-aktuell.de/nc/herzlich-willkommen.html
Beim **Publikationsverband der Bundesregierung** können Sie sich hilfreiche Broschüren zu den Themen „Patientenverfügung", „Betreuungsrecht" oder „Zu Hause gut versorgt – Informationen und Tipps für ältere Menschen" kostenfrei bestellen. Telefonnummer: 030 18 272 2721.
https://www.bundesregierung.de/breg-de/service/publikationen/patientenverfügung-726466

Organspende

Auch bei älteren Patientinnen und Patienten stellt sich nach dem Tod die Frage nach einer möglichen Organ- und Gewebespende. Es gibt kein Höchstalter, um nach seinem Tod Spender zu sein, sondern die Ärzte entscheiden im Einzelfall, ob sich die Organe zur Transplantation eignen. Insbesondere Lunge, Leber oder auch die Nieren haben im Alter oft noch eine ausreichende Funktion, um verpflanzt werden zu können.

Um auch hier Ihre Verbliebenen zu entlasten, ist es ratsam, sich mit diesem Thema vorher auseinanderzusetzen. Sie können entweder die Organ- oder Gewebespende generell verweigern oder zustimmen oder aber nur einzelne Organe oder Gewebe bestimmen.

Tipp:

Weitere Informationen und auch den Organspendeausweis erhalten Sie bei Ihrer Krankenkasse oder dem gebührenfreien **Infotelefon Organspende** Telefonnummer: 0800 90 40 400.
Unter dieser Telefonnummer können Sie auch einen Flyer der Bundeszentrale für gesundheitliche Aufklärung zu diesem Thema bestellen.
https://www.organspende-info.de/organspendeausweis-download-und-bestellen.html

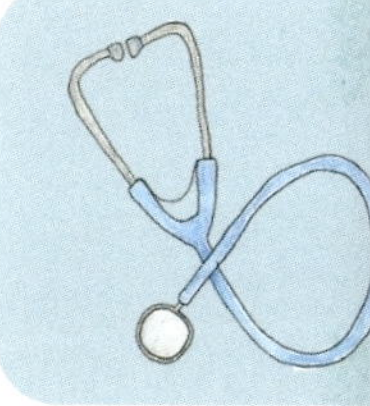

21 Ich bin krank, was jetzt?

„Nicht was, sondern wie du es erträgst, ist von Belang."

– Lucius Annaeus Seneca (1–65 n. Chr.), römischer Philosoph, Dramatiker, Naturforscher, Politiker und als Stoiker einer der meistgelesenen Schriftsteller seiner Zeit

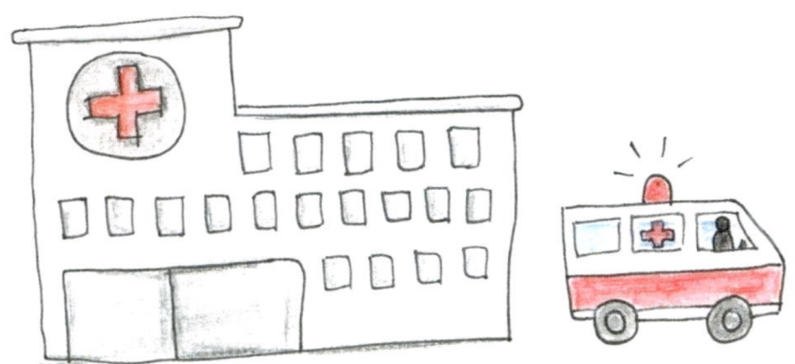

Was Sie in diesem Kapitel lernen:

- Bei allen Erkrankungen, die keine Notfälle sind, ist der Hausarzt ein guter Ansprechpartner und sollte Ihre erste Anlaufstelle sein. Bei Bedarf wird er Sie an einen Facharzt überweisen.
- Der ärztliche Bereitschaftsdienst (116117) ist der Vertreter des Hausarztes und leitet einen, falls notwendig, an die nächste Notdienstpraxis weiter oder schickt sogar einen Arzt zu Ihnen nach Hause, wenn es nicht anders geht.
- Die Notaufnahme eines Krankenhauses ist für absolute Notfälle gedacht.
- In lebensbedrohlichen Situationen sollte man den Rettungsdienst unter der kostenlosen Telefonnummer 112 (ohne Vorwahl) anrufen.
- Einmal verlorene Muskelmasse ist im Alter fast unmöglich wiederaufzubauen. Training hilft, dem vorzubeugen, und ist daher auch besonders im Krankenhaus wichtig.
- Die Anschlussheilbehandlung (AHB) hilft, nach einem Krankenhausaufenthalt wieder fit zu werden. Sie dauert in der Regel drei Wochen und wird unter gewissen Bedingungen von der Versicherung bezahlt.

21.1 Ich fühle mich krank, wo soll ich hin?

Wohin soll ich gehen, wenn ich mich krank fühle? Gehe ich zum Hausarzt, in eine Notfallpraxis oder ins Krankenhaus? Lasse ich mich fahren, fahre ich selbst, oder rufe ich den Rettungsdienst? Alle diese Fragen sind zu schwer zu beantworten, und umso schwerer in einer Akutsituation mit vielleicht großen Schmerzen. Im Folgenden möchten wir Ihnen einige Hinweise zu ihrer Beantwortung geben.

Sie brauchen keine Scheu zu haben, bei den zuständigen Stellen anzurufen und nachzufragen. Ihre Gesundheit sollte an erster Stelle stehen.

Hausarzt

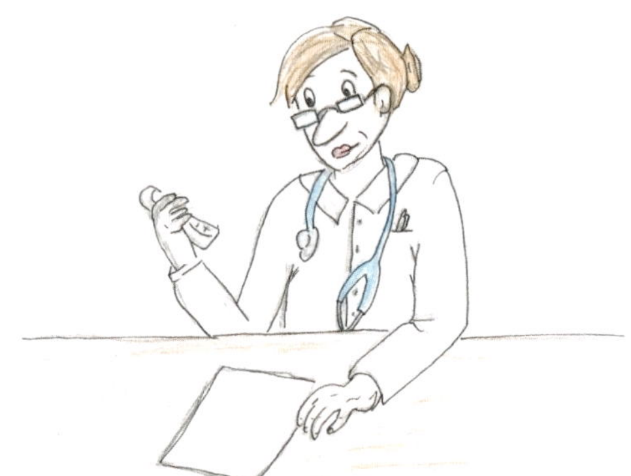

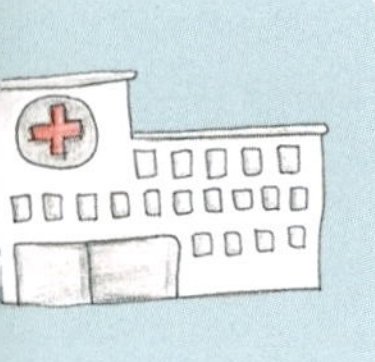

Der Hausarzt ist Ihr wichtigster ärztlicher Ansprechpartner. Er kennt Sie meist am besten, hat Sie lange betreut und kann oft sehr gut einschätzen, bei welchen Beschwerden Sie ins Krankenhaus gehen sollten und wann nicht. Gleichzeitig kann er Ihnen auch alle wichtigen Unterlagen mitgeben, die Sie vielleicht im Krankenhaus benötigen.

Der Hausarzt ist insbesondere dann der erste Ansprechpartner, wenn Sie sich krank fühlen, ohne akut ärztliche Hilfe zu benötigen, oder wenn Sie schon länger bestehende oder auch neu aufgetretene Beschwerden haben, die Sie aber zunächst nicht sehr einschränken. Er wird Sie auch telefonisch bei Problemen beraten und mit Ihnen besprechen, wie weiter vorzugehen ist.

Generell macht es Sinn, immer zuerst zum Hausarzt und nicht direkt zu einem Facharzt zu gehen. Er kann Ihre Beschwerden richtig einordnen. Denn auch wenn beispielsweise bei vermeintlichen Rückenschmerzen gerne zuerst der Orthopäde aufgesucht wird, ist hier der Hausarzt der richtige Ansprechpartner. Denn hinter Rückenschmerzen können auch andere Krankheitsbilder wie etwa eine Nierenbeckenentzündung stecken. Wenn nötig, wird der Hausarzt Ihnen dann zur weiteren Abklärung eine Überweisung zum Facharzt mitgeben, eventuell sogar einen Termin vereinbaren, damit Sie sich dort zeitnah vorstellen können.

Merke:

Der Hausarzt ist der richtige Ansprechpartner, wenn

- er gerade Sprechstunde hat.
- die Beschwerden nicht lebensbedrohlich sind.
- Sie Beschwerden haben, die Ihnen schon bekannt sind und die sich aktuell etwas verschlimmert haben.
- Sie lediglich ein Rezept oder eine Überweisung brauchen.
- Sie neue, leichte Beschwerden haben und einen ärztlichen Rat benötigen.

Facharzt

Ein Facharzt ist ein Arzt mit einem besonderen Fachgebiet wie beispielsweise Orthopädie, Augenheilkunde oder Kardiologie. Nicht immer ist es zwingend notwendig, mit seinen Beschwerden zum Facharzt zu gehen. Das vermeidet lange Wartezeiten – gerade für diejenigen, die wirklich eines Spezialisten bedürfen – und eine Überfüllung von Fachpraxen. Erste Anlaufstelle für gesundheitliche Beschwerden sollte daher der Hausarzt sein, auch wenn dies oft als unnötiger Zeitaufwand empfunden wird. Generell besteht in Deutschland die Möglichkeit der freien Arztwahl, doch wird dies nur in Absprache mit dem Hausarzt empfohlen. Es ist wichtig für ihn, Ihre gesamte Behandlung im Blick zu haben, und außerdem kann er die Ursache Ihrer Beschwerden besser einschätzen als Sie.

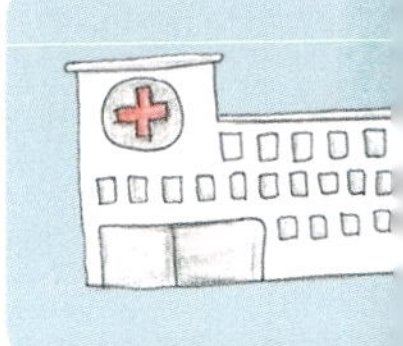

Wenn es medizinisch notwendig ist, wird Ihr Hausarzt Ihnen eine Überweisung für den Facharzt ausstellen. Sie muss dort nicht zwingend vorgelegt werden, ist aber sehr praktisch, da sie als Kommunikationsmittel zwischen Haus- und Facharzt genutzt werden kann. Wichtige Informationen, insbesondere auch zu weiteren Krankheiten, können somit einfach ausgetauscht werden. Dies bedeutet eine Zeitersparnis für den Facharzt und gewährleistet somit auch oft eine bessere Diagnose und Behandlung. Eine Überweisung ist immer bis Ende des jeweiligen Quartals gültig, wird aber eventuell auch noch im folgenden Quartal akzeptiert. In dringenden Fällen wird Ihr Hausarzt Ihnen auf dem „kurzen Dienstweg" schnell einen Termin beim Facharzt vereinbaren, falls das notwendig ist. Dann ist der Besuch beim Hausarzt sogar eine Zeitersparnis!

Merke:

Was ist ein Quartal?

Ein Quartal ist ein Vierteljahr, also drei Monate. In einem Jahr gibt es somit vier Quartale.
Quartal 1: 1. Januar bis 31. März
Quartal 2: 1. April bis 30. Juni
Quartal 3: 1. Juli bis 30. September
Quartal 4: 1. Oktober bis 31. Dezember

Manche Fachärzte können nur mit Überweisung aufgesucht werden. Zu ihnen gehören Fachärzte für Laboratoriumsmedizin, Nuklearmedizin, Transfusionsmedizin, Strahlentherapie, Radiologie, Mikrobiologie und Pathologie.

Tipp:

Wie erhalte ich einen schnellen Termin beim Facharzt oder Psychotherapeuten?

Die Wartezeit auf einen Facharzttermin ist oft lang. Damit das schneller geht, haben die Kassenärztlichen Vereinigungen seit Januar 2016 sogenannte Terminservicestellen (TSS) eingerichtet. Wenn Sie eine Überweisung haben, können diese Ihnen einen Termin mit einer Wartezeit von höchstens vier Wochen besorgen. Für die Terminabsprache benötigt die Servicestelle ungefähr eine Woche. Für einen Augenarzt- oder Frauenarzttermin brauchen Sie keine Überweisung.
Sie haben ein Recht auf einen Termin innerhalb von vier Wochen. Falls die Terminservicestelle Ihnen jedoch keinen Termin innerhalb dieser vier Wochen vermitteln kann, muss sie einen ambulanten Behandlungstermin im Krankenhaus anbieten.
Das gilt allerdings nur, wenn es einen akuten medizinischen Behandlungsgrund gibt. Wenn Sie einen Termin für verschiebbare Routineuntersuchungen oder Bagatellerkrankungen brauchen, kann die Wartezeit auch mehr als vier Wochen betragen.
Die Terminservicestelle ist bundesweit unter der Telefonnummer des ärztlichen Bereitschaftsdienstes (ohne Vorwahl) **116 117** und online erreichbar.

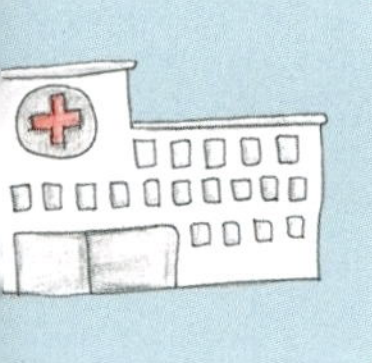

Ärztlicher Bereitschaftsdienst (Telefonnummer 116 117)

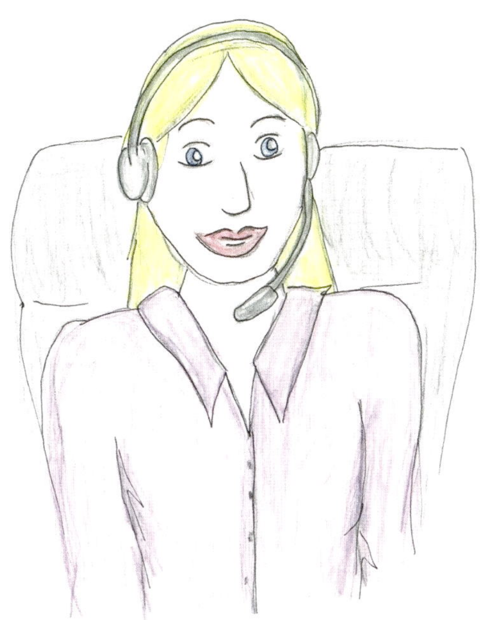

Der ärztliche Bereitschaftsdienst ist ein wichtiger Ansprechpartner, wenn die Hausarztpraxis geschlossen hat. Es ist immer sinnvoller, sich an ihn zu wenden, statt in das nächste Krankenhaus zu gehen, um die Notaufnahmen nicht zu überlasten, es sei denn, es besteht ein lebensbedrohlicher Notfall. Er ist **von abends bis morgens und auch am Wochenende oder an Feiertagen** erreichbar und oft auch an ein Krankenhaus angegliedert, sodass bei Bedarf die Patientin/der Patient leicht an die Notaufnahme weitergeleitet werden kann. Hausbesuche sind bei Notwendigkeit auch möglich.

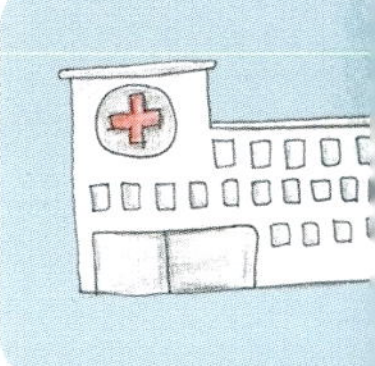

Merke:

Der ärztliche Bereitschaftsdienst ist der richtige Ansprechpartner, wenn

- der Hausarzt nicht geöffnet hat (beispielsweise abends, nachts, an Wochenenden oder Feiertagen).
- es sich um Beschwerden handelt, mit denen Sie sich normalerweise in einer Arztpraxis vorstellen würden.
- die Behandlung nicht bis zum nächsten Tag warten kann, wenn der Hausarzt geöffnet hat.
- die Erkrankungen nicht lebensbedrohlich sind (beispielsweise starke Schmerzen im Bauch, Rücken, Hals oder in den Ohren, bei Fieber, Durchfall und Erbrechen, Blasenentzündungen)

Der ärztliche Bereitschaftsdienst ist in ganz Deutschland unter der **kostenlosen Telefonnummer 116 117 rund um die Uhr** erreichbar (ohne Vorwahl). Ruft man dort an und schildert seine Beschwerden, wird das Anliegen aufgenommen und an die nächste Notdienstpraxis weitergeleitet, oder aber es wird bei Bedarf ein Arzt nach Hause geschickt. Hier kann man auch beraten werden, ob vielleicht direkt der Gang ins Krankenhaus sinnvoll ist.

Notaufnahme im Krankenhaus

Die Notaufnahme eines Krankenhauses ist für Notfälle gedacht. Um sich sicher zu sein, dass es sich um einen Notfall handelt, können Sie den ärztlichen Bereitschaftsdienst anrufen oder aber auch die Notaufnahme des Krankenhauses und Ihre Beschwerden schildern.

Die Ärzte und Pflegekräfte in der Notaufnahme prüfen, welcher Fall vorrangig behandelt werden muss. Wer also wegen Halsschmerzen ins Krankenhaus geht, muss länger warten als eine Person mit Herzinfarkt. Die Einstufung geschieht nach einem Ampel-System. Da es leider immer wieder viele Menschen gibt, die auch bei Bagatellerkrankungen in die Notaufnahme gehen, sind die Wartezeiten häufig lange. Auch aus diesem Grund sollten Sie, falls Sie unsicher sind, ob Sie ins Krankenhaus müssen, zuerst die 116 117 anrufen oder auch direkt in der Notaufnahme des zuständigen Krankenhauses.

Merke:

Die Notaufnahme im Krankenhaus ist der richtige Ansprechpartner bei

- lebensbedrohlichen Erkrankungen (Notrufnummer 112 wählen)
- insbesondere bei Symptomen wie Atemnot, Schmerzen in der Brust, starken Bauchschmerzen
- Verletzungen wie Schnitt- oder Platzwunden, Knochenbrüchen oder Verbrennungen

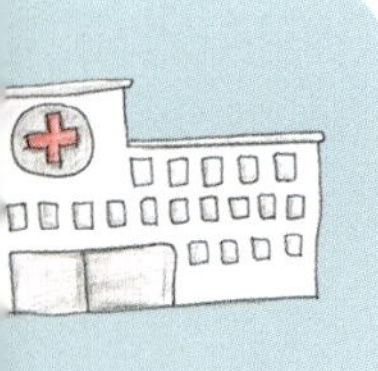

Rettungsdienst und Notarzt (Telefonnummer 112)

In akuten Notfällen, wenn die Notaufnahme eines Krankenhauses eine zu große Zeitverzögerung bedeuten würde, sollten Sie den Rettungsdienst unter der kostenlosen **Telefonnummer 112** anrufen. Diese Telefonnummer hat keine Vorwahl und gilt deutschlandweit. Der Rettungswagen mit Sanitätern wird so schnell wie möglich zu Ihnen nach Hause fahren und sich um Sie kümmern. Je nachdem um welche Art Notfall es sich handelt, kommt auch ein Notarzt mit dazu.

Wenn Sie den Rettungsdienst gerufen haben, werden Sie noch einige Minuten zu Hause auf den Krankenwagen warten müssen. Wenn Sie allein leben und sich sehr schlecht fühlen, können Sie nach Ihrem Anruf einen Nachbarn bitten, so lange bei Ihnen zu bleiben und dem Rettungsdienst die Türe zu öffnen. Sollte das nicht möglich sein, öffnen Sie zumindest schon einmal die Wohnungstür oder Haustüre, sodass der Rettungsdienst Zugang zu Ihrer Wohnung hat und es zu keiner Zeitverzögerung kommt.

Merke:

Der Rettungsdienst 112 ist der richtige Ansprechpartner bei

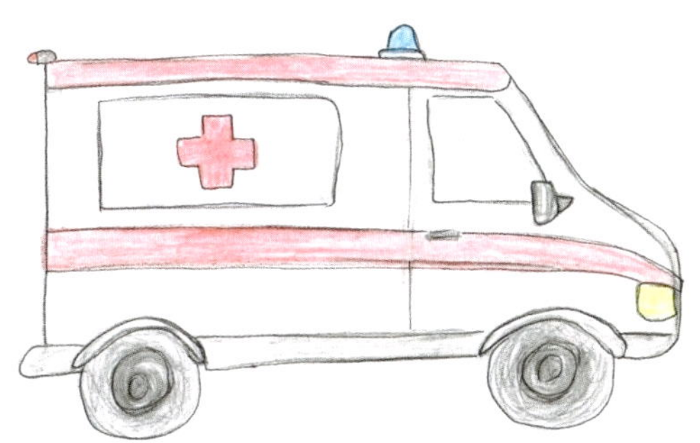

- Bewusstlosigkeit oder Bewusstseinstrübung
- schwerer Luftnot
- starken Brustschmerzen oder Herzbeschwerden
- Blutungen, die nicht aufhören
- Vergiftungen
- Unfällen mit starken Verletzungen, Stürzen
- Unfällen mit Strom, Ertrinken, Verbrennungen
- akuten und stärksten Schmerzen jeder Art

21.2 Ich bin im Krankenhaus – und jetzt?

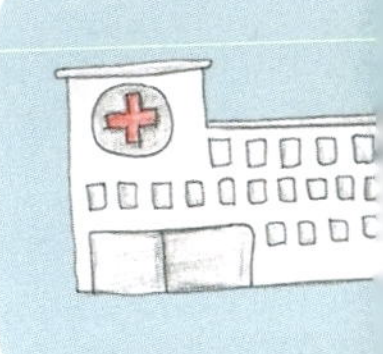

Ein Klinikaufenthalt ist ein aufwühlendes Erlebnis für jeden Menschen. Man wird aus dem gewohnten Umfeld herausgerissen und übernachtet an einem fremden Ort mit zunächst noch unbekannten Personen um einen herum. Häufig kann man im Krankenhaus auch schlecht schlafen, da das Bett ungewohnt ist oder der Bettnachbar laut schnarcht.

Zudem weiß man nicht, was auf so einer Station auf einen zukommt. Die unbekannten Geräte, die Geräuschkulisse, die zum Teil mehrfachen Blutentnahmen können einem schon Angst machen. Vielleicht hat man sogar Schmerzen oder fühlt sich müde, schlapp und gereizt.

Das alles kann sehr beunruhigend und beängstigend sein, sodass Sie sich vielleicht unsicher und hilflos fühlen. Aber es ist wichtig, dass Sie an Ihrer Behandlung beteiligt sind und verstehen, was vor sich geht. Zögern Sie deshalb nicht, jederzeit zu fragen, wenn Sie etwas nicht verstehen. Sie sind die Hauptperson, um Sie geht es.

Im Krankenhaus ist vieles neu und ungewohnt: Untersuchungen, neue Arzneimittel, neue Tagesabläufe und ungewohntes Essen.

Was sollte ich mit ins Krankenhaus nehmen?

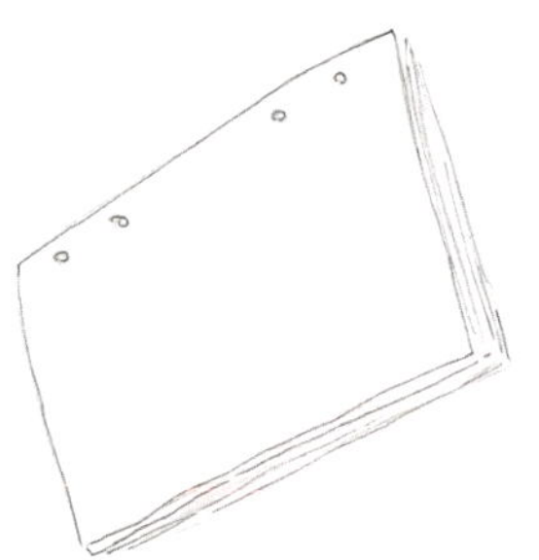

Meistens hat man, wenn überhaupt, nur wenig Zeit, um sich auf einen bevorstehenden Krankenhausaufenthalt vorzubereiten. Im Folgenden möchten wir Ihnen eine kurze Packliste für das Krankenhaus als Vorschlag mit auf den Weg geben.

Wichtige Dokumente

- Krankenhauseinweisungsschein
- Krankenkassenkarte, wenn Sie gesetzlich versichert sind, Angaben zur privaten Krankenversicherung, wenn Sie dort versichert sind
- Personalausweis
- Etwas Geld für den Krankenhausalltag. Nehmen Sie aber nicht zu viel Geld und vor allem auch keine Wertgegenstände wie Schmuck oder Uhren mit, da Diebstahl auch im Krankenhaus nicht so selten ist.

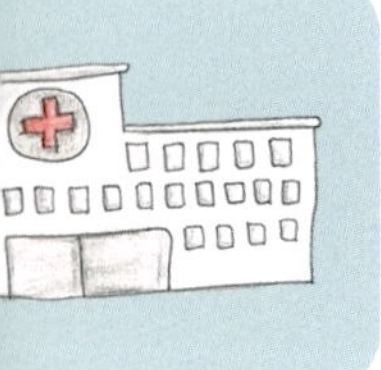

- Name und Adresse Ihres behandelnden Hausarztes
- Name, Adresse und Telefonnummer eines Angehörigen, der im Notfall kontaktiert werden soll
- Kopie der Patientenverfügung und Vorsorgevollmacht, wenn vorhanden

Wichtige Informationen für den Krankenhausarzt

Einige Unterlagen sollten Sie unbedingt dabeihaben, um den Arzt, der Sie im Krankenhaus behandeln wird, zu informieren. Er sollte einen Überblick bekommen über Ihre Krankheiten, die bisherige Medikation und Allergien. Auch unnötige doppelte Diagnostik lässt sich so vermeiden.

- Aktueller Medikamentenplan
- Impfpass
- Arztbriefe, Berichte und Laborbefunde von Ihren letzten Arztbesuchen und Krankenhausaufenthalten, wenn vorhanden (wenn Sie diese ausgehändigt bekommen, bitten Sie um eine zusätzliche Kopie, damit Sie die Originale behalten können)
- Ausweise (wenn vorhanden): Herzschrittmacher, Allergie-Pass, Implantat-Ausweis, Blutverdünnungs-Pass

Hygieneartikel

Die meisten Krankenhäuser haben eine Basis-Ausstattung an Hygieneartikeln, wie zum Beispiel Zahnbürsten, Handtücher und Shampoo. Da das Krankenhaus aber sowieso für Sie eine ungewohnte Umgebung ist, macht es Sinn, Sachen, die Ihnen wichtig sind und mit denen Sie sich wohlfühlen, dabeizuhaben.

- Zahnbürste und Zahnpasta (wichtig: Nehmen Sie die Zahnbürste mit, die Sie auch zu Hause benutzen, auch wenn sie elektrisch ist. Mangelnde Zahnhygiene während des Krankenhausaufenthaltes ist ein häufiges Problem.)
- Shampoo und Duschgel
- Bürste oder Kamm
- Rasierer
- Föhn
- Deodorant
- Creme
- Taschentücher
- Nagelpflegeset
- Binden, Vorlagen oder Schutzhosen
- Handtücher und Waschlappen
- Gebissreiniger und Haftcreme
- Brillenputztücher

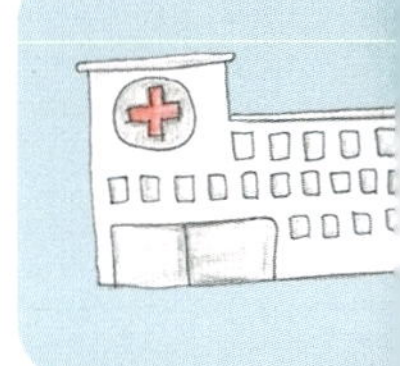

Die richtige Kleidung

Am geeignetsten fürs Krankenhaus ist bequeme Kleidung, die schnell an- und auszuziehen ist. Da Sie nie genau wissen, wie warm oder kalt es sein wird, bietet sich der sogenannte Lagenlook an, das heißt mehrere Schichten übereinander. Weite Kleidung hat sich bewährt, falls Verbände oder Stützstrümpfe angelegt werden müssen. Da Kleidung durch Blut oder Medikamente verschmutzt werden kann, sollte sie auch bei hohen Temperaturen waschbar sein und nicht allzu teuer.

Viele Patientinnen und Patienten wechseln ihre Kleidung im Krankenhaus nur selten oder tragen durchgehend Patientenhemden. Manchmal ist das nicht anders möglich. Um Ihre körperlichen Fähigkeiten zu erhalten und auch den natürlichen Tages- und Nachtrhythmus beizubehalten, sollten Sie aber Ihre eigene Kleidung morgens anziehen und abends zu Ihren Schlafsachen wechseln. Sollten Sie dabei

Hilfe benötigen, fragen Sie das Personal. Es wird Ihnen gerne helfen, auch wenn Sie vielleicht ein bisschen warten müssen.
Hier finden Sie eine Liste von bewährten Kleidungsstücken für einen Krankenhausaufenthalt:

- Unterwäsche
- Socken und Strümpfe
- Schlafanzüge
- Hausschuhe
- bequeme, feste Sportschuhe, in denen keine Sturzgefahr besteht (sind auch wichtig für Krankengymnastik)
- Ggf. Badeschuhe für die Dusche
- Bequeme Kleidung
- Bademantel
- Beutel für Schmutzwäsche

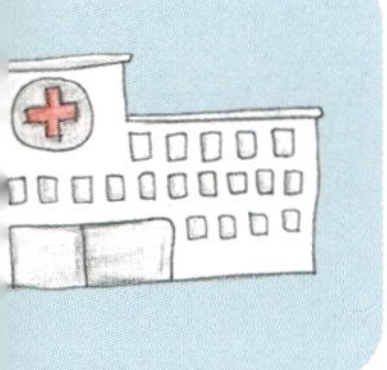

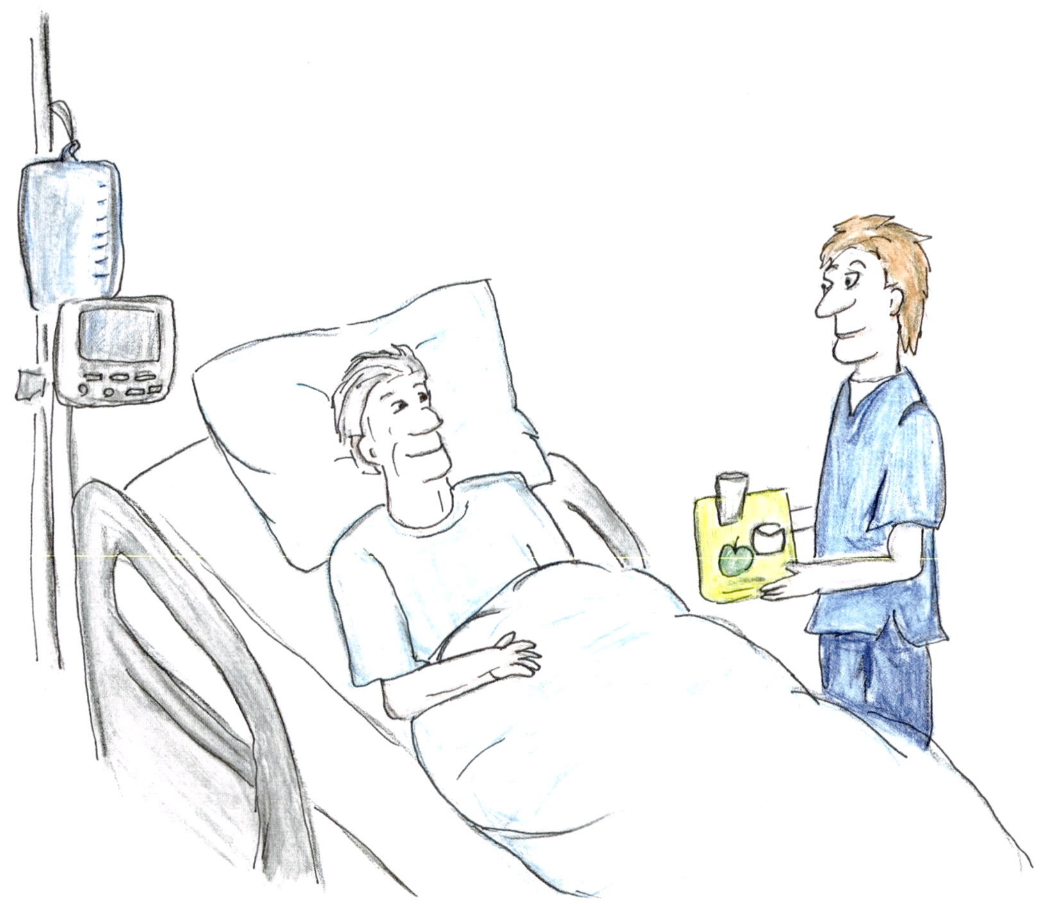

Persönliche Dinge

Persönliche Dinge sind, wie der Name schon sagt, individuell. Deshalb lassen sich hierfür in der Regel keine genauen Empfehlungen geben. Im Folgenden finden Sie daher nur einige Gedankenstützen.

- **Uhr/Wecker:** Da Ihr normaler Alltag sich von dem im Krankenhaus doch erheblich unterscheidet, ist es manchmal schwer, sich zeitlich zu orientieren. Dies kann zu einem sogenannten Delir, einem akuten Verwirrungszustand, beitragen. Zu Ihrer Orientierung ist es daher wichtig, eine Uhr, optimalerweise mit Datumsanzeige, dabeizuhaben.
- **Hilfsmittel:** Falls Sie eigene Hilfsmittel benutzen, wie beispielsweise einen Stock, Rollator oder Rollstuhl, sollten Sie ihn, wenn möglich, mit ins Krankenhaus bringen. Zwar sind die Krankenhäuser meist damit ausgestattet, jedoch kann es sein, dass nicht genügend für alle Patientinnen und Patienten zur Verfügung stehen. Während Ihres Krankenhausaufenthaltes ist es wichtig, dass Sie in Bewegung bleiben, um Muskelabbau zu verhindern. Bitte kennzeichnen Sie, eventuell mithilfe des Krankenhauspersonals, Ihre Hilfsmittel mit Namen und bringen Sie sie in Sichtweite in Ihrem Zimmer unter.
- **Brille und Hörgeräte:** Bitte vergessen Sie Ihre Brille und Ihre Hörgeräte nicht, damit Sie aktiv am Krankenhausleben teilnehmen können. Eventuell werden Ihnen Aufklärungs- und Informationsmaterialien ausgehändigt, oder Sie müssen Gespräche mit Ärzten oder Pflegepersonal führen. Eine sinnliche Orientierung durch diese Hilfsmittel kann ebenfalls einem Delir vorbeugen. Benötigen Sie Hilfe beim Einsetzen Ihres Hörgerätes, wird Ihnen das Krankenhauspersonal auf Anfrage gerne behilflich sein.

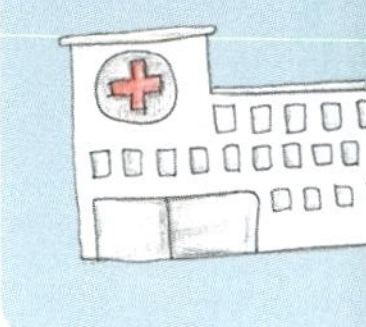

- **Handy und Ladegerät:** Damit Sie Angehörige anrufen oder ihnen schreiben können, sollten Sie an Ihr Handy und das Ladegerät denken.
- **Bücher, Zeitschriften, Rätselhefte, Laptops/Tablets, Handarbeiten:** Damit Sie sich beschäftigen können.
- **Zettel und Stift:** Damit Sie sich wichtige Fragen und Antworten notieren können.
- **Seltene Medikamente:** Eigentlich müssen Sie Ihre eigenen Medikamente nicht mit ins Krankenhaus nehmen. Das Pflegepersonal im Krankenhaus gibt sie Ihnen normalerweise zur entsprechenden Einnahmezeit. Oft ist es sogar hinderlich, wenn eigene Medikamente mitgebracht werden, da es schnell zu Verwechslungen kommen kann und eventuell zu viele oder die falschen Arzneimittel eingenommen werden. Sollten Sie aber seltene Medikamente (z. B. Chemotherapeutika oder Studienmedikamente) oder freiverkäufliche Medikamente wie Vitamine einnehmen

müssen, hat das Krankenhaus sie eventuell zunächst nicht vorrätig. Daher kann es sinnvoll sein, sie mitzunehmen. Sprechen Sie aber alle Ihre Medikamente immer mit dem behandelnden Arzt ab. Es könnte sein, dass Sie einige von ihnen, wie zum Beispiel Blutverdünner, vor einer geplanten Operation nicht nehmen dürfen.

- **Ohrstöpsel und Schlafbrille** für eine angenehme Nachtruhe.
- **Kopfhörer:** Können nützlich sein, falls Sie entweder über mitgebrachte Geräte Musik hören wollen oder, je nach Krankenhaus, auch für den Fernseher.
- **Schuhlöffel und ähnliche Hilfsmittel**

Merke:

Wichtig: Bei allem, was Sie ins Krankenhaus mitnehmen, haftet das Krankenhaus in der Regel nicht, wenn es **verloren geht oder gestohlen wird.** Sie als Patientin oder Patient sind also in der Verantwortung, Ihre Wertgegenstände sicher aufzubewahren. Nehmen Sie deshalb so wenig wertvolle Dinge wie möglich mit und nutzen Sie immer den abschließbaren Spind oder einen Safe, wenn Sie das Zimmer verlassen. Auch wenn das Krankenhauspersonal, das Sie zu einer Untersuchung bringen möchte, dann manchmal sehr ungeduldig ist: Nehmen Sie sich unbedingt die Zeit, vor dem Verlassen des Zimmers alles sicher wegzuschließen.

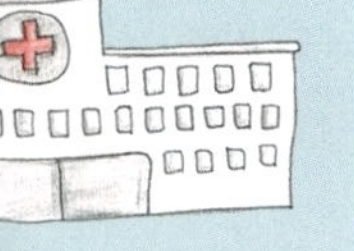

Nicht vergessen

Bevor Sie ins Krankenhaus gehen, sollten Sie, insbesondere wenn Sie allein oder mit einem pflegebedürftigen Angehörigen zusammenleben, noch einiges bedenken:

- **Wer gießt die Blumen und kümmert sich um die Post? Wer kümmert sich um Haustiere?**
  Hier kann man häufig Nachbarn, Freunde oder Familie bitten. Bei Haustieren, insbesondere Hunden, ist es da oft schon etwas schwieriger. Ein Krankenhausaufenthalt ist gerade für allein lebende Tierhalter eine Herausforderung. Hier bietet sich eine kostenpflichtige Tierbetreuung an (Kostenfaktor meist 12 €–20 € pro Tag). Auch Tierschutzvereine können manchmal bei der Betreuung helfen, wenn eine finanzielle Notlage besteht und keine Verwandten oder Bekannten einspringen können.
- **Sind das Licht und alle elektrischen Geräte ausgeschaltet?**
  Achten Sie besonders bei elektrischen Kleingeräten darauf, auch den Stecker zu ziehen, um einem Brand vorzubeugen.

- **Müssen Rechnungen und Überweisungen bezahlt werden, während ich im Krankenhaus bin?**
  Wenn der Krankenhausaufenthalt vorhersehbar ist, begleichen Sie die Rechnungen (z. B. Miete oder Strom) bereits im Voraus oder statten Sie eine Vertrauensperson mit einer Bankvollmacht aus.

- **Habe ich pflegebedürftige Angehörige, die während meiner Abwesenheit versorgt werden müssen?**
  Wenn der pflegende Angehörige einmal selbst ins Krankenhaus muss und der gepflegte allein zurückbleibt, muss ein Ersatz in die Wege geleitet werden. Hat der Pflegebedürftige mindestens Pflegegrad 2, besteht ein Anspruch auf sogenannte Verhinderungspflege (Ersatzpflege) für bis zu sechs Wochen (42 Tage) im Jahr. Um den Klinikaufenthalt zu überbrücken, kann man eine Ersatzpflege zu Hause durch einen ambulanten Pflegedienst organisieren oder auch eine vorübergehende stationäre Pflege (Kurzzeitpflege). Dies muss bei der zuständigen Pflegekasse beantragt werden. Bei der Ersatzpflege durch einen Pflegedienst besteht erst ein Anspruch, wenn die Pflegeperson den pflegebedürftigen Menschen mindestens sechs Monate in seiner häuslichen Umgebung gepflegt hat.
  Bei Ersatzpflege bezahlt die Pflegekasse maximal 1.612,00 € für diese sechs Wochen (42 Tage) (Stand 2020). Für weitere Informationen wenden Sie sich an Ihre Pflegekasse.

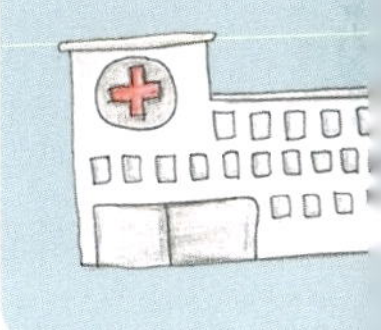

Tipp:

Wie komme ich ins Krankenhaus?

Vielleicht haben Sie einen Angehörigen oder Bekannten, der Sie ins Krankenhaus fahren kann. Falls nicht, können Sie auch ein Taxi benutzen. Dies wird in manchen Fällen von der Krankenkasse bezahlt. Bei Versicherten mit den Pflegegraden 3 (wenn zusätzlich die Mobilität dauerhaft eingeschränkt ist), 4 und 5 wird die Fahrt von der Krankenkasse übernommen – ohne vorherigen Antrag. Dies gilt auch bei schwerbehinderten Personen mit den Ausweis-Merkzeichen aG für außergewöhnliche Gehbehinderung, Bl für Blindheit oder H für Hilflosigkeit. Grundsätzlich muss eine ärztliche Verordnung vorliegen. Zusätzlich muss die Fahrt aus medizinischen Gründen zwingend notwendig sein, und die Krankenkasse muss die Maßnahme bezahlen, zu der die Patientin oder der Patient gefahren wird. Ein stationärer Aufenthalt ist in der Regel so ein Grund. Wenn Sie eine Verordnung von Ihrem Hausarzt haben, geben Sie sie dem Taxifahrer. Er kann normalerweise direkt mit der Krankenkasse abrechnen, wenn es Verträge mit Ihrer Krankenkasse und den Transport- oder Taxianbietern gibt. Ansonsten müssen Sie das Geld vorstrecken und können die Rechnung bei der

Kasse zur Erstattung einreichen. Wenn Sie unsicher sind, ob die Kosten erstattet werden, nehmen Sie vorher Kontakt mit Ihrer Krankenkasse auf.

- Auch für die Fahrt mit einem Auto erhalten Versicherte mit Pflegegrad einen Zuschuss von der Krankenkasse. Er beträgt 20 Cent pro Kilometer für die kürzeste Strecke zum Behandlungsort. Außerdem kann auch die Fahrkarte von einem öffentlichen Verkehrsmittel zur Kostenerstattung bei der Krankenkasse eingereicht werden. Eine Einschränkung gibt es noch: Die Fahrt zum Abholen von Rezepten wird nicht bezahlt. Auch wenn Sie keinen Pflegegrad haben, kann Ihnen eine Fahrt zu einem stationären Aufenthalt oder auch zur onkologischen Strahlen- und Chemotherapie sowie zur ambulanten Dialysebehandlung bezahlt werden. Hier sollten Sie sich vorher eine Genehmigung oder zumindest einen Rat bei Ihrer Krankenkasse einholen.

Wissenswertes während des Krankenhausaufenthalts

Zusatzkosten

Grundsätzlich gilt: Die gesetzliche Krankenversicherung übernimmt alle Kosten für einen notwendigen Krankenhausaufenthalt. Ein Krankenhausaufenthalt ist teuer, deshalb fallen ab dem 18. Lebensjahr Zusatzkosten an, die privat beglichen werden müssen, und zwar sich 10 € pro Tag für maximal 28 Tage.

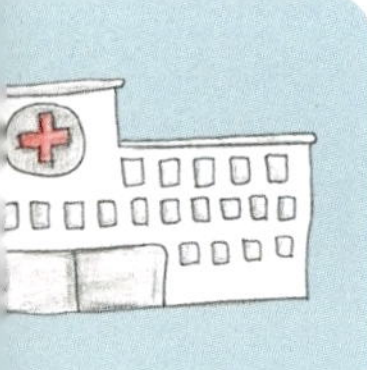

Weitere zusätzliche Kosten kommen bei speziellen Behandlungswünschen auf Sie zu, wie beispielsweise Zuzahlungen für Chefarztbehandlungen, für Einzel- oder Zweibettzimmer oder Internet. Hier kann man sich in manchen Fällen mit einer privaten Zusatzversicherung vorher absichern. Es ist jedoch auch möglich, sich von der Zuzahlung befreien zu lassen, wenn Sie ein geringes Einkommen bzw. Rente haben. Bitte halten Sie hierfür Rücksprache mit Ihrer Krankenkasse.

Privat Versicherte bezahlen in der Regel die Kosten für einen Krankenhausaufenthalt zuerst selbst und lassen sich diese im Nachhinein von der Krankenversicherung erstatten. Bei hohen Kosten für zum Beispiel Operationen rechnet das Krankenhaus aber oft selbst mit der Versicherung ab. Wenn möglich, sollte so etwas mit der Krankenversicherung vorher besprochen werden.

Besuch empfangen

Prinzipiell darf in den meisten Krankenhäusern Besuch empfangen werden. Häufig gibt es bestimmte Besuchszeiten, oder aufgrund Ihrer Behandlung sind manche Zeiten günstiger. Erfragen Sie dies immer bei dem Krankenhauspersonal.

Telefon und Handybenutzung

Es hängt vom jeweiligen Krankenhaus und von der Station ab, ob Sie ein Handy benutzen dürfen. Erfragen Sie dies immer bei Aufnahme. Wenn Sie nicht allein im Zimmer liegen, freut sich jede Mitpatientin/jeder Mitpatient darüber, wenn Sie dies mit ihm vorher ebenfalls kurz besprechen. Sollten Sie kein Handy haben, sind sie verboten oder ist der Empfang schlecht, gibt es häufig Telefone, die Sie mit einer gekauften Telefonkarte benutzen können. Fragen Sie auch hier das Personal. Sollte es sich um ein Notfall-Gespräch handeln, kann es Ihnen vielleicht auch kurz ein Telefon zur Verfügung stellen.

Essen und Trinken

In der Regel wird das Krankenhaus für Ihre Verköstigung sorgen und Ihnen die Mahlzeiten kostenlos zur Verfügung stellen. Dabei legt in der Regel Ihr Arzt fest, welche Kostform für Sie geeignet ist. Manchmal gibt es die Möglichkeit, gewisse Optionen mit dem Personal abzusprechen. Häufig gilt es auch, auf die richtige Trinkmenge zu achten. Bei Patientinnen und Patienten mit Überwässerung kann es sein, dass die Trinkmenge begrenzt ist, bei anderen kann eine hohe Flüssigkeitsaufnahme sinnvoll sein. Besprechen Sie dies immer bei Unklarheiten mit Ihrem Arzt oder Ihrer Ärztin.

Bewegung, Krankengymnastik

Bewegung und sportliche Betätigung im Krankenhaus ist gerade für ältere Personen enorm wichtig. Deshalb sollten Sie, nach Absprache mit dem Personal, immer wieder kurze Spaziergänge (wenn nötig mit Hilfsmitteln) machen. Melden Sie dies bei dem Personal auf der Station an und fragen Sie, wann Sie wegen anderer Termine und Untersuchungen wieder auf Ihrem Zimmer sein sollten. Tragen Sie bei diesen Spaziergängen festes Schuhwerk, um die Sturzgefahr zu minimieren.

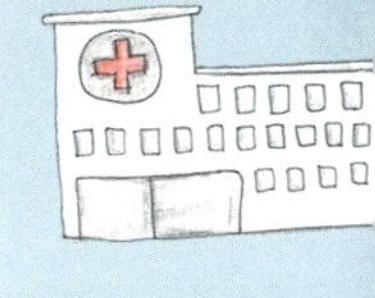

Auch gut: gymnastische Übungen. Wenn Sie nicht genau wissen, wie Sie trainieren können, wenden Sie sich ans Krankenhauspersonal. Sie können auch Ihren behandelnden Arzt nach Krankengymnastik fragen. Oft ist es möglich, mehrmals pro Woche einige Einheiten im Krankenhaus kostenlos verschrieben zu bekommen.

Merke:

Muskelmasse, die man im Alter einmal verloren hat, ist fast unmöglich wiederaufzubauen. Training hilft, dem vorzubeugen, und ist daher besonders im Krankenhaus wichtig.

Die Entlassung: Was ist wichtig, was steht mir zu?

Haben Sie einen Arztbrief bei der Entlassung erhalten?

Als Patientin oder Patient haben Sie das Recht auf einen Arztbrief bei Entlassung.

Lesen Sie sich den Brief am besten in Ruhe noch im Krankenhaus durch. Falls etwas unverständlich ist oder Sie Fragen haben, können Sie so noch vor Ort Rückfragen stellen. Bei langen Briefen können Sie den zuständigen Arzt auch bitten, die für Sie wichtigen Stellen zu markieren. Auch über weitere Anschlusstermine wird der Arzt Sie gerne aufklären.

Vielleicht erhalten Sie zunächst nur eine vorläufige oder verkürzte Version des Arztbriefes. Bitten Sie darum, dass Ihnen der endgültige Brief anschließend per Post geschickt wird.

Merke:

Was sollte im Arztbrief/Entlassungsbrief stehen?

- Grund Ihrer Krankenhausaufnahme
- Verlauf des Aufenthaltes und der Krankheiten
- Erfolgte Untersuchungen und Ergebnisse
- Erfolgte Behandlungen und Medikamente, Medikationsplan
- Empfehlungen für die Zeit nach der Entlassung wie wichtige Ernährungsumstellungen oder Hilfsmittel
- Termine für Nachsorgetermine oder weitere stationäre Aufenthalte

Ist ein aktualisierter Medikamentenplan beigelegt?

Wenn Sie mindestens drei verordnete Medikament einnehmen, haben Sie ein Recht auf einen Medikamentenplan. Das ist nach einem Krankenhausaufenthalt wichtig, damit Sie und Ihr Hausarzt wissen, wie Sie die Arzneimittel in Zukunft einnehmen müssen und was sich geändert hat. Auch hier sollten Sie keine Angst haben, bei Fragen oder Unklarheiten Ihren behandelnden Krankenhausarzt anzusprechen.

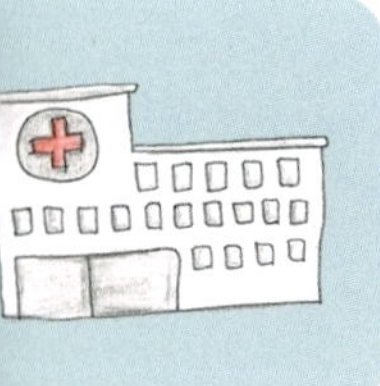

Haben Sie genug Arzneimittel bis zum nächsten Werktag?

Eine wichtige Frage, da Sie erst dann die Möglichkeit haben, bei Ihrem Hausarzt Rezepte zu bekommen und sie in der Apotheke einzulösen.

Das Krankenhaus kann Ihnen Medikamente bis zum folgenden Werktag mitgeben, und der Krankenhausarzt kann Ihnen sogar ein sogenanntes Entlassrezept ausstellen. Es enthält alle von Ihnen benötigten Medikamente, allerdings in der kleinsten Packungseinheit. Sollte Ihnen Ihr Anliegen verwehrt werden, bitten Sie um ein Gespräch mit dem leitenden Arzt oder der Pflegedienstleitung. Denken Sie daran: Diese Entlassrezepte haben nur eine begrenzte Gültigkeit von drei Tagen. Weitere Folgerezepte erhalten Sie wie gewohnt bei Ihrem Hausarzt. Auch Material zur Wundversorgung sollte Ihnen für die ersten Tage vom Krankenhaus bereitgestellt werden, anschließend bitten Sie Ihren Hausarzt auch hierfür um ein Rezept. Bitten Sie den Arzt oder das Pflegepersonal, die Namen der benötigten Materialien zu notieren, damit der Hausarzt weiß, was er verschreiben muss.

Wie komme ich nach Hause?

Vielleicht kann Sie ein Familienmitglied oder ein Bekannter abholen. Wenn Sie allein nach Hause müssen, bietet sich für den Transport ein Taxiunternehmen oder Krankentransport an, insbesondere wenn Sie körperlich eingeschränkt sind. Für den

Transport nach Hause übernimmt Ihre Kasse die Kosten nur, wenn eine Fahrt mit öffentlichen Verkehrsmitteln aus medizinischen Gründen nicht möglich ist. Wenn Ihr Krankenhausarzt Ihnen bestätigt, dass dies zwingend notwendig ist, kann er Ihnen einen Transportschein ausstellen.

Auch wenn Sie einen Transportschein haben, müssen Sie mit einer Zuzahlung von 10 % des Fahrpreises (mindestens 5 €, maximal 10 € pro Fahrt) rechnen.

Wird ein Krankentransport bestellt, wird Sie dieser sogar bis in Ihre Wohnung bringen. Das gilt auch, wenn Sie zum Beispiel bettlägerig sind und im 3. Stock ohne Aufzug wohnen – in diesem Fall wird der Transport Sie in die Wohnung tragen. Alternativ können Sie sich auch immer ein Taxi auf eigene Kosten kommen lassen, auch hier kann Ihnen das Pflegepersonal mit einem Anruf behilflich sein. In manchen Fällen erstattet die Krankenkasse im Nachhinein die Taxifahrt.

Habe ich alle Hilfsmittel, die ich benötige?
Denken Sie daran, alle Hilfsmittel, die Sie ins Krankenhaus mitgebracht haben, auch wieder mit nach Hause zu nehmen.

Zusätzlich kann Ihnen das Krankenhaus auch Hilfsmittel wie beispielsweise Rollatoren, Greifzangen oder Sauerstoffgeräte direkt verordnen. Das gilt insbesondere dann, falls Sie sie direkt bei oder nach der Entlassung benötigen. Der Krankenhausarzt kann Ihnen hierfür ein Entlassrezept für Hilfsmittel ausstellen oder sogar noch im Krankenhaus dafür sorgen, dass Ihnen die Hilfsmittel ans Bett oder nach Hause geliefert werden. Meist kümmert sich in diesem Fall der Sozialdienst des Krankenhauses um die Bereitstellung der Hilfsmittel, sodass Sie diese spätestens am Entlassungstag erhalten.

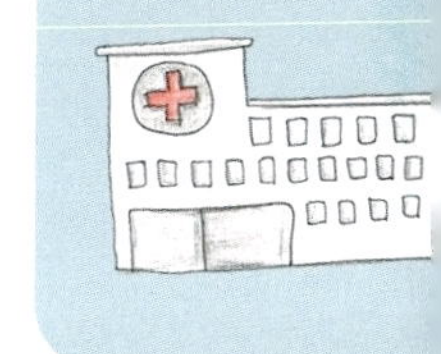

Ist mein Pflegedienst oder Pflegeheim über meine Rückkehr informiert? Benötige ich vielleicht das erste Mal einen Pflegedienst?
Falls Sie nach dem Krankenhausaufenthalt plötzlich oder wieder Hilfe bei der Körperpflege, der Arzneimitteleinnahme oder dem Haushalt benötigen, kann Ihnen der Sozialdienst des Krankenhauses helfen. Er kann Ihnen einen Pflegedienst oder auch einen Platz in einem betreuten Wohnen oder Pflegeheim für kurze Zeit oder auf Dauer vermitteln.

Informieren Sie rechtzeitig (einige Tage) vor der Entlassung Ihr Pflegeheim oder den Pflegedienst darüber, dass Sie wieder zurückkommen. Wenn Sie das nicht selbst erledigen können, bitten Sie das Krankenhauspersonal oder den Sozialdienst darum.

Kann ich nach dem Krankenhaus in eine Reha oder Anschlussheilbehandlung (AHB)?
Eine Reha oder auch Anschlussheilbehandlung nach einem Krankenhaus sollte dann in die Wege geleitet werden, wenn man nach der Krankenhausbehandlung noch nicht wieder so fit wie vorher ist. Das gilt vor allem dann, wenn Sie vor dem

Krankenhausaufenthalt ein relativ selbstständiges Leben geführt haben, dies aber im Moment noch nicht wieder möglich ist. In einer Anschlussheilbehandlung ist zwar auch ein Arzt vor Ort, der auf Ihre Gesundheit achtet, hauptsächlich geht es aber darum, mithilfe von Krankengymnasten, Logopäden und anderen Therapeuten verloren gegangene Fähigkeiten wiederzuerlangen oder noch vorhandene zu verbessern. So soll eine Pflegebedürftigkeit verhindert oder zumindest verringert werden.

Das Krankenhaus kann sich um einen Reha-Antrag kümmern, sodass Sie direkt danach in die Anschlussheilbehandlung gehen können. Ihr Anspruch darauf ist abhängig von der gestellten Diagnose. Bei Unklarheiten sollten Sie Ihren behandelnden Krankenhausarzt oder den Sozialdienst ansprechen.

Wenn das Krankenhaus keinen Reha-Antrag gestellt hat, können Sie Ihren Hausarzt darauf ansprechen. Er kann ebenfalls einen solchen Antrag stellen.

Tipp:

Weitere Informationen zur Anschlussheilbehandlung (AHB/Reha)

Die AHB dauert in der Regel drei Wochen und muss spätestens 14 Tage nach Entlassung aus dem Krankenhaus begonnen werden. Sie kann ambulant (das heißt, man kann zu Hause übernachten und hält sich nur tagsüber in einer Rehaklinik auf) oder stationär (das heißt, man übernachtet in der Rehaklinik und geht erst nach den drei Wochen nach Hause) erfolgen. In beiden Fällen müssen Sie, wie auch im Krankenhaus, eine Zuzahlung von 10 € am Tag für maximal 28 Tage im Jahr leisten.

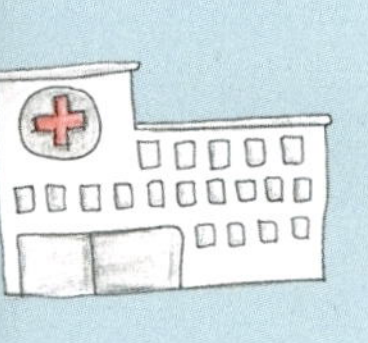

Die Auswahl der Klinik regelt entweder der Sozialdienst im Krankenhaus, oder Sie müssen sie in Rücksprache mit Ihrer Krankenkasse treffen. Sie dürfen zwar Wünsche angeben und können sich letztendlich aussuchen, in welche Klinik Sie gehen möchten, allerdings müssen Sie sich aus Kostengründen auch danach richten, mit welchen Kliniken Ihre Krankenversicherung Verträge geschlossen hat.

Wenn es aus medizinischen oder therapeutischen Gründen notwendig ist, kann Sie eine Begleitperson wie beispielsweise Ihr Ehepartner bei Ihrer AHB begleiten. Dann werden Sie gemeinsam untergebracht. Ein Grund dafür könnte sein, dass auch Ihr Ehepartner in den Gebrauch neuer Hilfsmittel oder in Ihre Pflege mit eingewiesen werden muss. Auch hier sollten Sie, falls Sie eine Begleitperson mitnehmen wollen, mit Ihrer Krankenkasse sprechen. Manchmal werden Begleitpersonen auch gegen Zuzahlung mit aufgenommen.

Kann ich mich aus dem Krankenhaus selbst entlassen?

Das Krankenhaus ist kein Gefängnis, daher dürfen Sie selbst entscheiden, ob und wie lange Sie dort bleiben. Das gilt nicht, wenn Sie psychisch erkrankt oder gerichtlich betreut sind und andere Personen für Sie Entscheidungen treffen dürfen oder an einer ansteckenden Infektionskrankheit leiden, da Sie andere Personen gefährden würden. Auch kurz nach einer Operation kann Ihnen eine Entlassung wegen erheblicher Eigengefährdung verwehrt werden. Wenn Sie sich selbst entlassen möchten, Ihr behandelnder Krankenhausarzt aber der Meinung ist, dass es aus medizinischen Gründen sinnvoll und notwendig wäre, dass Sie im Krankenhaus bleiben, handelt es sich um eine „Entlassung gegen ärztlichen Rat". Der Arzt wird Sie über eventuell damit verbundene Risiken aufklären. Sie müssen dann schriftlich bestätigen, dass Sie das Krankenhaus dennoch, in Kenntnis dieser Gefahren, vorzeitig verlassen möchten, und dann auch für mögliche Gesundheitsfolgen selbst haften.

In den allermeisten Fällen ist die Dauer des Krankenhausaufenthaltes wichtig für Ihre Genesung, und Ihr Arzt sollte entscheiden, wann Sie entlassen werden. Sie sollten daher nur in Ausnahmefällen von Ihrem Recht Gebrauch machen und vorzeitig das Krankenhaus verlassen. Das kann nämlich für Sie sehr gefährlich werden.

Ich bin aus dem Krankenhaus entlassen worden, was jetzt?

- **Besuch beim Hausarzt**
  Haben Sie einen Termin bei Ihrem weiterbehandelnden Hausarzt gemacht? Rufen Sie am besten noch während Ihres Klinikaufenthalts oder spätestens am Tag der Entlassung dort an und lassen Sie sich so bald wie möglich einen Termin geben. Gehen Sie mit Ihrem Hausarzt noch einmal die nächsten Schritte und wichtigen Termine nach der Entlassung durch, damit Sie sichergehen, dass Sie nichts vergessen haben.

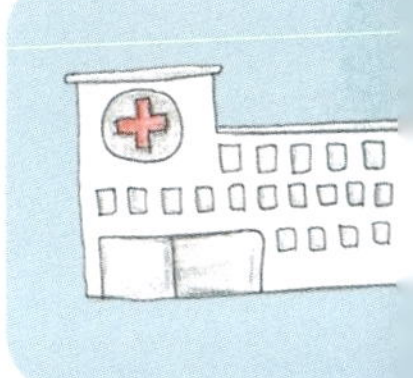

- **Das Entlassrezept – auf zur Apotheke**
  Das Entlassrezept, das Ihnen der Arzt im Krankenhaus bei der Entlassung ausgestellt hat, ist nur drei Tage gültig. Rufen Sie also gleich in Ihrer Apotheke an und fragen Sie nach, ob die Arzneimittel vorrätig sind, oder gehen Sie direkt vorbei, um die Medikamente abzuholen. Sie sollten unbedingt „Lücken" in Ihrer Medikamenteneinnahme vermeiden, damit Sie gut eingestellt sind.
  Entlassrezepte gibt es sowohl für Arzneimittel als auch für Physiotherapie oder Hilfsmittel wie beispielsweise Rollatoren oder Pflegebetten.

- **Die Anschlusstermine im Krankenhaus**
  Vergessen Sie nicht, Ihre Anschlusstermine wahrzunehmen. Das können Kontrolltermine im Krankenhaus oder Termine bei anderen Ärzten sein oder auch ein weiterer geplanter Krankenhaus- oder Reha-Aufenthalt. Die genauen Termine sind meistens auf dem Arztbrief vermerkt, der Ihnen bei der Entlassung überreicht wird.

Tipp:

Schreiben Sie alle Fragen auf, die Sie Ihrem Hausarzt stellen wollen.

Nehmen Sie außerdem die Unterlagen aus dem Krankenhaus (Arztbriefe, Medikamentenliste, CDs) zu Ihrem Termin beim Hausarzt mit. Zwar erhält Ihr Hausarzt auch einen Arztbrief, allerdings kommt dieser oft sehr verzögert mit der Post an. Besprechen Sie mit Ihrem Hausarzt besonders noch einmal Ihren neuen Medikamentenplan und lassen Sie sich Folgerezepte für fehlende Arzneimittel ausstellen.

- **Hilfe, es geht mir wieder schlechter – soll ich wieder ins gleiche Krankenhaus?**
  Sollten Sie erneut ähnliche Symptome bekommen, die damals zur Einweisung in die Klinik geführt haben, suchen Sie umgehend Ihren Hausarzt oder Ihre Hausärztin auf oder stellen Sie sich nach Möglichkeit in der gleichen Klinik erneut vor. Dies ist besonders wichtig, da in diesem Krankenhaus all die wichtigen Informationen und Unterlagen über Ihre letzte Behandlung vorliegen und Ihnen dementsprechend schnell und adäquat geholfen werden kann. Wenn es nicht medizinisch indiziert ist, sollte das Krankenhaus nicht zu häufig gewechselt werden, da sonst Diagnostik mehrfach gemacht wird oder Informationen verloren gehen.

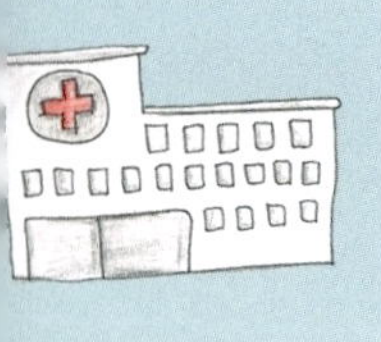

22 Richtige Arzneimitteleinnahme leicht gemacht

„Gute Bücher wie gute Arzneimittel machen einiges besser."

– Voltaire (1694–1778), französischer Philosoph und Schriftsteller der Aufklärung

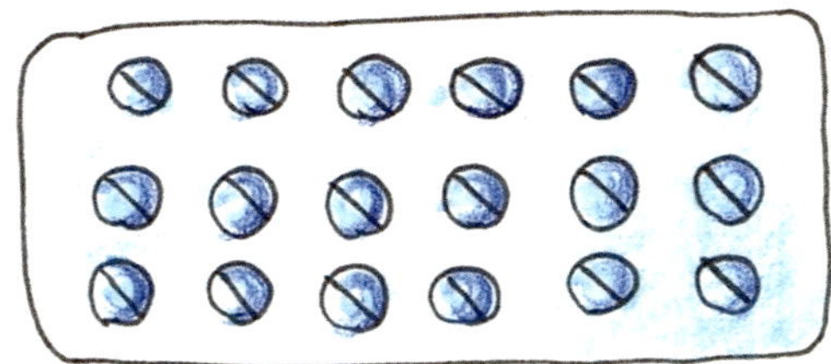

Was sie in diesem Kapitel lernen:

- Ältere Menschen resorbieren und verstoffwechseln Medikamente individuell unterschiedlich.
- Einige Wirkstoffe sind im Alter nicht so gut verträglich und sollten, wenn möglich, nicht eingenommen werden.
- Polypharmazie bedeutet die Einnahme von fünf oder mehr Wirkstoffen und damit oft ein erhöhtes Risiko für unerwünschte Arzneimittelreaktionen durch Wechselwirkungen.
- Einige Arzneimittel sollten nicht plötzlich abgesetzt oder unregelmäßig eingenommen werden. Halten Sie vorher immer mit Ihrem Arzt Rücksprache.
- Es müssen Wechselwirkungen mit Lebensmitteln und anderen Arzneimitteln bedacht werden. Das betrifft auch pflanzliche Arzneimittel.
- Viele unerwünschte Wirkungen von Medikamenten ähneln vermeintlich „normalen Alterserscheinungen".
- Seien Sie informiert! Fragen lohnt sich!
- Beachten Sie auch die Haltbarkeit und Entsorgung von Medikamenten.

Es ist in der heutigen Zeit möglich, bei guter Lebensqualität alt zu werden. Oft gehört dazu jedoch auch eine regelmäßige Einnahme von Arzneimitteln zur Vorbeugung, Verbesserung oder Heilung von Krankheiten. Mit steigendem Alter nimmt meistens auch die Anzahl der eingenommenen Arzneimittel zu und somit auch die Herausforderung für Sie als Patientin oder Patient, die richtigen Arzneimittel zur richtigen Zeit in der richtigen Dosis einzunehmen. Auch für Ihren Arzt wird es schwieriger, Risiken und Nebenwirkungen abzuwägen, gerade wenn Sie mehrere Erkrankungen haben und viele Arzneimittel benötigen.

Eine große Herausforderung dabei ist, dass die Aufnahme und Verstoffwechselung von Medikamenten bei älteren Menschen anders funktionieren als bei jungen. Fast alle Organe verändern ihre Funktion mit zunehmendem Alter, meist nimmt sie ab (siehe ➢ Kap. 2). Diese Veränderungen sind allerdings sehr individuell und daher bei jedem etwas anders ausgeprägt. Da die Leber und die Niere die beiden Organe sind, die hauptsächlich für die Aufnahme, Umwandlung und Ausscheidung der Medikamente zuständig sind, können chronische Krankheiten dieser Organe die Verstoffwechselung von Arzneimitteln verändern. Deshalb werden fast 40 % aller Arzneimittel bei einer Verschlechterung der Nierenfunktion anders dosiert. Bei Leberfunktionseinschränkungen ist es ähnlich. Gleichzeitig sinkt im Alter der Anteil des Körperwassers, der Anteil des Körperfetts jedoch steigt. Deswegen können sich Arzneimittel im Körper anders verteilen, in der Regel können sich wasserlösliche Wirkstoffe nur auf ein kleineres Volumen verteilen. Deshalb werden die meisten Arzneimittel bei älteren Menschen erst einmal niedrig dosiert und dann, falls nötig, langsam gesteigert. Fettlösliche Arzneistoffe hingegen wirken entsprechend länger, da sie sich in einem größeren Volumen verteilen können – dies betrifft insbesondere einige Beruhigungsmittel.

Es gibt auch Wirkstoffe, die im Alter nicht so gut verträglich sind und, wenn möglich, nicht eingenommen werden sollten. Sie stehen auf der sogenannten PRISCUS-Liste, die vom Bundesministerium für Bildung und Forschung herausgegeben wurde. Sie umfasst derzeit 83 für ältere Menschen problematische Wirkstoffe aus 18 Wirkstoffklassen, aber auch Alternativen oder Schutzmaßnahmen, falls diese Medikamente unbedingt nötig sind. Anhand dieser Liste können Ärzte die für Sie notwendigen Medikamente prüfen. Häufige Nebenwirkungen der Medikamente auf dieser Liste sind negative Wirkungen auf das Denkvermögen und die Konzentration oder eine erhöhte Sturzgefahr. Beispiele für einige der dennoch am häufigsten von älteren Menschen eingenommenen Medikamente auf der PRISCUS-Liste (welche also nicht empfohlen werden) sind Benzodiazepine (bestimmte Beruhigunsmittel) und die sogenannten Z-Substanzen, die häufig als Schlafmittel verschrieben werden, Doxazosin gegen Bluthochdruck oder Prostataprobleme, das Antidepressivum Amitriptylin und das Schmerzmittel Etoricoxib. Für diese Medikamente gibt es oft deutlich besser verträgliche Alternativen.

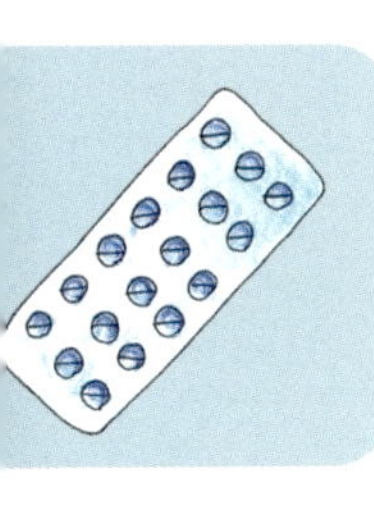

Eine weitere Herausforderung ist die sogenannte Polypharmazie, also die Einnahme von fünf oder mehr Wirkstoffen. Vermutlich ist das bei 30–40 % der über 70-Jährigen der Fall. Auch wenn bei vielen chronischen Krankheiten oft mehrere Arzneimittel notwendig sind, bringt dies auch eine Reihe von Problemen mit sich.

Zusätzlich sollte ein Arzt darauf achten, dass Sie die von ihm verschriebenen Medikamente auch einnehmen können. Manche Tabletten sind sehr klein und können nur schwer aus den Tabletten-Verpackungen (Blister) gedrückt werden, andere sind sehr groß und schwer zu schlucken. Bei Flüssigkeiten (Saft oder Tropfen) muss der Arzt darauf achten, dass Sie diese auch abmessen oder die Tropfen zählen können, was bei einer Parkinson-Erkrankung etwa schon recht herausfordernd sein kann. Auch Probleme beim Sehen können die richtige Arzneimitteleinnahme behindern und betreffen bis zu 50 % der älteren Menschen.

Merke:

Nicht jede Tablette, die eine sichtbare Rille hat, darf geteilt werden, auch wenn sie dann leichter zu schlucken wäre. Es gibt auch sogenannte Schmuckrillen, die eigentlich nur verdeutlichen sollen, dass es sich hierbei um eine Tablette handelt. Ob Sie eine Tablette teilen dürfen, fragen Sie am besten in Ihrer Apotheke.

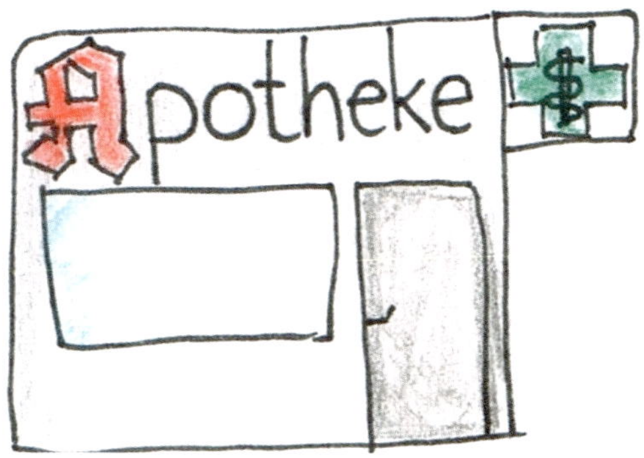

Weitere Hürden: sehr viele Arzneimittel auf einmal, komplizierte Beipackzettel oder Angst machende Schlagzeilen in Zeitschriften. Das führt leider häufig dazu, dass einige Menschen Medikamente anders, als sie ihnen verschrieben wurden, oder gar nicht einnehmen. Manche trauen auch Medikamenten an sich nicht und glauben, dass die Natur schon alles richten wird. Man spricht von einer niedrigen „Therapietreue“. Studien haben gezeigt, dass 15–90 % aller Menschen zumindest zeitweise eine niedrige Therapietreue haben und Medikamente anders als verschrieben oder gar nicht einnehmen. Und: Je mehr Medikamente verordnet werden, desto geringer die Therapietreue.

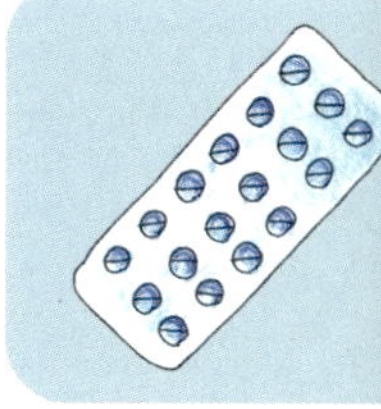

Beispiel Bluthochdruck: Studien zeigen, dass ungefähr 50 % der Menschen ihre Blutdruck-Medikamente gar nicht oder nicht richtig einnehmen. Der behandelnde Arzt denkt dann bei der nächsten Blutdruckmessung, dass der Blutdruck nicht gut eingestellt ist, und verordnet noch mehr Medikamente, die die Patientin oder der Patient dann meist auch nicht einnimmt. Kommt diese Person dann ins Krankenhaus und nimmt dort seine Medikamente wie auf dem Medikationsplan aufgeführt, kann es schnell passieren, dass der Blutdruck rapide abfällt und damit das Sturzrisiko steigt. Es kann also gefährlich werden.

Probleme in der Therapietreue betreffen alle Altersgruppen, nicht nur ältere Menschen. Und kritisch zu sein als Patientin oder Patient ist sicherlich nichts, wofür man sich schämen sollte. Sprechen Sie mit Ihrem Arzt offen darüber, wenn Sie Medikamente anders einnehmen oder längere Zeit nicht eingenommen haben. Versuchen Sie zu erklären, warum das für Sie ein Problem darstellt und warum Sie gewisse Wünsche bezüglich Ihrer Arzneimittel-Therapie haben. Ihr Arzt wird Sie nicht zwingen, Medikamente einzunehmen. Aber nur wenn er versteht, warum Sie so handeln, wie Sie handeln, kann er auf Ihre Sorgen und Wünsche eingehen. Oft stellt sich dann auch heraus, dass Ihre Sorgen unbegründet sind, oder Sie finden eine gemeinsame Lösung. Manchmal gibt es die Möglichkeit, auf ein Medikament umzustellen, das Sie nur einmal am Tag einnehmen müssen oder das es als Pflaster gibt. Bei Schluckproblemen könnten Sie vielleicht auf Tropfen umsteigen. Und wenn Sie das Gefühl haben, dass Sie von einem Medikament Nebenwirkungen spüren, wie Schwindel, Reizhusten oder Mundtrockenheit, gibt es oft andere, genauso gute Wirkstoffe. Nutzen Sie diese Möglichkeiten und teilen Sie sich mit.

Merke:

Arzneimittel sollten nicht plötzlich abgesetzt oder unregelmäßig eingenommen werden, ohne dass Sie vorher mit einem Arzt Rücksprache gehalten haben, denn das kann sonst sehr gefährlich werden. Erklären Sie Ihrem Arzt, warum Sie das Medikament nicht mehr nehmen möchten. Er kann mit Ihnen zusammen eine Lösung finden und Ihnen, wenn nötig, einen Plan zum Ausschleichen des Medikamentes mitgeben. Ihr Arzt wird Sie nicht zwingen, Medikamente einzunehmen, aber er kann vielleicht Ihre Sorgen oder Ängste aus der Welt schaffen.

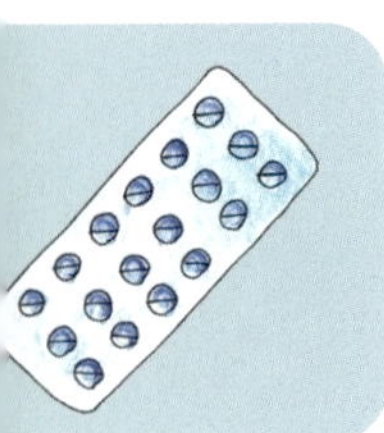

Wenn Sie ein neues Arzneimittel bekommen, ist es immer ratsam, sich das Medikament, seine Besonderheiten und seine Anwendung in der Apotheke erklären zu lassen.

Tipps und Hinweise für Menschen, die Arzneimittel einnehmen

Bundeseinheitlicher Medikationsplan

In Deutschland haben Patientinnen und Patienten einen Anspruch auf den sogenannten *bundeseinheitlichen Medikationsplan,* wenn sie mindestens drei zulasten der gesetzlichen Krankenkassen verordnete Arzneimittel dauerhaft einnehmen. Ihr Hausarzt erstellt Ihnen diesen Plan am Computer und druckt ihn für Sie aus – und zwar jedes Mal, wenn sich etwas bei Ihren Arzneimitteln ändert. So können Sie alle Arzneimittel, die Sie einnehmen müssen, auf einen Blick sehen und die Häufigkeit und Dosis der Einnahme leichter überblicken. So sollen weniger Fehler bei der Einnahme passieren.

Zusätzlich auf dem Bundesmedikationsplan zu finden: der Wirkstoff der Arzneimittel, die Dosierung, der Einnahmegrund und sonstige Hinweise zur Einnahme.

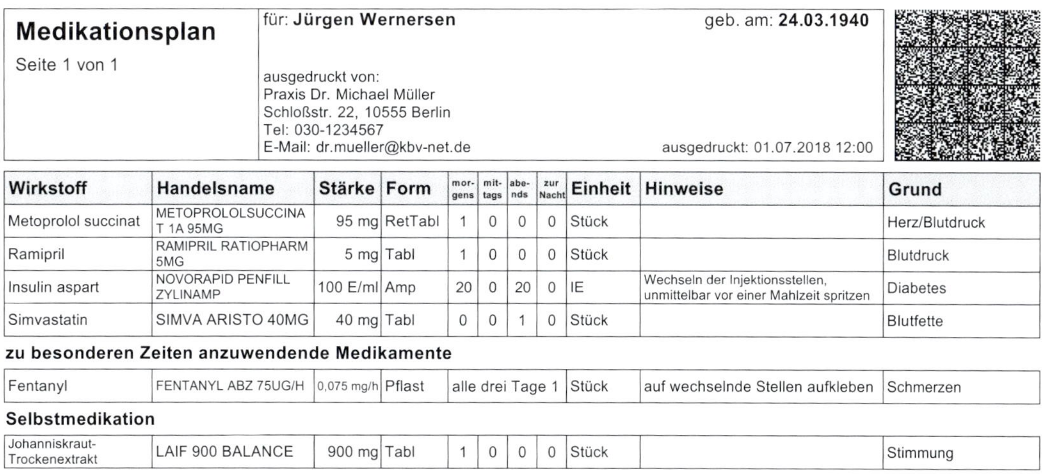

Medikationsplan
Seite 1 von 1

für: **Jürgen Wernersen** geb. am: **24.03.1940**

ausgedruckt von:
Praxis Dr. Michael Müller
Schloßstr. 22, 10555 Berlin
Tel: 030-1234567
E-Mail: dr.mueller@kbv-net.de
ausgedruckt: 01.07.2018 12:00

Wirkstoff	Handelsname	Stärke	Form	morgens	mittags	abends	zur Nacht	Einheit	Hinweise	Grund
Metoprolol succinat	METOPROLOLSUCCINAT 1A 95MG	95 mg	RetTabl	1	0	0	0	Stück		Herz/Blutdruck
Ramipril	RAMIPRIL RATIOPHARM 5MG	5 mg	Tabl	1	0	0	0	Stück		Blutdruck
Insulin aspart	NOVORAPID PENFILL ZYLINAMP	100 E/ml	Amp	20	0	20	0	IE	Wechseln der Injektionsstellen, unmittelbar vor einer Mahlzeit spritzen	Diabetes
Simvastatin	SIMVA ARISTO 40MG	40 mg	Tabl	0	0	1	0	Stück		Blutfette
zu besonderen Zeiten anzuwendende Medikamente										
Fentanyl	FENTANYL ABZ 75UG/H	0,075 mg/h	Pflast	alle drei Tage 1				Stück	auf wechselnde Stellen aufkleben	Schmerzen
Selbstmedikation										
Johanniskraut-Trockenextrakt	LAIF 900 BALANCE	900 mg	Tabl	1	0	0	0	Stück		Stimmung

Gültigkeit von Rezepten

Ihnen ist bestimmt schon aufgefallen, dass Rezepte unterschiedliche Farben haben, die einen Hinweis auf ihre Gültigkeitsdauer und Ihre Zuzahlung geben. Die nachfolgende Ampel hilft Ihnen zu verstehen, wie lange die jeweiligen Rezepte gültig sind. Im Zweifelsfall fragen Sie immer noch einmal Ihren Arzt oder Apotheker, wenn Sie sich nicht sicher sind.

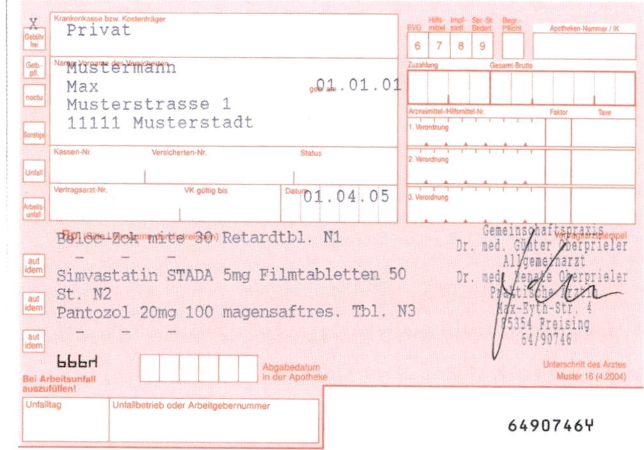

Krankenkasse bzw. Kostenträger
Privat
Mustermann
Max
Musterstrasse 1
11111 Musterstadt
geb. am 01.01.01
Kassen-Nr. Versicherten-Nr. Status
Vertragsarzt-Nr. VK gültig bis Datum 01.04.05
Beloc-Zok mite 30 Retardtbl. N1
Simvastatin STADA 5mg Filmtabletten 50 St. N2
Pantozol 20mg 100 magensaftres. Tbl. N3
Gemeinschaftspraxis
Dr. med. Günter Oberprieler
Allgemeinarzt
Dr. med. Renate Oberprieler
Praktische Ärztin
Max-Zyth-Str. 4
85354 Freising
64/90746
Abgabedatum in der Apotheke
Unterschrift des Arztes
Muster 16 (4.2004)
Bei Arbeitsunfall auszufüllen!
Unfalltag
Unfallbetrieb oder Arbeitgebernummer
6490746Y

Das **rote Kassenrezept** ist ein Rezept für gesetzlich versicherte Patientinnen und Patienten über verschreibungspflichtige Arzneimittel, die von der Krankenkasse größtenteils übernommen werden. Es ist in der Regel einen Monat (mindestens 28 Tage) ab Ausstellungsdatum gültig. Die Kosten werden bei gesetzlich versicherten Personen zu einem großen Teil von der Krankenkasse übernommen, es gibt aber in den meisten Fällen eine Eigenbeteiligung von 10 % des Preises für das Arzneimittel, die zwischen 5 € und 10 € liegt.

TIPP:

Sammeln Sie Kopien Ihrer Rezepte am besten immer, denn gerade, wenn Sie viele Medikamente bekommen, können Sie sich unter Umständen im Laufe des Jahres von der Zuzahlung befreien lassen (siehe ➤ Kap. 17).

Gemeinschaftspraxis
Dr. med. Günter Oberprieler
Allgemeinarzt
Dr. med. Renate Oberprieler
Praktische Ärztin
Max-Eyth-Straße 4 · Telefon: 0 81 61 / 9 40 81
85354 Freising

Rp. Freising, den 01.04.2005

Angin-Heel SD 50 Tbl. N1
Sinupret forte Dragees Bionorica 50 Drg. N2
Lymphomyosot N 100ml Flüssige Verdünnung N2
Bronchostad Hustenlöser Sirup 100ml N1
Betaisodona Salbe 30g
Lasonil N Salbe 40g Salbe N1

Für Patient:
Mustermann, Max
Musterstrasse 1
11111 Musterstadt

Gemeinschaftspraxis
Dr. med. Günter Oberprieler
Allgemeinarzt
Dr. med. Renate Oberprieler
Praktische Ärztin
Max-Eyth-Str.4 - Tel.: 0 81 61 / 9 40 81
85354 Freising

590 10/42-1 W. Kohlhammer GmbH (93090)

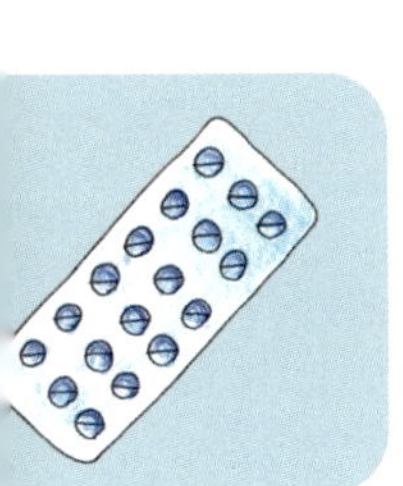

Das **Privatrezept (meistens weiß oder blau, prinzipiell ist jede Farbe möglich)** ist ein meist für verschreibungspflichtige Medikamente gedachtes Rezept, die entweder nicht von der gesetzlichen Krankenkasse bezahlt werden oder für privat versicherte Patientinnen und Patienten, die dieses Rezept erst einreichen müssen. Es hat in der Regel eine Gültigkeit von drei Monaten ab Ausstellungsdatum. Hier muss der volle Preis in der Apotheke bezahlt werden. Wenn Sie zum Basistarif privatversichert sind, muss das Rezept von einem Vertragsarzt abgestempelt sein und hat nur eine Gültigkeit von einem Monat – dann kann das Rezept in der Regel zur Erstattung bei der privaten Krankenkasse eingereicht werden.

TIPP:

Sie können sich die Rezepte immer für Ihre eigenen Unterlagen in der Apotheke in der Regel kostenfrei kopieren lassen. Wenn Sie privat versichert sind oder bei der Beihilfe, können Sie anschließend die Originale, gegebenenfalls auch die Quittung zur Erstattung der Kosten bei Ihrer Kasse einreichen. Oft geht das auch über den Computer. Aber auch wenn Sie gesetzlich versichert sind, kann es sich lohnen, manche Medikamente bei der Krankenkasse zur Erstattung einzureichen.

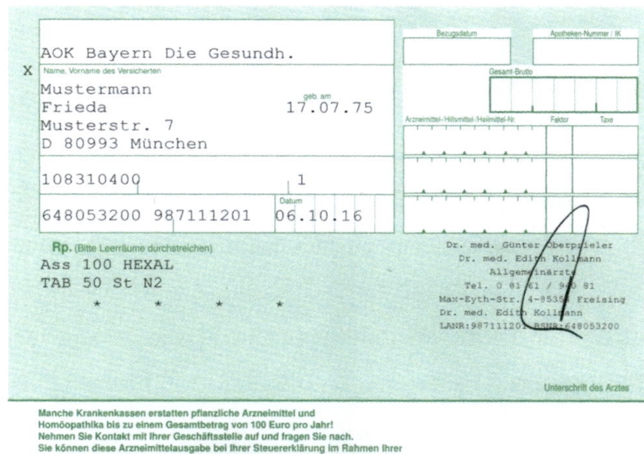

AOK Bayern Die Gesundh.
X Name, Vorname des Versicherten
Mustermann
Frieda geb. am 17.07.75
Musterstr. 7
D 80993 München
108310400 1
648053200 987111201 Datum 06.10.16

Bezugsdatum | Apotheken-Nummer / IK
Gesamt-Brutto
Arzneimittel-/Hilfsmittel-/Heilmittel-Nr. | Faktor | Taxe

Rp. (Bitte Leerräume durchstreichen)
Ass 100 HEXAL
TAB 50 St N2
* * * *

Dr. med. Günter Oberprieler
Dr. med. Edith Kollmann
Allgemeinärzte
Tel. 0 81 61 / 9[illegible]0 81
Max-Eyth-Str. 4-8535[illegible] Freising
Dr. med. Edith Kollmann
LANR:987111201 BSNR:648053200

Unterschrift des Arztes

Manche Krankenkassen erstatten pflanzliche Arzneimittel und Homöopathika bis zu einem Gesamtbetrag von 100 Euro pro Jahr! Nehmen Sie Kontakt mit Ihrer Geschäftsstelle auf und fragen Sie nach. Sie können diese Arzneimittelausgabe bei Ihrer Steuererklärung im Rahmen Ihrer persönlichen Belastungsgrenzen als außergewöhnliche Belastung geltend machen.

Das **grüne Rezept** ist eine Empfehlung des Arztes für ein Arzneimittel, das nicht verschreibungspflichtig ist. Egal ob privat oder gesetzlich versichert: Hier müssen Sie das Arzneimittel komplett selbst bezahlen. Meist ist dieses Rezept zeitlich unbegrenzt einlösbar.

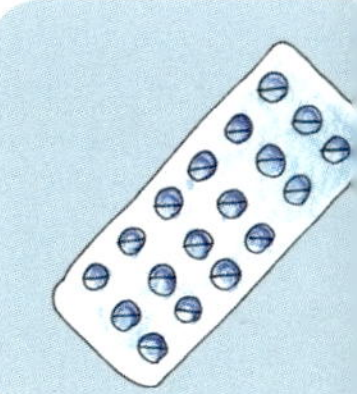

TIPP:

Heben Sie die Quittung und das Rezept trotzdem auf und reichen Sie es bei der Kasse ein. Je nach Krankenkasse werden die Kosten für manche Medikamentengruppen zumindest teilweise erstattet. Ansonsten können Sie auch Kosten für Medikamente je nach gesammeltem Betrag bei der Einkommenssteuererklärung einreichen.

AOK Bayern Die Gesundh.
Mustermann
Frieda 17.07.75
Musterstr. 7
D 80993 München
108310400 1
648053200 987111201 06.10.16
Fentanyl 1A 12ug\h Matrix
PFT 20 St N3 alle 3Std im wechsel
555H 648541032

Auf dem **gelben Rezept** werden sogenannte Betäubungsmittel (BtM) verschrieben. Die Abgabe und Verwendung dieser Arzneimittel müssen streng kontrolliert werden. Es handelt sich hier etwa um Substanzen, die abhängig machen können, oder bestimmte starke Schmerz-medikamente (z. B. Opioide), die auch missbräuchlich verwendet werden könnten. Ärzte dürfen diese Medikamente nur in begründeten Fällen verschreiben und auch nur dann, wenn kein anderes Medikamente infrage kommt. Ein BtM-Rezept ist nur sieben Tagen nach Ausstellungsdatum gültig und besteht aus drei Teilen: Ein Teil verbleibt beim Arzt, eines bei der Apotheke und das dritte wird von der Apotheke zur Abrechnung an die Krankenkasse weitergeleitet.

Auch bei diesem Rezept gilt eine Zuzahlung von 5–10 % des Medikamentenpreises.

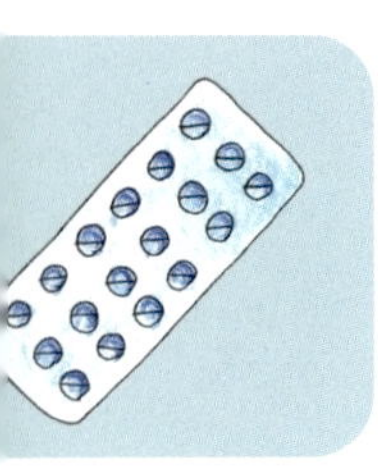

Entlassmanagement
TK
Musterfrau 01.01.47
Erika
Musterstraße 7
D 5111 Köln
111111111 J123456789 1
45678910 345678910 01.07.21
Ramipril 5mg 20 Tbl. N1 1
PZN 00766736
Bisoprolol 5mg 30 Filmtbl. N1 1
PZN 03820206
666H
7527053004

Das **rote Entlassrezept** ist ein Rezept, das von Krankenhaus-Ärzten bei der Entlassung erstellt werden kann. Es sieht genauso aus wie das rote Kassenrezept, enthält aber den Aufdruck „Entlassmanagement" und stellt die medikamentöse Versorgung innerhalb der ersten Tage nach Entlassung sicher. Das Rezept kann nur bis zu drei

Werktage nach Ausstellungsdatum eingelöst werden, wobei der Entlassungstag bereits als erster Tag gilt. Da Entlassrezepte in der Regel nur die kleinste Menge an Arzneimitteln enthalten (N1), reicht die verordnete Packung meist nicht lange. Benötigen Sie darüber hinaus mehr Arzneimittel, stellt Ihre Hausärztin Ihnen Folgerezepte aus.

Auch bei diesem Rezept gilt eine Zuzahlung von 5–10 % des Medikamentenpreises.

Merke:

Warum bekomme ich ein Medikament plötzlich von einer anderen Firma bei dem gleichen Rezept vom Hausarzt?

Wenn ein Arzt ein Rezept ausschreibt, dann schreibt er Ihnen ein Medikament oder einen Wirkstoff auf. Auf jedem Kassenrezept gibt es ein „**aut idem**"-Feld. „Aut idem" ist lateinisch und bedeutet „oder das Gleiche". Wenn das Feld freigelassen wird, muss der Apotheker Ihnen, wenn es das gibt, ein kostengünstigeres Medikament mit dem gleichen Wirkstoff geben, mit der gleichen Wirkstärke und der gleichen medizinischen Qualität.

- **Hilfsmittel zur Arzneimitteltherapie nutzen**
  Für die Arzneimitteleinnahme braucht es viel Feinmotorik, und oft fällt es älteren Menschen schwer, Tabletten aus der Verpackung herauszudrücken und zu nehmen oder Tabletten zu teilen. Da dieses Probleme viele Menschen haben, kennt Ihr Apotheker es gut.

  Fragen Sie deshalb in Ihrer Apotheke nach unterstützenden günstigen Hilfsmitteln.

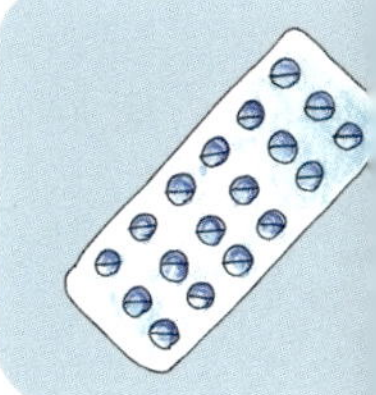

  - **Tablettendrücker** (ab 6 €): Diese helfen, die Tabletten aus den Blistern leichter herauszudrücken, was insbesondere für kleine Tabletten hilfreich ist.
  - **Tablettenteiler** (ab 3 €): Er kann Tabletten ganz leicht durch eine Stahlklinge an der Bruchrille teilen, wenn zum Beispiel nur eine halbe Tablette benötigt wird. Die Tablette wird einfach hineingelegt und der Deckel zugeklappt. Dies geht ohne viel Kraftaufwand und reduziert die Verletzungsgefahr
  - **Medikamentenmörser** (ab 5 €): Ein Mörser zermahlt Tabletten in ein Pulver, meist durch einen leichten Drehmechanismus. Dadurch lassen sich Tabletten leichter in einem Löffel Joghurt schlucken (das immer vorher mit dem Arzt oder Apotheker absprechen, da es nicht für jedes Medikament möglich ist) oder über eine Sonde verabreichen. Wer nicht so gut greifen kann, sollte hier auf einen großen Deckel achten.

- **Einnehm-Becher** (ab 5 €): Diese kleinen Messbecher kennen Sie vielleicht aus dem Krankenhaus. Sie sehen aus wie ein kleines Schnapsglas, an der Innenseite befindet sich eine Messskala. Sie dienen dazu, Flüssigkeiten abzumessen. Für den Alltag sind Becher aus Edelstahl vorzuziehen. Sie können auch im Geschirrspüler gereinigt werden und reduzieren den Müllverbrauch.
- **Verschlussöffner für Medikamentenflaschen** (ab 10 €): Deckel von Medikamentenflaschen sind oft schwer zu greifen und noch schwerer zu öffnen, da die Hand leicht abrutscht. Ein Verschlussöffner wird um den Deckel gelegt, vergrößert damit die Fläche, und der Deckel lässt sich leichter öffnen. Oft haben Verschlussöffner auch eine integrierte Lupe, mit der man die Etiketten besser lesen kann, und können meist auch zum Öffnen von Getränkeflaschen genutzt werden.
- **Medikamenten-Verblisterung** (ab ca. 3 €): Eine weitere Möglichkeit, die Medikamenten-Einnahme zu erleichtern, ist die Verblisterung. Verblistern bedeutet, dass alle Arzneimittel, die Sie zu einem gewissen Zeitpunkt nehmen müssen, bereits zusammen in der richtigen Dosierung in Tütchen vorverpackt werden. So wissen Sie genau, welche Medikamente Sie zu welchem Zeitpunkt einnehmen müssen. Hierfür kann man sich beim Hausarzt eine Verblisterung mit einem Aufpreis von ungefähr 1–3 € pro Woche (in der Apotheke zu zahlen) auf dem Rezept vermerken lassen. Die Apotheke wird Ihnen dann alle Arzneimittel bereits vorsortieren und abpacken. Die Verblisterung müssen Sie allerdings in der Regel selbst zahlen. Aber: Nicht alle Apotheken bieten eine Verblisterung an.

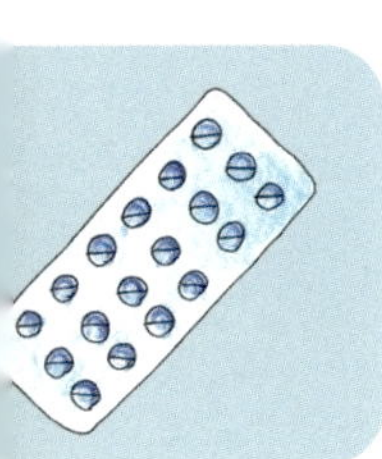

- **Medikamentendosierer mit Fächern** (ab 3 €): Sie helfen, auf einen Blick zu erkennen, wann welches Medikament eingenommen werden muss. Es gibt verschiedene Ausführungen: Fächer für Wochentage, Tageszeiten, Stunden, auch verschiedene Formen und Farben. Lassen Sie sich in Ihrer Apotheke eine Auswahl zeigen. Diese Dosierer sind meist beliebig oft wiederverwendbar.

• **Wechselwirkungen mit Lebensmitteln**
Milchprodukte wie Käse, Joghurt oder Quark können mit bestimmten Arzneimitteln, etwa einigen Antibiotika oder Medikamenten gegen Osteoporose, Wechselwirkungen eingehen und ihre Wirksamkeit beeinträchtigen.
Wenn Sie das Diuretikum Spironolacton einnehmen, sollten Sie auf Lakritze verzichten, da sie zu einem verstärkten Kaliumverlust und so zu Muskelschwäche, erhöhtem Blutdruck und Müdigkeit führen kann.

Bei bestimmten Blutgerinnungs-Hemmern sollten Sie außerdem darauf achten, nicht zu viel Vitamin K (häufig in grünem Gemüse, siehe ➤ Kap. 3) zu sich zu nehmen. Wenn Sie unsicher sind, ob Sie bei Ihrer Ernährung auf etwas im Zusammenhang mit Ihren Arzneimitteln achten müssen, fragen Sie Ihren Hausarzt oder Apotheker.

- **Wechselwirkungen mit Arzneimitteln**
  Arzneimittel können auch untereinander unerwünschte Wechselwirkungen haben. Auch freiverkäufliche Arzneimittel wie Schlaftabletten, Vitaminpräparate, Tabletten mit Spurenelementen (Kalium, Magnesium, Calcium) oder pflanzliche Mittel (Johanniskraut, Ginkgo, auch bei Tees) können zu Wechselwirkungen führen. Es ist daher wichtig, dass Sie Ihren Hausarzt auch auf Tabletten hinweisen, die Sie selbstständig einnehmen und die er Ihnen nicht verschrieben hat.

- **Unerwünschte Arzneimittelwirkungen**
  Jedes Medikament, das eine Wirkung hat, kann auch zu unerwünschten Nebenwirkungen führen. Nebenwirkungen, die von der Patientin oder dem Patienten bemerkt werden und ihn beeinträchtigen, treten eher selten auf. Falls Sie so eine Nebenwirkung bemerken, sprechen Sie am besten sofort mit Ihrem Arzt und Apotheker. Er kann zusammen mit Ihnen besprechen, ob es sinnvoll ist, die Therapie weiterzuführen oder nicht. Häufig kann auf ein Alternativpräparat ausgewichen werden. Doch auch hier gilt: Niemals ein Arzneimittel ohne Rücksprache mit dem Arzt absetzen.

- **Vor, nach oder während dem Essen?**

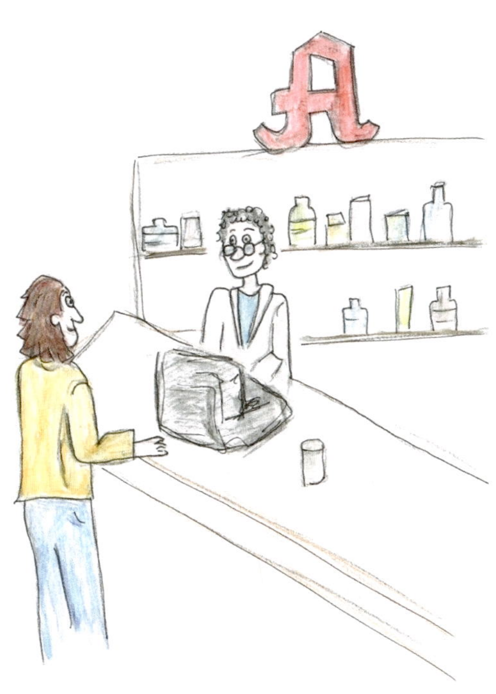

Die Einnahme **vor dem Essen** bedeutet, dass Sie das Medikament 30–60 Minuten vor der Mahlzeit einnehmen sollen. Wichtig ist dies für Arzneimittel, die schnell wirken sollen, da das auf leeren Magen besser funktioniert, oder für Arzneimittel, die einen speziellen Überzug haben, der nur im leeren Magen stabil bleibt.

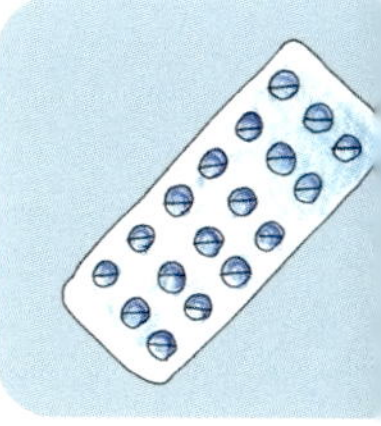

Die Einnahme **während der Mahlzeit** sieht vor, dass Sie das Medikament während des Essens oder kurz danach einnehmen. Das Essen schützt im Magen die Magenschleimhaut vor möglichen Schäden des Medikaments und macht manche Arzneimittel so besser verträglich.

Wenn Sie die Arzneimittel **nach dem Essen** einnehmen sollen, achten Sie darauf, dass Sie zwei Stunden Abstand zwischen der Mahlzeit und der Medikamenteneinnahme einhalten.

- **Wie häufig soll ich die Tabletten einnehmen?**
  Das wird in der Regel von Ihrer Ärztin festgelegt. Wenn Sie sich nicht sicher sind, fragen Sie noch einmal bei ihr nach.
  Einmal täglich bedeutet, dass Sie das Medikament jeden Tag zur ungefähr selben Zeit einnehmen sollen. Häufig muss es nicht ganz genau die gleiche Uhrzeit sein. Bitte fragen Sie hier den Apotheker oder die Apothekerin.
  Bei einer zweimal täglichen Einnahme sollte normalerweise ein Abstand von 12 Stunden zwischen den einzelnen Arzneimitteleinnahmen eingehalten werden.
  Dreimal täglich bedeutet, dass Sie das Medikament morgens, mittags und abends einnehmen sollen, in der Regel liegt dann ein Abstand von acht Stunden zwischen den einzelnen Einnahmen. Viermal täglich bedeutet, dass Sie das Arzneimittel alle sechs Stunden einnehmen sollen.
  Haben Sie Ihr Medikament einmal vergessen, nehmen Sie beim nächsten Mal auf gar keinen Fall die doppelte Menge. Fragen Sie Ihren Arzt oder Apotheker, was nun zu tun ist.

- **Die richtige Flüssigkeit**
  Nehmen Sie Ihre Arzneimittel mit einem Glas Leitungswasser ein. Mineralwässer oder andere Getränke können bei einigen Arzneimitteln die Aufnahme des Wirkstoffes im Darm behindern. Nehmen Sie Ihre Arzneimittel auch nicht mit Milch, Alkohol oder Grapefruitsaft ein, da diese die Wirkung von Arzneimitteln aufheben oder aber auch verstärken können.

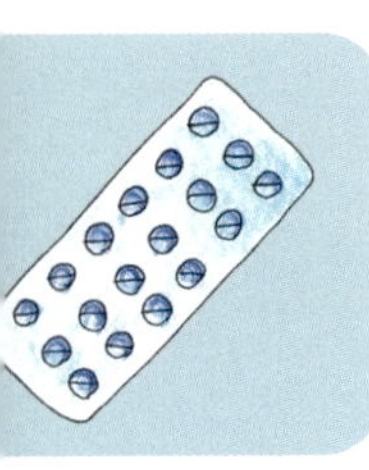

- **Weitere Tipps und Tricks bei der Medikamenteneinnahme**
  Wenn Sie gleich aussehende Medikamentenverpackungen mit unterschiedlich farbigen Klebebändern markieren, können Sie sie leichter auseinanderhalten.
  Wenn Ihnen das Abzählen von Tropfen schwerfällt, weil Sie schlecht sehen, lassen Sie die Tropfen in einen leeren Joghurtbecher fallen, so hören Sie die Tropfen zusätzlich. Und wenn Sie die Einnahme immer wieder vergessen, stellen Sie sich doch einfach einen Wecker oder verbinden Sie die Medikamenteneinnahme mit alltäglichen Gewohnheiten, wie beispielsweise vor dem Duschen.
  Drucken Sie sich Ihren Medikamentenplan am besten aus und hängen Sie ihn an einen Schrank in der Küche oder in Ihr Badezimmer, wo Sie ihn oft sehen.

- **Wen kann ich fragen?**
  Sollten Sie Fragen zu Ihren Arzneimitteln haben, wenden Sie sich an Ihren Arzt oder Apotheker. Es ist wichtig, dass Sie gut über Ihre Arzneimittel informiert sind,

sie sind schließlich für Sie und Ihre Gesundheit wichtig – deswegen werden Sie auch niemanden mit Ihren Fragen stören, ganz im Gegenteil!

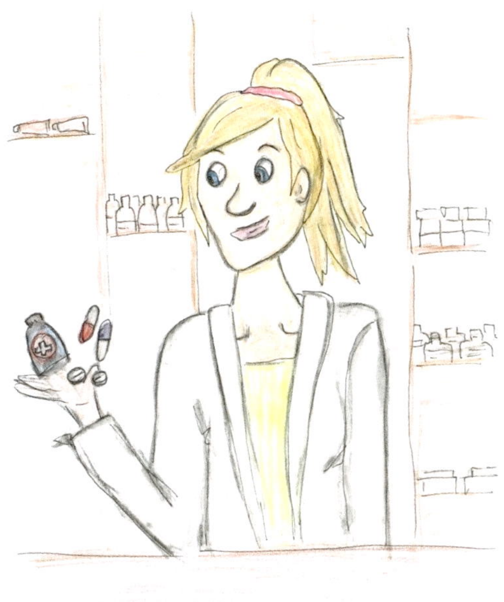

Was sind häufige Medikamentennebenwirkungen, und wie erkenne ich sie?

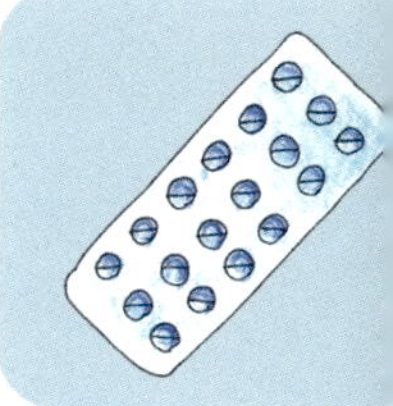

Bei Nebenwirkungen von Medikamenten gilt: Nur wer über sie informiert ist, kann sie auch erkennen. Auch wenn ein Beipackzettel oft Angst macht: Er ist wichtig. Wenn Sie Angst haben, ihn zu lesen, oder danach vielleicht die Medikamente nicht mehr einnehmen können, bitten Sie doch Ihren Apotheker, Ihnen bei neuen Medikamenten kurz die häufigsten Nebenwirkungen zu nennen, und schreiben Sie sich diese auf.

Viele Nebenwirkungen von Medikamenten ähneln vermeintlich „normalen Alterserscheinungen". Wie Sie hoffentlich schon durch dieses Buch gelernt haben, sollten Sie sich mit so etwas nie zufriedengeben. Denn normales Altern ist gesundes Altern! Wenn Sie also eines der als Nebenwirkung beschriebenen Symptome bei sich bemerken, zögern Sie nicht, Ihren Arzt aufzusuchen und mit ihm darüber zu sprechen.

Merke:

Allergische Reaktion durch Medikamente

Schwere allergische Reaktionen durch Medikamente kommen zwar selten vor, man sollte aber darüber informiert sein. Typische Symptome für eine allergische Reaktion sind:

- Luftnot
- Brustschmerzen oder Engegefühl in der Brust
- Gefühl, ohnmächtig zu werden
- Schwellung von Gesicht, Lippen, Zunge oder Rachen

Wenn Sie diese Symptome beobachten, nachdem Sie neue Medikamente eingenommen haben (meist in den ersten Stunden), sollten Sie sofort den Rettungsdienst (Telefonnummer 112) anrufen und sich ins Krankenhaus bringen lassen. Dann ist auch eine allergische Reaktion in der Regel gut und schnell behandelbar.

Wichtig vorab: Die meisten Menschen spüren bei ihren Medikamenten keinerlei Nebenwirkungen!
Zu den häufigsten Nebenwirkungen zählen:

- Schwindel oder Benommenheit
- Verwirrung
- Gangstörung und Stürze
- Mundtrockenheit
- Verdauungsprobleme, Übelkeit, Bauchschmerzen, Durchfall, Verstopfungen
- Probleme beim Wasserlassen/Inkontinenz
- Schlafstörungen, Müdigkeit
- Kopfschmerzen
- Appetitverlust
- Trockener Husten, der nicht verschwindet
- Hautausschläge
- Sexuelle Funktionseinschränkungen

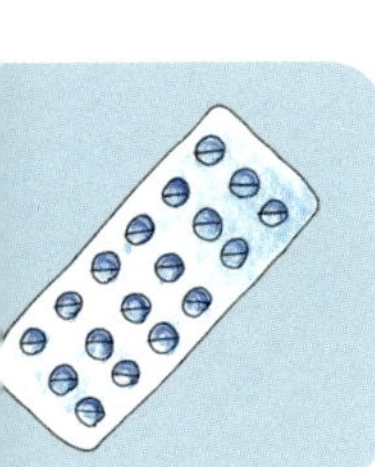

Sollten Sie eines oder mehrere dieser Symptome bei sich bemerken, nachdem Sie ein neues Medikament eingenommen haben, sprechen Sie mit Ihrem Arzt. Diese Beschwerden können nach einigen Tagen, aber auch erst nach Wochen auftreten. Sie können auch mit einer Dosiserhöhung eines bereits bekannten Arzneimittels in Verbindung stehen. Setzen Sie das Arzneimittel aber niemals eigenmächtig ab. Es kann für Ihre Gesundheit sehr wichtig sein. Zudem ist es möglich, dass das, was Sie für eine Nebenwirkung halten, gar keine ist.

Ihre Ärztin kann Ihnen helfen herauszufinden, woher die Beschwerden kommen. Sie kann eventuell die Dosis verringern oder ein Alternativpräparat finden. Einige Tricks machen die Nebenwirkungen weniger störend: So können Medikamente, die müde machen, einfach abends kurz vor dem Schlafengehen eingenommen werden, und Verstopfungen kann durch ballaststoffreiche Kost (➤ Kap. 3) oder eine erhöhte Trinkmenge begegnet werden.

Manchmal muss der Körper sich auch zunächst an das Medikament gewöhnen. Dann verschwinden die Nebenwirkungen nach einiger Zeit von allein, wie es zum Beispiel bei manchen Medikamenten gegen Depressionen der Fall ist.

In der Regel wird man erst wirklich wissen, ob es sich um eine Nebenwirkung gehandelt hat, wenn nach dem Absetzen oder dem Wechsel des Medikaments die Beschwerden verschwinden.

Nebenwirkungen von Medikamenten können bei Menschen, die viele Medikamente einnehmen, zu einer sogenannten Verschreibungskaskade führen. Ein Beispiel: Eine Patientin oder ein Patient nimmt ein Medikamt gegen seinen Bluthochdruck, bekommt davon aber Verstopfung. Also verschreibt ihm der Arzt dafür ein neues Präparat, das aber Probleme beim Wasserlassen macht. Und so weiter. So werden aus einem Medikament ganz viele – wenn man nicht aufpasst. Deshalb sollten Sie alle neu auftretenden Beschwerden mit Ihrem Arzt besprechen. Dann ist eine Arzneimitteltherapie in der Regel sicher und erhält die Lebensqualität, bei guter Kontrolle der Krankheiten, bis ins hohe Alter.

Tipp:

Seien Sie informiert! Fragen lohnt sich!

Wenn Sie Fragen zu einem neuen Medikament haben – fragen Sie! Nur wer gut über seine Medikamente, ihre Besonderheiten, mögliche Nebenwirkungen und Einnahmehinweise informiert ist, fühlt sich sicher.
Wichtige Fragen sind zum Beispiel:

- Warum soll ich dieses Medikament einnehmen?
- Worauf muss ich bei der Einnahme achten?
- Was sind häufige Nebenwirkungen?
- Was soll ich tun, wenn Nebenwirkungen eintreten?
- Wann sollte ich dieses Arzneimittel absetzen?
- Kann ich dieses Arzneimittel zusammen mit den anderen Arzneimitteln auf meinem Medikamentenplan bedenkenlos einnehmen?
- Was passiert, wenn ich dieses Arzneimittel nicht einnehme?
- Ab wann ist mit einer Wirkung zu rechnen?

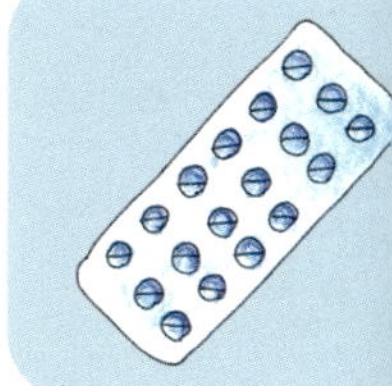

Pflanzliche Arzneimittel und Nahrungsergänzungsmittel

Laut Studien nehmen bis zu 60 % der älteren Menschen freiverkäufliche Arzneimittel, Kräuter oder Nahrungsergänzungsmittel ein, und das, ohne mit ihrem Arzt darüber zu sprechen. Diese pflanzlichen Arzneimittel und Nahrungsergänzungsmittel werden auch oft im Internet oder in einem Drogeriemarkt gekauft, sodass keine Beratung durch einen Arzt oder Apotheker stattfinden kann.

Dabei können auch pflanzliche Arzneimittel zu Nebenwirkungen und Wechselwirkungen mit anderen Arzneimitteln führen, mit zum Teil schweren Folgen. Zwei Beispiele: Ginkgo-biloba-Extrakt gegen Durchblutungsstörungen ist freiverkäuflich, kann aber, wenn es zusammen mit Marcumar® (Phenprocoumon) genommen wird, zu starken Blutungen führen. Und der Stimmungsaufheller Johanniskraut kann in Kombination mit bestimmten verschreibungspflichtigen Antidepressiva (SSRIs) ein Serotoninsyndrom hervorrufen, was zu extremen Störungen von Verhalten, Motorik und Gedächtnis führen kann. Nach einer US-amerikanischen Studie hatten zehn von 22 pflanzlichen Arzneimitteln, die von älteren Menschen eingenommen wurden, Wechselwirkungen mit der vom Arzt verschriebenen Medikation.

Das heißt nicht, dass pflanzliche Arzneimittel oder Nahrungsergänzungsmittel nicht für viele Beschwerden sinnvoll eingesetzt werden können – es soll vielmehr zeigen, dass es wichtig ist, den Arzt darüber zu informieren und die Einnahme mit ihm zu besprechen. Nur so hat er einen Überblick darüber, was er Ihnen verschreiben kann und was nicht. Und nur so sind Sie vor vielen vermeidbaren Neben- und Wechselwirkungen geschützt.

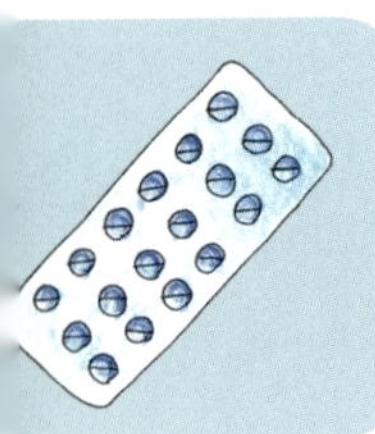

Tipp:

Wer mehrere Medikamente einnimmt, sollte regelmäßig einen **Medikamentenbeutel-Check-up** machen. Zu diesem Termin sollten Sie alle Packungen von Arzneimitteln, die Sie regelmäßig einnehmen – auch wenn dies nur an einigen Tagen im Monat der Fall ist –, mitbringen, ebenso wie Nahrungsergänzungsmittel, Kräuter und pflanzliche Arzneimittel. Ihr Arzt hat so die Möglichkeit, diese Medikamente in Ihren Medikamentenplan aufzunehmen, und kann Ihnen vielleicht auch etwas über gefährliche Wechselwirkungen oder Nebenwirkungen erzählen. Diese Leistung müssen Sie in der Regel nicht extra bezahlen.
So lässt sich auch gut herausfinden, ob manche Medikamente vielleicht gar nicht mehr eingenommen werden müssen.

Was tun, wenn man allein nicht mehr in der Lage ist, seine Medikamente zu stellen oder zu nehmen?

Vielleicht merken Sie trotz dieser Tipps, dass Sie oder Ihre Angehörigen eine regelmäßige Medikamenteneinnahme nicht einhalten können. Ist dies der Fall, sprechen Sie unbedingt mit Ihrem Hausarzt darüber. Er kann Ihnen eine Verordnung über die Medikamentengabe im Rahmen der häuslichen Krankenpflege ausstellen.

Der Pflegedienst wird Ihnen dann, und zwar unabhängig vom Pflegegrad, bei der Bereitstellung und Verabreichung von Ihren Arzneimitteln helfen.

Eine weitere Möglichkeit ist die Verblisterung durch eine Apotheke. Das bedeutet, dass die Apotheke Ihnen Ihre Medikamente sortiert nach Wochentag und Einnahmezeitpunkt verpackt. Sie müssen also die Medikamente nicht selbst einsortieren und aus der Packung entnehmen, sondern erhalten sie durch die Apotheke so, wie der Arzt sie verschrieben hat, hygienisch verpackt in übersichtlichen Medikamenten-Blistern (luftdicht verschlossene Plastikbeutel). Diese kleinen Beutelchen sind auch mit Datum, Einnahmezeit und gegebenenfalls weiteren Infos zur Einnahme beschriftet, sodass Sie genau wissen, was Sie einnehmen. Das Verblistern durch die Apotheke beugt Fehlern vor, insbesondere wenn Sie viele Medikamente einnehmen müssen, generiert ein hohes Maß an Therapiesicherheit und ist eine große Erleichterung, auch für pflegende Angehörige. Nicht jede Apotheke bietet diesen Service an, denn man braucht einen speziellen Automaten dafür. Das Verblistern muss aktuell noch selbst bezahlt werden, kostet aber meist nur wenige Euro pro Woche – die Medikamente werden im Anschluss meist direkt nach Hause geliefert.

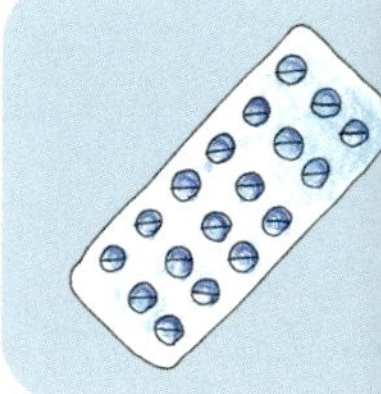

Haltbarkeit von Medikamenten

Medikamente sind unterschiedlich lange haltbar. Fest steht: Sie können nicht beliebig lange verwahrt und verwendet werden, denn der Wirkstoff kann sich abschwächen. Zudem garantiert der Hersteller danach nicht mehr für Haltbarkeit und Unbedenklichkeit. Es können beim Zerfall der Wirkstoffe nach dem Haltbarkeitsdatum schädliche Substanzen entstehen. Zudem gilt es, auf die Lagerung zu achten: trocken, kühl (aber – meist – nicht kalt) und vor Licht geschützt (deshalb Medikamente in ihren Originalverpackungen lassen). Der klassische Medikamentenschrank ist also auch weiterhin zu empfehlen.

Darreichungsform	**Haltbarkeit**
Tabletten, Dragees, Kapseln	Geschützt vor Licht und trocken gelagert bis zum angegebenen Verfallsdatum (auf dem Blister und auf der Packung aufgedruckt)
Brausetabletten	Geschützt vor Licht, Luft und Feuchtigkeit bis zum angegebenen Verfallsdatum (auf der Packung aufgedruckt)
Saft und Tropfen	Nach dem Öffnen in der Regel 6 Monate haltbar
Erkältungsbalsam	Nach dem Öffnen nicht länger als zwölf Monate verwenden wegen der darin enthaltenen ätherischen Öle
Augentropfen	In Einzelpipetten nur eine Anwendung oder 24 Stunden, in Behältern für Mehrfachanwendung nach Anbrechen maximal 4–6 Wochen nutzbar, da sie bei längerer Anwendung verkeimen können. Bei besonderen Behältern können sie auch bis zu 6 Monate haltbar sein.
Ohrentropfen	In der Regel nach dem Öffnen 4 Wochen haltbar
Inhalationslösungen	Je nach Herstellerangabe, meist mehrere Monate nach Anbruch, wenn vor Licht geschützt
Nasensprays und -tropfen	Nasentropfen: in der Regel nur 2 Wochen nach Anbruch Nasensprays: nach dem Öffnen nur wenige Monate
Flüssige Zubereitungen zur äußeren Anwendung (z. B. Shampoo)	Nach dem Öffnen in der Regel 6 Monate haltbar
Salben und Cremes	Nach dem Öffnen in der Regel 6 Monate haltbar. Aus hygienischen Gründen kann die Haltbarkeit auch verkürzt sein.
Manche Medikamente erfordern eine Aufbewahrung im Kühlschrank (2 bis 8 °C). Wenn sie kühlkettenpflichtig sind, erhalten Sie sogar eine Kühltasche von der Apotheke oder müssen eine mitbringen. Häufig handelt es sich dabei um Antibiotikasäfte, Cremes, Insuline oder Augentropfen. Wenn auf der Verpackung oder im Beipackzettel kein besonderer Hinweis vermerkt ist, sollte das Medikament bei Raumtemperatur (15 bis 25 °C) gelagert werden.	

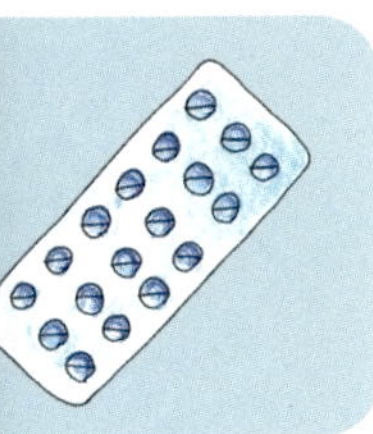

Tipp:

Immer das **Anbruchsdatum** auf der Verpackung notieren!

Beachten Sie immer das angegebene Verfallsdatum des Herstellers. Es darf nicht überschritten werden, egal ob die Packung bereits angebrochen ist oder nicht. Auch wenn sich die Form, Farbe oder Konsistenz des Arzneimittels verändert, sollte es nicht mehr verwendet werden.

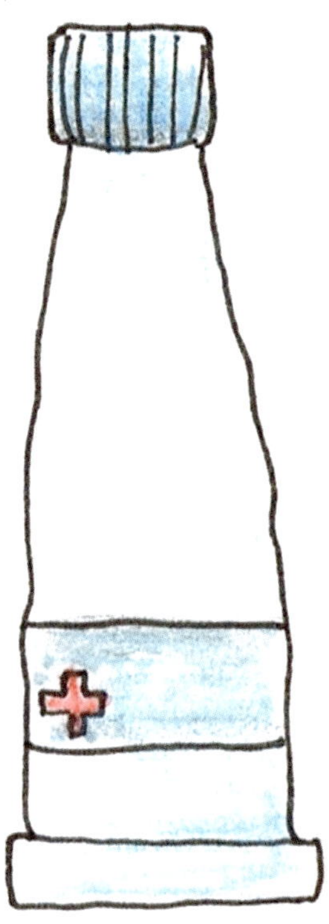

Wenn Sie Medikamente nicht brauchen, müssen Sie sie richtig entsorgen, um nicht der Umwelt zu schaden, denn der Wirkstoff kann auch noch nach dem Entsorgen aktiv sein und für Tiere oder Pflanzen schädlich sein. **Medikamente sollten niemals über die Toilette oder das Waschbecken entsorgt werden!** So gelangen sie nämlich auch in unser eigenes Trinkwasser – hier konnten in Studien schon über hundert verschiedene Wirkstoffe nachgewiesen werden. So kann es passieren, dass Menschen kleine Dosen an Wirkstoffen zu sich nehmen, die sie gar nicht brauchen.

In Deutschland ist die Entsorgung von Medikamenten nicht einheitlich geregelt, sondern je nach Bundesland etwas anders.

Allgemein gilt: Die meisten Medikamente kann man unbedenklich über die Restmülltonne (Hausmüll) entsorgen. Der Restmüll wird in den meisten Bundesländern anschließend rückstandslos verbrannt.

Betäubungsmittel, also Medikamente, die Sie durch ein gelbes BtM-Rezept bekommen haben, müssen in der Apotheke abgegeben werden, die sie dann nach strengen Vorgaben entsorgt, damit sie nicht missbräuchlich aus dem Müll entwendet werden.

Für manche Medikamente kann anderes gelten. Schauen Sie hier im Abschnitt 5 „Wie ist das Arzneimittel aufzubewahren?" der Gebrauchsanweisung des Medikamentes nach. Wird dort nicht auf eine spezifische Entsorgung hingewiesen, können Sie es in der Regel im Restmüll entsorgen.

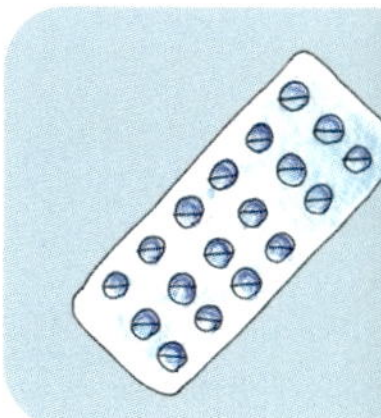

Ansonsten gibt es in fast allen Städten Schadstoffsammelstellen, bei denen Sie alte Medikamente abgeben können – in Berlin dürfen beispielsweise nur hier Medikamente entsorgt werden und nicht über den Restmüll.

Im Zweifel fragen Sie einfach in Ihrer Apotheke nach. Manchmal nehmen auch Apotheken alte Tabletten zurück.

23 Pflege: sich helfen lassen – aber richtig

„Wenn Menschen ihre innere Einstellung ändern, können sie auch die äußeren Umstände ihres Lebens ändern."

– William James (1842–1910), US-amerikanischer Psychologe und Philosoph

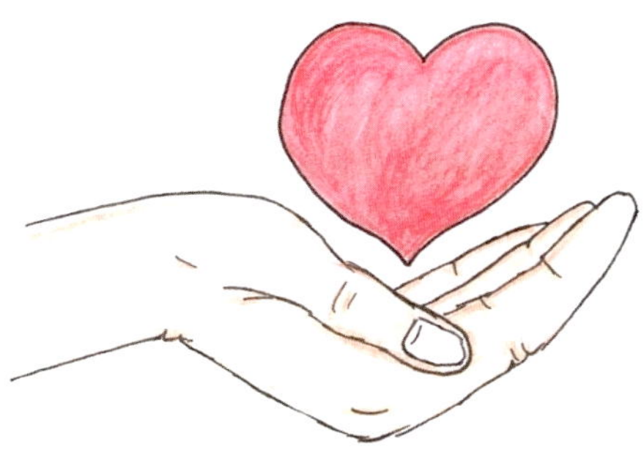

Was Sie in diesem Kapitel lernen:

- Pflegebedürftig ist nicht erst der, der gar nichts mehr kann! Entscheidend ist, dass man aufgrund einer Einschränkung Erschwernisse im Alltag hat und Hilfe benötigt.
- Mögliche Leistungen der Pflegeversicherung sind: Pflegegeld, Pflegesachleistung, Kombinationsleistung, Tages- oder Nachtpflege, vollstationäre Pflege (Seniorenheim) oder private Pflege – dafür muss ein Pflegegrad bei der Pflegeversicherung selbst beantragt werden.
- Pflegestützpunkte können Beratung und Hilfe bieten.
- Die Kosten für einen ambulanten Pflegedienst werden in der Regel nur zum Teil durch die Pflegeversicherung bezahlt, für den Rest muss man privat aufkommen.
- Wenn ständig Unterstützung notwendig ist, ist eine private 24-Stunden-Pflegeperson vielleicht eine gute, wenn auch keine günstige Lösung.
- Auch eine Haushaltshilfe kann von der Pflegekasse ab Pflegegrad 1 mit 125 € als Entlastungsbetrag bezuschusst werden.

Auch wenn man alles richtig macht – sich gesund ernährt, in Bewegung bleibt, gut schläft, glücklich ist und seine Krankheiten unter Kontrolle hat –, kann es sein, dass man irgendwann Hilfe braucht. Diesen Zeitpunkt zu erkennen fällt manchmal gar nicht so leicht. Die meisten Menschen wollen immer möglichst alles allein schaffen. Hilfe anzunehmen ist oft eine große Hürde. Dabei helfen viele Menschen gerne und freuen sich, wenn sie etwas für andere tun können.

Bis 2017 wurden Versicherte, die einen Pflegegrad beantragen wollten, ausschließlich im Hinblick auf ihre körperlichen Beeinträchtigungen begutachtet. Dann wurde der Begriff der Pflegebedürftigkeit über das neue Pflegestärkungsgesetz neu definiert. „Pflegebedürftigkeit" bedeutet nun, seit mindestens sechs Monaten nicht in der Lage gewesen zu sein, aufgrund von (körperlichen, geistigen oder seelischen) Einschränkungen den alltäglichen Aufgaben, Aktivitäten und Verpflichtungen nachzukommen und dabei Hilfe zu benötigen. „Alltägliche Aufgaben" sind hier insbesondere Körperpflege, Essen, Mobilität und die hauswirtschaftliche Versorgung. Häufige Gründe für Pflegebedürftigkeit sind voranschreitende chronische Krankheiten, wie Arthrose, Herz- und Nierenerkrankungen oder auch eine Demenz, aber auch plötzliche Ereignisse wie ein Herzinfarkt, Schlaganfall oder ein Sturz.

Sehr viele Menschen kommen im Alter gut ohne Hilfe zurecht. Andere benötigen nur wenig Unterstützung, wie jemanden, der die Fenster putzt, einkauft oder sie gelegentlich fährt. Wieder andere brauchen häufiger Hilfe, zum Beispiel bei der täglichen Körperpflege oder auch beim Essen. In Deutschland sind aktuell über vier Millionen Menschen pflegebedürftig, also etwas mehr als 6 %. Das sind nicht nur ältere Menschen, aber die Pflegebedürftigkeit nimmt mit dem Alter zu. Während mit 70–80 Jahren noch fast 90 % der Älteren ohne Pflege auskommen, sind das im Alter zwischen 80–90 Jahren nur noch etwas weniger als 60 %. Über 90 Jahren ist die Mehrheit der Bevölkerung pflegebedürftig.

Die meisten Menschen in Deutschland werden von Angehörigen gepflegt, manchmal sind es auch Nachbarn, Bekannte oder andere Vertraute, die helfen. Ergänzend nutzen dabei aber viele eine Versorgung durch die häusliche Pflege. Ein Seniorenheim, wo Hilfe rund um die Uhr zur Verfügung steht, ist meist die letzte Wahl. Es gibt heute zahlreiche Unterstützungsmöglichkeiten und viele verschiedene Modelle von Pflege, die so auf jeden Einzelnen und seine Bedürfnisse individuell angepasst werden können.

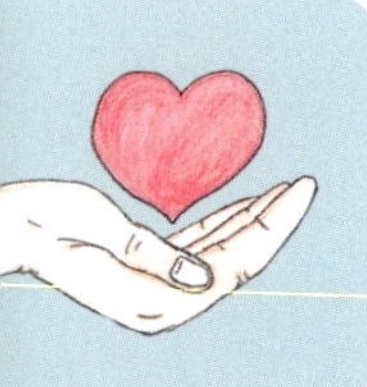

Tipp:

Beratungs- und Pflegekurse stehen jedem Angehörigen oder Bekannten, der in Pflege involviert ist, kostenlos von der Pflegeversicherung zu. Sie sind zum einen dazu gedacht, richtige Pflege zu lernen, sollen aber auch als Unterstützungs-Netzwerk dienen, um Kontakte zu knüpfen, Fragen stellen zu können und sich auszutauschen.

Wer einen Pflegegrad hat, kann sich zudem regelmäßig durch Pflegekräfte beraten lassen. Fragen Sie am besten bei Ihrer Pflegeversicherung nach.

Was sind Leistungen der Pflegeversicherung?

- **Pflegegeld**

  Pflegegeld bedeutet, dass man von seiner Pflegeversicherung Geld bekommt, das für Pflegeleistungen vorgesehen ist. Sie können selbst entscheiden, wie Sie dieses Geld verwenden, sich zum Beispiel von Freunden, Nachbarn oder Angehörigen pflegen lassen. Das Geld wird dann in der Regel an diese Personen für Pflegeleistungen bezahlt.

Pflegegrad	**Maximales Pflegegeld (pro Monat)**
Pflegegrad 1	0
Pflegegrad 2	316 €
Pflegegrad 3	545 €
Pflegegrad 4	728 €
Pflegegrad 5	901 €
Stand: 01/2021	

Tipp:

Pflege-Hilfsmittel (der Pflegeversicherung) und medizinische Hilfsmittel (der Krankenversicherung) stehen allen Menschen mit mindestens Pflegegrad 2 zur Verfügung. Man kann hierfür eine monatliche Pauschale in Höhe von 40 € bekommen.

- **Pflegesachleistung**

  Pflegesachleistung bedeutet, dass man eine Sachleistung für seine anerkannte Pflegebedürftigkeit erhält. Das kann zum Beispiel eine Pflegeleistung durch einen ambulanten Pflegedienst sein. Die Pflegekasse übernimmt die Kosten hierfür bis zu einem Höchstbetrag, der sich an dem bewilligten Pflegegrad orientiert.

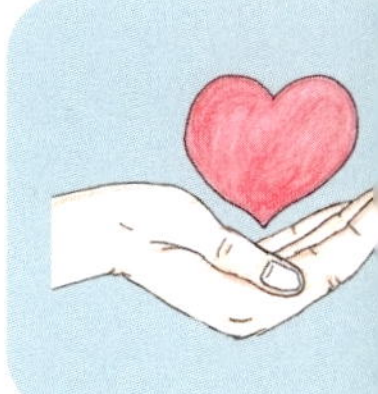

Pflegegrad	**Maximale Pflegesachleistung (pro Monat)**
Pflegegrad 1	0 €
Pflegegrad 2	689 €
Pflegegrad 3	1.298 €
Pflegegrad 4	1.612 €
Pflegegrad 5	1.995 €
Pflegegrad 1–5	Bis zu 125 € Entlastungsbetrag
Stand: 01/2021	

Tipp:

Allen Menschen mit einem Pflegegrad (also auch schon ab Pflegegrad 1) steht monatlich zusätzlich ein Entlastungsbeitrag in Höhe von 125 Euro zu. Dieser ist zweckgebunden, das heißt, man muss in der Regel angeben, wofür er genutzt wird. Damit lassen sich Betreuungs- und Entlastungsleistungen unterstützen – wie zum Beispiel Putz- und Haushaltshilfen, Alltagsbegleiter (beispielsweise für Einkäufe) oder Betreuungsgruppen zur Förderung der geistigen oder körperlichen Aktivität.

- **Kombinationsleistung**
  Kombinationsleistung bedeutet, dass man eine Kombination aus Pflegegeld und Pflegesachleistung erhält. Das ist zum Beispiel dann sinnvoll, wenn man durch den Pflegedienst nur ausgewählte Pflegeleistungen (zum Beispiel körperlich besonders anstrengende Leistungen) beziehen möchte. Den Rest können Sie zum Beispiel verwenden, um sich anderen Menschen, die Ihnen helfen, erkenntlich zu zeigen, etwa Nachbarn, die für Sie einkaufen, oder Verwandte, die Sie unterstützen.

- **Tages- oder Nachtpflege**
  Bei Tages- oder Nachtpflege handelt es sich um Unterbringunsangebote für den Tag oder die Nacht. Der Pflegebedürftige verbringt diese Zeit in einer Einrichtung und wird dort voll versorgt, die restliche Zeit ist er zu Hause. Das ist vor allem als Entlastung für pflegende Angehörige gedacht und soll die häusliche Pflege stärken und ergänzen.
  Sie können zusätzlich Pflegegeld, Pflegesachleistungen oder Kombinationsleistungen in Anspruch nehmen.

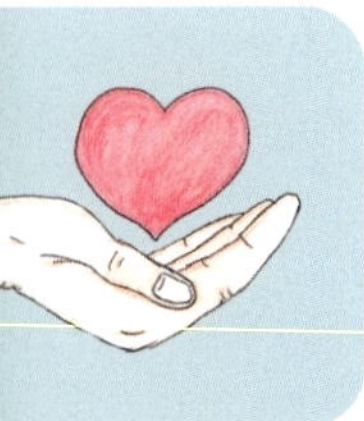

Pflegegrad	**Maximaler Leistungsbeitrag (pro Monat)**
Pflegegrad 1	125 € Entlastungsbetrag
Pflegegrad 2	689 €
Pflegegrad 3	1.298 €
Pflegegrad 4	1.612 €
Pflegegrad 5	1.995 €
Stand: 01/2021	

- **Vollstationäre Pflege**
  Vollstationäre Pflege bedeutet die Unterbringung in einem Seniorenheim.

Pflegegrad	Maximaler Leistungsbeitrag (pro Monat)
Pflegegrad 1	Zuschuss in Höhe von 125 €
Pflegegrad 2	770 €
Pflegegrad 3	1.262 €
Pflegegrad 4	1.775 €
Pflegegrad 5	2.005 €
Stand: 01/2021	

- **Vollstationäre Pflege in Einrichtungen der Behindertenhilfe**
  Dies ist eine Pflege in einer Einrichtung speziell für Menschen mit Behinderung.

Pflegegrad	Maximaler Leistungsbeitrag (pro Monat)
Pflegegrad 1–5	266 €
Stand: 01/2021	

- **Private Pflege aus dem Umfeld**
  Sie können auch auf dem Pflegeantrag angeben, welche Privatperson Sie versorgen wird. Sie müssen das mit dieser Person vorher absprechen. Auch darf diese das nicht aus erwerbsmäßigen Zwecken machen – also nicht beruflich, um damit Geld zu verdienen. Bei dieser Privatperson kann es sich um Angehörige, Nachbarn, Freunde oder Bekannte handeln.
  Diese feste Eintragung hat für die private Pflegeperson den Vorteil, dass sie unter bestimmten Voraussetzungen Sozialleistungen, Unfallversicherungsschutz sowie Beiträge zur Renten- und Arbeitslosenversicherung von der Pflegeversicherung zur Verfügung gestellt bekommt. Um herauszufinden, ob das auf die Person Ihrer Wahl zutrifft, benötigt die Pflegeversicherung ihre Daten.

Wie wird festgestellt, ob ich pflegebedürftig bin, und wie beantrage ich einen Pflegegrad?

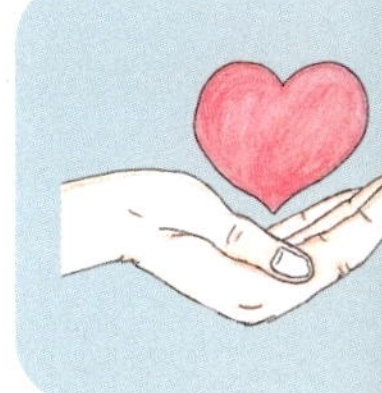

In Deutschland hat man bei Pflegebedürftigkeit ein Recht auf Leistungen der Pflegeversicherung. Ein Gutacher der Pflegeversicherung prüft die Pflegebedürftigkeit, die in fünf Pflegegrade eingeteilt wird.

Der Pflegegrad beschreibt, wie pflegebedürftig eine versicherte Person ist und welche Leistungen der Pflegeversicherung sie deshalb in Anspruch nehmen darf. Dabei macht es keinen Unterschied, ob man gesetzlich oder privat versichert ist, denn beide Versicherungen arbeiten mit Gutachtern des Medizinischen Dienstes der gesetzlichen (MDK) oder dem Medizinischen Dienst der privaten Krankenversicherungen (MEDICPROOF) zusammen.

1. Wie erkenne ich, ob ich pflegebedürftig genug bin, um einen Antrag zu stellen?

Grundsätzlich sind Menschen pflegebedürftig, wenn sie in ihrer Selbstständigkeit eingeschränkt und auf Unterstützung anderer angewiesen sind, zum Beispiel bei Körperpflege, Ernährung, Mobilität, Hauswirtschaft, Aktivitäten außer Haus, aber auch bei der Einnahme von Medikamenten sowie der Gestaltung des Alltagslebens und der sozialen Kontakte.

Merke:

Pflegebedürftig ist also nicht erst der, der gar nichts mehr kann!
Entscheidend ist, dass man aufgrund einer Einschränkung Erschwernisse im Alltag hat und Hilfe benötigt.

Grundsätzlich ist es zu empfehlen, den Antrag so früh wie möglich zu stellen, denn Leistungen gibt es erst ab dem Monat, in dem Sie den Antrag auf Pflegegrad stellen – unabhängig davon, wann er bewilligt wird. Also können Sie auch rückwirkend Leistungen erhalten. Wer aber zu lange mit dem Antrag wartet, obwohl er pflegebedürftig ist, verschenkt möglicherweise Geld.

Voraussetzung zur Antragstellung ist, dass man mindestens zwei Jahre lang in die Pflegekasse eingezahlt hat, also im Prinzip jeder, der mindestens zwei Jahre Beiträge für die gesetzliche Krankenversicherung geleistet hat. Ob es sich dabei um eine gesetzliche oder private Pflegekasse handelt, ist nicht von Bedeutung. Ebenfalls kann sich ein Versicherungsschutz im Rahmen einer Familienversicherung für Ehegatten und Lebenspartner ergeben.

Hilfsbedürftigkeit wird vom Gutachter in verschiedenen Bausteinen (Modulen) überprüft:

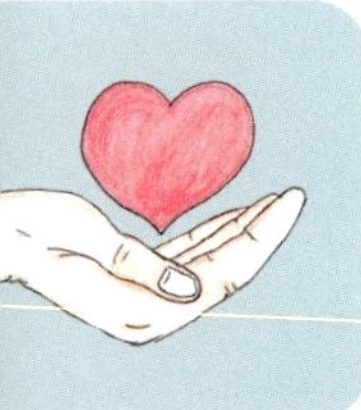

1. Mobilität
   Betrifft die körperliche Beweglichkeit, etwa beim Aufstehen morgens aus dem Bett, beim Gang ins Badezimmer, beim Treppensteigen oder ganz allgemein die Selbstständigkeit.

2. Kognitive und kommunikative Fähigkeiten
   Hier schätzt der Gutachter die Orientierung über Ort, Zeit und die eigene Person ein, prüft, ob Sachverhalte begriffen und Gefahren und Risiken als solche erkannt werden. Auch wird er die Kommunikation mit anderen bewerten, beispielsweise ob man ausreichend hören und sprechen kann, um sich zu verständigen und eigene Entscheidungen treffen zu können.

3. Verhalten und seelische (psychische) Probleme
   Damit sind zum Beispiel Ängste oder Traurigkeit (Depression) gemeint, die einen im Alltag behindern, aber auch Aggressionen oder Unruhezustände, die unter Umständen bei Demenzkranken vorkommen können.

4. Selbstversorgung
   Hier wird der Gutachter prüfen, ob und wie gut Sie im Alltag zurechtkommen. Dazu zählen Waschen, Duschen oder Baden, Toilettengänge, Anziehen, Essen und Trinken.

5. Umgang mit Krankheit und Anforderungen an Krankheits-Therapie
   Hier wird beurteilt, ob jemand selbstständig seine Medikamente heraussuchen und einnehmen kann, ob er allein zum Arzt oder zu notwendigen Therapiemaßnahmen gehen kann, ob er, wenn nötig, sich selbst eine Spritze geben oder seinen Verband wechseln kann.

6. Soziale Kontakte
   Teilhabe ist ein wichtiger Faktor für ein glückliches Leben. Deswegen wird hier beurteilt, ob Sie selbstständig Ihren Tagesablauf strukturieren, Kontakt mit anderen Menschen aufnehmen und zum Beispiel auch an sozialen Veranstaltungen teilnehmen können.

Der Gutachter vergibt Punkte in jedem Bereich. Wichtig: Man muss in der Regel nicht in jedem Bereich eine Einschränkung haben, um einen Pflegegrad zu bekommen. Die verschiedenen Module werden dabei auch unterschiedlich gewichtet. Zum Beispiel ist die Selbstversorgung (Modul 4) besonders wichtig und macht fast 40 % der Gesamtwertung aus.

2. Antrag bei der Pflegeversicherung stellen

Wer Leistungen seiner Pflegeversicherung in Anspruch nehmen will, muss zunächst einen Antrag bei der zuständigen Pflegekasse stellen. Die Pflegekasse ist in der Regel der Krankenkasse angegliedert, das heißt, Sie können meist über Ihre Krankenversicherung erfahren, wer zuständig ist. Dieser Antrag kann telefonisch, über einen Pflegestützpunkt in Ihrer Stadt, per Fax oder Brief gestellt werden.

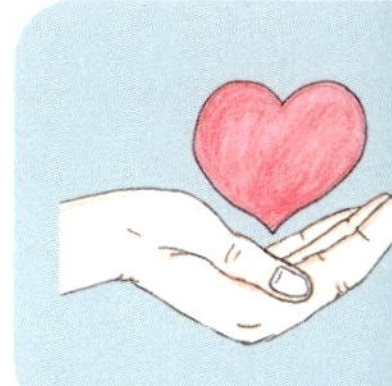

Sie können diesen Antrag selbst stellen, aber auch Verwandte oder Bekannte können dies in die Wege leiten. Ist jemand nicht mehr selbst dazu in der Lage, kann das auch der Bevollmächtigte oder der Betreuer übernehmen – in dem Fall sollte man dem Antrag eine Kopie der Vollmacht oder des Betreuerausweises beilegen.

- **Antrag per Brief/Fax/E-Mail:** Empfehlenswert ist die schriftliche Form, da so am ehesten gewährleistet ist, dass der Antrag nicht verloren geht, am besten per Einschreiben, um einen Nachweis zu haben. Der schriftliche Antrag kann formlos sein, das heißt, es ist kein spezieller Vordruck erforderlich. Man muss auch noch keine Angaben zum genauen Gesundheitszustand und Pflegebedarf machen. Hier finden Sie einen **Beispielantrag:**

Antrag auf Pflegegradeinstufung bei der Pflegeversicherung
Name des Pflegeversicherten
Straße, Hausnummer
Postleitzahl, Wohnort
Adresse der Pflegekasse:
____
____
____
Datum: ________
Versicherungsnummer: _____________

Antrag auf Leistungen der Pflegeversicherung
Sehr geehrte Damen und Herren,
hiermit beantrage ich ab dem heutigen Tag Leistungen aus der Pflegeversicherung und einen Pflegegrad.
Ich bitte um die Zusendung der benötigten Antragsunterlagen und die zügige Bearbeitung meines Antrags.
Mit freundlichen Grüßen
Ihre Unterschrift

- **Antrag per Telefon:** Sie können auch einfach bei Ihrer Pflegekasse anrufen und dort telefonisch einen Antrag stellen.
- **Antrag bei einer Niederlassungsstelle Ihrer Krankenversicherung:** Sie können einen formlosen, schriftlichen Antrag auch bei einer Niederlassungsstelle Ihrer Krankenkasse persönlich abgeben. Lassen Sie sich das am besten von dem dortigen Berater schriftlich bestätigen.

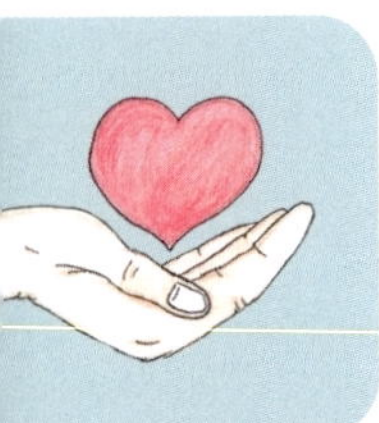

- **Antrag über einen Pflegestützpunkt:** In fast jeder größeren Stadt gibt es Pflegestützpunkte von den Kranken- und Pflegekassen. Hier kann man sich als Angehöriger oder auch als Pflegeversicherter selbst hinsichtlich einer Pflegebedürftigkeit beraten lassen, erhält alle wichtigen Informationen und Formulare zur Beantragung eines Pflegegrades und, falls notwendig, auch Hilfestellung beim Ausfüllen. Diese Beratung ist kostenlos und sollte auch neutral sein, da man in Deutschland ein Recht auf kostenlose und professionelle Pflegeberatung hat.

Tipp:

Wenn Sie den Antrag nicht selbst stellen können oder wollen, können Sie dies bei einem Pflegestützpunkt tun, wo Sie zudem Hilfe und Beratung finden. Pflegestützpunkte sind verpflichtet, den Antrag am Beratungstermin weiterzuleiten. Als Antragseingang zählt dann der Tag, an dem Sie im Pflegestützpunkt den Antrag abgegeben haben.

So finden Sie einen **Pflegestützpunkt** in Ihrer Nähe:
Zentrum für Qualität in der Pflege
Adresse: Reinhardtstraße 45, 10117 Berlin
https://www.zqp.de/beratung-pflege
Telefon: 030 275 93 95–0

3. Formulare ausfüllen und zurückschicken

Anschließend erhalten Sie von Ihrer Pflegeversicherung Formulare, die Sie ausfüllen und unterschrieben an die Pflegekasse zurücksenden müssen.

Zunächst geht es hier um persönliche Daten (Name, Adresse, Telefonnummer, Geburtsdatum und Versichertennummer). Einen eventuellen Betreuer müssen Sie angeben, einen Bevollmächtigten, wenn Sie entscheidungsfähig sind, nicht.

Sie müssen dann angeben, ob Sie einen Erstantrag stellen wollen (wenn Sie noch keinen Pflegegrad haben), einen Höherstufungsantrag (wenn Sie schon einen Pflegegrad haben, aber nun mehr Hilfe benötigen) oder eine Änderung der Pflegeleistung benötigen (wenn Sie einen Pflegegrad haben und nun beispielsweise nicht mehr von Angehörigen, sondern durch einen Pflegedienst versorgt werden möchten).

Anschließend müssen Angaben darüber gemacht werden, was man bei der Pflegeversicherung beantragen möchte, also ob Sie die private häusliche Pflege durch Angehörige oder Freunde planen, einen Pflegedienst beauftragen oder in ein Seniorenheim ziehen möchten. Sie sollten sich daher schon vorher einige Gedanken gemacht haben, wie Sie Ihre Pflege organisieren möchten. Sprechen Sie am besten hierzu mit Ihren Angehörigen oder lassen Sie sich von Beratungsangeboten beraten (siehe › TIPP). Sie können aber auch im Nachhinein leicht durch einen erneuten Antrag bei der Pflegekasse diese Entscheidung ändern. Nun werden Ihr Gesundheitszustand und Ihre Pflegebedürftigkeit abgefragt. Machen Sie am besten nur die notwendigsten Angaben und gehen Sie noch nicht zu sehr ins Detail, denn Ihre Pflegebedürftigkeit soll ja nachher noch genauer von einem Gutachter beurteilt werden.

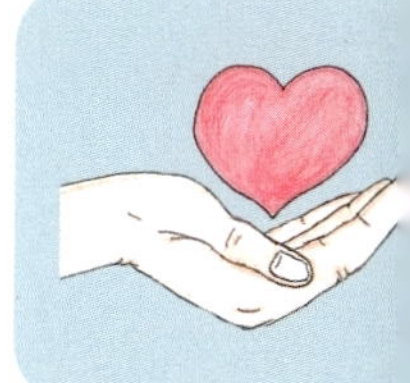

Sie müssen außerdem angeben, mit wem ein Termin zur Begutachtung vereinbart werden soll. In der Regel sind das Sie selbst, wenn Sie aber zum Beispiel möchten, dass ein Verwandter anwesend ist, können Sie auch über ihn den Termin vereinbaren lassen. Schließlich müssen Sie den Antrag unterschreiben und meist auch eine Schweigepflichtsentbindung für Ihre Ärzte, Therapeuten, Kliniken und betreuenden Pflegekräfte. Dies ist wichtig, damit sich die Pflegeversicherung ein Bild davon machen können, ob Ihre Angaben stimmen und ob Sie pflegebedürftig sind. Diese Erklärung kann auch jederzeit widerrufen werden.

Tipp:

Das Gesetz gibt vor, dass Sie ein **Recht auf Pflegeberatung** haben – und dass dieser Termin innerhalb von 14 Tagen nach Antragstellung stattgefunden haben muss, wenn Sie das wünschen. Sie sollen dabei eine konkrete Kontaktperson und nicht immer wieder wechselnde Ansprechpartner haben. Oft wird auch mit anderen Organisationen wie den Pflegestützpunkten dafür zusammengearbeitet – dann bekommen Sie einen „Beratungsgutschein" ausgestellt.
Fordern Sie diesen Beratungstermin bei der Pflegekasse ein, wenn er nach Antragstellung vergessen werden sollte, denn dort können Sie auch Hilfe für das Ausfüllen weiterer Formulare erhalten.

4. Terminvereinbarung zur „Pflegebegutachtung"

Nachdem Sie den Antrag zurückgeschickt haben, wird sich ein Gutachter bei Ihnen unter den angegebenen Kontaktdaten melden, um einen Termin zur sogenannten Pflegebegutachtung zu vereinbaren. Sie werden über den Termin, der normalerweise innerhalb von 25 Tagen stattfindet, auch schriftlich informiert.

5. Der Termin zur Pflegebegutachtung

Zum vereinbarten Termin wird ein Gutachter zu Ihnen nach Hause kommen, der den Antrag prüft. Bei gesetzlich Versicherten ist dies in der Regel der Gutachter vom Medizinischen Dienst der Krankenversicherung (MDK), bei privat Versicherten vom medizinischen Dienst „MEDICPROOF". Meist wird der Gutachter nicht auf die Minute pünktlich sein, länger als zwei Stunden sollte er Sie aber nicht warten lassen. Der Termin an sich dauert ungefähr eine Stunde.

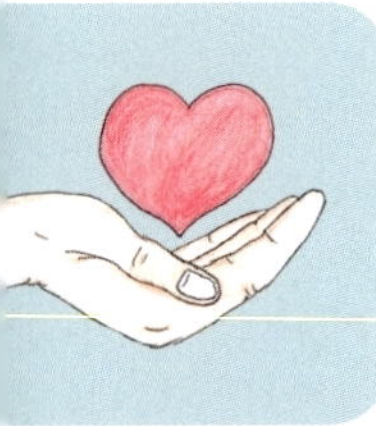

Er soll Ihre Pflegebedürftigkeit realistisch einschätzen und somit Betrug vorbeugen. Sie sollten am Tag der Begutachtung daher auch ehrlich sagen, in welchen Tätigkeiten Sie eingeschränkt sind und wo Sie Hilfe benötigen. Manchmal neigen Männer zum Beispiel dazu, vor weiblichen Gutachterinnen ihre Hilfsbedürftigkeit zu überspielen – das ist zum Erlangen eines Pflegegrades nicht sinnvoll. Das Gleiche gilt für Frauen und männliche Gutachter.

Halten Sie außerdem für die Begutachtung relevante Unterlagen bereit, wie Berichte vom Pflegedienst (falls Sie schon einen haben), ärztliche Unterlagen, ein Medikamentenplan, Gutachten oder eventuell vorliegende Bescheide. Bitten Sie doch vorher Ihren Hausarzt, für den Gutachter wichtige Dokumente auszudrucken – er weiß in der Regel schon, welche das sind.

Tipp:

Als Vorbereitung auf den Gutachter-Termin notieren Sie sich vorher, wo Sie im Alltag eingeschränkt sind oder in welchen Situationen Sie Hilfe benötigen. Dabei kann ein **Pflegetagebuch** hilfreich sein. Hier sollten Sie auch jede Hilfe, die Sie benötigen (etwa beim Waschen, Essen, Anziehen etc.), aufschreiben und vielleicht auch die Zeit, welche die einzelnen Hilfsmaßnahmen in Anspruch nehmen.

Der Gutachter wird nun ein Gutachten erstellen und es der jeweiligen Pflegekasse mit einer Empfehlung für den Pflegegrad vorlegen.

6. Der Pflegegrad-Bescheid

Die Pflegekasse entscheidet nun, ob und, wenn ja, welchen Pflegegrad sie Ihnen zuerkennt. Dabei richtet sie sich in der Regel nach der Empfehlung des Gutachtens. Die Pflegekasse sendet Ihnen dann innerhalb von fünf Wochen ihren Bescheid zu.

Diese fünf Wochen gelten ab dem Posteingang des Antrags bei der Pflegekasse. Wenn die Entscheidung sehr schnell getroffen werden muss, weil Sie beispielsweise gerade im Krankenhaus sind, hat die Pflegekasse dafür deutlich weniger Zeit.

Merke:

Sollte die Pflegekasse ihrer Pflicht nicht nachkommen und Ihnen nicht innerhalb von fünf Wochen eine Rückmeldung zu Ihrem beantragten Pflegegrad geben, haben Sie Anspruch auf eine Entschädigungssumme von 70 Euro für jede angefangene Woche der Verzögerung.

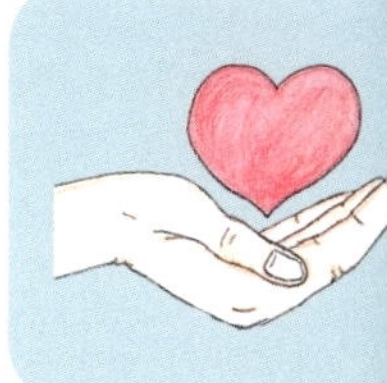

7. Widerspruch gegen die Entscheidung der Pflegekasse

Wenn Sie das Gefühl haben, dass der Antrag nicht Ihre wirkliche Pflegebedürftigkeit widerspiegelt – sollten Sie also gar keinen oder einen Ihrer Meinung nach zu geringen Pflegegrad bekommen haben –, so können Sie gegen die Entscheidung der Pflegekasse Widerspruch einreichen. Dies können Sie bis einen Monat nach Erhalt des Bescheides tun – die Frist ist auch auf dem Bescheid angegeben –, und zwar ganz formlos mit dem Satz: *„Hiermit erhebe ich Widerspruch gegen den erlassenen Bescheid zur Pflegegradeinstufung vom XXX, die Begründung reiche ich nach."* Zunächst brauchen Sie keine Begründung einzureichen, dies sollten Sie aber im Verlauf Punkt für Punkt tun. Es reicht, wenn Sie mitteilen, warum Sie anderer Meinung sind.

Andere Gutachter prüfen den Fall dann erneut – manchmal wird danach eine Begutachtung durch einen Arzt in Auftrag gegeben.

Tipp:

Höherstufungsantrag

Sollte sich Ihr Gesundheitszustand verschlimmern und Sie daher mehr Pflegeleistungen benötigen, können Sie einen Antrag auf Höherstufung stellen. Das geht ebenso formlos wie beim Erstantrag. Es genügt, wenn Sie schreiben: *„Hiermit beantrage ich erneut die Begutachtung zur möglichen Höherstufung meines Pflegegrades, da sich mein Gesundheitszustand wesentlich verschlechtert hat."*

Was macht ein ambulanter Pflegedienst – und wie kann ich einen finden?

Unter ambulanter Pflege versteht man die Versorgung durch das soziale Umfeld oder einen Pflegedienst im häuslichen Umfeld. Dieser soll mithilfe von professioneller Pflege sicherstellen, dass man möglichst lange und, soweit es geht, selbstständig im eigenen Zuhause leben kann. Hierzu zählen pflegerische Maßnahmen wie Körperwäsche oder Hilfe bei der Einnahme von Mahlzeiten, aber auch die Gabe von Medikamenten oder Hilfe bei der Haushaltsführung. Die ambulante Pflege soll außerdem Angehörigen beratend zur Seite stehen, andere Hilfen vermitteln (zum Beispiel Essen auf Rädern) oder auch helfen, Transporte zu organisieren. Wie häufig ein Pflegedienst kommt, ist sehr unterschiedlich, selten aber öfter als dreimal am Tag.

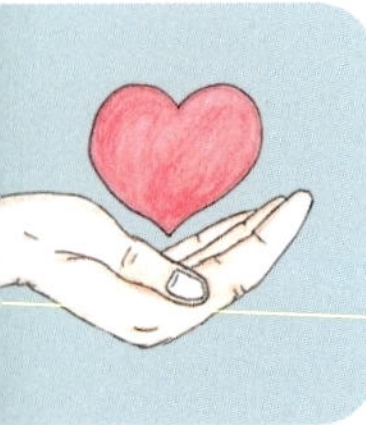

Bei einem ambulanten Pflegedienst arbeiten in der Regel Pflegefachkräfte und Pflegehilfskräfte, Hauswirtschaftshelferinnen oder Familienpflegehelfer. Wichtig ist die Unterscheidung zwischen „häuslicher Pflege" und „häuslicher Krankenpflege".

Die häusliche Pflege setzt einen Pflegegrad voraus, wird mit der Pflegeversicherung abgerechnet und enthält die oben beschriebenen Leistungen.

Bei der häuslichen Krankenpflege liegen die Prioritäten anders. Sie wird häufig zur Verkürzung oder Vermeidung eines stationären Krankenhausaufenthaltes eingesetzt, beinhaltet auch medizinische Tätigkeiten, wird von der Krankenversicherung bezahlt und von einem Arzt (in der Regel dem Hausarzt) verordnet.

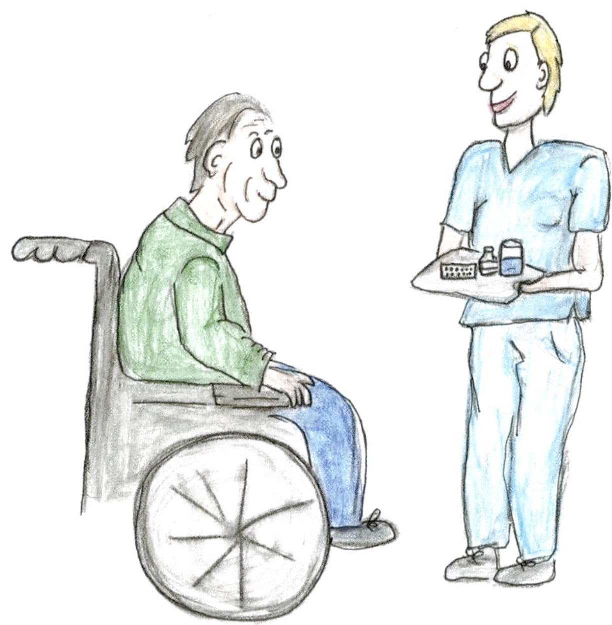

Die Kosten für einen ambulanten Pflegedienst werden normalerweise nur zum Teil durch die Pflegeversicherung bezahlt, für den Rest muss man privat aufkommen. Der Preis richtet sich nach den in Anspruch genommenen Leistungen und danach, wie oft der Pflegedienst kommen soll. Auch müssen Investitionskosten eingeplant werden, die der Pflegedienst etwa für Neuanschaffungen benötigt – diese werden in der Regel nicht von der Pflegeversicherung bezahlt. Sie sollten sich von einem Pflegedienst vor Inanspruchnahme der Leistungen einen Kostenvoranschlag geben lassen und auch darauf achten, dass der Pflegedienst von den Pflegekassen zugelassen ist, damit Sie Sachleistungen aus der Pflegeversicherung über ihn abrechnen können.

Sie können sich von Ihrer Pflegekasse eine Liste von Anbietern von ambulanter Pflege in Ihrer Nähe zuschicken lassen. Sie beinhaltet meist auch Vergleiche von Preisen und Leistungen. Es gibt häufig Pflegedienste von kirchlichen Trägern oder Wohlfahrtsorganisationen, aber auch zunehmend mehr private und kleinere ambulante. Bei den Pflegestützpunkten oder im Internet können Sie auch kostenfrei die Ergebnisse der Qualitätsprüfung der jeweiligen Pflegeeinrichtung einsehen und sie vergleichen. Dies kann Ihnen bei der Entscheidung für oder gegen einen Pflegedienst helfen. Auch vergeben der MDK und der Prüfdienst des Verbandes der Privaten Krankenversicherung e. V. Noten in den Bereichen pflegerische Leistungen, ärztlich verordnete pflegerische Leistungen und Dienstleistung und Organisation. Auch diese können Sie einsehen.

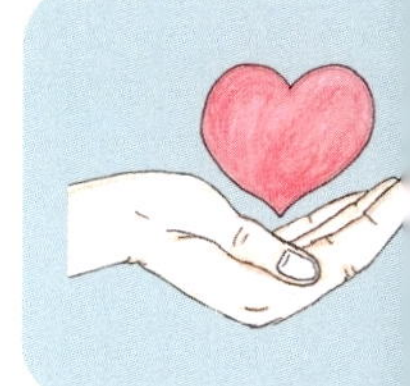

Haben Sie einen passenden Pflegedienst gefunden, sollten Sie zunächst ein Erstgespräch vereinbaren. Stellen Sie sich vorher eine Liste mit Fragen zusammen und achten Sie darauf, dass die Mitarbeiter auch auf Ihre Fragen eingehen und Ihnen sympathisch sind. Sie können auch durch mehrere Erstgespräche verschiedene Anbieter miteinander vergleichen.

Tipp:

Da es sich bei einer Pflegeleistung um einen „Dienst höherer Art" handelt, was ein Vertrauensverhältnis zwischen Pfleger und dem zu Pflegenden voraussetzt, kann ein Pflegevertrag normalerweise mit sofortiger Wirkung gekündigt werden, unabhängig davon, welche Kündigungsfrist der Pflegevertrag vorsieht.
Wenn Sie im Krankenhaus oder in der Reha sind, ruht der Pflegevertrag, das heißt, Sie müssen in der Regel nichts bezahlen, da Sie dann ja auch keine Leistungen erhalten. Sagen Sie aber dem Pflegedienst rechtzeitig Bescheid.

Wie finde ich eine private 24-Stunden-Pflegeperson?

Wenn viel Unterstützung notwendig ist, Angehörige dies nicht leisten können oder wollen und diese Leistungen die Möglichkeiten einer ambulanten Pflege übersteigen, ist vielleicht eine private 24-Stunden-Pflegeperson die Lösung. Diese Pflegekräfte wohnen bei dem Pflegebedürftigen im Haushalt. Sie helfen im Haushalt und bei der Grundpflege, sodass Sie weiter im eigenen Haushalt leben können und in der Regel gut versorgt sind, begleiten bei Arztbesuchen und helfen bei der Freizeitgestaltung. Außerdem haben Sie nur eine Person, die Sie pflegt, und nicht wie oft beim Pflegedienst mehrere wechselnde Personen.

Da eine solche Pflege teuer sind, greifen viele auf meist etwas günstigere Pflegekräfte aus dem Ausland zurück. Sehr häufig sind diese „Pflegekräfte" keine examinierten Pflegepersonen in unserem Sinne, sondern eher Betreuungspersonen, haben aber oft Kurse besucht, die sie in der Regel für die meisten Pflegetätigkeiten qualifizieren. Deshalb darf auch eine medizinische Behandlungspflege (Kompressionsstrümpfe an- und ausziehen, Spritzen verabreichen, Blutdruck messen) eigentlich nicht durch diese Betreuungspersonen durchgeführt werden – hier ist eine examinierte Pflegekraft, wie sie zum Beispiel bei ambulanten Pflegediensten arbeiten, notwendig.

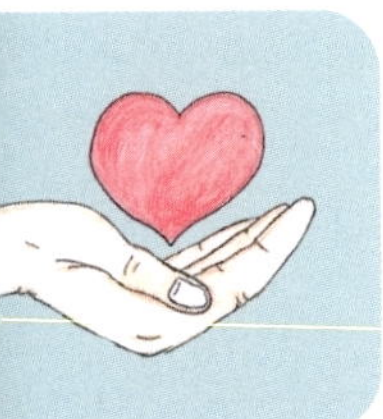

Wichtige Voraussetzungen für diese Art der Pflege sind ein eigenes Zimmer, optimalerweise mit Bad, ein Festnetz- und ein Internetanschluss, da die Pflegerin sicher mit ihrer Familie im Ausland Kontakt halten möchte. Außerdem hat sie ein Recht auf Verpflegung und einen Freizeitausgleich.

Meist wechseln die Pflegekräfte alle paar Wochen (üblicherweise nach 6–8 Wochen). In der Regel gibt es drei Modelle für eine 24-Stunden-Pflegekraft.

- **Entsendemodell:** Sie sind der Auftraggeber, der eine deutsche Vermittlungsagentur mit der Suche nach einer 24-Stunden-Pflegekraft beauftragt. Die Pflegekraft ist dann weiter über ihre ausländische Firma angestellt und wird nach Deutschland zu Ihnen entsendet. Die ganze Abwicklung läuft über die deutsche Vermittlungsagentur, der Sie einen fixen monatlichen Betrag überweisen. Dieser Betrag kann aufgrund des deutschen gesetzlichen Mindestlohns von 9,60 € pro Stunde (Stand: 2021) ungefähr zwischen 2.000 €–3000 € pro Monat liegen.

- **Beauftragung von Gewerbetreibenden:** Sie beauftragen mit oder ohne Agentur selbst eine Pflegekraft, die auf eigene Rechnung arbeitet. Lassen Sie sich hier am besten durch eine Agentur beraten, damit auch alles legal ist. Auch hier müssen Sie mit Kosten von 2.000 €–3.000 € pro Monat rechnen.
- **Arbeitgebermodell:** Sie suchen sich privat eine Person aus dem Ausland und stellen Sie als Arbeitgeber nach dem deutschen Recht an. Die Agentur für Arbeit kann Ihnen bei der Suche behilflich sein. Da diese Person dann nach dem deutschen Recht angestellt ist und hier eine wöchentliche Arbeitszeit von ungefähr 40 Stunden pro Woche nicht überschritten werden sollte, müssen Sie meist mehrere Pflegekräfte einstellen. Deshalb ist diese Version mit rund 5.000 € pro Monat aufwärts auch die teuerste. Lassen Sie sich am besten beraten, welche steuerlichen und rechtlichen Aspekte und Versicherungen Sie bei diesem Modell beachten müssen, insbesondere auch, was den Arbeitsvertrag angeht.

Das Pflegegeld kann auch für diese Art der Pflege verwendet werden, vorausgesetzt, Sie haben einen Pflegegrad. Meist müssen Sie aber noch deutlich etwas drauflegen.

Man sollte davon absehen, eine ausländische Betreuungskraft »schwarz« zu beschäftigen, denn hier geht man ein hohes Risiko ein. Sie müssen damit rechnen, dass Sie Steuern und Sozialabgaben nachzahlen müssen oder auch Bußgelder auf Sie zukommen. Zudem können auch wegen der möglicherweise fehlenden Kranken- und Unfallversicherung bei Arbeitsunfällen unkalkulierbare Kosten entstehen.

Tipp:

Lassen Sie sich beraten!

Pflegewegweiser NRW, Verbraucherzentrale NRW e. V.
Mintropstr. 27,
40215 Düsseldorf
https://www.pflegewegweiser-nrw.de/auslaendische-betreuungskraefte
Beratungstelefon Ausländische Haushalts- und Betreuungskräfte
0211 3809400
(montags 14.00–16.30 Uhr,
mittwochs 10.00–12.00 und 14.00–16.30 Uhr)
Landesweite Hotline Pflegewegweiser NRW. Telefonnummer: 0800 4040044.
https://www.pflegeweiser-nrw.de/kontakt
Mo, Di, Mi, Fr 9–12 und Do 14–17 Uhr

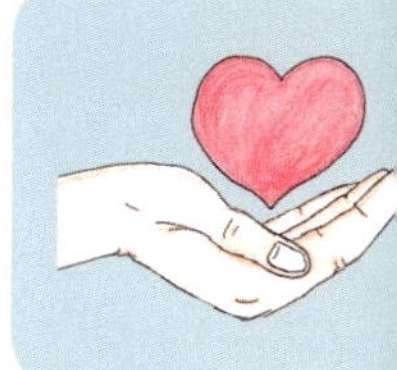

Wie finde ich eine Haushaltshilfe?

Wer pflegebedürftig ist, kann auch seinen Haushalt meist nicht mehr oder nur eingeschränkt führen. Hier kann man sich Hilfe beim Kochen, Bügeln, Einkaufen, Putzen, Waschen, für Fahrdienste oder bei Schreibarbeiten holen. Manchmal sind es auch lediglich risikoreiche Tätigkeiten wie Fenster putzen, die man nicht mehr übernehmen kann oder möchte. Nehmen Sie am besten diese Hilfe eher früher als später wahr! Denn Sie sorgen so nicht nur für Ihre Sicherheit, sondern schützen sich auch vor Überbelastung.

Die Pflegekasse unterstützt dies in vielen Fällen sogar finanziell mit 125 € als „Entlastungsbetrag" – ab Pflegegrad 1 ist das möglich. Wer in einem Monat nicht den ganzen Betrag braucht, kann ihn in den nächsten Monat übertragen lassen (für bis zu sechs Monate). Voraussetzung für diesen Entlastungsbetrag ist ein zertifizierter Anbieter. Um zu erfahren, welcher dafür infrage kommt, können Sie sich wieder bei den Pflegestützpunkten beraten lassen. Manchmal helfen auch Empfehlungen aus dem Bekanntenkreis. Auch Pflegedienste oder Nachbarschaftshilfen können manchmal entsprechende Dienste vermitteln.

Merke:

Der **Entlastungsbetrag** ist ein Erstattungsbetrag. Das bedeutet, dass Sie die Quittungen von zertifizierten Anbietern aufbewahren und dann bei der Pflegekasse zur Erstattung einreichen können. Sie müssen also in Vorkasse gehen, erhalten dann aber bis zu 125 € zurück.

Ist die Haushaltshilfe nur vorübergehend medizinisch notwendig, beispielsweise wenn Sie sich ein Bein gebrochen haben, kann die Krankenkasse die Kosten übernehmen. Hierfür brauchen Sie eine ärztliche Verordnung, die Sie dann bei Ihrer Krankenkasse einreichen müssen. Dies gilt in der Regel für maximal vier Wochen.

Sie können eine Haushaltshilfe auch privat bezahlen, wenn Sie keinen Pflegegrad haben.

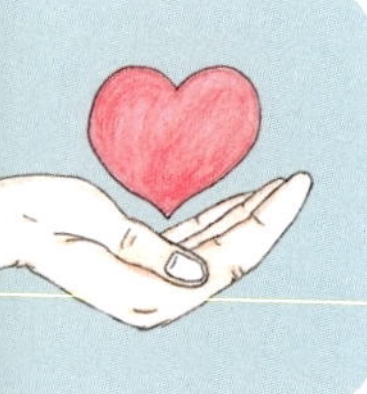

Hilfreiche Tipps für pflegende Angehörige

Wer einen Angehörigen in häuslicher Umgebung pflegt, hat über seine Sozialversicherung Anspruch auf eine nicht bezahlte Pflegezeit. Diese kann bei kurzfristigem Bedarf für 10 Tage beantragt werden, bei langfristiger Pflegebedürftigkeit des Angehörigen bis zu sechs Monate. Sie kann auch in Teilzeit absolviert werden.

Wer pflegebedürftige Personen nicht erwerbsmäßig mehr als zehn Stunden in der Woche pflegt, hat außerdem ein Recht auf Leistungen für soziale Absicherung. Dazu zählt auch der Beitrag zur Rentenversicherung, der von der Pflegeversicherung für die Pflegeperson gezahlt wird, sofern diese keiner Erwerbstätigkeit von mindestens 30 Stunden in der Woche nachgeht. Zudem ist diese Person bei den pflegerischen Tätigkeiten auch beitragsfrei unfallversichert. Muss die Pflegeperson für die Pflege aus ihrem Beruf aussteigen, zahlt die Pflegeversicherung ebenfalls die Beiträge zur Arbeitslosenversicherung.

Für pflegende Angehörige kann der Besuch eines Pflegekurses sehr hilfreich sein. Diese Pflegekurse werden kostenlos von der Pflegekasse angeboten und können auch in häuslicher Umgebung stattfinden. Informationen erhalten Sie bei Ihrer Pflegekasse.

Tipp:

So erhalten Sie weitere Beratung und Unterstützung zum Thema Pflege:

Bundesministerium für Familie, Senioren, Frauen und Jugend
WEGE ZUR PFLEGE – PFLEGETELEFON

- Bietet Ihnen Hilfe und Beratung bei allen Fragen rund um das Thema Pflege und Hilfe im Alter und stellt Kontakt zu Angeboten vor Ort her.

Telefon: 030 20179131
http://www.wege-zur-pflege.de/

Bundesministerium für Gesundheit
BÜRGERTELEFON ZUR PFLEGEVERSICHERUNG

- Bietet Ihnen Hilfe und Beratung bei allen Fragen rund um das deutsche Gesundheitssystem, gesetzliche Grundlagen und Ansprüche und vermittelt Ihnen Adressen und Ansprechpartner.

Telefon: 030 340606602
Für Gehörlose gibt es folgende Faxnummer: 030 350 6066–07

compass – private pflegeberatung
TELEFONISCHE PFLEGEBERATUNG

- Bietet Ihnen Hilfe und Beratung zum Thema Pflegeversicherung und Unterstützung bei der Suche nach Versorgungsangeboten. Man kann sich auch anonym an die Beratung wenden, Anruf und Beratung sind kostenfrei.

Telefon: 0800 1018800
https://www.compass-pflegeberatung.de/

Unabhängige Patientenberatung Deutschland (UPD)
BERATUNGSTELEFON

- Bietet Ihnen Hilfe und Beratung rund um das Thema Pflege, wie Pflegebegutachtung, Pflegeversicherung, Beantragung, Standards und Abläufe. Der Anruf ist gebührenfrei aus allen Netzen.

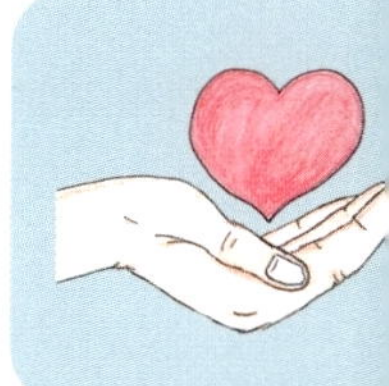

Telefon: 0800 0117722
0800 0117723 (Türkisch), 0800 0117724 (Russisch),
0800 0117725 (Arabisch)
https://www.patientenberatung.de/de

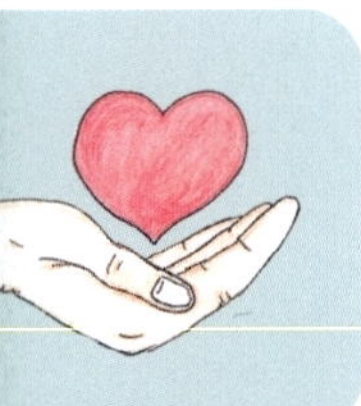

Anhang

Vollmacht

Ich, (Vollmachtgeber/in)

Name, Vorname

Geburtsdatum

Geburtsort

Adresse

Telefon, Telefax, E-Mail

erteile hiermit Vollmacht an

(bevollmächtigte Person)

Name, Vorname

Geburtsdatum

Geburtsort

Adresse

Telefon, Telefax, E-Mail

Diese Vertrauensperson wird hiermit bevollmächtigt, mich in allen Angelegenheiten zu vertreten, die ich im Folgenden angekreuzt oder angegeben habe. Durch diese Vollmachtserteilung soll eine vom Gericht angeordnete Betreuung vermieden werden. Die Vollmacht bleibt daher in Kraft, wenn ich nach ihrer Errichtung geschäftsunfähig geworden sein sollte.

Die Vollmacht ist nur wirksam, solange die bevollmächtigte Person die Vollmachtsurkunde besitzt und bei Vornahme eines Rechtsgeschäfts die Urkunde im Original vorlegen kann.

Fortsetzung Seite 2

1. Gesundheitssorge/Pflegebedürftigkeit

- Sie darf in allen Angelegenheiten der Gesundheitssorge entscheiden, ebenso über alle Einzelheiten einer ambulanten oder (teil-)stationären Pflege. Sie ist befugt, meinen in einer Patientenverfügung festgelegten Willen durchzusetzen. ☐ ja ☐ nein

- Sie darf insbesondere in eine Untersuchung des Gesundheitszustands, eine Heilbehandlung oder einen ärztlichen Eingriff einwilligen, diese ablehnen oder die Einwilligung in diese Maßnahmen widerrufen, auch wenn mit der Vornahme, dem Unterlassen oder dem Abbruch dieser Maßnahmen die Gefahr besteht, dass ich sterbe oder einen schweren und länger dauernden gesundheitlichen Schaden erleide (§ 1904 Absatz 1 und 2 BGB). ☐ ja ☐ nein

- Sie darf Krankenunterlagen einsehen und deren Herausgabe an Dritte bewilligen. Ich entbinde alle mich behandelnden Ärzte und nichtärztliches Personal gegenüber meiner bevollmächtigten Vertrauensperson von der Schweigepflicht. Diese darf ihrerseits alle mich behandelnden Ärzte und nichtärztliches Personal von der Schweigepflicht gegenüber Dritten entbinden. ☐ ja ☐ nein

- Solange es zu meinem Wohl erforderlich ist, darf sie

  über meine freiheitsentziehende Unterbringung (§ 1906 Absatz 1 BGB) ☐ ja ☐ nein

  über freiheitsentziehende Maßnahmen (z.B. Bettgitter, Medikamente u.ä.) in einem Heim oder in einer sonstigen Einrichtung (§ 1906 Absatz 4 BGB) ☐ ja ☐ nein

  über ärztliche Zwangsmaßnahmen (§ 1906a Absatz 1 BGB) ☐ ja ☐ nein

  über meine Verbringung zu einem stationären Aufenthalt in einem Krankenhaus, wenn eine ärztliche Zwangsmaßnahme in Betracht kommt (§ 1906a Absatz 4 BGB) ☐ ja ☐ nein

  entscheiden.

- ______________________________
- ______________________________
- ______________________________

2. Aufenthalt und Wohnungsangelegenheiten

- Sie darf meinen Aufenthalt bestimmen. ☐ ja ☐ nein

- Sie darf Rechte und Pflichten aus dem Mietvertrag über meine Wohnung einschließlich einer Kündigung wahrnehmen sowie meinen Haushalt auflösen. ☐ ja ☐ nein

- Sie darf einen neuen Wohnungsmietvertrag abschließen und kündigen. ☐ ja ☐ nein

- Sie darf einen Vertrag nach dem Wohn- und Betreuungsvertragsgesetz (Vertrag über die Überlassung von Wohnraum mit Pflege- und Betreuungsleistungen; ehemals: Heimvertrag) abschließen und kündigen. ☐ ja ☐ nein

- ______________________________

Fortsetzung Seite 3

3. Behörden

- Sie darf mich bei Behörden, Versicherungen, Renten- und Sozialleistungsträgern vertreten. Dies umfasst auch die datenschutzrechtliche Einwilligung. ☐ ja ☐ nein

- ....

4. Vermögenssorge

- Sie darf mein Vermögen verwalten und hierbei alle Rechtshandlungen und Rechtsgeschäfte im In- und Ausland vornehmen, Erklärungen aller Art abgeben und entgegennehmen sowie Anträge stellen, abändern, zurücknehmen, namentlich ☐ ja ☐ nein

- über Vermögensgegenstände jeder Art verfügen **(bitte beachten Sie hierzu auch den nachfolgenden Hinweis 1)** ☐ ja ☐ nein

- Zahlungen und Wertgegenstände annehmen ☐ ja ☐ nein

- Verbindlichkeiten eingehen **(bitte beachten Sie hierzu auch den nachfolgenden Hinweis 1)** ☐ ja ☐ nein

- Willenserklärungen bezüglich meiner Konten, Depots und Safes abgeben. Sie darf mich im Geschäftsverkehr mit Kreditinstituten vertreten **(bitte beachten Sie hierzu auch den nachfolgenden Hinweis 2)** ☐ ja ☐ nein

- Schenkungen in dem Rahmen vornehmen, der einem Betreuer rechtlich gestattet ist. ☐ ja ☐ nein

- ....

- Folgende Geschäfte soll sie **nicht** wahrnehmen können:

- ....

- ....

Hinweis:
1. Denken Sie an die erforderliche Form der Vollmacht bei Immobiliengeschäften, für Handelsgewerbe oder die Aufnahme eines Verbraucherdarlehens (vgl. Ziffer 2.1.5 der Broschüre „Betreuungsrecht").
2. Für die Vermögenssorge in Bankangelegenheiten sollten Sie auf die von Ihrer Bank/Sparkasse angebotene Konto-/Depotvollmacht zurückgreifen. Diese Vollmacht berechtigt den Bevollmächtigten zur Vornahme aller Geschäfte, die mit der Konto- und Depotführung in unmittelbarem Zusammenhang stehen. Es werden ihm keine Befugnisse eingeräumt, die für den normalen Geschäftsverkehr unnötig sind, wie z. B. der Abschluss von Finanztermingeschäften. Die Konto-/Depotvollmacht sollten Sie **grundsätzlich** in Ihrer Bank oder Sparkasse unterzeichnen; etwaige spätere Zweifel an der Wirksamkeit der Vollmachtserteilung können hierdurch ausgeräumt werden. Können Sie Ihre Bank/Sparkasse nicht aufsuchen, wird sich im Gespräch mit Ihrer Bank/Sparkasse sicher eine Lösung finden.

Fortsetzung Seite 4

5. Post und Fernmeldeverkehr

- Sie darf im Rahmen der Ausübung dieser Vollmacht die für mich bestimmte Post entgegennehmen, öffnen und lesen. Dies gilt auch für den elektronischen Postverkehr. Zudem darf sie über den Fernmeldeverkehr einschließlich aller elektronischen Kommunikationsformen entscheiden. Sie darf alle hiermit zusammenhängenden Willenserklärungen (z. B. Vertragsabschlüsse, Kündigungen) abgeben. ☐ ja ☐ nein

6. Vertretung vor Gericht

- Sie darf mich gegenüber Gerichten vertreten sowie Prozesshandlungen aller Art vornehmen. ☐ ja ☐ nein

7. Untervollmacht

- Sie darf Untervollmacht erteilen. ☐ ja ☐ nein

8. Betreuungsverfügung

- Falls trotz dieser Vollmacht eine gesetzliche Vertretung („rechtliche Betreuung") erforderlich sein sollte, bitte ich, die oben bezeichnete Vertrauensperson als Betreuer zu bestellen. ☐ ja ☐ nein

9. Geltung über den Tod hinaus

- Die Vollmacht gilt über den Tod hinaus. ☐ ja ☐ nein

10. Weitere Regelungen

- 0

Ort, Datum Unterschrift der Vollmachtnehmerin/des Vollmachtnehmers

Ort, Datum Unterschrift der Vollmachtgeberin/des Vollmachtgebers

Formular Vollmacht – Bundesministerium der Justiz und für Verbraucherschutz, Stand: März 2018

Quellen

Adebusoye, L. A., Ogunbode, A. M., & Olowookere, O. O. (2014). Factors associated with reported snoring among elderly patients attending the geriatric centre in Nigeria. *Pan Afr Med J, 19*, 309. doi:10.11604/pamj.2014.19.309.5244.

Age-Related Eye Disease Study Research, G. (2001). A randomized, placebo-controlled, clinical trial of high-dose supplementation with vitamins C and E, beta carotene, and zinc for age-related macular degeneration and vision loss: AREDS report no. 8. *Arch Ophthalmol, 119*(10), 1417–1436. doi:10.1001/archopht.119.10.1417.

Allen, R. P., Chen, C., Garcia-Borreguero, D., Polo, O., Dubrava, S., Miceli, J.,. . Winkelman, J. W. (2014). Comparison of Pregabalin with Pramipexole for Restless Legs Syndrome. *New England Journal of Medicine, 370*(7), 621–631. doi:10.1056/nejmoa1303646.

Arlinger, S. (2003). Negative consequences of uncorrected hearing loss – a review. *Int J Audiol, 42 Suppl 2*, 2s17–20.

Asbell, P. A., Dualan, I., Mindel, J., Brocks, D., Ahmad, M., & Epstein, S. (2005). Age-related cataract. *Lancet, 365*(9459), 599–609. doi:10.1016/s0140–6736(05)17911-2.

Avis, N. E., Brockwell, S., Randolph, J. F., Shen, S., Cain, V. S., Ory, M., & Greendale, G. A. (2009). Longitudinal changes in sexual functioning as women transition through menopause. *Menopause, 16*(3), 442–452. doi:10.1097/gme.0b013e3181948dd0.

Baake, C. P. (2017). *Begutachtungsverfahren NBA – Pflegegrad bei Erwachsenen: So funktionieren Feststellungsverfahren und Einstufung nach dem neuen Recht; Mit Praxisbeispielen zur Berechnung*: Walhalla Digital.

Bauer-Delto, A. (2017). Senioren müssen geschützt werden – gerade auf Reisen. *MMW – Fortschritte der Medizin, 159*(S3), 89–89. doi:10.1007/s15006-017-0232-z.

Bäurle, A. (2020). STIKO veröffentlicht Impfkalender 2020/2021. *Pädiatrie, 32*(5), 57–57.

Beckmann, D., Feldmann, M., Shchyglo, O., & Manahan-Vaughan, D. (2020). Hippocampal Synaptic Plasticity, Spatial Memory, and Neurotransmitter Receptor Expression Are Profoundly Altered by Gradual Loss of Hearing Ability. *Cerebral Cortex, 30*(8), 4581–4596. doi:10.1093/cercor/bhaa061.

Berg-Weger, M., & Morley, J. E. (2020). Loneliness in Old Age: An Unaddressed Health Problem. *The journal of nutrition, health & aging, 24*(3), 243–245. doi:10.1007/s12603-020-1323-6

Berger, K., Günnewig, T. & Erbguth, F. (2006). *Praktische Neurogeriatrie: Grundlagen–Diagnostik–Therapie–Sozialmedizin*: Kohlhammer.

Besdine, R. W. (2019). Veränderungen im Körper beim Älterwerden. Retrieved from https://www.msdmanuals.com/de-de/heim/gesundheitsprobleme-bei-%C3 %A4lteren-menschen/alterserscheinungen/ver%C3 %A4nderungen-im-k%C3 %B6rper-beim-%C3 %A4lterwerden.

Besdine, R. W. (2019, July 2019). Veränderungen im Körper beim Älterwerden. Retrieved from https://www.msdmanuals.com/de-de/heim/gesundheitsprobleme-bei-%C3 %A4lteren-menschen/alterserscheinungen/ver%C3 %A4nderungen-im-k%C3 %B6rper-beim-%C3 %A4lterwerden.

Bierlein, H. (2013). *Pflege daheim: Planung. Finanzierung. Unterstützung aus Osteuropa. – Mit Musterbriefen und Checklisten*: Gütersloher Verlagshaus.

Biesalski, H. K., Pirlich, M., Bischoff, S. C., & Weimann, A. (2017). *Ernährungsmedizin: Nach dem Curriculum Ernährungsmedizin der Bundesärztekammer*: Thieme.

Boerner, R. J. (2004). Angst im Alter – Epidemiologie, Diagnostik und therapeutische Optionen. Fortschritte der Neurologie · Psychiatrie, 72(10), 564–573. doi:10.1055/s-2004-818530.

Bogardus, J. S. T., Yueh, B., & Shekelle, P. G. (2003). Screening and Management of Adult Hearing Loss in Primary Care. JAMA, 289(15), 1986. doi:10.1001/jama.289.15.1986.

Böger, A., & Huxhold, O. (2018). Age-related changes in emotional qualities of the social network from middle adulthood into old age: How do they relate to the experience of loneliness? *Psychol Aging, 33*(3), 482.

Bonne, S. L., & Livingston, D. H. (2017). Changes in Organ Physiology in the Aging Adult. *Current Trauma Reports, 3*(1), 8–12. doi:10.1007/s40719-016-0069-4.

Bressler, N. M. (2004). Age-related macular degeneration is the leading cause of blindness. *JAMA, 291*(15), 1900–1901. doi:10.1001/jama.291.15.1900.

Brewster, G. S., Riegel, B., & Gehrman, P. R. (2018). Insomnia in the Older Adult. *Sleep Medicine Clinics, 13*(1), 13–19. doi:10.1016/j.jsmc.2017.09.002.

Brombach, C., Wagner, U., Eisinger-Watzl, M. & Heyer, A. (2006). Die Nationale Verzehrsstudie II. *Ernährungs-Umschau, 53*(1), 4–9.

Brooker, H., Wesnes, K. A., Ballard, C., Hampshire, A., Aarsland, D., Khan, Z.,. . Corbett, A. (2019). An online investigation of the relationship between the frequency of word puzzle use and cognitive function in a large sample of older adults. *International Journal of Geriatric Psychiatry, 34*(7), 921–931. doi:10.1002/gps.5033.

Brunen, M. H., & Herold, E. E. (2001). *Ambulante Pflege: Grundlagen – Pflegeanleitung, Pflegeberatung, Pflegeprozess, kommunikative Methoden – ganzheitliche, integrative Pflege/M. Helgard Brunen/Eva Elisabeth Herold. Mit Beitr. von Sabine Biedermann Bd. 1*: Schlütersche.

Bundesministerium für Bildung und Forschung (BMBF). (2019). *Medikamente im Alter: Welche Wirkstoffe sind ungeeignet?* . Retrieved from https://www.bmbf.de/upload_filestore/pub/Medikamente_im_Alter.pdf.

Bundesregierung. (2016). *Nachhaltigkeitsziel 3: Ein gesundes Leben für alle Menschen jeden Alters gewährleisten und ihr Wohlergehen fördern, Indikator Länger gesund leben.*

Bundeszahnärztekammer. (2017). *Handbuch der Mundhygiene. Zahn-, Mund- und Zahnersatzpflege für Menschen mit Pflege- und Unterstützungsbedarf.*

Buslei, H. G., Johannes; Haan, Peter; Harnisch, Michelle;. (2019). Starke Nichtinanspruchnahme von Grundsicherung deutet auf hohe verdeckte Altersarmut. *DIW Wochenbericht, Vol. 86*(Iss. 49), pp. 909–917. doi:http://dx.doi.org/10.18723/diw_wb:2019-49-1

Cacioppo, J. T., & Hawkley, L. C. (2009). Perceived social isolation and cognition. *Trends in Cognitive Sciences, 13*(10), 447–454. doi:10.1016/j.tics.2009.06.005.

Castel, A. D. (2018). *Better with Age: The Psychology of Successful Aging*: Oxford University Press.

Chanda, S., & Mishra, R. (2019). Impact of transition in work status and social participation on cognitive performance among elderly in India. *BMC Geriatrics, 19*(1). doi:10.1186/s12877-019-1261-5

Chang, A. L. S., Chen, S. C., Osterberg, L., Brandt, S., von Grote, E. C., & Meckfessel, M. H. (2018). A daily skincare regimen with a unique ceramide and filaggrin formulation rapidly improves chronic xerosis, pruritus, and quality of life in older adults. *Geriatr Nurs, 39*(1), 24–28. doi:10.1016/j.gerinurse.2017.05.002.

Chei, C. L., Lee, J. M., Ma, S. & Malhotra, R. (2018). Happy older people live longer. *Age Ageing, 47*(6), 860–866. doi:10.1093/ageing/afy128.

Chung, Y. R., Park, S. W., Choi, S. Y., Kim, S. W., Moon, K. Y., Kim, J. H. & Lee, K. (2017). Association of statin use and hypertriglyceridemia with diabetic macular edema in patients with type 2 diabetes and diabetic retinopathy. *Cardiovasc Diabetol, 16*(1), 4. doi:10.1186/s12933-016-0486-2.

Claesson, M. J., Jeffery, I. B., Conde, S., Power, S. E., O'Connor, E. M., Cusack, S.,. . O'Toole, P. W. (2012). Gut microbiota composition correlates with diet and health in the elderly. *Nature, 488*(7410), 178–184. doi:10.1038/nature11319.

Cole, M. G., & Dendukuri, N. (2003). Risk factors for depression among elderly community subjects: a systematic review and meta-analysis. *Am J Psychiatry, 160*(6), 1147–1156. doi:10.1176/appi.ajp.160.6.1147.

Control, C. f. D. C. a. P. N. C. f. I. P. a. (2015). Check for Safety – A Home Fall Prevention Checklist for Older Adults [Press release]. Retrieved from https://www.cdc.gov/steadi/pdf/check_for_safety_brochure-a.pdf.

Conversano, C., Di Giuseppe, M., Miccoli, M., Ciacchini, R., Gemignani, A. & Orrù, G. (2020). Mindfulness, Age and Gender as Protective Factors Against Psychological Distress During COVID-19 Pandemic. *Frontiers in Psychology, 11*. doi:10.3389/fpsyg.2020.01900.

Cook, J. A., & Hawkins, D. B. (2006). Hearing loss and hearing aid treatment options. *Mayo Clin Proc, 81*(2), 234–237. doi:10.4065/81.2.234.

Cowdell, F. (2010). Promoting skin health in older people. *Nurs Older People, 22*(10), 21–26. doi:10.7748/nop2010.12.22.10.21.c8114.

Cramer, J. A. (1998). Enhancing patient compliance in the elderly. Role of packaging aids and monitoring. *Drugs Aging, 12*(1), 7–15. doi:10.2165/00002512-199812010-00002.

Cruickshanks, K. J., Nondahl, D. M., Tweed, T. S., Wiley, T. L., Klein, B. E., Klein, R.,. . Nash, S. D. (2010). Education, occupation, noise exposure history and the 10-yr cumulative incidence of hearing impairment in older adults. *Hear Res, 264*(1–2), 3–9. doi:10.1016/j.heares.2009.10.008.

Daien, V. (2011). Visual Impairment, Optical Correction, and Their Impact on Activity Limitations in Elderly Persons: The POLA Study. *171*(13), 1206. doi:10.1001/archinternmed.2011.140.

Davis, A. C. (1991). Epidemiological profile of hearing impairments: The scale and nature of the problem with special reference to the elderly. *111*(sup476), 23–31. doi:10.3109/00016489109127252.

de Jager, J., Kooy, A., Lehert, P., Wulffelé, M. G., van der Kolk, J., Bets, D.,. . Stehouwer, C. D. (2010). Long term treatment with metformin in patients with type 2 diabetes and risk of vitamin B-12 deficiency: randomised placebo controlled trial. *BMJ, 340*, c2181. doi:10.1136/bmj.c2181.

De Rosa, M., Zarrilli, S., Vitale, G., Di Somma, C., Orio, F., Tauchmanova, L.,. . Colao, A. (2004). Six Months of Treatment with Cabergoline Restores Sexual Potency in Hyperprolactinemic Males: An Open Longitudinal Study Monitoring Nocturnal Penile Tumescence. *89*(2), 621–625. doi:10.1210/jc.2003-030852.

Deal, J.A., Power, M.C., Palta, P., Alonso, A., Schneider, A.L.C., Perryman, K.,. . Sharrett, A.R. (2020). Relationship of Cigarette Smoking and Time of Quitting with Incident Dementia and Cognitive Decline. *Journal of the American Geriatrics Society, 68*(2), 337–345. doi:10.1111/jgs.16228.

Diederichs, T., Herder, C., Rossbach, S., Roden, M., Wudy, S.A., Nothlings, U.,. . Buyken, A.E. (2017). Carbohydrates from Sources with a Higher Glycemic Index during Adolescence: Is Evening Rather than Morning Intake Relevant for Risk Markers of Type 2 Diabetes in Young Adulthood? *Nutrients, 9*(6), 591. doi:10.3390/nu9060591.

Djernes, J.K. (2006). Prevalence and predictors of depression in populations of elderly: a review. *Acta Psychiatrica Scandinavica, 113*(5), 372–387. doi:10.1111/j.1600-0447.2006.00770.x

Do, D. (2020). Trends in the use of medications with insomnia side effects and the implications for insomnia among US adults. *Journal of Sleep Research*, e13075. doi:10.1111/jsr. 13075.

Docekal, U., Zapletal, I., Mende-Danneberg, B., Resetarits, P., & Weiser, N. (2018). *Der Pflege-Ratgeber: Pflegeheim – 24-Stunden-Betreuung – Erwachsenenvertretung – Vorsorgevollmacht*: Linde Verlag GmbH.

Donovitz, F. & Schulze, E. (2012). *Richtig versichern: Welche Versicherung Sie jetzt brauchen und welche Sie sich sparen können*: Linde Verlag GmbH.

Driscoll, H.C., Serody, L., Patrick, S., Maurer, J., Bensasi, S., Houck, P.R.,. . Reynolds, C.F. (2008). Sleeping Well, Aging Well: A Descriptive and Cross-Sectional Study of Sleep in "Successful Agers" 75 and Older. *16*(1), 74–82. doi:10.1097/jgp.0b013e3181557b69.

Dzierzewski, J.M., Dautovich, N. & Ravyts, S. (2018). Sleep and Cognition in Older Adults. *Sleep Medicine Clinics, 13*(1), 93–106. doi:10.1016/j.jsmc.2017.09.009.

Egnell, M., Ducrot, P., Touvier, M., Allès, B., Hercberg, S., Kesse-Guyot, E. & Julia, C. (2018). Objective understanding of Nutri-Score Front-Of-Package nutrition label according to individual characteristics of subjects: Comparisons with other format labels. *PLoS One, 13*(8), e0202095. doi:10.1371/journal.pone.0202095.

Ein, N., Li, L., & Vickers, K. (2018). The effect of pet therapy on the physiological and subjective stress response: A meta-analysis. *Stress and Health, 34*(4), 477–489. doi:10.1002/smi.2812.

Ernährung, D.G.f., Ernährung, Ö. G.f., Ernährung, S.G.f., & Landwirtschaft, D.B.f.E.u. (2017). *Referenzwerte für die Nährstoffzufuhr D-A-CH*: Deutsche Gesellschaft für Ernährung.

Estacio, R.O., McFarling, E., Biggerstaff, S., Jeffers, B.W., Johnson, D., & Schrier, R.W. (1998). Overt albuminuria predicts diabetic retinopathy in Hispanics with NIDDM. *Am J Kidney Dis, 31*(6), 947–953. doi:10.1053/ajkd.1998.v31.pm9631838.

Eurostat. (2019). Healthy life years statistics – Statistiken über gesunde Lebensjahre. Retrieved from https://ec.europa.eu/eurostat/statistics-explained/pdfscache/17197.pdf.

Farrand, K.F., Fridman, M., Stillman, I. & Schaumberg, D.A. (2017). Prevalence of Diagnosed Dry Eye Disease in the United States Among Adults Aged 18 Years and Older. *Am J Ophthalmol, 182*, 90–98. doi:10.1016/j.ajo.2017.06.033.

Ferguson, M.A., Kitterick, P.T., Chong, L.Y., Edmondson-Jones, M., Barker, F. & Hoare, D.J. (2017). Hearing aids for mild to moderate hearing loss in adults. *Cochrane Database Syst Rev, 9*(9), Cd012023. doi:10.1002/14651858.CD012023.pub2.

Fink, H.A., Mac Donald, R., Rutks, I.R., Nelson, D.B. & Wilt, T.J. (2002). Sildenafil for Male Erectile Dysfunction. *Archives of Internal Medicine, 162*(12), 1349. doi:10.1001/archinte.162.12.1349.

Finke, M.S., Howe, J.S. & Huston, S.J. (2017). Old Age and the Decline in Financial Literacy. *Management Science, 63*(1), 213–230. doi:10.1287/mnsc.2015.2293.

Frey, C., Meister, G., & NRW, V. (2020). *Neues Wohnen im Alter: Selbstständig, gemeinsam, mit Service oder Pflege*: Verbraucherzentrale NRW.

Frijters, P. & Beatton, T. (2012). The mystery of the U-shaped relationship between happiness and age. *Journal of Economic Behavior & Organization, 82*(2–3), 525–542. doi:10.1016/j.jebo.2012.03.008.

Frohnhofen, H., Netzer, N., Pantel, J. & Püllen, R. (2019). *Schlaf und Schlafstörungen im höheren Lebensalter: Grundlagen und Therapiemöglichkeiten*: Kohlhammer Verlag.

Fugh-Berman, A. (2000). Herb-drug interactions. *Lancet, 355*(9198), 134–138. doi:10.1016/s0140–6736(99)06457-0.

Fung, C.H., Vitiello, M.V., Alessi, C.A. & Kuchel, G.A. (2016). Report and Research Agenda of the American Geriatrics Society and National Institute on Aging Bedside-to-Bench Conference on Sleep, Circadian Rhythms, and Aging: New Avenues for Improving Brain Health, Physical Health, and Functioning. *Journal of the American Geriatrics Society, 64*(12), e238-e247. doi:10.1111/jgs.14493.

Gard, T., Hölzel, B.K. & Lazar, S.W. (2014). The potential effects of meditation on age-related cognitive decline: a systematic review. *Annals of the New York Academy of Sciences, 1307*(1), 89–103. doi:10.1111/nyas.12348.

Gates, G.A. & Mills, J.H. (2005). Presbycusis. *Lancet, 366*(9491), 1111–1120. doi:10.1016/s0140-6736(05)67423-5.

Generali Deutschland, A. (2017). Altersgerechtes Wohnen. In (pp. 203–229): Springer Berlin Heidelberg.

Göttel, K. (2018). Medikamente aufbewahren – Aufbrauchfristen und Entsorgung. In *Medikamentenmanagement in der ambulanten und stationären Altenpflege* (pp. 157–181): Springer.

Grant, P., Jackson, G., Baig, I. & Quin, J. (2013). Erectile dysfunction in general medicine. *13*(2), 136–140. doi:10.7861/clinmedicine.13-2-136.

Greif, B. (2019). *Das aktuelle Handbuch der Pflegegrade: Alle Ansprüche kennen und ausschöpfen; den Gutachtertermin vorbereiten; Checklisten, Beispiele, Musterschreiben*: Walhalla Digital.

Greten, H., Greten, T., Rinninger, F., Amling, M. & Andrassy, K. (2010). *Innere Medizin*: Thieme.

Grifka, J. (2005). *Einlagen, Schuhzurichtungen, orthopädische Schuhe: Indikation, Verordnung, Ausführung; 6 Tabellen*: Thieme.

Gröber, U. (2010). Protonenpumpenhemmer und knochenwirksame Mikronährstoffe. *Zeitschrift für Orthomolekulare Medizin, 8*(02), 27–28. doi:10.1055/s-0030-1250032.

Gu, D.D., ME. (2021). *Encyclopedia of Gerontology and Population Aging*: Springer International Publishing.

Guirguis-Blake, J.M., Michael, Y.L., Perdue, L.A., Coppola, E.L. & Beil, T.L. (2018). Interventions to Prevent Falls in Older Adults. JAMA, 319(16), 1705. doi:10.1001/jama.2017.21962.

Halter, J.B., Ouslander, J.G., Studenski, S., High, K.P., Asthana, S., Woolard, N.,. . Supiano, M.A. (2016). *Hazzard's Geriatric Medicine and Gerontology, 7E*: McGraw-Hill Education.

Hank, K., Schulz-Nieswandt, F., Wagner, M. & Zank, S. (2019). *Alternsforschung: Handbuch für Wissenschaft und Praxis*: Nomos Verlag.

Hatzimouratidis, K., Amar, E., Eardley, I., Giuliano, F., Hatzichristou, D., Montorsi, F.,. . Wespes, E. (2010). Guidelines on male sexual dysfunction: erectile dysfunction and premature ejaculation. *Eur Urol, 57*(5), 804–814. doi:10.1016/j.eururo.2010.02.020.

Hein, M., Lanquart, J.-P., Loas, G., Hubain, P. & Linkowski, P. (2017). Prevalence and risk factors of moderate to severe obstructive sleep apnea syndrome in insomnia sufferers: a study on 1311 subjects. *Respiratory Research, 18*(1). doi:10.1186/s12931-017-0616-8.

Holt, S., Schmiedl, S. & Thürmann, P.A. (2010). Potentially Inappropriate Medications in the Elderly. *Deutsches Aerzteblatt Online*. doi:10.3238/arztebl.2010.0543.

Hong, J.-Y.K., Hwan-Hui. (2020). Factors Affecting Happiness in the Elderly by Gender. *The Journal of the Korea Contents Association, 20*(4), 244–253. doi:10.5392/jkca.2020.20.04.244.

Hong, T., Mitchell, P., Burlutsky, G., Gopinath, B., Liew, G. & Wang, J.J. (2015). Visual impairment and depressive symptoms in an older Australian cohort: longitudinal findings from the Blue Mountains Eye Study. British Journal of Ophthalmology, 99(8), 1017–1021. doi:10.1136/bjophthalmol-2014-306308.

Horn, F. (2009). *Biochemie des Menschen: das Lehrbuch für das Medizinstudium*: Thieme.

Huang, Q. & Tang, J. (2010). Age-related hearing loss or presbycusis. *European Archives of Oto-Rhino-Laryngology, 267*(8), 1179–1191. doi:10.1007/s00405-010-1270-7.

Huber, G. & Müller, W. (2010). *Richtig erben und vererben*: Haufe.

Hybels, C.F. & Blazer, D.G. (2003). Epidemiology of late-life mental disorders. *Clin Geriatr Med, 19*(4), 663–696, v. doi:10.1016/s0749-0690(03)00042-9.

Jacobs, G.D., Pace-Schott, E.F., Stickgold, R. & Otto, M.W. (2004). Cognitive Behavior Therapy and Pharmacotherapy for Insomnia. Archives of Internal Medicine, 164(17), 1888. doi:10.1001/archinte.164.17.1888.

Jaenen, N., Baudouin, C., Pouliquen, P., Manni, G., Figueiredo, A. & Zeyen, T. (2007). Ocular symptoms and signs with preserved and preservative-free glaucoma medications. *Eur J Ophthalmol, 17*(3), 341–349. doi:10.1177/112067210701700311.

Jäger, C., Steinhäuser, J., Freund, T., Kuse, S., Szecsenyi, J. & Wensing, M. (2017). A tailored programme to implement recommendations for multimorbid patients with polypharmacy in primary care practices – process evaluation of a cluster randomized trial. *Implementation Science, 12*(1). doi:10.1186/s13012-017-0559-y.

Jellouschek, H. (2011). *Wenn Paare älter werden: die Liebe neu entdecken*: Herder.

Jerger, J., Darling, R. & Florin, E. (1994). Efficacy of the cued-listening task in the evaluation of binaural hearing aids. *J Am Acad Audiol, 5*(5), 279–285.

Karow, T.L.-R., R. (2015). *Allgemeine und spezielle Pharmakologie und Toxikologie: vorlesungsorientierte Darstellung und klinischer Leitfaden für Studium und Praxis 2016*: Thomas Karow.

Kell, C., Kirchhefer, R., & Voß, R. (2005). *Neurologie, Psychiatrie: Krankheitslehre für Physiotherapeuten und Masseure*: Elsevier, Urban und Fischer.

Kelsey, J. L., Procter-Gray, E., Nguyen, U. S., Li, W., Kiel, D. P. & Hannan, M. T. (2010). Footwear and Falls in the Home Among Older Individuals in the MOBILIZE Boston Study. *Footwear Sci, 2*(3), 123–129. doi:10.1080/19424280.2010.491074.

Khawaja, A. O. & Shahed, S. (2019). Positive Aging: The Experience of Happiness among Pakistani Older Adults. *Annals of King Edward Medical University, 25*(2).

Kim, A. C. H., Ryu, J., Lee, C., Kim, K. M., & Heo, J. (2020). Sport Participation and Happiness Among Older Adults: A Mediating Role of Social Capital. *Journal of Happiness Studies*. doi:10.1007/s10902-020-00288-8.

Kim, J., Song, Y., Kim, T. & Park, K. (2019). Predictors of happiness among older Korean women living alone. *Geriatrics & Gerontology International, 19*(4), 352–356. doi:10.1111/ggi.13615.

Kimberley, B. P., Dymond, R. & Gamer, A. (1994). Bilateral digital hearing aids for binaural hearing. *Ear Nose Throat J, 73*(3), 176–179.

Kis, A., Ciobica, A. & Topál, J. (2017). The effect of oxytocin on human-directed social behaviour in dogs (Canis familiaris). *Hormones and Behavior, 94*, 40–52. doi:10.1016/j.yhbeh.2017.06.001.

Klimm, H. D. & Peters-Klimm, F. (2018). *Allgemeinmedizin: Der Mentor für die Facharztprüfung und für die allgemeinmedizinische ambulante Versorgung*: Thieme.

Ko, H.-J. & Youn, C.-H. (2011). Effects of laughter therapy on depression, cognition and sleep among the community-dwelling elderly. *Geriatrics & Gerontology International, 11*(3), 267–274. doi:10.1111/j.1447-0594.2010.00680.x.

Koepsell, T. D., Wolf, M. E., Buchner, D. M., Kukull, W. A., LaCroix, A. Z., Tencer, A. F.,. . Larson, E. B. (2004). Footwear style and risk of falls in older adults. *J Am Geriatr Soc, 52*(9), 1495–1501. doi:10.1111/j.1532-5415.2004.52412.x.

Kohner, E. M. (1997). Diabetic retinopathy and high blood pressure: defining the risk. *Am J Hypertens, 10*(9 Pt 2), 181 s-183 s. doi:10.1016/s0895–7061(97)00150–7.

Kolodziejczak, K., Rosada, A., Drewelies, J., Düzel, S., Eibich, P., Tegeler, C.,. . Gerstorf, D. (2019). Sexual activity, sexual thoughts, and intimacy among older adults: Links with physical health and psychosocial resources for successful aging. *Psychol Aging, 34*(3), 389–404. doi:10.1037/pag0000347.

Korall, A. M. B., Feldman, F., Yang, Y., Cameron, I. D., Leung, P. M., Sims-Gould, J. & Robinovitch, S. N. (2019). Effectiveness of Hip Protectors to Reduce Risk for Hip Fracture from Falls in Long-Term Care. *J Am Med Dir Assoc, 20*(11), 1397–1403.e1391. doi:10.1016/j.jamda.2019.07.010.

Köther, I. (2007). *Thiemes Altenpflege*: Thieme.

Köther, I. (2016). *Altenpflege*: Thieme.

Kundu, P., Blacher, E., Elinav, E. & Pettersson, S. (2017). Our Gut Microbiome: The Evolving Inner Self. *Cell, 171*(7), 1481–1493. doi:10.1016/j.cell.2017.11.024.

Kwetkat, A., Endres, A.-S., Leischker, A., & Heppner, H. J. (2020). Impfen im Alter – Pflicht oder Kür? *DMW-Deutsche Medizinische Wochenschrift, 145*(16), 1133–1137.

Kwetkat, A., Heppner, H.-J., Endres, A.-S. & Leischker, A. H. (2020). Aktuelles zum Impfen im Alter – STIKO Empfehlungen 2020/2021. *Geriatrie-Report, 15*(4), 9–11. doi:10.1007/s42090-020-0633-5.

Lally, P., Van Jaarsveld, C. H. M., Potts, H. W. W. & Wardle, J. (2010). How are habits formed: Modelling habit formation in the real world. *European Journal of Social Psychology, 40*(6), 998–1009. doi:10.1002/ejsp.674.

Landwirtschaft, D. B. f. E. u. (2015). *66 Tipps für ein genussvolles und aktives Leben mit 66*: Bundesministerium für Ernährung und Landwirtschaft.

Latkany, R. (2008). Dry eyes: etiology and management. *Curr Opin Ophthalmol, 19*(4), 287–291. doi:10.1097/ICU.0b013e3283023d4c.

Lee, I. M., Shiroma, E. J., Kamada, M., Bassett, D. R., Matthews, C. E. & Buring, J. E. (2019). Association of Step Volume and Intensity With All-Cause Mortality in Older Women. *JAMA Internal Medicine, 179*(8), 1105. doi:10.1001/jamainternmed.2019.0899.

Leischker, A. H. (2019). Senioren auf großer Fahrt. *Heilberufe, 71*(9), 34–37. doi:10.1007/s00058-019-0126-9.

Leischker, A. H. & Heppner, H. J. (2017). Senioren auf Reisen. *MMW – Fortschritte der Medizin, 159*(11), 50–54. doi:10.1007/s15006-017-9792-1.

Leischker, A. H. & Heppner, H. J. (2018). Wann sind Senioren reisetauglich? *MMW – Fortschritte der Medizin, 160*(9), 38–42. doi:10.1007/s15006-018-0531-z.

Letnes, J. M., Dalen, H., Aspenes, S. T., Salvesen, Ø., Wisløff, U. & Nes, B. M. (2020). Age-related change in peak oxygen uptake and change of cardiovascular risk factors. The HUNT Study. *Progress in Cardiovascular Diseases*. doi:10.1016/j.pcad.2020.09.002.

Lichterfeld, A., Hauss, A., Surber, C., Peters, T., Blume-Peytavi, U. & Kottner, J. (2015). Evidence-Based Skin Care: A Systematic Literature Review and the Development of a Basic Skin Care Algorithm. *Journal of Wound Ostomy & Continence Nursing, 42*(5). Retrieved from https://journals.lww.com/jwocnonline/Fulltext/2015/09000/Evidence_Based_Skin_Care__A_Systematic_Literature.11.aspx.

Lieverse, R., Van Someren, E. J., Nielen, M. M., Uitdehaag, B. M., Smit, J. H. & Hoogendijk, W. J. (2011). Bright light treatment in elderly patients with nonseasonal major depressive disorder: a randomized placebo-controlled trial. *Arch Gen Psychiatry, 68*(1), 61–70. doi:10.1001/archgenpsychiatry.2010.183.

Lindau, S. T., Schumm, L. P., Laumann, E. O., Levinson, W., O'Muircheartaigh, C. A. & Waite, L. J. (2007). A Study of Sexuality and Health among Older Adults in the United States. *New England Journal of Medicine, 357*(8), 762–774. doi:10.1056/nejmoa067423.

Liu, H., Waite, L. J., Shen, S. & Wang, D. H. (2016). Is Sex Good for Your Health? A National Study on Partnered Sexuality and Cardiovascular Risk among Older Men and Women. *Journal of Health and Social Behavior, 57*(3), 276–296. doi:10.1177/0022146516661597.

Livingston, G., Sommerlad, A., Orgeta, V., Costafreda, S. G., Huntley, J., Ames, D.,. . Mukadam, N. (2017). Dementia prevention, intervention, and care. *Lancet, 390*(10113), 2673–2734. doi:10.1016/s0140–6736(17)31363-6.

Lopez-Otin C and Kroemer G. The Hallmarks of Health. Cell 2021. doi.org/10.1016/j.cell.2021.03.033.

Lupien, S. J., Juster, R.-P., Raymond, C. & Marin, M.-F. (2018). The effects of chronic stress on the human brain: From neurotoxicity, to vulnerability, to opportunity. *Frontiers in Neuroendocrinology, 49*, 91–105. doi:10.1016/j.yfrne.2018.02.001.

Maetzler, W., Dodel, R., Jacobs, A. H., Bauer, J., Deuschl, G. & Morley, J. E. (2018). *Neurogeriatrie: ICF-basierte Diagnose und Behandlung*: Springer Berlin Heidelberg.

Maier, C., Diener, H. C., & Schittek, W. (2016). *Die Schmerztherapie: Interdisziplinäre Diagnose- und Behandlungsstrategien*: Elsevier Health Sciences.

Maierhofer, M. (2011). Konsensusstatement Geriatrie. *pflegepraxis, 04/2011.* 2–4.

Management of symptomatic vulvovaginal atrophy: 2013 position statement of The North American Menopause Society. (2013). *Menopause, 20*(9), 888–902; quiz 903–884. doi:10.1097/GME.0b013e3182a122c2.

Marberger, M., Roehrborn, C. G., Marks, L. S., Wilson, T. & Rittmaster, R. S. (2006). Relationship among serum testosterone, sexual function, and response to treatment in men receiving dutasteride for benign prostatic hyperplasia. J Clin Endocrinol Metab, 91(4), 1323–1328. doi:10.1210/jc.2005-1947.

Meyer, A. M., Becker, I., Siri, G., Brinkkotter, P. T., Benzing, T., Pilotto, A. & Polidori, M. C. (2019). The prognostic significance of geriatric syndromes and resources. *Aging Clin Exp Res.* doi:10.1007/s40520-019-01168-9.

Meyer, A. M., Podolski, N., Pickert, L. & Polidori, M. C. (2020). [Strategies to prevent age-related cognitive decline]. *Dtsch Med Wochenschr, 145*(3), 146–150. doi:10.1055/a-0955-9587.

Mitchell, A. J. & Subramaniam, H. (2005). Prognosis of Depression in Old Age Compared to Middle Age: A Systematic Review of Comparative Studies. *American Journal of Psychiatry, 162*(9), 1588–1601. doi:10.1176/appi.ajp.162.9.1588.

Moll, D. (2018). Von Gute-Nacht-Tee bis Melatonin – was hilft? *DAZ.online*. Retrieved from https://www.deutsche-apotheker-zeitung.de/news/artikel/2018/07/03/von-gute-nacht-tee-bis-melatonin-was-hilft/chapter:1.

Moreland, B., Kakara, R. & Henry, A. (2020). Trends in Nonfatal Falls and Fall-Related Injuries Among Adults Aged ≥65 Years – United States, 2012–2018. *MMWR. Morbidity and Mortality Weekly Report, 69*(27), 875–881. doi:10.15585/mmwr.mm6927a5.

Morin, C. M., Colecchi, C., Stone, J., Sood, R. & Brink, D. (1999). Behavioral and Pharmacological Therapies for Late-Life Insomnia. *JAMA, 281*(11), 991. doi:10.1001/jama.281.11.991.

Morin, C. M., Vallières, A., Guay, B., Ivers, H., Savard, J., Mérette, C.,. . Baillargeon, L. (2009). Cognitive Behavioral Therapy, Singly and Combined With Medication, for Persistent Insomnia. JAMA, 301(19), 2005. doi:10.1001/jama.2009.682.

Müller, F. & Nitschke, I. (2019). *Der alte Patient in der zahnärztlichen Praxis*: Quintessenz Verlag.

Mut. (2019). Viel Sex nach dem Herzinfarkt verspricht ein hohes Alter. *MMW – Fortschritte der Medizin, 161*(15), 9–9. doi:10.1007/s15006-019-0819-7.

Nations, U. (2015). *World Population Prospects: The 2015 Revision*. Retrieved from https://population.un.org/wpp/Publications/Files/WPP2015_DataBooklet.pdf.

Neubart, R. (2018). *Repetitorium Geriatrie: Geriatrische Grundversorgung – Zusatz-Weiterbildung Geriatrie – Schwerpunktbezeichnung Geriatrie*: Springer Berlin Heidelberg.

Nevitt, M. C., Cummings, S. R. & Hudes, E. S. (1991). Risk Factors for Injurious Falls: a Prospective Study. *Journal of Gerontology, 46*(5), M164-M170. doi:10.1093/geronj/46.5.m164.

Nordmann, H., Schuldzinski, W. & NRW, V. (2018). *Patientenverfügung: Vorsorgevollmacht und Betreuungsverfügung*: Verbraucherzentrale NRW.

Norman, D. & Loredo, J. S. (2008). Obstructive Sleep Apnea in Older Adults. *Clinics in Geriatric Medicine, 24*(1), 151–165. doi:https://doi.org/10.1016/j.cger.2007.08.006.

Nowossadeck, S. & Engstler, H. (2017). Wohnung und Wohnkosten im Alter. In (pp. 287–300): Springer Fachmedien Wiesbaden.

Ödlund Olin, A., Koochek, A., Ljungqvist, O. & Cederholm, T. (2005). Nutritional status, well-being and functional ability in frail elderly service flat residents. *European Journal of Clinical Nutrition, 59*(2), 263–270. doi:10.1038/sj.ejcn.1602067.

Ostir, G. V., Berges, I. M., Kuo, Y. F., Goodwin, J. S., Fisher, S. R. & Guralnik, J. M. (2013). Mobility activity and its value as a prognostic indicator of survival in hospitalized older adults. *J Am Geriatr Soc, 61*(4), 551–557. doi:10.1111/jgs.12170.

Pahor, M., Guralnik, J. M., Ambrosius, W. T., Blair, S., Bonds, D. E., Church, T. S.,. . Williamson, J. D. (2014). Effect of Structured Physical Activity on Prevention of Major Mobility Disability in Older Adults. *JAMA, 311*(23), 2387. doi:10.1001/jama.2014.5616.

Paulsen, A. J., Cruickshanks, K. J., Fischer, M. E., Huang, G. H., Klein, B. E., Klein, R. & Dalton, D. S. (2014). Dry eye in the beaver dam offspring study: prevalence, risk factors, and health-related quality of life. *Am J Ophthalmol, 157*(4), 799–806. doi:10.1016/j.ajo.2013.12.023.

Phillips, J. S. & McFerran, D. (2010). Tinnitus Retraining Therapy (TRT) for tinnitus. *Cochrane Database Syst Rev, 2010*(3), Cd007330. doi:10.1002/14651858.CD007330.pub2.

Pietrzik, K., Golly, I. & Loew, D. (2008). *Handbuch Vitamine: für Prophylaxe, Therapie und Beratung ; 94 Tabellen*: Elsevier, Urban & Fischer.

Pilotto, A., & Martin, F. C. (2017). *Comprehensive Geriatric Assessment*: Springer International Publishing.

Podsędek, A. (2007). Natural antioxidants and antioxidant capacity of Brassica vegetables: A review. *LWT – Food Science and Technology, 40*(1), 1–11. doi:https://doi.org/10.1016/j.lwt.2005.07.023.

Pohl-Dernick, K., Meier, F., Maas, R., Schoffski, O. & Emmert, M. (2016). Potentially inappropriate medication in the elderly in Germany: an economic appraisal of the PRISCUS list. *BMC Health Serv Res, 16*(1), 109. doi:10.1186/s12913-016-1366-x.

Pohlmann, I. (2018). *Finanzplaner 60+: Steuern, Recht und Finanzen für die zweite Lebenshälfte*: Stiftung Warentest.

Polidori M. C. (Ed.). Ageing Medicine and Geriatrics. In: Encyclopedia of Gerontology and Population Aging, Dupre M. and Gu D. (Eds). Springer 2021.

Polizeiliche Kriminalprävention der Länder und des Bundes. (2018). Informationen Ihrer Polizei: Senioren – Im Alter sicher leben. *Oscar Charlie, 12/18.*

Pollmächer, T., Wetter, T. C., Bassetti, C. L. A., Högl, B., Randerath, W. & Wiater, A. (2020). *Handbuch Schlafmedizin*: Elsevier Health Sciences.

Qato, D. M., Wilder, J., Schumm, L. P., Gillet, V. & Alexander, G. C. (2016). Changes in Prescription and Over-the-Counter Medication and Dietary Supplement Use Among Older Adults in the United States, 2005 vs 2011. JAMA Internal Medicine, 176(4), 473. doi:10.1001/jamainternmed.2015.8581.

Reichard, R., Weidenbach, E., V, V. N. R. W. & WISO, Z. (2016). *Richtig versichert: Wer braucht welche Versicherung?*: Verbraucherzentrale NRW.

Reißmann, D. R. & Lamprecht, R. (2017). *Zahn- und Mundgesundheit im Alter*: De Gruyter.

Richardson, J. K. & Hurvitz, E. A. (1995). Peripheral neuropathy: a true risk factor for falls. *J Gerontol A Biol Sci Med Sci, 50*(4), M211–215. doi:10.1093/gerona/50a.4.m211.

Richter, K., Greiff, C. & Weidemann-Wendt, N. (2016). *Der ältere Mensch in der Physiotherapie*: Springer Berlin Heidelberg.

Richter, K., Kellner, S., Miloseva, L. & Frohnhofen, H. (2020). Therapie der Insomnie im höheren Lebensalter. *Z Gerontol Geriatr, 53*(2), 105–111.

Robbins, S., Gouw, G. J. & McClaran, J. (1992). Shoe sole thickness and hardness influence balance in older men. *J Am Geriatr Soc, 40*(11), 1089–1094. doi:10.1111/j.1532-5415.1992.tb01795.x

Roberson, E. D. & Mucke, L. (2006). 100 Years and Counting: Prospects for Defeating Alzheimer's Disease. *Science, 314*(5800), 781–784. doi:10.1126/science.1132813.

Rochon, P. A. & Gurwitz, J. H. (1997). Optimising drug treatment for elderly people: the prescribing cascade. *BMJ, 315*(7115), 1096–1099. doi:10.1136/bmj.315.7115.1096.

Roller-Wirnsberger, R., Singler, K. & Polidori, M. C. (2018). *Learning Geriatric Medicine: A Study Guide for Medical Students*: Springer International Publishing.

Rosen, R. C., Fisher, W. A., Eardley, I., Niederberger, C., Nadel, A. & Sand, M. (2004). The multinational Men's Attitudes to Life Events and Sexuality (MALES) study: I. Prevalence of erectile dysfunction and related health concerns in the general population. *20*(5), 607–617. doi:10.1185/030079904125003467.

Roth, T., Jaeger, S., Jin, R., Kalsekar, A., Stang, P.E. & Kessler, R.C. (2006). Sleep problems, comorbid mental disorders, and role functioning in the national comorbidity survey replication. *Biol Psychiatry, 60*(12), 1364–1371. doi:10.1016/j.biopsych.2006.05.039.

Rubenstein, L. & Josephson, K. (2006). Falls and Their Prevention in Elderly People: What Does the Evidence Show? *The Medical clinics of North America, 90*, 807–824. doi:10.1016/j.mcna.2006.05.013.

Rubenstein, L.Z., & Josephson, K.R. (2002). The epidemiology of falls and syncope. *Clin Geriatr Med, 18*(2), 141–158. doi:10.1016/s0749-0690(02)00002-2.

Rutherford, B.R., Brewster, K., Golub, J.S., Kim, A.H. & Roose, S.P. (2018). Sensation and Psychiatry: Linking Age-Related Hearing Loss to Late-Life Depression and Cognitive Decline. *Am J Psychiatry, 175*(3), 215–224. doi:10.1176/appi.ajp.2017.17040423.

S2k-Leitlinie. (2013). Fluoridierungsmaßnahmen zur Kariesprophylaxe. *AWMF online, 01/2013.*

Sadler, P., McLaren, S., Klein, B., Harvey, J. & Jenkins, M. (2018). Cognitive behavior therapy for older adults with insomnia and depression: a randomized controlled trial in community mental health services. *Sleep, 41*(8). doi:10.1093/sleep/zsy104.

Santaella, R.M. & Fraunfelder, F.W. (2007). Ocular adverse effects associated with systemic medications: recognition and management. *Drugs, 67*(1), 75–93. doi:10.2165/00003495-200767010-00006

Sarmadi, B.H. & Ismail, A. (2010). Antioxidative peptides from food proteins: a review. *Peptides, 31*(10), 1949–1956. doi:10.1016/j.peptides.2010.06.020.

Sateia, M.J., Buysse, D.J., Krystal, A.D., Neubauer, D.N. & Heald, J.L. (2017). Clinical Practice Guideline for the Pharmacologic Treatment of Chronic Insomnia in Adults: An American Academy of Sleep Medicine Clinical Practice Guideline. *Journal of Clinical Sleep Medicine, 13*(02), 307–349. doi:10.5664/jcsm.6470.

Scheibel, A.B. (1985). Falls, motor dysfunction, and correlative neurohistologic changes in the elderly. *Clin Geriatr Med, 1*(3), 671–677.

Schlüter, N., & Gross, P. (2019). Besonderheiten in der Ernährung im Alter. *Swiss Dent J*, 929–936.

Schobersberger, W., Leichtfried, V., Mueck-Weymann, M. & Humpeler, E. (2010). Austrian Moderate Altitude Studies (AMAS): benefits of exposure to moderate altitudes (1,500–2,500 m). *Sleep and Breathing, 14*(3), 201–207. doi:10.1007/s11325-009-0286-y.

Schulz-Nieswandt, F. (2020). Die Altenberichte der Bundesregierung. In (pp. 639–651): Springer Fachmedien Wiesbaden.

Seidelmann, S.B., Claggett, B., Cheng, S., Henglin, M., Shah, A., Steffen, L.M.,. . Solomon, S.D. (2018). Dietary carbohydrate intake and mortality: a prospective cohort study and meta-analysis. *Lancet Public Health, 3*(9), e419-e428. doi:10.1016/S2468-2667(18)30135-X.

Seinfeld, S., Figueroa, H., Ortiz-Gil, J. & Sanchez-Vives, M.V. (2013). Effects of music learning and piano practice on cognitive function, mood and quality of life in older adults. *Frontiers in Psychology, 4*. doi:10.3389/fpsyg.2013.00810.

Shakersain, B., Rizzuto, D., Larsson, S., Faxén-Irving, G., Fratiglioni, L. & Xu, W.-L. (2018). The Nordic Prudent Diet Reduces Risk of Cognitive Decline in the Swedish Older Adults: A Population-Based Cohort Study. *Nutrients, 10*(2), 229. doi:10.3390/nu10020229.

Shamloul, R. & Ghanem, H. (2013). Erectile dysfunction. *Lancet, 381*(9861), 153–165. doi:10.1016/s0140-6736(12)60520-0.

Sharmila, K. (2020). Role of Happiness in Health of Elderly. *Indian Journal of Gerontology, 34*(4).

Sherrington, C., Michaleff, Z.A., Fairhall, N., Paul, S.S., Tiedemann, A., Whitney, J.,. . Lord, S.R. (2017). Exercise to prevent falls in older adults: an updated systematic review and meta-analysis. British Journal of Sports Medicine, 51(24), 1750–1758. doi:10.1136/bjsports-2016-096547.

Shifren, J.L., Davis, S.R., Moreau, M., Waldbaum, A., Bouchard, C., DeRogatis, L.,. . Kroll, R. (2006). Testosterone patch for the treatment of hypoactive sexual desire disorder in naturally menopausal women: results from the INTIMATE NM1 Study. *Menopause, 13*(5), 770–779. doi:10.1097/01.gme.0000243567.32828.99.

Shinan-Altman, S., Levkovich, I. & Dror, M. (2020). Are Daily Stressors Associated with Happiness in Old Age? The Contribution of Coping Resources. *International Journal of Gerontology, 14*, 293–297. doi:10.6890/IJGE. 202011_14(4).0008.

Silbernagl, S. & Despopoulos, A. (2007). *Taschenatlas Physiologie*: Thieme.

Sollami, A., Gianferrari, E., Alfieri, M., Artioli, G. & Taffurelli, C. (2017). Pet therapy: an effective strategy to care for the elderly? An experimental study in a nursing home. *Acta Biomed, 88*(1-S), 25–31.

Sommer, F. & Mau, M. (2019). Vaskuläre Ursachen der erektilen Dysfunktion. *Gefässchirurgie*. doi:10.1007/s00772-019-0534-9.

Spanl, R. (2016). Vorsorgevollmacht. In (pp. 141–151): Springer Berlin Heidelberg.

Staedt, J., Gudlowski, Y. & Hauser, M. (2008). *Schlafstörungen im Alter: Rat und Hilfe für Betroffene und Angehörige*: Kohlhammer.

Statistisches Bundesamt (2020). Pflegequote in Deutschland nach Altersgruppe und Geschlecht im Jahr 2019. Statista. Retrieved from https://de.statista.com/statistik/daten/studie/187686/umfrage/pflegequote-in-deutschland/.

Statistisches Bundesamt (2020). Statistisches Jahrbuch Deutschland und Internationales 2019.

Steigele, W. (2012). *Bewegung, Mobilisation und Lagerungen in der Pflege: Praxistipps für Bewegungsübungen und Positionswechsel*: Springer.

Streffer, J. (2011). Das gesunde und das kranke Gehirn von Hochaltrigen – Neurobiologie des Gehirns im hohen Alter. In (pp. 77–90): VS Verlag für Sozialwissenschaften.

Sußebach, H. (2020). Wieso leben Münchener Männer länger? DIE ZEIT, Nr. 45/2020, 29. Oktober 2020.

Tang, T.-H., Hwang, J.-H., Yang, T.-H., Hsu, C.-J., Wu, C.-C. & Liu, T.-C. (2019). Can Nutritional Intervention for Obesity and Comorbidities Slow Down Age-Related Hearing Impairment? *Nutrients, 11*(7), 1668. doi:10.3390/nu11071668.

Taylor, W.D. (2014). Depression in the Elderly. *New England Journal of Medicine, 371*(13), 1228–1236. doi:10.1056/nejmcp1402180.

Tesch-Roemer, C. & Huxhold, O. (2019). Social isolation and loneliness in old age. In *Oxford Research Encyclopedia of Psychology*.

Thyrian, J.R., Boekholt, M., Hoffmann, W., Leiz, M., Monsees, J., Schmachtenberg, T.,. . Stentzel, U. (2020). Die Prävalenz an Demenz erkrankter Menschen in Deutschland – eine bundesweite Analyse auf Kreisebene. *Der Nervenarzt, 91*(11), 1058–1061. doi:10.1007/s00115-020-00923-y.

Tinetti, M.E., Liu, W.L. & Claus, E.B. (1993). Predictors and prognosis of inability to get up after falls among elderly persons. *JAMA, 269*(1), 65–70.

Tinetti, M.E. & Williams, C.S. (1998). The effect of falls and fall injuries on functioning in community-dwelling older persons. *J Gerontol A Biol Sci Med Sci, 53*(2), M112–119. doi:10.1093/gerona/53a.2.m112.

Træen, B., Carvalheira, A., Kvalem, I.L., Štulhofer, A., Janssen, E., Graham, C.A.,. . Enzlin, P. (2017). Sexuality in Older Adults (65+) – An Overview of The Recent Literature, Part 2: Body Image and Sexual Satisfaction. *International Journal of Sexual Health, 29*(1), 11–21. doi:10.1080/19317611.2016.1227012.

Tsertsvadze, A., Fink, H.A., Yazdi, F., MacDonald, R., Bella, A.J., Ansari, M.T.,. . Wilt, T.J. (2009). Oral phosphodiesterase-5 inhibitors and hormonal treatments for erectile dysfunction: a systematic review and meta-analysis. *Ann Intern Med, 151*(9), 650–661. doi:10.7326/0003-4819-151-9-200911030-00150.

Tyll, S. (2014). *Zu Hause älter werden – Wohnen im Alter: Wohnungsanpassung und Wohnalternativen*: Schulz-Kirchner.

Uchida, Y., Sugiura, S., Ando, F., Nakashima, T. & Shimokata, H. (2010). Diabetes reduces auditory sensitivity in middle-aged listeners more than in elderly listeners: a population-based study of age-related hearing loss. *Med Sci Monit, 16*(7), Ph63–68.

United Nations, UNFPA and HelpAge International. Ageing in the Twenty-First Century. A Celebration and a Challenge. UNFPA and HelpAge International 2012, ISBN: 978-0-89714-981-5

Urdze, S., & Drozdzynski, S. (2018). *Pflegefall in der Familie für Dummies*: Wiley.

Valtorta, N.K., Kanaan, M., Gilbody, S., Ronzi, S. & Hanratty, B. (2016). Loneliness and social isolation as risk factors for coronary heart disease and stroke: systematic review and meta-analysis of longitudinal observational studies. *Heart, 102*(13), 1009–1016.

Van Eyken, E., Van Camp, G. & Van Laer, L. (2007). The complexity of age-related hearing impairment: contributing environmental and genetic factors. *Audiol Neurootol, 12*(6), 345–358. doi:10.1159/000106478.

Verbraucherkommission der Trinkwasserreinigung, I.Z.E. (2016). Arzneimittelrückstände im Wasser und Entsorgung von Arzneimitteln für Verbraucherinnen und Verbraucher – Herausforderungen und Aufgaben.

Verbraucherzentrale Nordrhein-Westfalen e.V. (2021). Pflege Wegweiser NRW – Ausländische Haushalts- und Betreuungskräfte in Privathaushalten [Press release]. Retrieved from https://www.ratgeber-verbraucherzentrale.de/media1154324A.pdf.

Vogt, L., & Bürklein, M. (2007). *Sport in der Prävention: Handbuch für Übungsleiter, Sportlehrer, Physiotherapeuten und Trainer; mit 83 Tabellen*: Dt. Ärzte-Verlag.

Volkert, D., Freiberger, E., Kiesswetter, E., Kolb, C., Wirth, R. & Sieber, G. (2015). *Ernährung im Alter*: De Gruyter.

von Soest, T., Luhmann, M., Hansen, T. & Gerstorf, D. (2020). Development of loneliness in midlife and old age: Its nature and correlates. *Journal of Personality and Social Psychology, 118*(2), 388.

Walach, H. & Loef, M. (2017). Lebensstil und Demenz – Befunde und Überlegungen. *Zeitschrift für Komplementärmedizin, 09*(05), 56–61. doi:10.1055/s-0043-116648.

Waldau-Cheema, G. & V, V. N. R. W. (2020). *Steuererklärung für Rentner und Pensionäre 2019/2020*: Verbraucherzentrale NRW.

Warren MW. Lancet. 1946 Jun 8;1(6406):841–3. doi: 10.1016/s0140–6736(46)91633–9. Care of the chronic aged sick. PMID: 20986120, DOI: 10.1016/s0140–6736(46)91633–9

Weaver, C. M., Proulx, W. R. & Heaney, R. (1999). Choices for achieving adequate dietary calcium with a vegetarian diet. *The American Journal of Clinical Nutrition, 70*(3), 543 s-548 s. doi:10.1093/ajcn/70.3.543 s.

Wein, A. J. & Van Arsdalen, K. N. (1988). Drug-induced male sexual dysfunction. *Urol Clin North Am, 15*(1), 23–31.

West, K. E., Jablonski, M. R., Warfield, B., Cecil, K. S., James, M., Ayers, M. A.,. . Brainard, G. C. (2011). Blue light from light-emitting diodes elicits a dose-dependent suppression of melatonin in humans. *Journal of Applied Physiology, 110*(3), 619–626. doi:10.1152/japplphysiol.01413.2009.

White-Chu, E. F. & Reddy, M. (2011). Dry skin in the elderly: complexities of a common problem. *Clin Dermatol, 29*(1), 37–42. doi:10.1016/j.clindermatol.2010.07.005.

Willis, J. R., Doan, Q. V., Gleeson, M., Haskova, Z., Ramulu, P., Morse, L. & Cantrell, R. A. (2017). Vision-Related Functional Burden of Diabetic Retinopathy Across Severity Levels in the United States. *JAMA Ophthalmol, 135*(9), 926–932. doi:10.1001/jamaophthalmol.2017.2553.

Willkomm, M. (2016). *Praktische Geriatrie: Klinik – Diagnostik – Interdisziplinäre Therapie*: Thieme.

Winkler, M. (2011). *Vorsorgen ist keine Frage des Alters: Gut vorbereitet auf die Zukunft*: Walhalla Fachverlag.

Wojzischke, J., van Wijngaarden, J., van den Berg, C., Cetinyurek-Yavuz, A., Diekmann, R., Luiking, Y, & Bauer, J. (2020). Nutritional status and functionality in geriatric rehabilitation patients: a systematic review and meta-analysis. *Eur Geriatr Med, 11*(2), 195–207. doi:10.1007/s41999-020-00294-2.

Wojzischke, J., van Wijngaarden, J., van den Berg, C., Cetinyurek-Yavuz, A., Diekmann, R., Luiking, Y, & Bauer, J. (2020). Nutritional status and functionality in geriatric rehabilitation patients: a systematic review and meta-analysis. *Eur Geriatr Med, 11*(2), 195–207. doi:10.1007/s41999-020-00294-2.

World Health Organization. Decade of healthy ageing: baseline report. ISBN: 9789240023307

Yates, T., Haffner, S. M., Schulte, P. J., Thomas, L., Huffman, K. M., Bales, C. W.,. . Kraus, W. E. (2014). Association between change in daily ambulatory activity and cardiovascular events in people with impaired glucose tolerance (NAVIGATOR trial): a cohort analysis. *The Lancet, 383*(9922), 1059–1066. doi:10.1016/s0140–6736(13)62061-9.

Zeyfang, A., Denkinger, M. & Hagg-Grün, U. (2017). *Basiswissen Medizin des Alterns und des alten Menschen*: Springer Berlin Heidelberg.

Zhang, L., Adique, A., Sarkar, P., Shenai, V., Sampath, M., Lai, R.,. . Farage, M. A. (2020). The Impact of Routine Skin Care on the Quality of Life. *Cosmetics, 7*(3), 59. doi:10.3390/cosmetics7030059.

Zhang, L., Krzentowski, G., Albert, A. & Lefebvre, P. J. (2001). Risk of developing retinopathy in Diabetes Control and Complications Trial type 1 diabetic patients with good or poor metabolic control. *Diabetes Care, 24*(7), 1275–1279. doi:10.2337/diacare.24.7.1275.

Register